眼科疾病处置精要

主 编 田爱军 杨 颖 殷 莉 王长亮 王 静 孙亦文

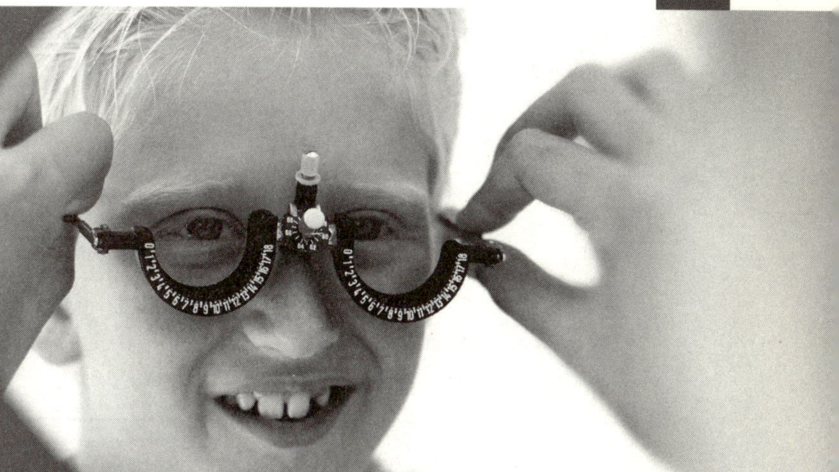

YANKE JIBING
CHUZHI JINGYAO

长江出版传媒
湖北科学技术出版社

图书在版编目（CIP）数据

眼科疾病处置精要 / 田爱军等主编. -- 武汉 : 湖北科学技术出版社, 2018.1
ISBN 978-7-5706-0065-6

Ⅰ. ①眼… Ⅱ. ①田… Ⅲ. ①眼病—诊疗 Ⅳ. ①R771

中国版本图书馆CIP数据核字(2018)第023170号

策　　划：雅卓图书　　责任校对：李　洋
责任编辑：李大林　张波军　　封面设计：雅卓图书

出版发行：湖北科学技术出版社　　电话：027-87679468
地　　址：武汉市雄楚大街268号　　邮编：430070
（湖北出版文化城B座13-14层）
网　　址：http://www.hbstp.com.cn

印　　刷：济南大地图文快印有限公司　　邮编：250000

880×1230　1/16　15.5印张　491千字
2018年1月第1版　　2018年1月第1次印刷
定　价：88.00元

前　言

随着时代的发展和医学科学技术的进步，一些新的医疗手段、方法不断涌现，对眼科疾病的认识已从细胞水平上升到分子水平，这些先进技术的运用提高了眼科疾病的诊断和治疗水平。眼科的医务工作者需要不断学习新理论、掌握新方法，才能提高业务水平，更好地为患者服务。为适应眼科的快速发展，我们组织了长期在临床一线的医务工作者，参阅了大量国内外文献，并结合丰富的临床经验，着手撰写了此书。

本书以眼解剖学开篇，同时介绍了眼科常用检查技术，然后重点阐述了眼各部位常见病的诊断与治疗，内容新颖，覆盖面广，实用性强。为各基层医院的住院医师、主治医师及医学院校本科生、研究生提供参考使用。

在编写过程中，虽力求做到写作方式和文笔风格的一致，但由于作者较多，再加上时间有限，因此难免有一些不足之处，望读者见谅，并予以批评指正，也欢迎各位医师在使用本书的过程中不断提出建议，以供今后修订时参考。

编　者

2018 年 1 月

目　录

第一章　眼的解剖组织学……………………………………………… 1
　第一节　眼球的组织解剖……………………………………………… 1
　第二节　眼附属器的组织解剖 ……………………………………… 18
　第三节　眼的血液循环 ……………………………………………… 24
第二章　眼科检查技术 ……………………………………………… 26
　第一节　眼外部一般检查 …………………………………………… 26
　第二节　眼功能检查法 ……………………………………………… 34
　第三节　瞳孔反应检查 ……………………………………………… 46
　第四节　裂隙灯显微镜检查法 ……………………………………… 48
第三章　眼眶病 ……………………………………………………… 53
　第一节　眼眶炎症 …………………………………………………… 53
　第二节　眼眶囊肿 …………………………………………………… 62
　第三节　眶内肿瘤 …………………………………………………… 65
　第四节　血管畸形 …………………………………………………… 70
第四章　眼外伤 ……………………………………………………… 72
　第一节　角膜上皮擦伤 ……………………………………………… 72
　第二节　角膜挫伤 …………………………………………………… 73
　第三节　角巩膜穿通伤 ……………………………………………… 73
第五章　眼睑病 ……………………………………………………… 82
　第一节　眼睑充血、出血和水肿……………………………………… 82
　第二节　眼睑皮肤病 ………………………………………………… 83
　第三节　睑缘炎 ……………………………………………………… 91
　第四节　睑腺疾病 …………………………………………………… 92
第六章　泪器病 ……………………………………………………… 95
　第一节　泪腺病 ……………………………………………………… 95
　第二节　泪道病 ……………………………………………………… 97
　第三节　泪器肿瘤…………………………………………………… 100
第七章　角膜病……………………………………………………… 104
　第一节　细菌性角膜炎……………………………………………… 104
　第二节　真菌性角膜炎……………………………………………… 113
第八章　巩膜病……………………………………………………… 131
　第一节　巩膜炎症…………………………………………………… 131
　第二节　其他病变…………………………………………………… 133
第九章　葡萄膜病…………………………………………………… 134
　第一节　葡萄膜炎…………………………………………………… 134
　第二节　睫状体脉络膜脱离………………………………………… 145

第三节　葡萄膜囊肿和肿瘤 …… 148
第四节　葡萄膜退行性改变 …… 154
第十章　晶状体病 …… 158
第一节　先天性白内障 …… 158
第二节　后天性白内障 …… 160
第三节　儿童白内障 …… 166
第四节　晶状体异位和脱位 …… 172
第五节　晶状体先天异常 …… 174
第十一章　玻璃体病 …… 176
第一节　先天性玻璃体异常 …… 176
第二节　遗传性玻璃体视网膜病 …… 178
第三节　退化玻璃体异常 …… 180
第四节　玻璃体出血 …… 182
第五节　玻璃体炎症 …… 183
第六节　增生性玻璃体视网膜病变 …… 185
第十二章　青光眼 …… 188
第一节　原发性青光眼 …… 188
第二节　继发性青光眼 …… 201
第十三章　视网膜病 …… 208
第一节　视网膜血管病 …… 208
第二节　黄斑部疾病 …… 213
第三节　视网膜脱离 …… 229
第四节　视网膜变性 …… 230
第五节　视网膜先天异常 …… 235
第六节　视网膜肿瘤 …… 236
参考文献 …… 239

第一章

眼的解剖组织学

眼为视觉器官，包括眼球、视路和附属器三部分。眼球和视路完成视觉功能。眼附属器则具有保护及运动等功能。

眼球（Eye ball）近似球形，其前后径平均为24mm，垂直径为23mm，水平径为23.5mm。眼球位于眼眶内，其前面有眼睑保护。

第一节　眼球的组织解剖

眼球位于眼眶前部，借眶筋膜与眶壁联系，周围有眶脂肪垫衬，以减少眼球的震动。眼球前面有眼睑保护。正常眼球向前平视时，突出于外眶缘约12～14mm，由于眶外缘较上、下、内缘稍偏后，使眼球外侧部分暴露在眼眶之外，故易受外伤。

眼球由眼球壁与眼球内容物所组成。

眼球壁分为三层，外层为纤维膜，中层为葡萄膜，内层为视网膜，视网膜神经节细胞发出的纤维，汇集形成视神经（图1－1）。

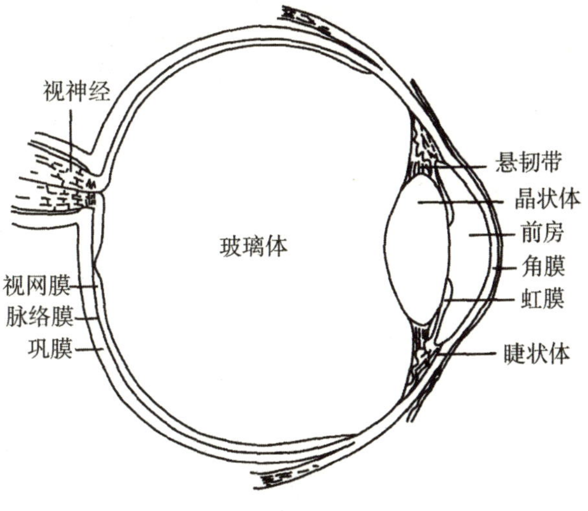

图1－1　眼球水平切面

眼球内容物包括充满前房及后房内的房水，晶状体及玻璃体，三者均透明而又有一定屈光指数。通常与角膜一并构成眼的屈光系统。

一、纤维膜

纤维膜（Fibrous tunic）主要由纤维组织构成，是眼球的外膜，前1/6为角膜，后5/6为巩膜，二者之间的移行处为角膜缘。

（一）角膜

角膜（Cornea）完全透明，约占纤维膜的前1/6，从后面看角膜为正圆形，从前面看为横椭圆形。成年男性角膜横径平均值为11.04mm，女性为10.05mm，竖径平均值男性为10.13mm，女性为10.08mm，3岁以上儿童的角膜直径已接近成人。中央瞳孔区约4mm直径的圆形区内近似球形，其各点的曲率半径基本相等，而中央区以外的中间区和边缘部角膜较为扁平，各点曲率半径也不相等。从角膜前面测量，水平方向曲率半径为7.8mm，垂直方向为7.7mm，后部表面的曲率半径为6.22～6.8mm，角膜厚度各部分不同，中央部最薄，平均为0.5mm，周边部约为1mm。

角膜分为五层，由前向后依次为：上皮细胞层（Epithelium）；前弹力层（Lamina elastica anterior），又称Bowman膜；基质层（Stroma）；后弹力层（Lamina elastica posterior），又称Descemet膜；内皮细胞层（Endothelium）。

1. 上皮细胞层　上皮细胞层厚约50μm，占整个角膜厚度的10%，由5～6层细胞所组成，角膜周边部上皮增厚，细胞增加到8～10层（图1－2）。

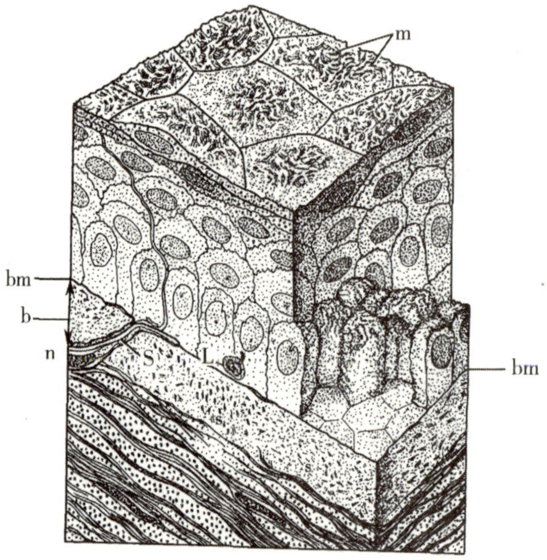

图1－2　角膜上皮层模式图

角膜上皮细胞为复层上皮，细胞分为三种：基底细胞、翼状细胞及表层细胞。角膜上皮细胞的表层细胞，其前表面具有广泛的微皱褶及微绒毛（m）；角膜神经（n）穿过前弹力层（b），在基底细胞的基底膜（bm）附近失去施万鞘（S）进入上皮层；在两个基底细胞之间可见淋巴细胞，（L）（s）为基质层的浅层

上皮细胞层为复层上皮，细胞分为三种：基底细胞（Basal cells）、翼状细胞（Wing cells）、表层细胞（Superficial cells），在基底细胞与翼状细胞层间偶尔可见淋巴细胞及吞噬细胞。

（1）基底细胞层：基底细胞层为一单层细胞，位置最深，细胞的底部紧接前弹力层，细胞的顶部与翼状细胞连接，每个细胞的大小及形状基本一致。细胞为多角形，高柱状，其高18μm，宽10μm。

（2）翼状细胞：翼状细胞为多角形，在角膜中央区有2～3层，周边部变为4～5层，翼状细胞的前面呈凸面，其后面呈凹面，它向侧面延伸变细，形似翼状，与其相邻的细胞及基底细胞相连接，当基底细胞进行有丝分裂向前移入翼状细胞层时，仍保持其多角形，但逐渐变细。细胞核变为扁平，且与角膜表面平行，细胞质致密。

（3）表面细胞：表面细胞分为两层，细胞长而细，细胞长约45μm，厚度约4μm，其细胞核扁平，长约25μm。

假若细胞的表面层保护完好，其前面的细胞膜显示出许多小的微皱褶（Microplicae）及微绒毛（Microvilli），微绒毛高0.5～1.0μm，粗约0.5μm，微皱褶高0.5μm，粗0.5μm，微绒毛及微皱褶是表面上皮细胞正常结构的一部分，对角膜前泪膜的滞留起着重要的作用。

2. 前弹力层　过去认为前弹力层是一层特殊的膜，用电镜观察显示该膜主要由胶原纤维所构成。

前弹力层厚约 8 ~ 14μm，由胶原及基质所构成。除了 Schwann 细胞延伸到该层以外，前弹力层没有细胞成分，Schwann 细胞的延伸部分沿着神经穿过的隧道到达角膜上皮层。前弹力层的前面是光滑的，与角膜上皮基底膜相毗邻，其后面与基质层融合在一起。角膜周边部，前弹力层变薄，可出现细胞，甚至毛细血管。

3. 基质层　角膜基质层由胶原纤维所构成，厚约 500μm，占整个角膜厚度的 9/10，基质层共包含有 200 ~ 250 个板层，板层相互重叠在一起。每个板层厚约 2μm，宽 9 ~ 260μm，其长度横跨整个角膜。板层与角膜表面平行，板层与板层之间也平行，角膜板层由胶原纤维组成，胶原纤维集合成扁平的纤维束，纤维束互相连合，形成规则的纤维板，纤维板层紧密重叠，构成实质层。

在板层中，除其主要成分胶原纤维以外，尚有纤维细胞（Fibrablasts，keratocytes）及基质，还可以看到 Schwann 细胞并偶见淋巴细胞，巨噬细胞及多形核白细胞。

4. 后弹力层（又名 Descemet 膜）　后弹力层是角膜内皮细胞的基底膜。该膜很容易与相邻的基质层及内皮细胞分离，后弹力层坚固，对化学物质和病理损害的抵抗力强。当整个角膜基质层破溃化脓时，它仍能存留无损，故临床上可见后弹力层膨出。正常角膜后弹力层可以再生，如有损伤撕裂为裂隙，将为内皮细胞形成新的后弹力层所修复。假若后弹力层被撕裂为大的裂口，则裂口的边缘向后卷曲进入前房，这显示后弹力膜有一定的弹性。

在角膜周边部，后弹力层增厚，向前房突起，其表面为内皮细胞所遮盖。这些突起在 1851 年和 1866 年分别由 Hassall 和 Henle 所发现，故称为 Hassall – Henle 小体或疣，这种疣起始于青年时期，随着年龄的增长而逐渐增多。

5. 内皮细胞层　角膜内皮为一单层细胞，约由 500 000 个六边形细胞所组成，细胞高 5μm，宽18 ~ 20μm，细胞核位于细胞的中央部，为椭圆形，直径约 7μm。在婴幼儿时期，内皮细胞进行有丝分裂，但在成年后不再进行有丝分裂，当内皮细胞损伤后，其缺损区由邻近的内皮细胞增大，扩展和移行滑动来覆盖。

6. 角膜的血管　角膜之所以透明，其重要因素之一是角膜组织内没有血管，血管终止于角膜缘，形成血管网，营养成分由此扩散入角膜。角膜缘周围的血管网由睫状前血管构成，睫状前动脉自四条直肌肌腱穿出后，在巩膜表层组织中向前，行至距角膜约 4mm 处发出分支穿入巩膜达睫状体，参与虹膜大环的组成。其本支不进巩膜，继续前行至角膜缘，构成角膜缘周围的血管网。本支在形成血管网之前发出小支至前部球结膜，是为结膜前动脉，与来自眼睑动脉弓的结膜后动脉相吻合。

7. 角膜的神经　角膜的感觉神经丰富，主要由三叉神经的眼支经睫状神经到达角膜，睫状神经在角膜缘后不远处，自脉络膜上穿出眼球，发出细支向前伸延互相吻合，并与结膜的神经吻合，在巩膜不同深度形成角膜缘神经丛，自神经丛有 60 ~ 80 支有髓神经从角膜缘进入角膜，进入角膜后神经鞘消失，构成神经丛分布于角膜各层。浅层的神经丛发出垂直小支穿过前弹力层，并分成细纤维分布于上角膜上皮之间，所以角膜知觉特别敏感。

（二）前房角

前房角（Angle of anterior chamber）是前房的周边部分，其前壁为角巩膜交界处，后壁为虹膜，介于前壁与后壁之间为前房角的顶部，称为房角隐窝（Angle recess），房角隐窝即为睫状体的底部所构成，所谓前房角，主要由上述三者所组成。

前房角是房水排出的主要途径，前房内的房水通过前房角的小梁网及 Schlemm 管外流。

1. Schlemm 管　Schlemm 管是围绕着前房角的环形管状腔隙，位于内巩膜沟的基底部。管的外侧壁紧贴角巩膜缘的实质层，管的内侧壁与最深部的角巩膜小梁网毗邻；管的后界为深层巩膜组织，管的前面为角巩膜小梁网。环形的 Schlemm 管其周径约 36mm，其横切面为圆形、椭圆形或三角形，管腔直径变化很大，大约在 350 ~ 500μm 之间。Schlemm 管并非一条规则整齐的管道，经过中分出若干分支，如同河流，时而分支，时而合流，但最终汇合归一。

Schlemm 管由一层内皮细胞所衬覆，其周围包绕一薄层结缔组织。

外集合管（External collecter channel）起始于 Schlemm 管的外侧壁，约 25 ~ 35 条，房水由外集合管排出，直接注入巩膜深层静脉丛，经巩膜内静脉丛，再注入上巩膜静脉丛，最后流入睫状前静脉。有少数外集合管穿过巩膜，出现于巩膜表面，管内为房水，直接注入睫状前静脉，是为房水静脉（Aqueous vein）。外集合管相互连接，并且与巩膜深层静脉丛连接，但与邻近的巩膜内动脉没有连接。

外集合管的组织结构与 Schlemm 管相似，外集合管衬覆的内皮及其周围的结缔组织外膜均为 Schlemm 管外侧壁的延续，在外集合管与巩膜静脉丛连接处，结缔组织的外膜消失。

内集合管（Internal collecter channels）也称 Sondermann 管。Iwamoto（1967）及 Hogan（1971）等借助电镜观察发现，内集合管起始于 Schlemm 管后部，向前弯曲形成分支，终止于内层的小梁网。内集合管没有贯穿整个小梁网厚度把 Schlemm 管与前房连接起来，也不是 Schlemm 管与小梁内间隙的通道，实际上内集合管为 Schlemm 管的膨大，以增加 Schlemm 管内侧壁的面积。内集合管的结构与 Schlemm 管相似，管腔覆盖一层内皮，其周围包绕着结缔组织。

2. 小梁网　小梁网（Trabecular meshwork）位于 Schlemm 管以外的内巩膜沟中，介于 Schlemm 管与前房之间。子午线切面呈三角形，三角形的尖端向前，与角膜后弹力层纤维接近，基底部向后，与巩膜突相接，前部小梁网为 3 ~ 5 层，后部小梁网为 15 ~ 20 层。

小梁网分为角巩膜部分及色素膜部分，前者占小梁网的大部分，后者为一层疏松的网，覆盖于角巩膜小梁网的内表面。

（1）角巩膜小梁网：角巩膜小梁网（Corneoscleral meshwork）起始于角膜后弹力层终端及深部角膜的实质层，向巩膜、巩膜突及睫状体方向伸展，终止于巩膜突。有部分小梁穿过巩膜突与睫状体的基质及睫状肌的纵行纤维相连接。

角巩膜小梁网由许多扁平的小梁薄片（Sheet）所构成。薄片上带有孔洞并有分支，薄片的分支不仅在同一层次相互连接，而且层与层之间也有连接，薄片与薄片之间形成小梁内间隙，薄片上的孔洞与其邻近的小梁内间隙相交通。一层层小梁网重叠着，但小梁薄片上的孔洞并不重叠，房水从前房经沟通小梁内间隙的孔洞流入 Schlemm 管。薄片上的孔洞大小不等，其直径为 12 ~ 20μm，从小梁网的最内层至 Schlemm 管部孔洞逐渐变小，Schlemm 管的内侧壁没有孔洞。

光镜观察，每个小梁薄片包括 4 种成分：①中央核心部为结缔组织，其纤维呈环形排列；②核心部周围为致密的弹力组织；③在弹力组织外为来自角膜后弹力层的玻璃膜；④薄片表面覆盖着一层内皮，形成小梁内间隙。

（2）葡萄膜小梁网：葡萄膜小梁网（Uveal trabecular meshwork）的小带（Cord）起始于睫状体，向前伸延，附着于 Schlemm 环附近，小梁网小带从睫状体向前延伸发出分支，小带之间的分支相互连接形成网状，并与外侧的角巩膜小梁网连接。小带的直径约 4 ~ 6μm，网眼的大小为 30 ~ 40μm，葡萄膜小梁网最多不超过 2 ~ 3 层。

（3）虹膜突（或称梳状纤维）：有蹄动物的眼中，从虹膜至角巩膜交界处有跨越前房角的色素小梁，状如梳齿，故名为梳状纤维（Pectinate fibers）或梳状韧带（Pectinate ligament）。在人类，上述组织仅存在于 6 个月以前的胎儿，此后大部分消失，但用前房角镜检查，大多数成人眼中仍可见到为数不多的梳状韧带残余。由于该组织起源于虹膜，故又名虹膜突（Iris processes）。

虹膜突为较大的突起，起始于虹膜，跨越前房角，终止于巩膜突部位，也有一部分终止于小梁网的中部。

3. 巩膜突　巩膜突（Scleral spur）是眼球内面巩膜最前突出的部分，位于 Schlemm 管的后端，构成内巩膜沟的后凹面，由巩膜纤维所组成，是小梁网后界的标志。角巩膜小梁网附着在巩膜突上，睫状肌的纵行纤维也附着在巩膜突上，所以睫状肌的活动可以通过巩膜突影响小梁的功能，从而可能改变房水的流畅度。

4. Schwalbe 环　Schwalbe 环（Schwalbe ring）位于角膜后弹力层终端的外侧，相当于小梁网的最前端，故也称前界环（Anterior border ring），主要由胶原纤维构成，胶原纤维的方向呈环形排列。有些教科书描述Schwalbe环部位的组织增厚或者隆起突向前房，但组织学证实，这种增厚或隆起并非多见。Allen等（1955）报道仅占15%，Schwalbe环这一名词主要用于前房角镜下描述小梁网前部的终末端。

5. 神经　小梁网的神经包括感觉、交感及副交感神经纤维，来自巩膜突附近的睫状神经丛及睫状体上腔神经丛。从上述神经丛发出的轴突向前向外伸延，其分支进入小梁网，分布于小梁网的各个部分。

（三）巩膜

巩膜（Sclera）占纤维膜的后5/6，质地坚韧，不透明，呈瓷白色，由致密相互交错的纤维所组成。其外表面为眼球筋膜所包裹，前面又被球结膜所覆盖，三者于角膜缘附近相连接。巩膜内面邻接脉络膜上腔，内有色素细胞分布，故呈棕色。儿童因巩膜薄，在白色的背景上透出葡萄膜的颜色而呈蓝色。老年人的巩膜可因脂肪物质沉着略呈黄色。巩膜向前与角膜相连，向后至视盘部。

巩膜的厚度各个部位不同，最厚部分在后极部，约1mm。从后极部向前逐渐变薄，赤道部为0.4～0.6mm；在四直肌附着部，巩膜最薄，仅为0.3mm，直肌腱的厚度，一般也为0.3mm，附着部之前的厚度是二者厚度之和，约0.6mm，过此前行，巩膜厚度又稍增加，接近角膜缘增厚为0.8mm，至角膜缘，由于巩膜内、外沟，巩膜再度变薄。

在眼球后极部的鼻侧，有巩膜后孔，又称巩膜管，为视神经的出口，管为漏斗形，内口直径较小，约1.5～2mm，外口直径较大，约3～3.5mm。形成内口的边缘向视神经方向突出，嵌着视神经，并与脉络膜相连。在这个区域，巩膜外2/3的组织沿视神经向后掺合到视神经硬脑膜鞘中，内1/3向巩膜后孔的中央扩展，形成薄板，被视神经纤维穿过，构成许多小孔，称为巩膜筛板（Lamina cribrosa），此外由于缺少巩膜，是眼球纤维层最薄弱的部分，青光眼病，若筛板不敌眼内压而致后退，形成病理凹陷，当然形成病理性凹陷的原因可能与筛板部位的缺血有关系。

在眼球前部，也有一个大孔，称为巩膜前孔，作为巩膜前孔，即角巩膜交界处，不规则的巩膜纤维掺和到角膜周边部的基质层，从后面看，巩膜前孔为圆形，其直径为12mm，从前面看，巩膜前孔为横椭圆形，是由于上下方巩膜纤维的伸展多于水平方向之故，孔径为11～12mm。

在角巩膜交界处，巩膜表面凹陷如沟状，称为外巩膜沟，与其相应的巩膜内侧面有相符的内巩膜沟，内沟的后唇向前突，称为巩膜突，为睫状肌的附着点。Schlemm管位于内巩膜沟的基底部，在Schlemm管的内侧为前房角的小梁网结构。

巩膜被许多血管和神经穿过，但本身血管很少。在眼球后部视神经周围，有睫状后长和睫状后短动脉及睫状神经穿入眼内。睫状后短动脉和睫状短神经一部分直着穿入，另一部分斜着穿入；睫状后长动脉和睫状长神经斜着穿入，从后向前，向内把巩膜凿成小管，管中血管与神经之间有纤维组织分隔，在眼球赤道部之后约4～6mm处，有4～6个涡静脉穿出眼球，上直肌两侧的一对静脉及下直肌两侧的一对静脉，自眼球内后斜着穿出眼球外壁，把巩膜凿成3～4mm的小管。眼球前节与角膜缘相距约2～4mm，有睫状前动脉和静脉穿入及穿出眼球。

巩膜的组织结构从外往里分为三层：①巩膜上层；②巩膜实质层；③巩膜棕黑板。

1. 巩膜上层（Episclera）　前巩膜上层含有血管，是巩膜实质层表面的一部分，向外与球结膜下组织及眼球筋膜相连接，深部并入巩膜实质层。前巩膜上层由于眼球筋膜及直肌周围的血管组织参与而增厚，该层含有色素细胞，巨噬细胞及淋巴细胞。

巩膜上层的胶原纤维束较细，排列方向不规则，所含基质较丰富，纤维细胞较少见。巩膜上层中的血管，有睫状前动脉的主要分支、小动脉、毛细血管及小静脉，巩膜上层中含有无髓鞘神经纤维及有髓鞘神经，神经纤维末端不具有特殊结构。

2. 巩膜实质层（Scleral stroma）　巩膜实质层由胶原纤维束，纤维细胞及一定量的基质所组成。巩膜胶原纤维束的走行方向及其大小均不规则，眼球前部与后部，巩膜浅层与深层分布的纤维束也有差别，胶原纤维束向各个方向发出分支又相互融合，形成纤维束之间的交错。

3. 巩膜棕黑板（Lumina fusca）　巩膜棕黑板是三层巩膜组织中最内的一层，也是脉络膜上腔的外侧壁。组成该层的胶原纤维束较实质层更为细小，巩膜最内层的胶原纤维束分离为更细的纤维束，这些细微的纤维束具有分支，与脉络膜上腔及睫状体上腔的纤维束相连接，致使巩膜的内面与脉络膜及睫状体的外面之间的分界线不明显。该层胶原纤维束之间有较多的色素细胞及载有色素的巨噬细胞，使巩膜内面呈棕色外观，所以叫做棕黑板。

4. 巩膜的血管　巩膜组织中血管很少，几乎全分布于巩膜上层，巩膜实质层基本上不含血管，前部近角膜缘的巩膜上层中有毛细血管网。直肌附着部的前后，巩膜上层也有血管网，后部视神经周围的巩膜中有视神经动脉环或称 Zinn 动脉环。

二、葡萄膜

葡萄膜（Uvea）是眼球壁的第二层膜，位于巩膜与视网膜之间。前面有孔即瞳孔，后面为视神经穿过。因此膜具有许多色素，又称色素膜（Tunica pigmentosa）。又因具有丰富的血管，所以也叫血管膜（Vascular tunic）。由于该膜有丰富的血管及大量色素，使其颜色呈棕黑色，似紫色的葡萄，故称葡萄膜。葡萄膜自前向后分为虹膜、睫状体和脉络膜三个相连续部分。

（一）虹膜

虹膜（Iris）是葡萄膜的最前部，位于晶状体前面，为一圆盘形膜，中央有圆孔，称为瞳孔（Pupil）。瞳孔直径为 2.5 ~4mm。瞳孔周围虹膜的基质内，有环形排列的瞳孔括约肌，由副交感神经支配，使瞳孔收缩；虹膜基质层后面有放射状排列的肌纤维，称瞳孔开大肌，由交感神经支配，使瞳孔开大。

虹膜根部附着在睫状体前面的中央。根部较薄，所以眼部挫伤时易发生虹膜根部解离。虹膜小环为虹膜的最厚部分，再向内达瞳孔缘又变薄。瞳孔缘依附在晶状体前面，得到晶状体支持，当晶状体脱位或摘除后，虹膜因失去支持而产生震颤。

虹膜的颜色主要因基质中所含色素的多少而不同。白色人种，因缺乏色素，则虹膜呈浅黄色或浅蓝色；有色人种因色素多，虹膜色深，呈棕褐色（图 1－3）。

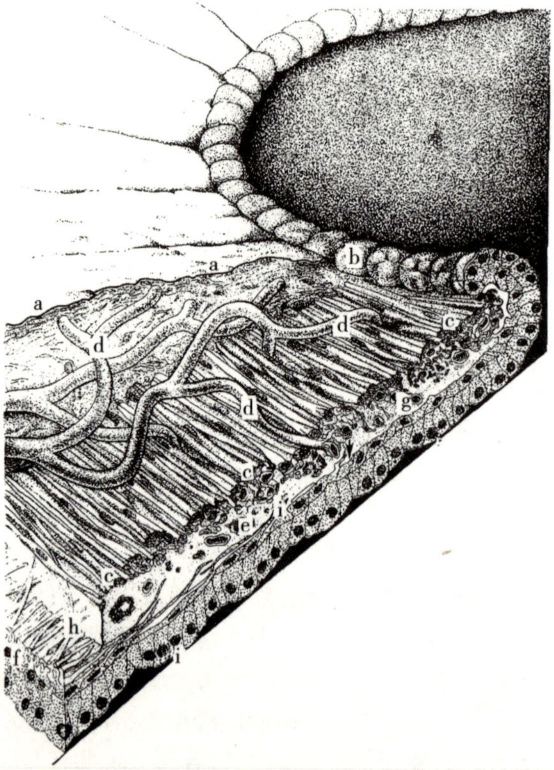

图 1－3　虹膜的组织结构

a. 虹膜的前表面；b. 瞳孔缘的后色素层；c. 瞳孔括约肌；d. 小动脉；e. 块状细胞；f. 瞳孔开大肌；g. 前色素上皮；h. 突状结构；i. 后色素上皮

虹膜前面距瞳孔缘约 1.5mm 处，有一隆起的环状条纹，即虹膜小环，或称为虹膜卷缩轮（Iris frill）。虹膜小环将虹膜表面分为两个区域，小环外部分为睫状区，内部分为瞳孔区。虹膜小环附近，有许多穴状凹陷，叫虹膜小窝，在虹膜睫状区的周边部也有小窝。这些凹陷的所在部，房水可以直接与虹膜基质中的血管接触。在虹膜周边部有与角膜缘成同心排列的皱褶，系为瞳孔开大时形成的皱襞。瞳孔缘镶以窄的黑色环，呈花边状，系虹膜后面色素上皮的前缘，也代表视杯的前缘。

虹膜的组织结构由前向后可分为 4 层：①前表面层；②基质与瞳孔括约肌；③前上皮与瞳孔开大肌；④后色素上皮。

1. 前表面层　前表面层（Anterior border layer）由色素细胞及纤维细胞所组成，纤维细胞的突起分支构成致密的网。该层没有胶原纤维。在虹膜不同部位，前表面层的厚度不同，虹膜睫状区的周边部及瞳孔区的领部（Collarette），前表面层较厚；虹膜隐窝处很薄，甚至缺如。棕色虹膜较厚，蓝色虹膜较薄。

多年来认为虹膜前表面为一层内皮细胞所覆盖。Vrabbe（1951—1952）指出，出生时，人的虹膜前表面确实有一层内皮细胞覆盖，但 1～2 岁以后内皮细胞消失，为纤维细胞所代替。电镜观察研究也证实了虹膜前表面没有真正的内皮细胞。

2. 基质（Stroma）　虹膜基质系胶原结缔组织构成的框架网（Framework），框架网组织排列疏松，网眼内包含有黏多糖基质及液体。这种框架网支撑着前表面层、括约肌及开大肌。在虹膜根部，框架网与睫状体的结缔组织相连续。当瞳孔开大与收缩时，虹膜基质向周边或中心部移动，则虹膜基质趋于折叠或展平。瞳孔括约肌、血管及神经位于框架网内。虹膜基质内包含有纤维细胞、色素细胞、块状细胞（Clump cells）、肥大细胞（Mast cells）、巨噬细胞及淋巴细胞，其中纤维细胞与色素细胞为基质中的主要细胞。虹膜基质中不含弹力组织。

瞳孔括约肌（Sphincter muscle）位于虹膜瞳孔区的基质层。在瞳孔缘，胶原纤维将括约肌边缘与色素上皮相连接，括约肌的后面与结缔组织的致密层相连接，这些结缔组织与瞳孔开大肌相延续。

3. 前上皮与瞳孔开大肌层（Anterior epitheliumand dilation muscle layer）　虹膜有两层上皮，即前上皮层与后上皮层。前上皮层也就是瞳孔开大肌层。

虹膜前上皮层的每个细胞由两部分组成：细胞顶部，也称上皮部；细胞基底部，也称肌肉部。上皮细胞的两部分，其形态结构截然不同。

前上皮的肌肉部由细胞顶部发出的舌状突起所构成，这些突起进入基质层，组成 3～5 层的瞳孔开大肌。瞳孔开大肌，从虹膜根部呈辐射状向瞳孔方向伸延，终止于瞳孔括约肌中部的后面，在此处，开大肌的终末端与括约肌融合，形成突状结构（Spur-like structures）。自开大肌的终末端，到瞳孔缘，上皮细胞的肌肉部消失，仅保留上皮部，细胞变为立方形。瞳孔开大肌向周边部伸延，终止于虹膜根部，在此处，上皮细胞的肌肉部消失，上皮细胞向后延续到睫状突，成为睫状突的色素细胞层。

前上皮的顶部与后上皮的顶部相连接。前上皮的顶部包含有扁平的细胞核、细胞器及色素颗粒。

4. 后色素上皮（Posterior pigment epithelium）　后色素上皮细胞呈长方形，细胞质内含有许多圆形黑色素颗粒，这些色素颗粒比色素细胞内的颗粒大得多。

（二）睫状体

睫状体（Ciliary body）是葡萄膜的中间部分，前接虹膜根部，后端以锯齿缘为界移行于脉络膜。外侧与巩膜毗邻；内侧环绕晶状体赤道部，面向后房及玻璃体。睫状体分为两部，即睫状体冠（Corona ciliaris）或称绉部（Pars plicata）和平坦部（Pars plana）。睫状冠长约 2mm，其内侧表面有 40～80 个纵形放射状突起，指向晶状体赤道部，称睫状突（Ciliary processes），睫状突与晶状体赤道部相距 0.5mm。平坦部长约 4mm，形成一环，故又称睫状环（Orbiculus ciliaris）。从睫状体至晶体赤道部有纤细的晶状体悬韧带与晶状体联接。

整个睫状体形成一带状环，其颞侧较宽，约 6.7mm；鼻侧较窄，约 5.9mm。前后切面，睫状体呈三角形，可分为前、内和外三边。前边最短，为三角形的基底，其中央部为虹膜根部附着；内边即睫状体的内面，为游离缘，朝向玻璃体；外边是睫状肌，与巩膜毗邻。睫状体上腔介于睫状肌和巩膜之间。

从内向外将睫状体分为五个部分：①无色素睫状上皮；②色素睫状上皮；③基质；④睫状肌；⑤睫状体上腔。

1. 无色素睫状上皮（Unpigmented ciliary epithelium）　无色素睫状上皮构成睫状体的最内层。该层从虹膜根部延伸而来，将睫状冠与平坦部的表面覆盖，然后向锯齿缘伸延，与视网膜的感觉部分（Sensory retina）相连接。接近虹膜根部的无色素上皮往往也包含一些色素。

2. 色素上皮细胞（Pigmented epithelium）　色素上皮细胞为单层细胞，起始于虹膜根部，向后延伸至锯齿缘。色素上皮细胞向前延续与虹膜开大肌上皮相延续，向后与视网膜色素上皮相延续。这层延续的上皮来源于视杯的外上皮，是神经外胚层，但没有分化为具有特殊神经感觉的组织。

色素上皮与无色素上皮的连接处相当平滑，没有细胞与细胞之间的交错对插。

3. 基质（Stroma）　睫状体的基质分为二部分：①内结缔组织层与血管；②Bruch 膜。

（1）内结缔组织层（Inner connective tissue layer）：内结缔组织层由细胞、胶原、血管及神经所组成。在睫状冠部，该层较厚，且将上皮层与肌肉层分隔。在平坦部，该层变薄。在睫状突顶部该层最厚，在突间凹陷，该层最薄。青年人，结缔组织稀疏；老年人，一部分胶原纤维发生玻璃样变。

（2）Bruch 膜：脉络膜的 Bruch 膜是由视网膜色素上皮的基底膜、两层胶原及其间的弹力组织和脉络膜毛细血管的基底膜所组成，其主要成分为胶原及弹力组织。所谓脉络膜的 Bruch 膜表层部分（视网膜色素上皮的基底膜）继续向前延伸为睫状体色素上皮的基底膜。胶原与弹力组织也向前延伸，经过锯齿缘进入睫状体平坦部的基质内，在靠近睫状冠后部逐渐消失。

4. 睫状肌　睫状肌（Ciliary muscle）由平滑肌纤维束所组成，分为三部分：①外侧者为前后排列的子午纤维部分（Meridional portion），纵行纤维（Longitudinal）；②内侧者为斜行排列的放射纤维部分（Radial portion）；③前部者为环形排列的环形纤维部分（Circular portion）。三部分纤维均起始于睫状肌的肌腱，所谓睫状肌腱即巩膜突及其周围的结缔组织。

（1）子午纤维（纵行纤维）：子午纤维位于最外侧，起始于巩膜突，沿子午线方向向后伸延，肌纤维相当致密。肌束相互交叉形成 V 字形，V 字形的开口朝前，尖部向后。肌纤维的终末呈三支或三支以上的放射状分支，即所谓肌星（Muscle stars），终止于脉络膜上腔的前部。

（2）放射纤维（斜行纤维）：放射纤维位于子午纤维内侧，起始于巩膜突，肌肉纤维不沿子午线纵行排列，而是朝着睫状突方向向内倾斜，呈放射状。肌纤维束相互交叉形成 V 字形，其开口向前，尖端向后，肌纤维的末端的肌腱，附着于前部及后部睫状突的结缔组织。放射纤维与子午纤维之间为丰富的胶原结缔组织所分隔。

（3）环状纤维：环状纤维位于睫状体的前内部，子午纤维的内侧。起始于巩膜突，肌肉纤维斜度几乎与赤道平行，呈环行排列。肌束结成 V 字形。肌纤维末端的肌腱附着于前部睫状突末端的结缔组织。

5. 睫状体上腔　睫状体上腔（Supraciliaris）由含有色素的结缔组织板层带所组成。板层带起始于睫状肌的纵行纤维，向外伸延，与巩膜相延续。当睫状体与巩膜分离时，结缔组织板层带仍附着在睫状体上，其残端保留在巩膜上。板层带由一般的胶原纤维所组成，胶原纤维中包含有纤维细胞及色素细胞，板层带的表面没有真正的上皮覆盖。板层带与睫状体相连处，板层带的胶原与细胞和睫状肌的结缔组织相延续；在巩膜下，与内巩膜的胶原相连接。在睫状体上腔常见神经节细胞，特别是平坦部更为常见。

（三）脉络膜

脉络膜（Choroid）为葡萄膜的最后部，在视网膜和巩膜之间，是一层富有血管的棕色薄膜，营养视网膜的外层。脉络膜由视网膜锯齿缘开始，后止于视神经周围，覆盖眼球后部。

脉络膜主要由血管组成，其血管来自眼动脉的睫状后短动脉与睫状后长动脉。睫状后短动脉有10～20 小支在眼球后极部视神经周围，穿过巩膜而形成脉络膜血管；睫状后长动脉有 2 支，在视神经内、外两侧穿过巩膜，向前到睫状体，以后又各分为 2 支，形成虹膜大动脉环（Annulus iridis major），其分支主要供给虹膜及睫状体，此外，睫状后长动脉还发出回返支供应前部脉络膜。静脉汇成 4～6 支涡静脉，在眼球赤道部后，上、下直肌旁穿出巩膜，注入眼静脉，最后流入海绵窦。脉络膜的血管由粗细可分为三层：接近巩膜的血管最大，为大血管层；靠近视网膜的最细，为毛细血管层；两层之间为中大血管层。

脉络膜的组织结构由内向外分为4层：①Bruch膜；②毛细血管层；③基质；④脉络膜上腔。

1. Bruch膜（Bruch membrane） Bruch膜起始于视盘边缘，然后向四周延伸至锯齿缘。

Bruch膜由以下各层组成：①视网膜色素上皮的基底膜；②内胶原层；③弹力层；④外胶原层；⑤脉络膜毛细血管的基底膜。

（1）视网膜色素上皮的基底膜（Basement membrane of the retinal pigment epithelium）：视网膜色素上皮的基底膜是由微丝构成的一层薄膜。构成该膜的微丝向外延伸与胶原连接，向内延伸与色素上皮的细胞膜接近。

（2）内胶原层（Inner collagenous zone）：内胶原层由排列疏松的胶原微丝构成。

（3）弹力层（Elastic layer）：弹力层是Bruch膜的支柱，由细长的直纤维构成，这些纤维交织成多层次的格子网（Grillwork）。

（4）外胶原层（Outer collagenous zone）：外胶原层比内胶原层薄，其结构与内胶原层类似。

（5）脉络膜毛细血管的基底膜（Basement membrane of the choriocapillaris）：脉络膜毛细血管的基底膜为Bruch膜的最外层，是脉络膜毛细血管内皮的基底膜，它比色素上皮的基底膜薄。

2. 脉络膜毛细血管（Choriocapillaris） 脉络膜毛细血管位于脉络膜的内层。其动脉来源分为三个部分：①睫状后短动脉，为脉络膜毛细血管的主要来源；②睫状后长动脉的回返支，睫状后长动脉从锯齿缘向后延伸，发出分支，供给锯齿缘部及赤道部；③来自睫状前动脉的分支穿过睫状肌，进入脉络膜毛细血管网。睫状前动脉与睫状后动脉系统之间有广泛的吻合支。

脉络膜毛细血管静脉回流，首先进入毛细血管网外侧的小静脉，然后进入涡静脉系统。

脉络膜毛细血管的管腔直径较大，所以红细胞通过脉络膜毛细血管的管腔时，可以2～3个同时并行。

脉络膜毛细血管的超微结构与肾小球及其他内脏器官的毛细血管相类似，其内皮细胞有许多环形窗孔，且窗孔有隔膜遮盖。在毛细血管的内壁，内皮细胞窗孔甚多。

3. 基质（Stroma） 脉络膜基质由疏松的胶原纤维组成框架，其中包含有血管、神经及细胞。作为基质的框架组织胶原纤维并不丰富，脉络膜大部分空间为血管、神经及细胞所占据。在脉络膜基质中包含有色素细胞、纤维细胞、巨噬细胞（Macrophage）、肥大细胞（Mast cells）、浆细胞（Plasma cells）及淋巴细胞（Lymphocytes），其中主要为色素细胞与纤维细胞。

4. 脉络膜上腔（Suprachoroide） 脉络膜上腔位于脉络膜与巩膜之间，其组织结构主要为起源于脉络膜及巩膜的胶原纤维。胶原纤维形成的网，包含有纤维细胞、色素细胞、神经节细胞及神经丛，睫状后长、后短动脉及睫状神经均由该区穿过。

三、视网膜

视网膜（Retina）为一透明薄膜，起自视盘周围向前衬覆在脉络膜内面，其前缘呈锯齿状，故名锯齿缘（Ora serrata）。视网膜仅在视神经穿过处和锯齿缘与其外面的组织紧紧连接。视网膜后极部有一浅漏斗状凹，称中央凹（Fovea centralis），直径约1.5mm。当死后不久变为黄色，故称黄斑（Macula lutea）。黄斑鼻侧约3mm处有一淡红色圆盘即视盘（Optic papilla），又称视盘（Optic disc），直径约1.5mm。视盘是视网膜神经纤维汇聚穿出眼球的部位，其中央呈漏斗状凹陷，称为生理凹陷，是神经纤维汇合时填充不完善所致。

视网膜中央动脉与静脉由视盘处进出眼球，在视网膜内层分支直到锯齿缘，彼此不相吻合。视网膜中央动脉除和Zinn动脉环分支有小吻合外，和脉络膜血管系统几乎完全分开。有时可见Zinn动脉环分支穿出视盘颞侧到达视网膜，即视网膜睫状动脉。视网膜内五层（脑层）由视网膜中央动脉供血；外五层（感觉神经上皮层）由脉络膜毛细血管供血。

视网膜本部主要由三种细胞构成：光感受器细胞（第一神经元），双极细胞（第二神经元）和神经节细胞（第三神经元）。光感受器细胞又分为视杆细胞和视锥细胞，称为神经上皮层。双极细胞和神经节细胞为传导组织，称为脑层，在脑层中还有协调兴奋的所谓联合组织，即水平细胞和无长突细胞。此外，在视网膜本部还有神经胶质，起支架作用，如 Müller 细胞，星形胶质细胞和小神经胶质细胞。

视网膜的组织结构极为复杂，由外往内分为 10 层：①色素上皮层；②视杆细胞与视锥细胞层；③外界膜；④外核层；⑤外丛状层；⑥内核层；⑦内丛状层；⑧神经节细胞层；⑨神经纤维层；⑩内界膜（图 1 -4）。

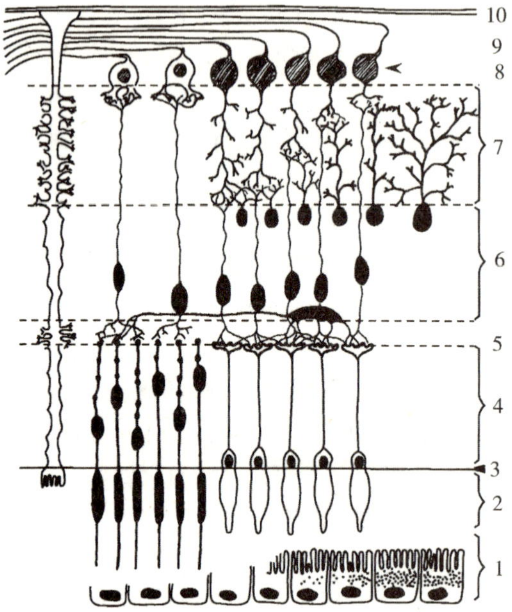

图 1 -4　视网膜

1. 视网膜色素上皮；2. 视杆与视锥；3. 外界膜；4. 外核层；5. 外丛状层；6. 内核层；7. 内丛状层；8. 神经节细胞层；9. 神经纤维层；10. 内界膜

（一）视网膜色素上皮

视网膜色素上皮（The retinal pigment epithelium）由单层色素上皮细胞所构成，排列十分规则。细胞呈多角形。细胞分为三部分，即顶部、体部和基底部。每只眼约有 $4.2\times10^{6}\sim6.1\times10^{6}$ 个视网膜色素上皮细胞。视网膜色素上皮细胞无再生能力，细胞死亡后不被替换，而是邻近的细胞向侧面滑动，以填补死亡细胞遗留下来的空间。

以下分述视网膜色素上皮细胞的细胞膜、细胞质与细胞核的结构。

1. 细胞膜　视网膜色素上皮细胞的顶部与光感受器的视杆细胞和视锥细胞的外节紧密邻近，但这两种细胞之间并没有连接。细胞的基底部附着在 Bruch 膜之上。

视网膜色素上皮细胞顶部的细胞膜，朝着视杆细胞与视锥细胞的方向发出许多长度不同的微绒毛（Microvilli），微绒毛的细胞膜与细胞质实为细胞体的延续。微绒毛分为两类：一类细长，这些绒毛延伸到光感受器之间的间隙，另一类粗短，这类绒毛包绕在视杆细胞与视锥细胞的外节，形成光感受器外节的鞘膜。微绒毛与光感受器外节之间无细胞连接结构，仅充满粘多糖类细胞基质。

视网膜色素上皮细胞侧面与其毗邻细胞的细胞膜之间有不同宽度的细胞间隙，细胞间隙起始于基底部，向顶部延伸，在顶部，细胞间隙为 zonula、adherens 和紧密联接（Zonula ocuiudent）所封闭，形成所谓视网膜的外屏障。

2. 细胞质　在电子显微镜下，视网膜色素上皮细胞的胞质中除了可以看到一般常见的细胞器如线粒体、核糖体、内质网以外，还可以看到许多大的色素颗粒及板层结构包涵体。

细胞质中含有大量的色素颗粒，构成了色素上皮细胞的显著特征。色素颗粒长 2 ~ 3μm，直径

1μm。色素颗粒分布于细胞的顶部及中段，基底部几乎没有色素。色素颗粒有多种形态，在细胞顶部为针叶状，在细胞核周围为圆形或椭圆形。色素颗粒的主要作用为减少来自巩膜的反射光，捕捉光传导过程中未被光感受器吸收的光子，防止光的散射和反射，使得视网膜成像清楚。

在顶部细胞质内，可以看到板层包涵体，该包涵体实为被视网膜色素上皮细胞吞噬的视杆细胞外节的膜盘，膜盘结构比较完整。在细胞的基底部膜盘结构已遭破坏，膜盘与膜盘之间的界限模糊不清，膜盘组织浓缩。

视网膜色素上皮细胞的吞噬作用是其主要的功能之一，光感受器外节末端陈旧的膜盘不断脱落，被视网膜色素上皮细胞迅速吞噬，而新的膜盘不断地从光感受器外节基部形成，视网膜色素上皮细胞吞噬脱落膜盘的功能对视觉细胞外节的更新及维持正常视觉至关重要。

3. 细胞核　视网膜色素上皮细胞的细胞核位于基底部，呈椭圆形，由于切片的方向，也可呈圆形。

视杆细胞与视锥细胞周围无血管区，其营养来源于脉络膜毛细血管。色素上皮细胞基底部的细胞膜向细胞质内陷，形成许多折叠，这就增加了与脉络膜毛细血管接触的面积。顶部的细胞膜发出微绒毛，形成致密的网状组织，光感受器外节插入其间，这就形成两层广泛的接触。视网膜色素上皮是光感受器进行新陈代谢所需的物质的重要传递途径。从脉络膜毛细血管向光感受器运送的液体、盐及代谢物质均经过色素上皮细胞。

（二）视杆细胞与视锥细胞层

视杆细胞与视锥细胞（Rod and cone）位于外界膜以外，由粗的内节与细的外节所构成。在视网膜色素上皮层与外界膜之间的1/2处，为内外节的移行部，该处为细长的收缩部（A slight constriction）将内外节连接，且两部分的细胞膜仍然是延续的。

全部视网膜有视杆细胞 $110\times10^6\sim125\times10^6$ 个，视锥细胞 $6.3\times10^6\sim6.8\times10^6$ 个。在黄斑中心凹处，视锥细胞密度最高，每平方毫米 147 300 个。距中心凹 10°，视锥细胞迅速减少，在周边部，每平方毫米大约稳定在 5 000 个。黄斑部没有视杆细胞，距中心凹 130μm 处开始出现。距中心凹 5～6mm 处，视杆细胞密度达到最高极限，每平方毫米为 160 000 个。向锯齿缘部，数目继续减少，每平方毫米为 23 000～50 000 个。

视杆细胞与视锥细胞的组织解剖分为外节、连接部及内节三部分。

视杆细胞外节（Rod outer segments）由一系列的圆盘堆积起来所构成。一根视杆细胞由 600～1 000 个圆盘重叠排列起来所组成。圆盘周围为视杆细胞的细胞膜所包绕，但圆盘与细胞膜不连接。圆盘与视杆细胞外节的长轴成直角。每一个圆盘由两个单位膜构成，两个单位膜在末端相连接。

视杆细胞的连接部将内节与外节连接起来。该连接部长约 1μm，为视杆细胞最细的部分，其直径由 2.5μm 减少到 0.3μm。连接部有连接纤毛（Connecting cilium），纤毛周围为细胞质及细胞膜所构成。

视杆细胞内节（Rod inner segment）为长圆筒形，由外部的椭圆体（Ellipsoid）及内部的视肌样质（Myoid）所组成。椭圆体由连接部与外节相连接，视肌样质与外核层内的细胞体相连接。椭圆体内有相当多的线粒体，一个横切面往往可以看到 30～50 个。

在视肌样质的细胞质内，有许多排列不规则的滑面内质网，也可看到粗面内质网。在靠近外界膜处，有许多高尔基体的空泡。游离核糖体往往形成多聚核糖体。也可以看到少量的线粒体。

视锥细胞外节（Cone outer segment）的组织结构与视杆细胞基本相同，但视锥细胞的内侧段比其外侧段粗，所以形成特殊的锥体形。

视锥细胞的连接纤毛（Connecting cilium）结构及排列与视杆细胞相同，但比视杆细胞纤毛短些。

视锥细胞内节（Cone inner segment）也是由椭圆体与视肌样质所组成。

（三）外界膜

光镜下观察，传统观点认为外界膜（The outer limiting membrane）是一层具有网眼的薄膜，视杆细胞与视锥细胞的内节穿过其网眼。外界膜从视盘边缘起，延伸至锯齿缘。

Arey（1932）首先提出，外界膜并非一般概念的膜，而是由视杆细胞与视锥细胞与 Müller 细胞相连接的终末带（Terminal bars）。Coher（1965）及 Spitznas（1970）在电镜下观察灵长目动物及人眼视网膜，了解清楚外界膜并不是一层膜，而是由细胞与细胞之间的连接结构粘连小带所构成。这些粘连小带为光感受器（视杆细胞与视锥细胞内节）和 Müller 细胞、Müller 细胞与 Müller 细胞及光感受器与光感受器之间的连接结构。

（四）外核层

外核层（Outer nuclear layer）包括视杆细胞与视锥细胞的细胞体，其细胞体具有细胞核及细胞质，从细胞体发出的轴突（Axons）伸向外网状层，与双极细胞及水平细胞相突触（Synapse）。

靠近视盘鼻侧，有 8～9 层细胞核，越向周边部，外核层变薄，细胞核层次减少，在视盘颞侧旁，外核层较薄，只有 4 层细胞核。在黄斑中心凹部，有 10 层细胞核，均为视锥细胞核。除锯齿缘外，视网膜的其他部位，有 5 层细胞核，其中，靠近外界膜的一层为视锥细胞核。

视杆细胞与视锥细胞体的胞质结构基本相同。向外界膜延伸的部分，称为视杆细胞外纤维（Outer rod fiber）或视锥细胞外纤维（Outer cone fiber）。细胞核周围排列着许多神经管，神经管占据细胞体的大部分，神经管延伸进入轴突。

（五）外丛状层

外丛状层（Outer plexiform layer）为疏松的网状结构，是光感受器视杆细胞与视锥细胞的终末和双极细胞树突及水平细胞突起相连接的突触部位。该突触部位是视觉信息处理与传递的基本结构。此外，还包含有 Müller 细胞的突起。

黄斑部的外丛状层最厚，约 51μm，这是由于黄斑部的视杆细胞与视锥细胞发出的轴突最长，且走行方向倾斜，在中心凹者轴突走向几乎与外界膜平行，失去网状结构，而呈纤维样外观，所以黄斑部的外网状层称为 Henle 纤维层。黄斑部以外，外网状层变薄，约 2μm 厚。由于光感受器数目的减少，赤道部以外的网状层变得更薄。

外丛状层分为三部分：①外区：包括起始于视杆细胞与视锥细胞体发出的轴突，称为视杆细胞内纤维（Internal rod fiber）及视锥细胞内纤维（Internal cone fiber）。此外，还有 Müller 细胞的突起；②中区：包括视杆细胞与视锥细胞轴突的末端。视杆细胞轴突的末端呈梨形小球，称为视杆细胞小球（Rod sphenole）。视锥细胞轴突的末端呈扁平的棱锥形，称为视锥细胞小足（Cone pedide）；③内区：为双极细胞树突，水平细胞突起及 Müller 细胞突起所占有。

视杆细胞小球位于外网状层的中部，小球内面的细胞膜向细胞质内陷，形成凹陷区。从内核层细胞发出的双极细胞的树突及水平细胞突起进入凹陷区，构成突触结构，其功能为传递光感器所产生的神经冲动。

（六）内核层

内核层（Inner nuclear layer）有四种细胞：水平细胞、双极细胞、Müller 细胞及无长突细胞（Amacrine）。无长突细胞及水平细胞有长的分支与其他细胞相突触，可使视网膜的功能协调一致。双极细胞组成了传导系统第一神经元。Müller 细胞对视网膜起支持及营养作用。

内核层细胞按层次排列，最外层为水平细胞的胞体，与外网状层相毗邻。外中间层为双极细胞，内中间层为 Müller 细胞体，最内层为无长突细胞，与内网状层相毗邻。

1. 水平细胞（Horizontal cells） 水平细胞有 1～2 层，这些细胞从核周发出许多短突及一个长突。长突长达 1mm 以上。

水平细胞分为 A、B 两种类型，A 型水平细胞为视锥细胞水平细胞，B 型水平细胞可能为视杆细胞水平细胞。每个 A 型细胞发出七组短突，与七个视锥细胞小足相连接，参与七个三联体。每一个视锥细胞小足与 2～4 个水平细胞相连接。B 型水平细胞发出 10～12 组短突。目前尚不清楚一个 B 型细胞与几个视杆细胞相接触。

2. 双极细胞（Bipolar cells） 双极细胞主要位于外中间层。光学显微镜下双极细胞分为三大类：拖布型双极细胞；小型双极细胞；扁平型双极细胞。

拖布型双极细胞（Mop bipolar cells）也叫视杆细胞双极细胞，仅与视杆细胞相连接。

小型双极细胞（Midget cells）紧贴外网状层分布，这种细胞相当小，为视锥细胞双极细胞，其树突在外网状丛中只与一个视锥小足相连接，它的轴突末端在内网状层也只与一个小型神经节细胞相连接。所以，在视网膜中，视锥细胞、小型双极细胞和小型节细胞的数目相等，使之从视锥到视神经纤维形成一对一的排列。

扁平型双极细胞（Plat bipolar cells）也叫毛刷型双极细胞（Brush bipolar cells），向外网状层延伸的树突主要与视锥细胞相接触，向内网状层延伸的轴突末端，与各种类型的神经节细胞的树突相突触（Synapses）。

3. Müller 细胞（Müller cells） Müller 细胞是巨大的细胞，细胞体位于内核层，但细胞突起却占据从内界膜到外界膜的整个视网膜厚度，甚至越过外界膜形成绒毛纤维，即所谓纤维栏。

就功能而言，Müller 细胞是重要的细胞，Müller 细胞是视网膜的支架，并提供营养物质。它给神经细胞提供了葡萄糖，且含有大量的乳酸脱氢酶，具有合成糖原以及储备糖原的能力。

Müller 细胞突起分支包绕着大部分神经细胞，使其神经纤维隔离。Müller 细胞也是填充间隙的细胞（Spaceoccupying cells），它的突起分支占据视网膜各层中神经细胞所没有占据的空隙。

Müller 细胞的细胞体位于内核层的内中间区，其细胞突起分布于视网膜各层，分述如下：

（1）放射状突起（Radial processes）：在内核层的中间区，从 Müller 细胞的胞体发出放射状突起，这些坚韧的主干突起纵贯视网膜全层。在神经纤维层，放射状突起的终末端呈圆锥形膨大，参与内界膜的结构。

（2）蜂窝状网（Honey comh meshwork）：在外核层、内核层及神经节细胞层，从 Müller 细胞放射状突起的侧壁发出带状分支，这些分支突起形成网状，包绕着神经细胞的胞体。

（3）水平纤维（Horizontal fibers）：在外丛状层、内丛状层及神经纤维层，从 Müller 细胞放射状突起的侧壁向水平方向发出微细的分支，这些水平分支包绕着神经细胞的树突、轴突及突触，并向血管表面发出小的分支。

（4）纤维栏（Fiber baskets）：Müller 细胞放射状突起向外延伸，越过外界膜，形成微细的绒毛纤维，称为纤维栏。这些绒毛纤维包绕着光感受器的内节。

4. 无长突细胞（Amacrine cells） Cejal 把这类细胞叫无长突细胞，是因为该类细胞没有轴突。

无长突细胞的胞体位于内核层的内下层，从细胞体各个方向发出突起，沿着内核层，进入内网状层，与双极细胞、神经节细胞相突触。

（七）内丛状层

内丛状层（Internal plexfform layer）主要是视网膜脑神经第一神经元与第二神经元的连接处，由内核层与神经节细胞层的许多突起所构成，是双极细胞、无长突细胞与神经节细胞相突触的部位。

（八）神经节细胞层

神经节细胞层（Ganglion cell layer）主要由神经节细胞的细胞体组成，此外还有 Müller 细胞及神经胶质细胞和视网膜血管分支。神经节细胞为视网膜（脑）的第二神经元。在视网膜大部分区域，神经节细胞仅为一层，但在视盘颞侧变为两层，至黄斑部增加到 8 ~ 10 层。向中心凹方向，神经节细胞又逐渐减少，中心凹部神经节细胞完全消失。

神经节细胞的树突进入内网状层，其轴突不分支，向内延伸，其走行方向与视网膜平行，形成神经纤维层，最后形成视神经纤维。轴突的大小不等，大的轴突发自大的神经节细胞，小的轴突发自小的神经节细胞，Müller 细胞及神经胶质细胞潜入神经节细胞之间。

（九）神经纤维层

神经纤维层（Nerve fiber layer）主要由神经节细胞的轴突所组成，此外还有传出纤维、Müller 细胞、神经胶质细胞和视网膜血管。有丰富的血管系统为该层的显著特点。

神经节细胞的轴突从视网膜各方向延伸到视盘形成视神经。围绕视神经周围，神经纤维层最厚，其厚度约 20 ~ 30μm，向视网膜周边部逐渐变薄，至锯齿缘附近，散在的神经节细胞与神经纤维合并为一层。视网膜鼻侧的神经纤维直接到达视盘，颞侧的神经纤维不穿过黄斑，而呈弧形绕过黄斑达视盘。在水平子午线上的神经纤维，从黄斑上方绕过；在水平子午线下的则绕过黄斑的下方。从而在黄斑部颞侧形成一条横缝，神经纤维由此缝呈羽毛状起始。黄斑本身的纤维自鼻侧直接到视盘的颞侧，组成重要的黄斑乳头束。

神经纤维层的神经单位由两种类型的原始纤维组成：传入（Centripelal）纤维，把冲动从视网膜神经节细胞传入大脑；传出纤维（Centrifugal），把大脑发出的冲动传到视网膜。传出纤维可能具有调节血管的功能。

视网膜神经胶质（Retinal glia）分为四类：星形细胞；血管周围的神经胶质细胞；Müller 细胞；网状内皮组织的微小胶质细胞。视网膜神经胶质对视网膜组织起支持及营养作用，并使不同的神经轴突彼此隔离。

（十）内界膜

1968 年 Wolff 借助电子显微镜观察研究，他正确揭示了内界膜（Inner limiting membrane）的组织结构：Müller 细胞的基底膜与胶质细胞组成内界膜的主要部分，其余部分由玻璃状体纤维及粘多糖类所组成，两者与基底膜相连接。

（十一）视网膜特殊部位的结构

1. 视神经盘　视神经盘处仅有神经纤维，视网膜其他各层包括 Müller 纤维和内界膜均不存在，光线落到视盘上不能引起视觉，故称为生理盲点。

2. 黄斑　视网膜正对视轴处为黄斑（Macula lutea），直径约 1 ~ 3mm，该区中央有一小凹称中心凹（Foveal centralis），是视力最敏锐处。

黄斑中心凹处视网膜最薄，其厚度约为 0. 37mm，而其中央的中心小凹仅 0. 13mm 厚。该处色素上皮细胞变厚，排列紧密，仅有视锥细胞而无视杆细胞，视锥细胞变为细长，形似视杆细胞。外核层较厚，但在中心小凹处变薄，只有一单层细胞核。外丛状层变厚，纤维走向平行于视网膜表面，称为 Henle 纤维。由周围向中央，内核层、内丛状层、神经节细胞层和神经纤维层逐渐变薄乃至消失。这些层次在中心凹周边部增厚，形成稍隆起的边缘。

由于黄斑中心凹视网膜很薄，只有视锥细胞，其他层次缺如，在中心凹的四周倾斜排列呈坡状。光线到达中心凹时，无其他各层细胞的阻碍，使射入的光线直接落在视锥细胞的感光部分。而且三级神经元在此处为单线联系，因此，黄斑视觉最敏感而精确。

3. 锯齿缘　锯齿缘（Ora serrata）是视网膜本部终止的锯齿形边缘。视网膜锯齿缘紧密粘连在脉络膜的内面，玻璃体也紧密与锯齿缘内面粘连。

视网膜锯齿缘部色素上皮细胞变大，形状不规则。视杆细胞与视锥细胞变短，数目减少，距锯齿缘 1 ~ 2mm 两者消失。内、外核层变薄，最后融合为一层。神经节细胞稀疏，与神经纤维层混合为一层，距锯齿缘 0. 5 ~ 1mm 两者终止。神经胶质大量增多，外界膜向前延伸于睫状体两层上皮之间。内界膜变薄向前连续于睫状体内界膜。视网膜所有的重要组织均终止于锯齿缘，视觉功能消失。实际上，视网膜色素上皮向前延续于睫状体色素上皮，视网膜本部向前延续于睫状体无色素上皮，两者称为视网膜睫状体部；同样，两者于虹膜后面的延续部称为视网膜虹膜部。

老年人锯齿缘部常有囊样变性。囊状空隙开始于外丛状层，后渐增大，直到填充于内、外界膜之间的全部组织。

四、视神经

视网膜神经节细胞发出的纤维，汇集成视盘，直径 1. 5mm。其纤维穿过巩膜筛板出眼球，形成视神经（Optic nerve）。视神经是指自视盘起至视交叉前角止，全长约 42 ~ 47mm。按其部位可划分为四段：球内段，在巩膜内；眶内段，自眼球至视神经孔；视神经管内段，在视神经管内；颅内段，出视神经管直到视交叉。

（1）球内段：包括视盘和筛板部分，长约1mm。视神经穿过脉络膜和巩膜而离开眼球，脉络膜和巩膜被穿过处称为巩膜脉络膜管。在此处，巩膜组织外2/3层向后伸展，构成视神经鞘的硬膜，巩膜内1/3层横过巩膜管，作为视神经的支架。这一部分由前面看作筛状，故名筛板，筛板的孔为视神经纤维所穿过。视神经在筛板以前的部分，也就是用检眼镜能看见的部分，叫视神经盘（Optic papilla）或视盘（Optic disc），由无髓神经纤维构成。

（2）眶内段：长25～30mm。此段视神经呈S形，因为其长度大于眼球到视神经孔的距离，所以眼球可随意转动，不受牵制。

（3）视神经管段：长4～10mm，位于骨性视神经管内，还有眼动脉在视神经下面一起穿过视神经管。

（4）颅内段：长约10mm，横切面为椭圆形，和视交叉前角相连。

视网膜神经节细胞发出的神经纤维，汇集成视神经，入颅后在蝶鞍处形成视交叉。来自双眼视网膜鼻侧半的纤维在此处相互交叉到对侧，与同侧未交叉的视网膜颞侧半的纤维合并成视束。

黄斑乳头束纤维数量甚多，排列也密，占视网膜纤维总数的65%，但所占面积仅为视网膜面积的1/20，由视盘颞侧进入视神经，在视神经的切面上占1/3的面积，呈楔形，尖端朝向轴心，上下纤维间有明显的水平缝分开。

视网膜的周围性纤维根据来自不同的象限可分为：①上弓状纤维：系视网膜颞上象限发出的纤维，由视盘颞上区进入视神经。②下弓状纤维：系视网膜颞下象限发出的纤维，由视盘颞下区进入视神经。③上辐射状纤维：系视网膜鼻上象限发出的纤维，由视盘鼻上区进入视神经。④下辐射状纤维：系视网膜鼻下象限发出的纤维，由视盘鼻下区进入视神经。自视网膜最周边部发出的纤维行于视网膜神经纤维层的最深层（接近脉络膜），进入视神经时则处于最边缘部；自视网膜中央区发出的周围纤维则行于视网膜神经纤维层的最浅层（接近玻璃体），进入视神经时则处于轴心部。

由视网膜各象限发出的周围纤维在视神经内基本上保持着视网膜的排列关系，例如来自颞上象限者位于颞上方；来自鼻下象限者位于鼻下方。但由于黄斑乳头束的纤维在视盘与视神经球后段占据颞侧部位，故颞侧上下周围纤维被推向上下方而不能相遇于水平线。在球后10～15mm处，黄斑乳头束转向轴心部位，使得颞侧上下周围纤维相遇于颞方水平线上。在接近视交叉处，视神经有内旋45°的现象，因此各象限纤维束的地位稍有改变：颞上象限的纤维改居正上方；鼻下者改居正下方；颞下者居正外侧；鼻上者居正内侧。

视神经外面被视神经鞘膜所包裹，是由三层脑膜延续而来，即硬脑膜、蛛网膜和软脑膜。最内层为软脑膜，围绕视神经并分出间隔连同血管深入视神经内，把视神经分成束。这些血管来自眼动脉及其分支，在软脑膜吻合成软脑膜血管网并随间隔分布。硬脑膜在最外层，较厚。硬脑膜和软脑膜之间有一细致的薄膜，即蛛网膜，此膜藉结缔组织小带将硬脑膜和软脑膜在多处连接在一起。三层鞘膜间的鞘间隙分别叫做硬脑膜下间隙和蛛网膜下间隙，前为盲端止于眼球后，向后通向大脑的同名间隙，间隙内充满脑脊液。临床上颅内压增高时，可引起视盘水肿，另一方面，当眼眶深部感染时，也能累及神经周围的脑膜间隙而扩散到颅内。

筛板前视神经纤维无髓鞘，质透明，筛板以后开始有髓鞘，故较球内段为粗。如筛板前有髓鞘时，在视网膜上可见有髓神经纤维。视神经在球后的直径为3mm，在视盘为1.5mm。

视神经纤维没有Schwann神经膜，故与一般周围神经不同，损伤后不能再生。

视盘由视网膜中央动脉和视神经动脉环的分支供给营养。

在视神经周围的巩膜内，有睫状后短动脉分支吻合而成的动脉环，称Zinn环。脉络膜血管、Zinn动脉环和软脑膜血管分支营养球内段视神经。

视神经眶内段由眼动脉及其分支供养。主要包括两类分支：①视网膜中央动脉进入视神经前（即进入点的后方），从眼动脉及其分支（包括视网膜中央动脉）发出6～12支小血管，自视神经的周围（主要是上方和两侧）穿入硬脑膜、蛛网膜，血管四周被一部分硬脑膜和蛛网膜覆盖而达软脑膜血管网。②视网膜中央动脉穿入硬脑膜时发出的一支或更多的血管立即进入软脑膜，并向前、向后和环着发出分支与软脑膜血管网吻合，再发出分支进入视神经；此外，视网膜中央动脉穿入硬脑膜时发出的分支，有的与视网膜中央动脉平行着进入视神经，这种血管曾被称为视网膜中央副动脉（或称视神经中央动脉），向前达筛板，向后朝视神经孔方向延伸，这支血管不断发出分支。

视神经管内段由颈内动脉直接发出的软脑膜动脉供养。颅内段则由颈内、大脑前及前交通动脉分别发出的分支供养。

视神经外面包裹的脑膜富有感觉神经纤维，发生球后视神经炎时，若眼球转动，患者感到球后疼痛。

五、前房

前房（Anterior chamber）的前界为角膜内皮，后界为虹膜前面及晶状体的瞳孔区。前房周边部的界限为小梁网，睫状体及虹膜周边部。内皮细胞覆盖着角膜及小梁网，纤维细胞及一些色素细胞覆盖着虹膜及睫状体的前表面。

从角膜顶点平面至虹膜根部平面之间的距离约为4.2mm，至虹膜瞳孔区的平面距离为3.6mm，两者相差0.6mm，前者大于后者，其原因在于晶状体使虹膜瞳孔区向前移位。正常成人前房轴深约3.0～3.5mm，近视眼前房较深，远视眼前房可能较浅。

前房内充满房水（Aqueous humor）。房水由睫状突产生，进入后房，经瞳孔流入前房，然后由前房角经小梁网及Schlemm管排出眼外。少部分房水经虹膜表面的隐窝被虹膜吸收，也有经过悬韧带间隙到晶状体后间隙，通过玻璃体管进入视神经周围的淋巴。此外尚有小部分房水经脉络膜上腔而吸收，房水的产生率与排出率保持平衡。

六、后房

后房（Posterior chamber）间隙较小，形状不规则，从睫状体分泌的房水充满后房，经瞳孔流入前房。后房间隙的大小，与眼的调节（Accommodation）有关。在调节状态下，晶状体向前凸，后房变窄，在无调节状态下，后房变宽。

后房的前界为虹膜后面的色素上皮，前侧界为虹膜与睫状体的连接部，前中间界为与晶状体接触的虹膜，真正的后界为玻璃体的前表面，侧界为具有睫状突及突间凹的睫状冠。

按照传统，后房分为以下几个部分：

1. 后房的固有部（The posterior chamber proper）　后房的固有部位于虹膜的后面，晶体悬韧带－玻璃体系统的前面，该区间隙充满房水。
2. 韧带部分（The zonular porteric）　韧带部分位于前韧带与后韧带之间。
3. 悬韧带后间隙（The retrozonular space）　位于后部悬韧带与玻璃体之间，该间隙称为Petit管。

房水是透明的液体，房水含量为0.25～0.3mL（前房约0.18mL，后房约0.06mL）。主要成分为水，约占总量的98.75%。因房水来源于血浆，所以房水的化学成分与血浆相似，但蛋白质含量较血浆者明显减少。而房水中维生素C、钠离子、氯离子等比血浆中的含量高。房水的比重为1.006，屈光指数为1.333 6。房水的生理功能为角膜及晶状体提供营养并维持正常的眼内压。

七、晶状体

晶状体（Lens）为富有弹性的透明体，形似双凸透镜，位于虹膜之后，玻璃体之前。晶状体分为前后两面，两面相接的边缘为赤道（Equater）。前面的曲度较小，弯曲半径约为9mm，前曲面的顶点或前面的中心点称为前极。后面的曲度较大，弯曲半径为5.5mm，弯曲面的顶点或后面的中心点称为后极。前后极间的直线叫做晶状体轴，轴的长度也即晶状体厚度为4～5mm。晶状体直径约9～10mm。晶状体借助韧带（晶状体悬韧带）与睫状体连接以固定其位置。晶状体赤道为圆环形，与睫状突相距约0.5mm。

晶状体的组织结构为：①包围整个晶状体的囊；②位于前囊下的上皮细胞；③晶状体细胞（晶状体纤维）；④晶状体悬韧带。

（一）晶状体囊

晶状体囊（Lens capsule）是一层透明的厚的基底膜，具有弹性，它包绕着晶状体上皮及晶状体细胞。靠近赤道部的前囊与后囊的表面为悬韧带的附着处，致使囊的表面不平，呈齿状隆起。

根据晶状体部位不同及年龄变化，晶状体囊的厚度有所不同，前囊较后囊为厚。相当于悬韧带附着部的赤道以前及以后，较前极及后极为厚。成年人的前囊较婴幼儿者为厚。Young（1966）证明晶状体囊是晶状体上皮细胞的分泌产物，为上皮细胞的基底膜，囊与上皮紧密相连，两者之间没有任何间隙。上皮细胞代谢旺盛区（生发区）即赤道部的前囊及赤道部囊最厚，后囊为胚胎上皮细胞的产物，出生以后，后囊下已无上皮细胞，后囊不再增厚，所以后囊最薄。

（二）晶状体上皮

晶状体上皮（Lens epithelium）位于前囊及赤道部囊下，新生晶状体细胞的表面，为单层上皮细胞。后囊下没有上皮，因为后部上皮在胚胎发育过程中已形成原始晶状体细胞。

晶状体上皮分为中央部（前极部），赤道部及介于中央部与赤道部之间的中间部。中央部为静止区，中间及赤道部为生发区。

中央部的上皮细胞见于前极部，细胞呈立方形，该区的上皮细胞一般看不到有丝分裂。

中间部的上皮细胞呈柱状，该区上皮细胞常见有丝分裂。

赤道部的上皮细胞不断增生形成新的晶状体细胞。在赤道部，上皮细胞的基底部伸长及细胞核变为扁平，伸长的细胞基底部突起沿着囊的内面向后极延伸，与此同时，上皮细胞的顶部突起在邻近的上皮细胞内面向前极延伸。上皮细胞转变为带状晶状体细胞的过程发生在整个晶体赤道部的周围，因此，晶状体细胞的突起从各个方向延伸到前极及后极。由于新的晶状体细胞不断的形成，老的晶状体细胞越来越多的并入晶状体皮质，而这些晶状体细胞的细胞核，在赤道部以前排列为新月形的弯曲带，称为晶状体弓（Lens bow）。最后，深部的晶状体细胞并入晶状体核而细胞核消失。

（三）晶状体细胞

晶状体细胞（Lens cells）为有棱角的六边形长带，细胞的横切面为六边形。由于细胞较长，传统上把晶状体细胞称为晶状体纤维（Lens fibers）。成人眼晶状体大约有2 100～2 300个晶状体细胞。皮质部的晶状体细胞长约8～12mm，宽7μm，厚4～6μm，表层的细胞比深层者长，最年轻的细胞位于囊下。晶状体细胞有规则的排列成行，纵贯整个皮质，终止于囊下不同深度的前皮质缝与后皮质缝。当晶状体细胞向前后缝伸延时，细胞变薄、变宽，到达末梢端以前变得相当弯曲，与对侧来的晶状体细胞末梢端相会，形成复杂的交错对插（Interdigitations）。前皮质缝是由上皮细胞顶部突起的交错对插所形成，交错对插出现在同一层（同一代）晶状体细胞之间。在皮质深层，晶状体细胞终末端在缝线相会连接的方式更为复杂。

（四）晶状体悬韧带（Zonules）

晶状体悬韧带是连接晶状体赤道部和睫状体的纤维组织，用以保持晶状体的位置。

起始于锯齿缘的悬韧带纤维与玻璃体前界膜接触，止于晶状体赤道部的后囊。起始于睫状体平坦部的悬韧带纤维，是最粗，最坚固的韧带纤维，在向前伸展过程中，与一部分睫状突相接触，然后轻度转弯，与起自睫状突的纤维相交叉，而附着于晶状体赤道部的前囊。起始于睫状突间凹的悬韧带纤维，是悬韧带纤维中数目最多的一种，在向后延伸的过程中，越过向前走的纤维，附着到晶状体赤道部的后囊。

悬韧带由透明、坚硬、无弹性的纤维所组成。

八、玻璃体

玻璃体（Vitreous）为无色透明胶质体（Gellike），其主要成分为水，约占99%。玻璃体充满眼球后4/5的空腔内，其形状符合于所在的空腔，前面以晶状体及其悬韧带为界，形成前面扁平的球形。玻璃体前面有蝶形凹面，称为玻璃体凹，也叫髌状窝（Fossa patellaris），以容纳晶状体。玻璃体的其他部分与睫状体及视网膜相毗邻。

玻璃体包括玻璃体皮质、中央玻璃体及中央管三部分。

1. 玻璃体皮质　玻璃体皮质（Vitreous cortex）是玻璃体外周贴近睫状体及视网膜的部分，玻璃体致密，锯齿缘以后称为玻璃体后皮质，锯齿缘以前称为玻璃体前皮质。

玻璃体后皮质较厚，约2～3mm，紧贴视网膜，前方止于锯齿缘，玻璃体前皮质较薄，在晶状体后面，是玻璃体的前界，玻璃体皮质经过晶状体边缘向睫状体伸展，在平坦部的后部附于睫状体上皮。

2. 中央玻璃体　中央玻璃体（Central vitreous）为玻璃体的中央部分，从视盘边缘开始向前伸展，与睫状体和玻璃体前膜相接触。

3. 中央管　中央管（Central canal）为玻璃体中央的空管，亦称透明管，系Cloquet管退化而残留的组织，前界为玻璃体前膜的晶状体髌状窝，向后伸延至视盘，管壁是玻璃体的浓缩，不是真正的薄膜，为胚胎发育中的原始玻璃体所在部位，有时有透明样动脉残留。

玻璃体表面与其周围组织的关系：玻璃体最前部与晶状体悬韧带的后部纤维紧密相连，Petit曾把空气注入两者之间使其间隙扩大，而后把玻璃体前表面与悬韧带之间的间隙称为Petit管。玻璃体和睫状体平坦部及睫状突之间均有悬韧带分隔，故该处玻璃体有被韧带压迫所致的放射状小沟。

玻璃体前表面亦作为后房的后界，玻璃体前表面与晶状体后囊之间有约9mm直径的圆环形粘连，称为玻璃体囊膜韧带，亦称Wilger韧带。在青少年此粘连比较紧密，随着年龄的增长逐渐变得松弛，所以老年人做白内障手术晶状体与玻璃体容易分离。在圆环形Wilger韧带中央部为髌状窝，玻璃体与晶状体后囊附着比较松弛，甚至两者分离形成间隙，称为Berger晶状体后间隙。在光学切面上表现为晶状体后的光学间隙区。此间隙向后形成Cloquet管圆锥形的前端部分，这种胚胎玻璃体的残留，在晶状体后囊可以看到。

除了在视盘周围及黄斑部以外，玻璃体很少与视网膜的内界膜粘连，即便有些粘连也是细小而易分离的。

玻璃体与视盘周围的视网膜内界膜有较紧密的粘连。玻璃体后膜在视盘前转向前，形成Cloquet管的壁，而在视盘处Cloquet管的底部称为Martegiani区，由此向玻璃体内伸延是为连续的Cloquet管。

玻璃体与黄斑部中心凹周围的视网膜内界膜有稍紧密的粘连，这种粘连形成2～3mm的小环，见于青少年，成人后消失。

玻璃体与锯齿缘附近的睫状体上皮及视网膜内界膜有着最紧密的粘连，其范围从锯齿缘向前2mm，向后4mm，该部位是玻璃体与眼球壁最牢固的附着处，即使病理改变或标本受到固定，该处玻璃体仍保持粘连，即使受到严重外伤，也不脱离，如果撕下玻璃体，该处的睫状体上皮随同而下；并且所有玻璃体胶原纤维可以追查到这个区域，故该处称为玻璃体基底（Vitreous base），亦称玻璃体的起始部。

（田爱军）

第二节　眼附属器的组织解剖

眼附属器包括眼睑、结膜、泪器、眼外肌和眼眶。

一、眼睑

眼睑（Eye lids）分上睑和下睑，覆盖眼球前面，上睑较下睑大而宽。上睑上界为眉，下睑下界与颊部皮肤相连续，无明显分界。眼睑游离缘名为睑缘。上、下睑缘间的缝隙名为睑裂（Palpebral fissue），在成人其长度平均为27.88mm，其宽度平均为7.54mm。睑裂在颞侧联合处名为外眦（External canthus），呈锐角；在鼻侧联合处名为内眦（Internal canthus），呈马蹄铁状，其间有一小湾叫泪湖，湖内有泪阜（Caruncle）。上、下睑缘近内眦处，各有一稍突起的小孔，称为泪点。睑缘宽约2mm，分前后两唇。前唇钝圆，后唇呈锐角，两唇间皮肤与黏膜交界处形成浅灰色线，称为灰线，将睑缘分为前后两部。前唇有睫毛2~3行，上睑有睫毛100~150根，下睑有50~70根。毛根深居结缔组织和肌肉内，此处有变态的汗腺和皮脂腺（即Moll腺和Zeiss腺），其导管开口于睫毛囊。后唇有多数小孔排列成一行，这些小孔是睑板腺（即Meibom腺）导管开口，腺本身位于睑板内。上睑皮肤有一沟，称上睑沟，有此沟者为双重睑。

眼睑组织分为5层，由前向后顺序为：皮肤、皮下疏松结缔组织、肌层、纤维层和睑结膜。

1. 皮肤层　是人体最柔薄的皮肤之一，容易形成皱褶。

2. 皮下组织层　为疏松结缔组织所构成，故易引起水肿。

3. 肌层　包括眼轮匝肌、上睑提肌及Müller肌。眼轮匝肌（Orbicularis muscle）由面神经支配，司眼睑闭合。位于皮下结缔组织和睑板之间，形似一扁环，以睑裂为中心环绕上、下眼睑。眼轮匝肌分为近眶缘的眶部和近睑缘的睑部。前者的纤维位于眶骨内缘，由上颌骨的额突开始，纤维走行呈环形，止点仍固定在额突处；后者的纤维起自眼睑内眦韧带；转向外侧呈半圆形，终于眼睑外眦韧带。

眼轮匝肌除以上两部外，尚有泪囊部，也叫泪囊肌或Horner肌。此部虽小，功能颇大。此肌的深部纤维，起始于泪后嵴后方的骨面；经泪囊后方达睑板前面，加入眼轮匝肌睑部的纤维中。泪囊肌这样附着，可使睑接触眼球前面。起于泪后嵴深部的眼轮匝肌纤维与起自泪前嵴浅部的纤维，共同包绕泪囊。泪囊部肌纤维还紧紧包绕泪小管。这些肌纤维在排出泪液之功能上有重要意义。日常闭眼与睁眼时，眼轮匝肌的收缩与弛缓，可使泪囊规律地收缩与扩张，借此吸入泪液，并驱使泪液由结膜囊流入鼻腔。

在眼轮匝肌纤维中，尚有一单独而纤细的纤维束，向睑板腺开口处的后方行走，这是眼轮匝肌的睫毛部，亦名Riolan肌。此肌收缩时，可向眼球方面压迫睑缘，使腺体的分泌物排出至睑缘。

上睑提肌（Levator palpebrae superiors）由视神经孔周围的纤维环上方附近开始，沿眶上壁向前呈扇状展开，最后附着在上睑板上缘、眼睑皮肤、眼轮匝肌和结膜上穹隆部。此肌受动眼神经支配。由于上睑提肌纤维分布的特点，收缩时可同时提起上睑各部分，包括眼睑皮肤、睑板和睑结膜。

Müller肌，分别起自上睑提肌下面和下直肌的筋膜，并附着在上、下睑板的上、下缘。此肌受交感神经支配，使睑裂开大。

4. 纤维层　由睑板和眶隔两部分组成。

（1）睑板（Tarsal plate）为致密的结缔组织所构成，质硬如软骨，是眼睑的支架。上睑板较下睑板宽而厚，呈半月形，两端移行于内外眦韧带上。睑板内有垂直排列的皮脂腺，称睑板腺（Meibom腺），上睑约有30个，下睑约有20个。每个腺体中央有一导管，各中央导管彼此平行，垂直排列并开口于睑缘，分泌油脂，有防止泪液外流作用。

（2）眶隔（Septum orbitale）：或称睑筋膜（Palpebral fascia），为一弹性结缔组织膜，围绕眶缘，与眶骨膜连接，向前则附着于睑板前面，因此睑板与眶隔互相融合，犹如一体，在上睑，眶隔与上睑提肌的鞘膜掺杂，且随之前行，直连皮肤；在下睑眶隔完整，与睑板融合。眶隔形成睑与眶的隔障，在渗出性病变时，可制止双方渗出物相互渗透。

5. 睑结膜层　紧贴于睑板后面（见结膜）。

（1）眼睑的血管：眼睑的血液供应来自颈外动脉的面动脉支（包括面动脉、颞浅动脉和眶下动脉）及颈内动脉的眼动脉分支（包括鼻梁动脉、眶上动脉和泪腺动脉）。

眼睑的浅部组织由上述血管分支形成丰富的动脉网所供应。深部组织由睑内外侧动脉形成的睑动脉弓供应。

来自鼻梁动脉的睑内侧动脉有上下两支，分布到上睑的称为上睑内侧动脉，下睑的称为下睑内侧动脉，分别与来自泪腺动脉的上睑外侧动脉及下睑外侧动脉相互吻合，形成睑缘动脉弓及周边动脉弓。睑缘动脉弓较大，位于靠近睑缘的睑板与眼轮匝肌之间。周边动脉弓较小，位于睑板上缘，提上睑肌与眼轮匝肌之间。从睑缘动脉弓发出分支向前分布于眼轮匝肌，向后至睑板腺与结膜。静脉则汇入眼、颞及面静脉中，这些静脉皆无静脉瓣，因此化脓性炎症有可能蔓延到海绵窦而导致严重后果。

（2）眼睑的淋巴管：分为内外两组引流，下睑内侧2/3和上睑内侧1/3由内侧淋巴组引流至下颌下淋巴结；上下睑的其余部分则分浅深二组分别由外侧淋巴组引流至耳前淋巴结和腮腺淋巴结。

（3）眼睑的感觉：由第Ⅴ脑神经第Ⅰ、Ⅱ支支配。

二、结膜

结膜（Conjunctiva）是一层薄而透明的黏膜，覆盖在眼睑后面和眼球前面。按其不同的解剖部位可分为睑结膜、球结膜及穹隆结膜三部分。由结膜形成的囊状间隙称为结膜囊（Conjunctival sac）。在内眦泪阜外侧有半月形结膜皱襞，称为半月皱襞（Plica semilunaris），相当于低等动物第三眼睑的遗迹。

（一）结膜的解剖

1. 睑结膜（Palpebral conjunctiva）　与睑板紧密连接，不能推动。正常者薄而透明，表面平滑，可见垂直走行的小血管，并隐约可见睑板腺。在上睑离睑缘后唇约2mm处，有一与睑缘平行的浅沟，称睑板下沟，常为异物存留之处。

2. 穹隆结膜（Fornical conjunctiva）　为球结膜和睑结膜的移行部分，多皱褶，便于眼球活动，其上皮细胞为复层柱状上皮细胞，上皮细胞下含有多量淋巴细胞，有时形成滤泡。

3. 球结膜（Bulber conjunctiva）　覆盖于眼球前面的巩膜表面，与巩膜前面的眼球筋膜疏松相连，易推动。易因水肿或出血而隆起。在角膜缘处结膜上皮细胞移行为角膜上皮细胞，因而结膜疾病易累及角膜。

在泪湖内有一小隆起，叫泪阜。高约5mm、宽约3mm，呈黄红色。泪阜为介于皮肤和黏膜之间的变态皮肤组织，表面为不角化的复层上皮，并有皮脂腺、汗腺、副泪腺和细毛。

（二）结膜的血管

结膜的血管来自眼睑的动脉弓及睫状前动脉。睑缘动脉弓于睑板下沟处穿过睑板分布于睑结膜。周围动脉弓发出下行及上行支供给睑结膜、穹隆结膜及距角膜缘4mm以外的球结膜，此动脉称为结膜后动脉，此血管充血称为结膜充血。睫状前动脉在角膜缘外35mm处穿入巩膜，其末梢细小的巩膜上支不进入巩膜，继续前进组成角膜周围的血管网，此血管充血时为睫状充血。两种不同的充血对疾病诊断极为重要。睫状前动脉继续前进过程中向表层分支，分布于球结膜，称为结膜前动脉，与结膜后动脉吻合。

结膜淋巴管丰富，有时可见球结膜上有类似串珠的透明物，即淋巴管潴留所致。

结膜受三叉神经分支所支配。

（三）结膜的腺组织

1. 杯状细胞　在结膜上皮层内，呈圆形或椭圆形。核靠近基底部，分泌黏液。多见于球结膜，而睑缘部缺如。这种细胞对于湿润眼球表面甚为重要。

2. 副泪腺　即Krause腺和Wolfring腺，位于穹隆部结膜下面。其组织结构和泪腺同。

三、泪器

泪器包括分泌泪液的泪腺和排泄泪液的泪道（图1－5）。

（一）泪器的解剖

1. 泪腺（Lacrimal gland）　由细管状腺和导管组成，是分泌泪液的器官，位于眼眶外上方的泪腺窝内，被上睑提肌腱板分隔为较大的眶部和较小的睑部泪腺。排泄管约10～20根，开口于外上穹隆结膜。此外，尚有副泪腺。血液供应来自眼动脉的泪腺支。泪腺神经为混合性神经，包括来自第Ⅴ脑神经眼支的感觉纤维和起源于颈内动脉丛的交感纤维，以及来自桥脑泪腺核的分泌纤维，司泪液的分泌（副交感神经）。

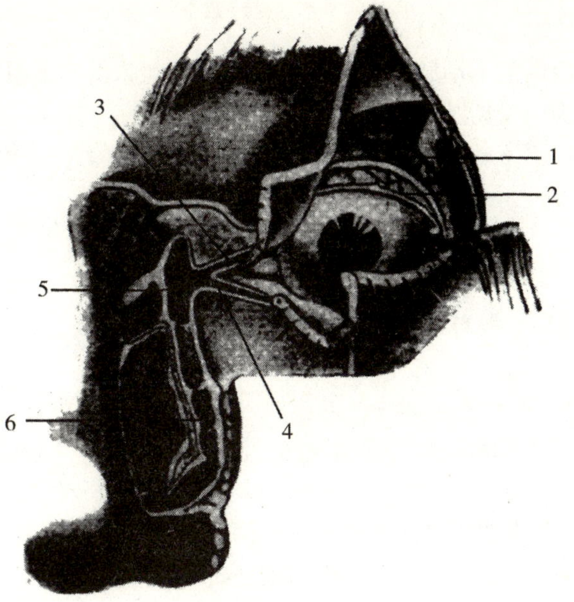

图1-5 泪器

1. 眶部泪腺；2. 睑部泪腺；3. 上泪小管；4. 下泪小管；5. 泪囊；6. 鼻泪管

2. 泪道（Lacrimal passages） 包括泪点、泪小管、泪囊和鼻泪管。

（1）泪点（Lacrimal puncta）：是两个微突起的圆形小孔，环绕以致密的结缔组织，位于上、下睑缘内侧部分，距内眦约6mm处。泪点开口面向泪湖。

（2）泪小管（Lacrimal canaliculi）：起自泪点，上下睑各一小管，向内侧进行至泪囊，管长约10mm。管的开始部分垂直，长约2mm，继则成直角向内弯转，单独或连成一短干（称泪总管）通入泪囊。

（3）泪囊（Lacrimal sac）：位于泪骨的泪囊窝内，在内眦韧带的后面。泪囊的顶端闭合成一盲端。下端与鼻泪管相连续，该处较狭窄。长约12mm，宽约4~7mm。

（4）鼻泪管（Nasolacrimal duct）：上接泪囊，位于骨性鼻泪管内，向下开口于鼻腔的下鼻道。

泪液排到结膜囊后，依靠瞬目运动和泪小管虹吸作用，向内眦汇集于泪湖，经泪点、泪小管、泪囊、鼻泪管而排入下鼻道。

泪液为弱碱性透明液体，除含有少量蛋白和无机盐外，尚含有溶菌酶（Lysozyme）和免疫球蛋白A（IgA）补体系统、β溶素及乳铁蛋白，故泪液除有湿润眼球的作用外，还有清洁和杀菌作用。在正常状态下，16h内分泌泪液0.5~0.6mL。

（二）泪器的组织结构

（1）泪腺：为管状、葡萄状浆液腺，含有多数小叶。每一腺泡有两层细胞，内层为圆柱状的分泌细胞，外层为扁平的肌上皮细胞，位于基底膜上。导管衬以双层上皮，内层立方、外层扁平，大导管外有纤维组织围绕。叶间有结缔组织、弹力纤维、淋巴细胞和浆细胞等。

（2）泪点和泪小管：泪点为泪小管外口，由含有丰富的弹力纤维的结缔组织环绕。泪小管为复层上皮所衬覆，上皮下面富有弹力组织，因此可用探针将泪小管扩大。管外有眼轮匝肌部分纤维围绕，可使泪小管垂直部分收缩。

（3）泪囊与鼻泪管：二者的构造相同，在基底膜上有两层上皮，浅层为柱状，深层为扁平上皮，其间也有杯状细胞。间质分两层：上皮下面为腺样层，内有淋巴细胞，有时形成淋巴滤泡；再下为纤维结缔组织。鼻泪管段周围的静脉丛很丰富。

（4）泪器的血管：泪腺动脉来自眼动脉，沿外直肌上缘向前分布到泪腺。当动脉穿过泪腺或从泪腺的外侧绕到其前方后，分布到结膜和眼睑。

（三）泪道的血液供应

（1）来自眼动脉者：睑内侧上动脉供应泪囊；睑内侧下动脉供应鼻泪管。

（2）来自面动脉者：为内眦动脉，供应泪囊与鼻泪管。

（3）来自颌内动脉者：眶下动脉供应泪囊的下部与鼻泪管的上部；蝶腭动脉的鼻支供应鼻泪管的下部。

四、眼外肌

眼肌分内外两组。眼内肌在眼球内，包括瞳孔括约肌、瞳孔开大肌和睫状肌。眼外肌共有6条：4条直肌和2条斜肌。

1. 4条直肌是　内直肌（Medial rectus）；外直肌（Lateral rectus）；上直肌（Superior rectus）；下直肌（Inferior rectus）。这4条直肌都从眶尖部围绕视神经孔的纤维环（总腱环）开始，各成一束，向前向外展开，穿过眼球筋膜止于巩膜。4条直肌围成锥体形，以视神经孔为顶点，眼球为底部，视神经位于其内，故又称肌锥。内、外直肌附着在角膜内、外两侧，上、下直肌附着在角膜上、下两侧。附着处的肌腱作扇状展开并和巩膜融合，因此巩膜最前部增厚。内、外直肌附着处规则而整齐，与角膜缘平行。当内、外直肌收缩时，眼球向内或外转动，不发生偏斜。上、下直肌附着处不与角膜缘平行而微斜，其颞侧附着处较鼻侧距离角膜缘为远。当上、下直肌收缩时，主要分别使眼球上转和下转，同时还使眼球内转。4条直肌附着处和角膜缘的距离为：内直肌5.5mm，下直肌6.5mm，外直肌6.9mm，上直肌7.7mm。

2. 2条斜肌是　上斜肌（Superior oblique）和下斜肌（Inferior oblique）。它们走行方向较直肌复杂。上斜肌从视神经孔周围的总腱环开始，沿眶内上壁向前通过滑车。滑车（Trochlea）为一坚固的纤维环，位于眶内上缘稍后处，肌腱可在其中来回滑动。上斜肌腱穿过滑车后又移行为肌纤维，并转向后、外侧，穿过眼球筋膜，经上直肌下面，作扇状展开，在赤道部后方止于眼球外上部。下斜肌由眶壁内下缘稍后方的骨壁开始，经过下直肌下面向外上方延展，在赤道部后方到达眼球外侧，穿过眼球筋膜止于眼球后外侧下方。上斜肌主要使眼球内旋，同时还使眼球下转和外转，下斜肌主要使眼球外旋，同时还使眼球上转和外转。

3. 眼外肌的神经支配　除上斜肌为滑车神经支配、外直肌为外展神经支配外，其他眼外肌均由动眼神经支配。

4. 血液供给　由眼动脉的肌支供给。肌支常为内外二主支以及不同数目的一些小支。这些小支发自眼动脉，也可发自泪腺动脉和眶上动脉。二主支中，外支分布到外直肌、上直肌、上睑提肌和上斜肌；内支较大，分布到下直肌、内直肌和下斜肌。分布到四条直肌的肌支向前穿过肌腱形成睫状前动脉。

五、眼眶

眼眶（Orbit）是由额骨、蝶骨、筛骨、腭骨、泪骨、上颌骨和颧骨7块颅骨构成，为四棱锥状骨腔，左右各一，底向前、尖向后。眼眶有上、下、内、外4壁，两眶内壁几乎平行，外壁则由后向前外侧展开。眶内壁由上颌骨额突、泪骨、筛骨纸板和蝶骨体小部分构成，其前面有泪囊窝，泪囊位于其内。眶外壁由颧骨和蝶骨大翼构成。眶上壁由额骨和蝶骨小翼构成。眶下壁由上颌骨、颧骨和腭骨眶突构成。

眼眶外侧壁较坚硬，其他三壁骨质菲薄，且与额窦、筛窦、上颌窦、蝶窦相邻，故这些鼻窦有病变时，可累及眶内组织（图1－6）。

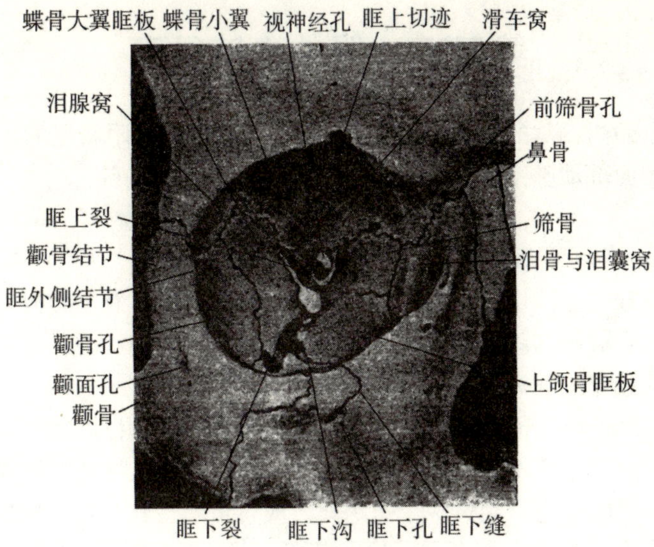

图1-6 眼眶前面观

（一）眼眶的孔、裂、窝

视神经孔（Optic foramen）在眶尖部，此孔经蝶骨小翼的根部进入颅中窝，此骨道称为视神经管（Optic canal），长4~9mm，宽4~6mm，内有视神经和眼动脉穿过。

眶上裂位于视神经孔外侧，在眶上壁与眶外壁的分界处，与颅中窝相通。该裂有第Ⅲ、Ⅳ、Ⅵ脑神经及第Ⅴ脑神经第Ⅰ支、眼神经、眼上静脉及脑膜中动脉的眶支和交感神经纤维等穿过。此处受损则出现眶上裂综合征。

眶下裂在眶外壁与眶下壁之间，有第Ⅴ脑神经第Ⅱ支分支、眶下神经和眶下动脉及眼下静脉一支等通过。

眶上切迹（或孔）及眶下孔，均有同名的神经和血管通过。

眼眶外上角有泪腺窝，内上有滑车窝，内侧壁有泪囊窝。泪囊窝前缘为泪前嵴，后缘为泪后嵴，平均长16.10mm，宽7.68mm，下接鼻泪管，前后泪嵴为泪囊手术的重要解剖标志。

（二）眼眶骨膜

眼眶骨膜即眼眶筋膜，该膜疏松地附于眶壁，但在眶缘、眶尖、骨缝、骨孔和眶上、下裂处和眶骨愈着。眼眶筋膜在视神经孔处和硬脑膜及视神经硬膜相移行，向前和眶缘骨膜相连并和眶隔相延续。

眼球筋膜（Fascca bulbi）为一薄层纤维组织膜，覆盖在眼球表面，自视神经周围向前直到角膜缘附近，形成一囊，名为Tenon囊。囊内面光滑，与巩膜间有细的纤维束相连，其和巩膜间的间隙叫巩膜上腔。眼球筋膜向后和视神经硬膜移行，向前在角膜缘处和巩膜紧密愈着。筋膜后部为睫状血管和神经穿过；其赤道部被涡静脉穿过；前部有6条眼肌腱穿过，筋膜由此反折向后包围肌腱成为肌鞘，如同手指套戴在手指上一样。由肌鞘发出纤维薄膜和薄束，扩展到其他部位起支持和固定作用。上直肌和上睑提肌间有纤维束相连，使二者协同动作；下直肌、下斜肌鞘有纤维束相连并止于下睑板和睑结膜下穹隆部，协助开大睑裂；内、外直肌鞘扩展部呈三角形且较强大，分别止于泪骨和颧骨结节，可限制内、外直肌过度运动，故又名外侧遏制韧带（Check liga ment）。眼球筋膜下部增厚形成吊床状悬韧带（Lock wood韧带），起支持眼球的作用。

眶内除眼球、眼外肌、血管、神经、泪腺和筋膜外，各组织之间充满脂肪，起软垫作用。眶内无淋巴管及淋巴结。

（殷　晖）

第三节 眼的血液循环

眼球的血液供给来自颈内动脉的眼动脉（Ophthalmic artery），眼附属器的血液供给除眼动脉外，还有一部分来自颈外动脉的面部动脉系统（面动脉、颞浅动脉及眶下动脉）。

一、动脉系统

眼球的血液供应：眼球的血液供给为来自眼动脉的视网膜中央血管系统及睫状血管系统。眼动脉起自颈内动脉，当颈内动脉穿过硬脑膜离开海绵窦处分出眼动脉。眼动脉在视神经硬脑膜鞘内随视神经穿过视神经管，在接近视神经管的眶端处穿出硬脑膜鞘进入眼眶后部。

1. 视网膜中央动脉（Central retinal artery）　在视神经孔前方附近，由眼动脉发出。在视神经下面，紧贴硬脑膜，前行到达球后6.4～14mm（平均9.34mm）处穿入视神经硬脑膜及蛛网膜，到达蛛网膜下隙，在蛛网膜下隙内继续前进，经过一个短距离，成直角穿过软脑膜，到达视神经中央，且披上软脑膜的外衣，陪随视网膜中央静脉向前延伸，穿越筛板，进入眼球内，出现在视盘的表面，再分为鼻上、鼻下、颞上、颞下四支，分布于视网膜内。较粗大的血管位于内界膜下神经纤维层。毛细血管网分为浅层与深层，浅层稍粗而较稀，分布于神经纤维层内；深层较细而致密，位于内颗粒层。近锯齿缘处则形成单层而稀疏的血管网。在黄斑区愈近中心凹血管愈稀少，在中心凹约0.4～0.5mm区域为无血管区。

视网膜中央动脉为终末动脉，除了在巩膜管与视神经动脉环有少数几支吻合外，其他无吻合支。

2. 睫状后短动脉（Short posterior ciliary artery）　当眼动脉还在视神经下方时，发出鼻侧及颞侧两个主干，然后每个主干各分出2～5小支，在视神经周围穿过巩膜，进入脉络膜内逐级分支，直至毛细血管。睫状后短动脉主要供应视网膜的外四层。在视盘周围的巩膜内，睫状后短动脉的小分支吻合形成视神经动脉环（又称Zinn环或Haller环），从动脉环发出许多分支，向内到视神经，向前到脉络膜，并向后到视神经的软脑膜血管网。分布到视神经的分支又发出细小分支至视盘及其邻近的视网膜。有时有较大的分支，即视网膜睫状动脉，自视盘颞侧缘起始，向颞侧伸延，分布到黄斑。

3. 睫状后长动脉（Long posterior ciliary artery）　自眼动脉发出（有时可与睫状后短动脉一同起始于眼动脉），共两支，于视神经的鼻侧和颞侧斜行穿入巩膜（穿入点较睫状后短动脉靠前），经脉络膜上腔直达睫状体后部，开始发出分支，少数分支返回脉络膜前部，大多数分支前行到睫状体前部，与睫状前动脉吻合形成虹膜动脉大环，由此环发出分支至睫状肌、睫状突及虹膜。虹膜动脉大环并不在虹膜内，而在睫状体内。

4. 睫状前动脉（Anterior ciliary artery）　是由四条直肌的肌动脉发出的分支。在眼眶深部，眼动脉发出肌动脉，向前行进至四条直肌。上、下、内三条直肌的肌动脉各发出两条睫状前动脉，外直肌的肌动脉发出一支睫状前动脉。睫状前动脉自四条直肌肌腱发出后，在巩膜表层组织中向前，行至角膜缘后4mm处发出分支穿入巩膜，与睫状后长动脉吻合，构成虹膜动脉大环。未穿入巩膜的睫状前动脉本支继续向前，形成结膜前动脉。

二、静脉系统

静脉系统有三个回流途径：

1. 视网膜中央静脉（Central retinal vein）　在视神经内与视网膜中央动脉伴行，常在视网膜中央动脉入视神经处的眼球侧离开视神经，经眼上静脉或直接回流到海绵窦。

2. 涡静脉（Vortex vein）　共4条，收集部分虹膜、睫状体和全部脉络膜的血液，约在眼球赤道之后6mm斜着穿出巩膜，上直肌的两侧有一对，下直肌两侧有一对。涡静脉斜着穿出巩膜的巩膜小管长约4mm，从眼球外面能看到静脉在巩膜管内经过所形成的黑线。上直肌旁的两支静脉经眼上静脉，下直肌旁的两支静脉经眼下静脉进入海绵窦。有时涡静脉的数目较多。

3. 睫状前静脉（Anterior ciliary vein） 收集虹膜、睫状体和巩膜的血液，于角膜缘附近穿出巩膜，经眼上及眼下静脉入海绵窦。

（1）眼上静脉（Superior ophthalmic vein）：为眶内最大的静脉。在眶缘上内角鼻根附近，由面的眶上静脉与内眦静脉合成。此静脉沿眼动脉的路径向后行走，常在总腱环的上方，向后通过眶上裂，进入海绵窦。

（2）眼下静脉（Inferior ophthalmic vein）：起始于眶下壁前方，呈一静脉丛样向后行走，或先与眼上静脉汇合，再进入海绵窦，或单独进入海绵窦。眼下静脉经过眶下裂与翼静脉丛相交通，在眶下缘处与面前静脉相交通。

（3）海绵窦（Cavernous sinuses）：为一大静脉腔，位于颅腔内蝶骨体两侧。窦中有许多纤维样小梁，切片下呈海绵状，因此而得名。

（殷 晖）

第二章

眼科检查技术

第一节　眼外部一般检查

对所有眼病患者，都应先做眼外部一般检查。眼外部检查，也就是眼前部检查，包括用肉眼可以观察到的眼前方各部分，如眼睑、泪器、结膜、角膜、巩膜、前房、虹膜、瞳孔、晶状体、眼球、眼眶、眼肌、眼压等检查法。

进行眼部检查时，要养成先右后左、从外到内的习惯，以免在记录左右眼时混淆或遗漏。再有，即检查时，应两侧对照，如两眼不同，应先查健眼，再查患眼，尤其在患传染性眼病时，更应如此，以免两眼间交叉感染。

一、眼睑检查法

一般在患者面向自然光线下用望诊即可，必要时则需要用触诊以协助检查。检查眼睑时应同时检查眉毛、睫毛、睑缘和睑板是否正常。

首先应注意有无先天异常，如眼睑缺损、睑裂缩小、内眦赘皮、下睑赘皮、上睑下垂等。有下睑赘皮时，应想到可以因下睑皮肤皱褶压迫睫毛使其倒向后方而摩擦角膜。有上睑下垂时，应鉴别其是真性或假性、部分性或完全性；真性完全性者，应当用两手的拇指分别用力横压在患者两眉弓上方之处，并嘱患者用力睁眼，此时可以发现患侧因不能利用额肌协助提起上睑而完全不能睁开该眼；部分性者，则此时仍可稍微睁开；在有眼睑痉挛或患严重外眼病以后，特别在患有重沙眼的患者，并非由于上睑提肌的损害而发生的暂时性上睑下垂，则为假性上睑下垂，在患有面神经麻痹的患者，为检查患者眼轮匝肌的肌力时，检查者可将双侧上睑各放一只手指，嘱患者用劲闭眼，由于各手指的感觉不同即可比较出两眼睑肌力的不同；再嘱患者似睡眠状轻闭两眼时测量其闭合不全的睑裂大小。如要测量其确切肌力，则须用眼睑肌力测量计检查。额肌或上睑提肌活动幅度检查，可用尺测出数值。

继之再观察眼睑皮肤有无异常，如皮下出血、水肿或气肿（炎性或非炎性）、皮疹、瘢痕、肿瘤等。怀疑有气肿时，用一手之示指和中指轮替轻轻压迫眼睑，可以发出捻发音。如上睑有初起之肿物时，可令患者向下看，在将上睑铺平在眼球上以后，则易于触出；检查下睑时，则令其向上看以后触之。同时应注意肿物之硬度及有无压痛，并检查有无耳前或颌下淋巴结的继发炎症或转移。

检查眼睑有无位置异常，应比较双侧睑裂的宽窄以确定有无上睑下垂或睑裂开大，单纯测量睑裂宽度并不可靠，应在嘱患者向前方直视时检查上睑缘遮盖角膜的宽度（正常情况下，上睑约遮盖角膜上缘 1 ~2mm，睑裂宽约 10mm 左右），观察上、下睑有无内翻倒睫，倒睫是否触及角膜，观察眼睑有无外转或外翻，并应同时发现各种眼睑位置异常的原因。

令患者向下看，同时检查者可用拇指轻轻向上牵引上睑，就可以显示出上睑缘，在向上看时而以拇指轻轻向下牵引下睑，就可以显示出下睑缘；检查睑缘有无红肿、肥厚、钝圆等现象，观察有无分泌物、痂皮或新生物；注意睑缘间部睑板腺开口处有无阻塞或睫毛生长；检查睫毛的数量、粗细、行数和生长位置，有无过多、过少或过粗、过长现象，或受睑缘疾病影响而脱掉成睫毛秃。注意睫毛颜色，在交感性眼炎、原田病和 Vogt－Koyanagi 病时，睫毛可全部变成白色；更应注意检查睫毛生长的方向和倾斜度的大小，有无倒睫和睑内翻，平视时我国人上睑睫毛倾斜度多为 110°～130°，下睑多为 100°～120°。并应检查睫毛根部有无湿疹、鳞屑、痂皮或脓肿。用拇指和示指可以触知上睑板的宽度（正常约为 3～4mm）和厚度，以确定有无炎症等现象。

二、泪器检查法

1. 泪腺检查法　正常情况下，泪腺是不能被触知的。令患者向鼻下方看，以相对侧手的拇指尽量将上睑外眦部向外上方牵引，就可以将因炎症或肿瘤引起肿胀的睑部泪腺暴露在外眦部上穹隆部结膜下，以便于检查。在检查泪腺的泪液分泌量是否正常时，可用 Schirmer 试验。其方法是在正常无刺激情况下，用一个宽 5mm、长 35mm 的条状滤纸，一端 5mm 处折叠放在下睑外或内 1/3 处的结膜囊内，其余部分就自睑裂悬挂在眼睑之外，眼可睁开，在不要使滤纸条掉出眼外的条件下患者也可以随意瞬目。泪液分泌正常时，5min 后，滤纸条可被浸湿 10～15mm。

如反复试验少于此数，甚至仅边缘部湿润，则为分泌减少。如 5min 湿及全长，则可为分泌过多。

在疑为眼干燥症患者时，还应进行泪膜破裂时间（BUT）试验，这是测定泪膜稳定性，最可靠的方法。检查前患者先在裂隙灯前坐好，1% 荧光素滴眼，预嘱患者适当延长睁眼时间。用较窄的钴蓝光往返观察角膜前泪膜，当被荧光素染色的泪膜出现黑洞（常为斑状、线状或不规则干斑）时，即表示泪膜已经破裂，在瞬目后至出现泪膜破裂，用秒表记录下来，这时间即为泪膜破裂时间。

正常人泪膜破裂时间为 15～45s，小于 10s 为泪膜不稳定。因检查结果，常是变异很大，宜测 3 次，取其均值。

当瞬目后泪膜不能完整地遮蔽角膜表面，而出现圆点形缺失（干斑），此种情况表示破裂时间为零。

2. 泪道检查法　先用示指轻轻向下牵引下睑内眦部，同时令患者向上看，即可查见下泪点的位置和大小是否正常，有无泪点内转、外转、外翻、狭小或闭塞；在泪囊部无红肿及压痛时，令患者向上看，可在用示指轻轻牵引下睑内眦部的同时，转向内眦与鼻梁间的泪囊所在部位加以挤压，如果泪囊内有黏液或脓性分泌物，就可以看见由上或下泪点流出。如果泪点正常，泪囊部也未挤压出分泌物，但患者主诉为溢泪，则可在结膜囊内滴一滴有色液体，如荧光素溶液或蛋白银溶液等，然后再滴数滴硼酸溶液或生理盐水，使之稀薄变淡；令患者瞬目数次，头部稍低，并于被检眼同侧的鼻孔中放一棉球或棉棍；1～2min 后，令患者擤鼻，如泪道通畅，则鼻孔中的棉球或棉棍必能被染出颜色。用荧光素等有色溶液试验阴性时，则可用泪道冲洗试验（syringe test）以检查泪道有无狭窄或阻塞。方法是用浸以 1% 丁卡因或其他表面麻醉剂和 1/1 000 肾上腺素液的棉棍，放在欲检查眼的内眦部，即上、下泪点处，令患者闭眼，挟住该棉棍 5～10min，然后以左手示指往外下方牵引下睑内眦部，令患者向外上方看；以右手用圆锥探子或 Bowman 探子将泪点扩大；再将盛以生理盐水的泪道冲洗器的钝针头插进泪点及泪小管，慢慢注入生理盐水，在泪道通畅时，患者可感觉有盐水流入鼻腔或咽喉；如由下泪点注水而由上泪点溢出，则证明为鼻泪管阻塞，或为泪囊完全闭塞而仅有上、下泪小管互相沟通，如水由原注入的泪点溢出，则证明阻塞部位在泪小管，在注入盐水以前，应嘱患者头稍向后仰，且稍向检查侧倾斜，并自己拿好受水器，以免外溢的液体沾湿衣服。如果想确知泪囊的大小和泪道的通畅情况，可将泪囊照上法冲洗以后，注入碘油，然后作 X 线摄片检查。

注意操作要轻巧，遇有阻力切勿强行推进，以免造成假道。所用 Bowman 探针，应先从“0～00”号开始，逐渐增加探针号数，直到 4 号为止。

如果泪囊部有急性炎症，应检查红肿及明显压痛区域，并检查有无波动或瘘管。

三、结膜检查法

结膜的检查最好在明亮自然光线下进行，但必要时仍需要用焦点光线和放大镜的检查。应按次序先检查下睑结膜、下穹隆部、上睑结膜、上穹隆部，然后检查球结膜和半月襞。

检查睑部和穹隆部结膜时，必须将眼睑翻转；下睑翻转容易，只以左或右手拇指或示指在下睑中央部睑缘稍下方轻轻往下牵引下睑，同时令患者向上看，下睑结膜就可以完全暴露。暴露下穹隆部结膜则须令患者尽量向上看，检查者尽量将下睑往下牵引。

翻转上睑方法有二：一为双手法，先以左手拇指和示指固定上睑中央部之睫毛，向前和向下方牵引，同时令患者向下看；以右手示指放在相当睑板上缘之眉下凹处，当牵引睫毛和睑缘向前向上并翻转时，右手指向下压迫睑板上缘，上睑就能被翻转。如果用右手指不能翻转上睑，可以用玻璃棍或探针代替右手示指，则易于翻转。另一法为单手法，先嘱患者向下看，用一手的示指放在上睑中央眉下凹处，拇指放在睑缘中央稍上方的睑板前面，用这两个手指挟住此处的眼睑皮肤，将眼睑向前向下方牵引。当示指轻轻下压，同时拇指将眼睑皮肤往上捻卷时，上睑就可被翻转。

检查上穹隆部结膜时，在将上睑翻转后，更向上方牵引眼睑。用左或右手之拇指将翻转的上睑缘固定在眶上缘处，其他各指都固定在患者的头顶，同时令患者强度向下方注视，并以另一手之示指和中指或单用拇指，由下睑外面近中央部的睑缘下面轻轻向上向后压迫眼球，做欲将下睑缘推于上穹隆之后面的姿势，上穹隆部结膜就可以完全暴露。也可以用 Desmarres 牵睑钩自眼睑皮肤面翻转出穹隆部。

小儿的眼睑常因紧闭不合作而不容易用以上方法翻转，可用双手压迫法。即当由协助检查者将小儿头部固定之后，用双手的拇指分别压迫上下眼睑近眶缘处，就可将眼睑翻转，睑和穹隆部结膜即能全部暴露。但此法在怀疑患有角膜溃疡或角膜软化症的小儿禁用，以免引起严重的角膜穿孔。

球结膜的检查很容易，可用一拇指和示指在上下睑缘稍上及下方分开睑裂，然后令患者尽量向各方向转动眼球，各部分球结膜即可以露出。

分开睑裂后在令患者眼球尽量转向颞侧时，半月襞和泪阜即可以全部被看到。

按次序暴露各部分结膜以后，检查结膜时应注意其组织是否清楚，有无出血、充血、贫血或局限性的颜色改变；有无结石、梗死、乳头增生、滤泡、瘢痕、溃疡或增生的肉芽组织，特别注意易于停留异物的上睑板下沟处有无异物存在。检查穹隆部结膜时，应注意结膜囊的深浅，有无睑球粘连现象和上述的结膜一般改变。检查球结膜时应注意其颜色及其表面情况。

1. 颜色　有无出血、贫血或充血、色素增生或银沉着。球结膜充血有两种，深层者名睫状充血，又称角膜周围充血；浅层者名结膜充血，又称球结膜周边充血；应注意两者的不同点。

2. 表面情况　有无异物、水肿、干燥、滤泡、结节、溃疡、睑裂斑、翼状胬肉、淋巴管扩张或肿瘤。

检查半月襞的时候，应注意有无炎症或肿瘤。

四、角膜检查法

1. 一般的检查　应先在光线好的室内作一般肉眼观察。首先注意角膜的大小，可用普通尺或 Wessely 角膜测量器测量角膜的横径和垂直径。正常角膜稍呈横椭圆形。应先测量角膜的透明部分。我国男女角膜平均的大小，横径约为 11mm，垂直径约为 10mm。一般应同时测量上角膜缘的宽度，我国人上角膜缘约宽 1mm，因为我国人的上角膜缘较宽，所以一般多只以其横径决定角膜的大小。如果横径大于 12mm 时，则为大角膜，小于 10mm 时，则为小角膜。在弥散的自然光线下尚可观察角膜弯曲度之情况，如果怀疑呈圆锥形，则可令患者向下看，此时角膜的顶点就可将下睑中央部稍微顶起（图 2－1），由此更可以证明是圆锥角膜。同时也应注意是否为球形角膜、扁平角膜、角膜膨隆或角膜葡萄肿。

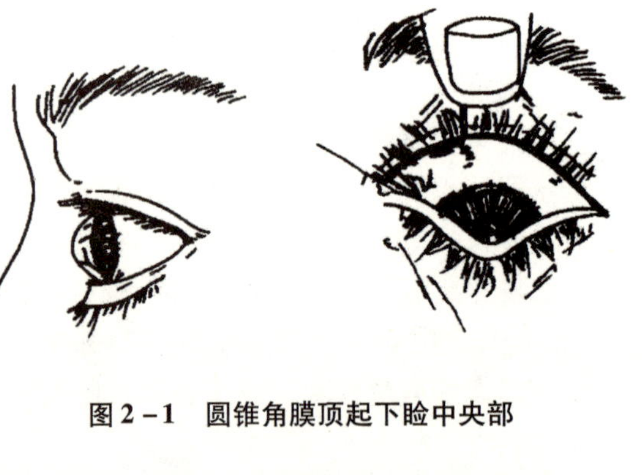

图 2－1　圆锥角膜顶起下睑中央部

2. 照影法和利用 Placido 圆盘的检查法　用照影法检查时，令患者对窗而坐，并且固定其头，检查者与患者对坐，用一只手的拇指和示指分开被检眼的睑裂，使该眼随着检查者另一只手的示指向各方向转动。注意观察照在该眼角膜表面上的窗影像是否规则。

Placido 圆盘（placido disc）是一个有 20cm 直径的圆板，在其表面上有数个同心性黑白色的粗环（图 2－2），中央孔的地方放一个 6 屈光度的凸镜片；检查时令患者背光而坐，检查者一只手拿住圆盘柄放在自己的一只眼前并坐在患者对面，相距约 0.5m 左右，用另一只手的拇指和示指分开被检眼的睑裂，由中央圆孔观察反射在患者角膜上的同心环，并令患者向各方向注视，以便能够检查全部角膜（图 2－3）。

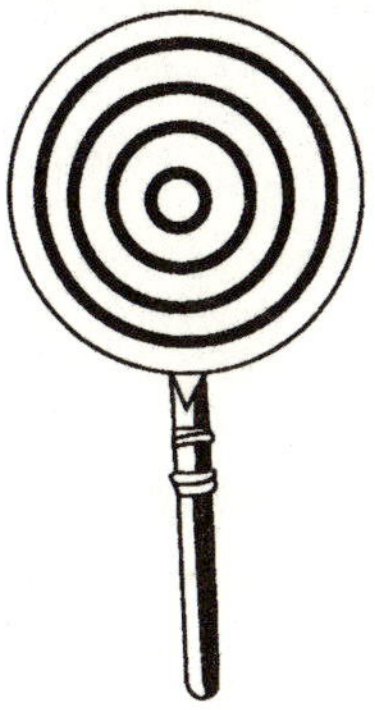

图 2－2 Placido 圆盘

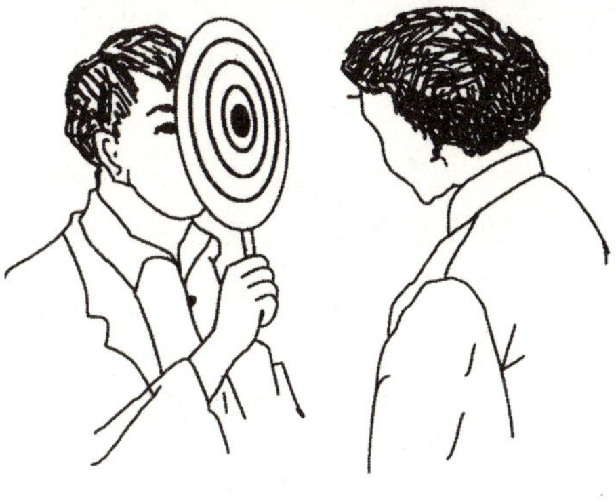

图 2－3 Placido 圆盘检查法

如果角膜表面正常，应用以上两种检查方法都可以看出清晰而有规则的窗棂和环形的影像。如果看到各种不同光泽和形状不规则的影像，就可判断角膜表面是否有水肿、粗糙、不平等现象；此外，还可以检查出有无散光，并且可知散光为规则性抑或为不规则性；也可查出角膜有否混浊和异物。这种检查虽然操作简单，但非常实用。

3. 角膜染色法　由于结膜囊内不能容纳 10μl 以上的液体，也就是不能容纳一正常滴的 1/5，所以如果在结膜囊内滴入一滴染色液时，染色液即会溢出结膜囊而流到下睑和颊部皮肤上，只用玻璃棍的一端蘸少许 2% 荧光素溶液放于结膜囊内，然后再滴 1～2 滴 3% 硼酸水或生理盐水轻轻冲洗结膜囊，一般正常角膜不能被染色，但有时在 60 岁以上的人的正常眼的角膜鼻下方可见有不超过 5～9 个很小的染色点，有时在年龄更大的人也可以见到更多的分布在整个角膜的染色点，这可能与角膜上皮的不断新生有关系，如果角膜表面有上皮剥脱、浸润或溃疡等损害时，即可明显地被染成绿色，应该记录着色处的部位、大小、深浅度、边缘情况和染色的深浅。这种染色法也可以用虎红溶液代替荧光素溶液。另有双重染色法，就是用 2% 荧光素溶液和 0.5%～1% 亚甲蓝水溶液先后各滴少许于结膜囊内，然后用生理盐水冲洗，在有角膜溃疡时，真正的溃疡部位被染成蓝色，其周围之上皮溶解区域则被荧光素染成绿色，在疱疹性树枝状角膜炎时，表现得最为典型。

如果怀疑有角膜瘘存在时，也可用荧光素溶液染色法以确定之；即用拇指和示指分开上下眼睑，同时令患者向下看，将荧光素溶液滴在角膜上缘处，当溶液慢慢流在角膜表面时，注意观察在可疑部位有无房水将荧光素冲出一条绿色小河现象；如果同时轻轻压迫眼球，则房水由瘘孔流出更为明显。

4. 集光检查法　又叫斜照法或焦点映光检查法。现在最常用的是将光源和高度凸镜片放在一起的锤形灯，或为聚光灯泡的手电灯，在明室中就可以得到焦点光线，用时非常方便。这种检查法设备虽然简单，但效果很好，再加用一个 10 倍放大镜做仔细检查，当将被检组织像扩大 10 倍时，更可以看出病变的详细情况。方法是用另一只手的拇指和示指持放大镜，放在被检眼之前，可随意调节放大镜与被检眼间的距离，用中指分开上睑，四指分开下睑而将睑裂开大，以便于检查角膜。

这种集光检查法也适用于结膜、前房、虹膜、瞳孔和晶状体等组织的检查。

用集合光线和放大镜的检查可以检查出角膜的细微改变，如角膜有无混浊，混浊为陈旧之瘢痕抑为新鲜之水肿，浸润或溃疡。还应注意角膜有无异物或外伤，有无新生血管，为深层者抑或为浅层者，有无后弹力膜皱褶、撕裂或膨出，或角膜后壁沉着物。记录以上各种改变都应注明它的形状、深浅度和所存在的部位等，普通角膜病变的部位可按以下的记录法，例如位于周边部或中央部；周边部者应以时钟上各钟点的位置为标准；中央和周边部之间的角膜部位，又可分为鼻上、鼻下、颞上、颞下四个象限的位置来表示。

关于精确决定角膜病变的深浅部位的检查方法，则须利用裂隙灯和角膜显微镜。

5. 角膜知觉检查法　为要证明角膜溃疡区与非溃疡区是否有知觉的不同，或证明三叉神经功能有无减低或麻痹现象，应作角膜知觉检查。树枝状角膜炎是角膜知觉减退最为常见的局部原因之一，带状疱疹也是角膜知觉减退的原因之一。检查时可将一小块消毒棉花搓成一尖形，用其尖端轻触角膜表面；要注意应从眼的侧面去触，最好不要使患者从正前面看到检查者的动作，以免发生防御性的眨眼而混乱正确结果。如果知觉正常时，当触到角膜后，必然立刻出现反射性眨眼运动。如果反射迟钝，就表示有知觉减低现象，如果知觉完全消失，则触后全无任何表现。两眼应作同样的试验，以便于比较和判断。

6. 小儿角膜检查法　在有严重羞明和眼睑痉挛的患者或小儿，可先滴一次 1% 丁卡因表面麻醉剂，然后用开睑器分开上下睑而检查角膜，但应绝对注意避免使用任何暴力，以免可能使有深溃疡的角膜发生人工穿孔。

小儿的眼睛常不容易检查，因其不会合作且不能令小儿安静不动。最好检查者和助手对坐，令小儿仰卧在助手的膝上，助手用肘挟住小儿的两腿，用手紧握住小儿的两手，检查者用两膝固定住小儿之头，用手或开睑器分开眼睑后进行检查。在角膜病状的许可下，如果用手分开眼睑时，最好用两手的拇指将其上下睑缘紧贴角膜表面轻轻分开，这样可以避免结膜将角膜遮盖而不能对角膜做仔细检查。如果用开睑器时，小儿的眼球常往上转，这时可将下睑的开睑器尽量拉向下穹隆，因可以使眼球稍微向下牵引，而便于作角膜的检查。

在检查或治疗 1 ~2 岁小儿眼时，可用毛毯或床单将小儿紧紧包裹，使其颈部与毯或床单的上方边缘相平，另由一位助手固定小儿的头，再依照上法作检查。

五、巩膜检查法

先用肉眼在自然光线下观察睑裂部巩膜，然后用左或右手拇指和示指分开被检查眼的睑裂，令眼球向上、下、左、右各方向转动而检查眼前部的各部分巩膜。也可用集合光线加放大镜以检查更细微的改变。首先应注意巩膜是否有变色改变，正常为白色，可发生黑色素斑、银染症、贫血或黄疸；老年人的巩膜稍发黄，小儿者稍发蓝，蓝色巩膜乃表示巩膜菲薄，透见深部色素所致。此外，尚应注意有无结节样隆起，在巩膜炎时，结节一般发生在角膜周围，并呈紫蓝色充血。由于巩膜组织变薄，可以出现巩膜葡萄肿。在有高眼压的患者，应特别注意有无前部或赤道部隆起的葡萄肿。前部者尚应鉴别是睫状部的葡萄肿或是间插葡萄肿。不论眼部受过穿孔性或钝挫性外伤后，都应仔细检查有无巩膜破裂；挫伤后引起破裂的部位常是发生在对着眼眶滑车所在部位的巩膜鼻上侧部分。

检查睫状血管时，在正常眼球前部只能看到很细的睫状前血管，它构成角膜周围毛细血管网的上巩膜分支的扩张所致的充血，叫作角膜周围充血或睫状充血。在有眼内压长期增高的患者和有动脉硬化的患者，常可以看见睫状前血管高度扩张和过度弯曲。检查睫状前血管时，可以用明亮的自然光线，用一手之拇指和示指分开睑裂，令患者的眼球随着另一只手的示指向上、下、左、右四个方向转动即可。

六、前房检查法

检查前房应注意其深浅和内容，更应注意前房角的情况。初学者对前房深度的准确认识需要有一定时间的学习。一般是须用集合光线由正前方观察，估计角膜中心的后面与瞳孔缘部虹膜表面间的距离，但是如果部分角膜有混浊时，就需要避开混浊部由侧面查看，正常前房深度（指中央部）约为 3mm 应注意年龄不同（过幼或过老的人前房较浅）和有屈光不正（远视者前房较浅，近视者较深）时前房深浅会各有不同；前房变浅可以是由于角膜变扁平、急性闭角型青光眼、虹膜前粘连或因患肿胀期老年性白内障使虹膜变隆起所致；前房变深可以是由于角膜弯曲度增大（如在圆锥角膜、球形角膜、水眼或牛眼时）或晶状体后脱位及无晶状体时虹膜过于向后所致。前房各部分深浅不同时，应仔细检查有无虹膜前后粘连，或晶状体半脱位。

为观察前房深浅，常可用手电侧照法来决定。即以聚光手电筒，自颞侧角膜缘外平行于虹膜照射。如虹膜平坦，则全部虹膜被照亮；如有生理性虹膜膨隆则颞侧虹膜被照亮，根据虹膜膨隆程度不同，而鼻侧虹膜照亮范围不等。如整个虹膜均被照亮则为深前房；亮光达虹膜鼻侧小环与角膜缘之间为中前房；如亮光仅达虹膜小环颞侧或更小范围，则为浅前房。

正常的前房内应充满完全透明的房水，但在眼内发生炎症或外伤以后，房水可能变混，或有积血、积脓或异物。轻度的混浊不能用肉眼看出，如果有相当程度的混浊则可致角膜发暗，甚至可用集合光线和放大镜看到前房内混浊物质的浮游而出现 Tyndall 征，或可直接见到条状或团絮状的纤维性渗出，积血和积脓可因重力关系沉积在前房的下方，且形成一个水平面，可随患者头部的转动方向而变换液面位置；检查时应注明水平液面的起止钟点。

七、虹膜检查法

检查虹膜要利用集光检查法，另加放大镜。要注意虹膜的颜色，有无色素增多（色素痣）或色素脱失（虹膜萎缩）区。在虹膜有炎症时，常可因虹膜充血而色变暗，但在虹膜异色性睫状体炎时，患侧虹膜则色变浅，这时一定要作双侧颜色的对比。正常时虹膜组织纹理应极清晰，但在发炎时，因有肿胀充血而可以呈污泥状；在正常情况下，一般是不能见到虹膜血管的，但当虹膜发生萎缩时，除组织疏松，纹理不清外，虹膜上原有的血管可以露出；在长期糖尿病患者及患有视网膜中央静脉阻塞后数月的患眼上，常可见到清晰的新生血管，外观虹膜呈红色，称虹膜红变或红宝石虹膜（rubeosis iridis），血管粗大弯曲扩张，呈树枝状分支。在虹膜上也常易发现炎性结节或非炎性的囊肿或肿瘤，位置和数量不定。也应注意有无先天性异常，如无虹膜、虹膜缺损、永存瞳孔膜等。还应检查虹膜的瞳孔缘是否整齐，如果稍有不齐或有虹膜色素外翻时，应返回再检查对照该处之虹膜有无瞳孔缘撕裂瘢痕或萎缩等改变。瞳孔缘撕裂和虹膜根部解离多是由外伤引起；在不能很好检查出有无虹膜后粘连的时候，必要时可以滴2%后马托品一次，或结膜下注射1/1 000 肾上腺素溶液 0.1ml 以散大瞳孔，此法需要在测验瞳孔反应之后应用，以作最后证明。如在虹膜瞳孔缘全部与晶状体一面发生环形后粘连时，房水循环发生障碍，并聚集在虹膜后方，致使后房压力增高，即可引起虹膜膨隆现象，又称虹膜驼背，此时前房即呈一尖端向瞳孔方向的漏斗形。检查虹膜有无震颤，须令患者固定其头，用一只手的拇指和示指分开睑裂，再令患者眼球向上、下、左、右迅速转动，然后向直前方向看，此时则注意观察虹膜有无颤动现象；轻度震颤须在放大镜或裂隙灯下始能看出。

八、瞳孔检查法

检查瞳孔首先可用弥散性或集合光线观察，应注意它的大小（两侧对比）、位置、形状、数目、边缘是否整齐和瞳孔的各种反应如何。瞳孔的大小与照明光线的强弱、年龄、调节、集合等情况有关，所以检查出的结果也各有不同。在检查一位患者的瞳孔大小时，应在弥散光线下令患者注视 5m 以上远距离的某一目标，可用 Haab 瞳孔计（Haab pupillometer，图 2－4）放在内外眦部，与被检眼的瞳孔大小相比较，测出被检瞳孔的横径大小；或用 Bourbon 设计的一种瞳孔计（为直径 5cm 的黑色金属盘，其上有一圈不同大小直径的圆孔，由各孔旁画出有平行的白线，直达盘的边缘）。放于紧挨近眼球的部位，以测量瞳孔的大小（图 2－5）。

正常情况下，瞳孔是一个位置于虹膜中央稍偏下鼻下方、直径约为 2～4mm，且双侧等大、边缘整齐的圆形孔，对于光线及调节集合等作用都有灵敏的缩小反应。在检查比较细致的改变，如有无瞳孔缘虹膜后粘连、瞳孔缘虹膜撕裂、瞳孔区是否为机化膜所遮盖（瞳孔膜闭）、迟钝不明显的瞳孔反应等时，都可利用集光灯加放大镜作检查。

检查瞳孔的反应，无论对于发现眼局部情况，或了解中枢神经系统各部光反射径路的损害，都具有很大的临床意义。

临床上常用的检查方法有三种：①直接对光反应：患者面向检查者而坐，双眼注视 5m 以外远处目标。检查者以锤状灯或聚光手电灯，从侧方照射一眼，瞳孔正常时当光线刺激时应立即缩小，停止照射后随即散大。正常人双眼瞳孔的收缩与扩大反应，应是相等的，若一眼反应迟钝或不能持久，则该侧瞳孔属于病态。②间接对光反应或称同感反应：患者面向检查者而坐，在眼注视 5m 以外远处目标。检查者用聚光手电灯从侧方照射一眼，而观察另一眼瞳孔是否缩小。正常情况下，当光线投射于一侧瞳孔时，对侧瞳孔也同时缩小。③调节反应或称集合反应：先令患者注视远方目标（越远越好），然后再令其立刻注视距离患者眼前 15cm 左右处竖起的检查者或患者手指，观察瞳孔情况。正常人由远看近时，双侧瞳孔应随之同时缩小。如发现异常情况，应再做进一步检查。

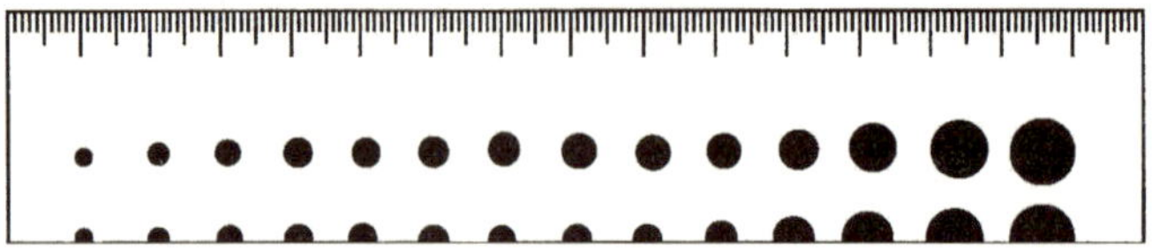

图 2-4　Haab 瞳孔计

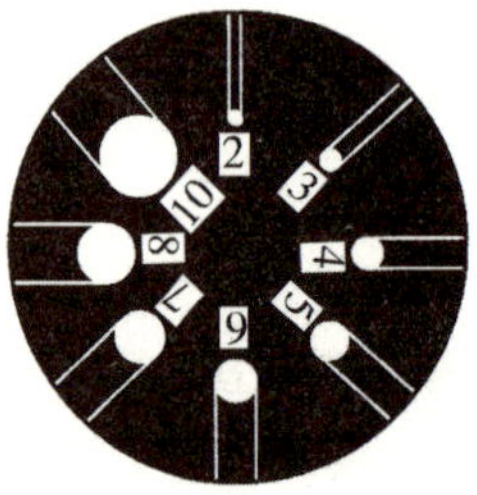

图 2-5　Bourbon 瞳孔计

九、晶状体检查法

检查晶状体时应注意晶状体是否透明，也就是观察其有无混浊存在。混浊是晶状体本身的改变抑为晶状体前或后面附着的其他混浊物，或为晶状体内之异物。例如，虹膜后粘连所遗留的色素、不规则形的机化物或炎症后渗出物的机化薄膜，或为晶状体后面的睫状膜。也应注意晶状体的位置是否正常，有无脱位或半脱位；此外尚应注意检查晶状体是否存在。

检查以上各种情况，可以利用集光检查法、透照法（检眼镜检查法）、Purkinje - Sanson 检查法和裂隙灯检查等方法。

实行集光检查法检查晶状体是否有混浊时，应注意与老年性核硬化时瞳孔区所显示的灰白色反射相鉴别，此时必须用透照法作进一步的证明，透照时如瞳孔区呈现出弥漫性红色反射，则并非是晶状体混浊，而为老年性晶状体核硬化。

为了详细检查晶状体的全面情况，于检查前应散瞳，目前常用的散瞳剂为 2.5% 新福林液、复方托品酰胺等快速散瞳剂，也可用 2% 后马托品溶液。对晶状体鼻下方周边部进行细致的检查，可避免遗漏初发期老年性白内障。为观察晶状体是否已完全混浊。可做虹膜投影检查，即用集光光线，以 45°倾斜度自瞳孔缘投向晶状体，晶状体上即可看出虹膜所造成的阴影。如混浊已位于前囊下，则不能看到虹膜影，表示晶状体已全部变混；如果出现一窄虹膜影；表示晶状体前皮质尚有少量未变混浊；在晶状体混浊位于深层而前皮质尚透明时，则出现较宽之虹膜阴影，以上两种情况都说明白内障尚未达到成熟期。

在检查晶状体有无向一侧倾斜的半脱位时，应用焦点光线注意观察瞳孔缘内能否看到灰白色圆形但边缘稍呈锯齿状的晶状体赤道部，并且应注意前房各部位的深浅改变及有无虹膜震颤，如果怀疑有全脱位，可进一步用 Purkinje - Sanson 法证明晶状体是否仍存在于瞳孔区。可在暗室内，将一个烛光放于被检眼的侧前方 30°处，检查者在对侧 30°处观察被检眼瞳孔区的角膜表面。在正常眼，此时可以出现三个烛光像，其中较明亮的中等大直立虚像是角膜表面所形成的，可随烛光作相同方向移动；中央直立最大而较模糊的虚像是晶状体前面所形成，最小而倒立的清晰实像是晶状体后面所形成，与烛光移动方向相反移动，如果看不到这最小的倒像，就可以确定晶状体不存在于原来的位置。

在眼球受外伤后，晶状体可全脱位至前房或玻璃体内，一般都同时伴有严重的继发性青光眼，如发生巩膜破裂时，晶状体也可能全部脱位至结膜下。

透照法检查晶状体有无混浊及位置异常，很有作用。

通过裂隙灯检查，可更精确细致地观察到晶状体的病变。

十、眼球及眼眶检查法

一般是在自然光线下用望诊方法检查。检查眼球时，应注意其大小、形状、有无突出或后陷，并应注意眼球的位置，有无不随意的眼球震颤。在检查大小和形状时，用两手的拇指和示指分别将两眼的上、下眼睑分开，比较两眼球的大小，并同时观察眼前部角膜有无相应的大小改变，以为先天性小眼球或牛眼、水眼的诊断辅助。令眼球尽量向各方向转动，以观察眼球是否呈球形，各方向的弧度是否大致相等。在眼球萎缩时，常见眼球变小，由于受四条直肌的压迫而变成四方形。

眼球在眼眶内可向前或向后移位，可沿眼球的矢状轴用眼球突出计测量眼球的位置；眼球向前移位可能由于眼球后方的肿物或其他占位性病变所引起，或是与内分泌有关。眼球后陷可能由于眶骨骨折或交感神经的损伤所引起。

眼球突出度可以分为绝对性、相对性和比较性三种。绝对性眼球突出度是指仅一次的单侧眼的测量值，这对临床观察无何重要性；相对性的是指对比双侧眼的测量结果，如右眼为12mm，左眼为14mm，则可能患者为左眼球的突出或右眼球的后陷；比较性的是指在一定时间的间隔后，比较同一只眼所测量出的结果，例如第一次测量结果为12mm，相隔一段时间以后，结果为14mm，则可怀疑该眼可能有进行性眼球突出。相对性和比较性眼球突出度的测量，在临床工作中很重要。

检查眼球突出度的方法，可用一两面有刻度的透明尺，尺的一端水平并准确的向直前方向放在颞侧眶缘最低处，检查者由侧面观察。当尺两侧的刻度和角膜顶点完全重合时，记录眶缘至角膜顶点之间的距离，注意点为检查时透明尺必须保持准确地向直前方向，否则容易发生误差。

另一种常用的测量法为使用 Hertel 眼球突出计（exophthalmometer）测量，检查时将突出计平放在两眼前，并将两侧的小凹固定在两颞侧眶缘最低处，令患者两眼向直前方看，观察突出计上反射镜里角膜顶点影像的位置。相当于第二反射镜中尺度上的 mm 数，即为眼球突出的度数。同时应当记录两颞侧眶缘间的距离，以作为下次再检查时的依据。我国人眼球的突出度一般平均为 13.6mm，如果高于或低于此数时，可考虑为突出或后陷，但必须同时测量，且需要在相当时间间隔内测量数次作为比较。突出计的测量对单侧的突出或后陷意义较大。突出计上两个固定的小凹施加压力的大小，突出计上的两侧装置是否平行且放于同一水平都可以影响测量突出的结果，如两侧装置放得过近或过远，同样可使所测出的结果不够准确。所以应注意每次测量时所用的手劲都应当相同，并应注意突出计放置的部位力求准确。

眼球位置的异常对了解眶内肿瘤发生的部位很有意义。有斜视的患者应注明斜视的方向。如果发现有眼球震颤，应注明是引出的还是自发的，并注意震颤的方向，是垂直性、水平性、旋转性、振幅和频率等。

十一、眼肌及眼压检查法

眼球的运动是由六条不同的眼外肌相互配合而成。正常眼球运动范围，向颞侧时，角膜外缘可达外眦处；向鼻侧时，瞳孔内缘可与上下泪点连接成一直线；向上时瞳孔上缘可被上睑遮盖；向下时瞳孔一半被下睑遮盖。在门诊进行一般外眼检查法时，为检查六条肌肉的功能是否同时、等力、平行和协调。检查者与被检查者相对而坐，嘱被检查双眼跟随检查者手指向六个基本方位转动，即内转、外转、鼻上、颞上、颞下及鼻下，如有异常就可发现。注意在检查颞下及鼻下方位时，检查者的另一手须同时把双眼上睑抬起，方能观察得清楚。

如发现异常，疑为眼外肌麻痹时，则应在暗室内行复视试验；有隐斜或共同性斜视时，则应进一步做其他必要检查。

眼压的检查方法，常用的是指测法和眼压计测量法。指测法虽不能十分准确，但在取得经验后，是非常有意义的。临床眼科医师决定是否对患者要进行眼压计测量，常取决于指测法的结果。

指测法是让患者双眼尽量向下看，检查者把双手的中指和无名指放在患者额部作支持，再把两手的示指尖放在患者一侧眼的上睑板上缘，以两手的示指交替轻压眼球，藉传达到指尖的波动感，估量眼球的硬度。眼压正常者以 Tn 为代表，眼压稍高为 T+1，中度增高 T+2，高度增高 T+3；眼压稍低 T-1，中度减低 T-2，极软为 T-3。眼压计检查法详见本章眼压检查。

（杨　颖）

第二节　眼功能检查法

眼功能检查主要是检查患者对事物的认识和分辨能力。眼功能检查包括形觉、色觉和光觉检查。形觉检查就是视力检查，视力可分为中心视力和周边视力。中心视力指视网膜黄斑部的视力。周边视力指黄斑以外的视网膜功能（即视野）。色觉检查是检测眼的辨色能力。光学检查是检测眼辨别明暗的能力。

一、视力检查法

测量视力是用视力表上的字形或图形。每一字形或图形的构成都是根据视角来计算。由一个物体两端发出的光进入眼内，在眼的结点形成的角度称为视角。视角愈大在视网膜上成像愈大。物体距眼愈近，所成视角与视网膜像愈大，距眼愈远，所成视角与视网膜像愈小，也就是视角大小与物体大小成正比，与距离远近成反比（图 2-6）。要分辨两点是分开的，则由此两点发出的光投射在视网膜上的视锥细胞必须是两个不相邻的。两个视锥细胞间要夹有一个不受刺激的视锥细胞，否则两点会融合为一个正视眼能辨识两点间在眼结点最小夹角称为一分（1′）视角。视力表是以 1′视角的标准而设计的，E 字形或缺口环形视标都是5′视角，每一笔画是 1′视角（图 2-7）视力是视角的倒数，视力 =1/视角。

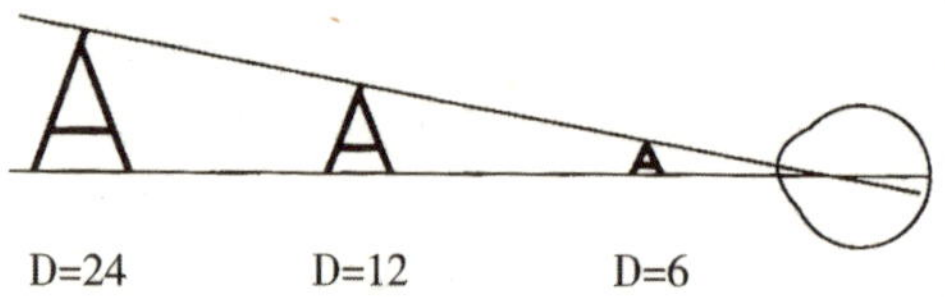

图 2-6　视标大小与距离的关系

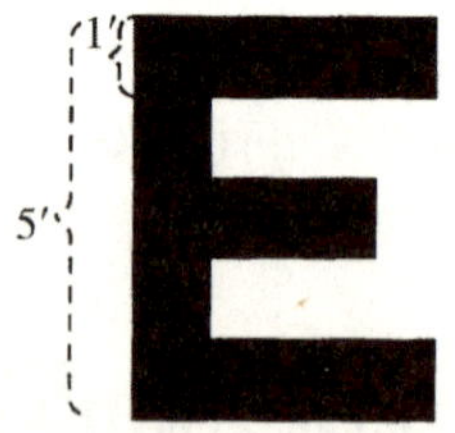

图 2-7　视力表字母各边按 5′视角构成

1. 远视力检查法　目前国内常用的有国际标准视力表和缪天荣教授采用数学原理设计的 5 分制对数视力表（1990 年国家颁布为我国第一个视力表的国家标准），用 E 字形，和航空驾驶员用的 Landolt 缺口环形视力表，都是以小数记录。还有适用于小儿用的图形视力表。国际上使用的 Snellen 视力表以 E 字形在 6m 远看，以分数记录（如 6/60 =0.1，6/6 =1.0）。近年来国内多有用投影仪视力表，日本 Nidek 投影器按国际标准视力表的小数记录法，可调出单个视标的视力表，没有一般视力表的字与字间的拥挤现象。

国际标准视力表和对数视力表距离为 5m，在房间不足要求标准时，可将视力表置于被检者坐位的后上方，于视力表的对面2.5m处放一平面镜，注视镜内所反映的视力表。视力表应有均匀一致，亮度恒定的人工照明（300~500Lux）。必须单眼检查，检查时用挡眼板凹面遮盖一眼，常规先查右眼，后查左眼。如戴镜应先查裸眼视力，后查戴镜视力。

国际标准视力表分12行，看清第一行为0.1，第10行为1.0，第11行为1.2，第12行为1.5。如被检者不能认出表上最大视标时，可令其走近视力表，直至能看清最大视标时，记录下其距离。

如在3m处方能读出0.1，则该眼视力为0.1×3/5=0.06，余类推。即每减少1m，则减少0.02。

如在1m处仍不能辨认出最大的视标时，则令患者背光而坐，检查者伸手指在患者眼前，使光线照在手指上，让患者辨认手指数目，记录其能辨认指数的最远距离，如一尺半指数。如果在最近距离仍不能辨认手指数，则可将手在患者眼前摆动，记录能辨认手动的最远距离。如两尺手动。

对只能辨认指数或手动的患者，为更进一步了解眼内部功能，应再检查光感及光定位。检查光感需在5m长的暗室内进行。检查时，将患者一眼用手帕完全遮盖，检查者一手持点燃的蜡烛放在患者被检眼前，另一手做时盖时撤的动作，由近及远，记录下患者辨认光感的最远距离（正常者应在5m远看到烛光）。然后再置蜡烛光在患者面前1m远查光定位。令患者向正前方注视，眼球不动，查左上，左中，左下，正上，正下，右上，右中，右下，记录患者能否正确指出光源的方向。可在光定位好的方向记录“+”，定位不好的方向记录“-”。如全无光感，即以“无光感”或“黑矇”记录。

对数视力表远视力安放在5m距离。1′视角记5.0，为正常视力1.0。10′视角记4.0，4.0视力为0.1。4.0与5.0之间，增加一行视力记录相差0.1，3.0为0.01，2.0为手动，1.0为光感，0为无光感。最好的视力可测至5.3，（同国际视力表的2.0）目前已在体检、征兵、招工、学校、青少年视力检查及门诊广泛使用。

2. 近视力检查法　国际标准近视力表分12行，在每行侧有小数记法和正常眼检查时所用的标准距离。检查时光源照在表上，应避免反光，通常检查近视力表的距离可以不严格限制，令患者自己持近视力表前后移动，直至能看出最小号字的合适距离。正常者应在30cm看清第10行字（即1.0）。

远近视力配合检查有助于疾病的诊断，尤其是屈光不正，利用近视力表可测知调节近点。方法是检查近视力，如能看清1.0行则令患者将近视力表渐渐移近。直至刚好能看清1.0行（再移近则模糊不清）之处，称为近点。视力表与角膜之距离即近点距离。近视眼的近点距离较正视眼近。而老视眼及高度远视眼近点距离延长。又交感性眼炎早期，交感眼的症状即表现近点距离延长。

John仿Jaeger的近距离视力表制作出的近视力表，表上有大小不同8行字，即从7到1a正常在30cm能读出1，仍沿用Jr记录…Jr 1字的大小相当于标准近视力表的1.0行的字迹。

Landolt环用小数记录，最小一行为2.0。儿童视力表以各种图像代替字母，用分数及英尺记录，用于2~3岁儿童。投影仪视力表调整出单个视标也适用于幼儿弱视者检查，另外可消除对视力表的背诵，也可用于伪弱视者。因为他不会知道视标的大小，可能看到0.4视标，而看不见0.2视标。

3. 激光干涉条纹测视力（laser interference fringes visual acuity，IVA）　激光干涉条纹所测视力在一定范围内不受屈光间质的影响，故能真正反映出视网膜-大脑的视觉功能。

检查者取坐位，头部固定于颌架和额托上，用单眼向激光干涉测试仪的窥视孔内注视，此时可看到圆形红色图像，检查者旋转旋钮，改变空间频率，受检测者即可看到黑红相间的条纹，最大条纹间隔以1.5周/每度视野=0.05开始，再继续旋转旋钮，受检者看到条纹由粗逐渐变细，直到刚好能辨认出条纹为止，再旋转旋钮就不能辨认出，记录能辨认条纹这一挡空间频率值（周/每度视野），此时检查者可从荧屏上看出已换算好的视力值。条纹每挡的间隔为0.05。最好视力可达2.0。

4. 目前更新型的视力表是Smart Ⅱ　是以分数计算，以计算机为基础，整合视力评估系统，医生可以任意选用它所产生的不同的视标，包含有E字形、环形、图像、单个字、红、绿色等，在6米处检查，适用于各种年龄者，弱视，伪盲，及体检。也可查对比敏感度，在暗光和明室都可作检查。可得出更准确的视力。

二、视野检查法

眼睛注视某一物体时，不仅能看清该物体，同时也能看清注视点周围一定空间的物体，眼睛固视时所能看到的空间范围称为视野。视野的范围是由眼与注视目标的距离和被注视物体的大小决定的。视网膜的敏感度以黄斑中心凹为最高，距黄斑部越远则敏感度越降低。测量中心视力时采用大小不同的视标，测量周围视力亦一样。视力表的视标是按视角的大小制定的，根据视野检查所用视标的大小和检查距离也可同样计算出视角的大小，并借以测量周围视力的好坏。所用视标的大小不同，测量出的视野范围也有所不同。实验证明视标的视角最大限度为9°，超过9°也不会使视野再度扩大，但小于9°则视野就随视标的减小而缩小。

如果用不同大小的视标测出不同大小的视野，按照大小顺序排列，堆积在一个空间内，就能形成一个“视野山”，Traquair 称之为盲海中的视岛。岛上任一点的垂直高度即表示为该点的视敏度，在同一垂直高度各点的连线表示视觉等高度的线圈，称为等视线（isopter）。正常视岛的顶峰相当于最敏感的黄斑中心注视点，由此点作一垂直线可将视岛分为鼻侧和颞侧两部分，鼻侧山坡是陡峭的，颞侧山坡是倾斜的。在顶峰附近有一深洞直达水平面，此洞相当于生理盲点区。海拔较低的视岛周边部对应于视野光敏度较低的周边视网膜。

测量视野不仅要测量岛的海岸线，也要测量岛内部的海拔高度。岛的海岸线是用最大视角的视标测出来的范围。顶峰是用小视角的视标测出来的范围而且只限于中心部。视野的大小是相对的，完全取决于视标的大小、颜色和检查距离，所以在检查时必须注意这几点。

周围视野非常重要，因它不仅能使人辨识周围的环境和物体的方位，并可辨识物体移动的速度。没有周围视野就看不清中心视野以外的人和物，这对生活有很大影响。在临床上有很多疾病其视野显示一定的改变，所以视野检查对于眼底病、视路和视中枢疾病的定位和鉴别诊断极为重要。

（一）正常视野

正常视野的大小可因视标的大小、颜色、检查距离、光线的强弱以及背景的不同而有所不同。此外生理解剖的不同，例如睑裂的大小、鼻梁和眼眶的高低以及瞳孔的大小等都可影响视野的范围。单眼的正常视野和双眼的正常视野不同。

1. 单眼视野（monocular field）　正常的单眼视野略近圆形，颞侧稍大于鼻侧。这种视野是视网膜有光感部分的投影，称为绝对视野。正常视野因受眼附近组织的影响而使其鼻侧视野显著减小，称为相对视野。一般视野系指相对视野而言。正常单眼视野的范围以下方为最大，上方最小。一般正常单眼视野外界上方为60°，下方75°，鼻侧60°，颞侧100°。用白色视标查得的视野最大，蓝色者次之，红色者更次之，绿色者最小。北京医学院（1964 年）曾用电投影视野计以5mm 视标检查31 026 只正常眼的视野，发现我国正常人的上方视野比日本人的稍窄，而鼻下视野则比欧美人的稍宽些。

2. 双眼视野（binocular field）　双眼同时注视一点所能看见的视野范围称为双眼视野。双眼视野较单眼视野为大，除双颞侧新月区外，其他部分均为双眼同时都能看见的区域（图 2 -8）。利用双眼视野可以识别伪盲。

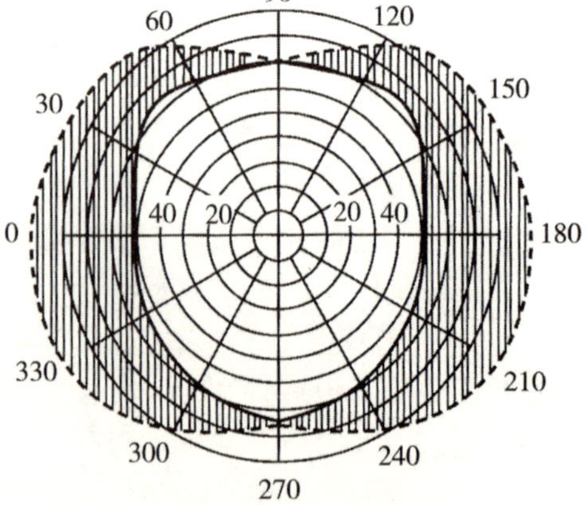

图 2 -8　双眼视野

3. 生理盲点（blind spot） 在中心注视点外约 15°，水平偏下约 3°处有一竖椭圆形的视野缺损，称为生理盲点，由于是 Mariotte 1663 年发现的，所以又称为 Mariotte 盲点。生理盲点的横径为 6°～8°，相当于视盘的大小，因为视盘处无视网膜，所以无感光功能，因此视野上呈现为绝对暗点。在生理盲点的上下方仔细检查，可见一弧形弱视区，为视盘附近大血管的投影，名为血管暗点（angioscotoma）。当眼压升高或压迫眼球时，血管暗点扩大而且更为明显。

（二）视野改变的类型

视野的改变主要是周边视野改变和视野中出现暗点。

1. 周边视野的改变 周边视野改变可根据视功能损伤的程度分为视野收缩和视功能低下（depression）。

视野收缩是指视野障碍从周边部开始，真正的收缩是指对所有的视标都是全盲，不管刺激的强弱如何，视野缺损都相同，边缘峻陡（steep），这是比较少见的。

大部分视野缺损是视功能低下，这要靠视野的定量检查才能发现，至少要查 2 个等视线或用定量视野计检查。刺激越大，视野越大则等视线就越大。这种视野收缩的边缘是倾斜状的（sloping）。分析视野的收缩或低下对疾病的早期诊断和估计预后有重要临床意义，尤其是部分低下对分析疾病的性质更为重要。功能普遍低下可见于屈光间质不清的患者。

视野的收缩或低下根据缺损的部位又可分为向心性、不规则性、偏盲性和水平性缺损。

（1）向心性收缩或低下：视野形状不变，仅周围界限均等地收缩，患者常有一般性的视力减退，这是由于视网膜周边部的功能相应地丧失所致。轻度的向心性收缩患者并无感觉，高度的向心性收缩（视野呈管状）使患者感到行动极为不便。

（2）不规则收缩：视野周围的境界呈不规则收缩，形状不一，以尖端向中心扇形或三角形者较多见。不规则收缩性状有以下几种：①扇形尖端位于生理盲点，如中心动脉某一分支栓塞；②扇形尖端位于中心注视点如视路疾患；③象限盲：为 1/4 视野缺损如视放射的前部损伤；④鼻侧视野显著收缩如青光眼；⑤颞侧视野显著收缩如视路疾患或视网膜鼻侧疾患。

（3）偏盲性收缩：偏盲是视野的一半缺损，通常为垂直中线所分。真正的偏盲多系双眼同时发生，为视交叉和视交叉以上视路病变所发生的视野缺损。由于病变的位置和程度不同，因而偏盲的形态也有所不同。所以检查视野对脑部病变的定位诊断极为重要。偏盲性收缩或低下有以下几种。

1）同侧性偏盲：为一眼的颞侧偏盲和另一眼的鼻侧偏盲，多为视交叉以后视路的病变所引起，可分为右侧同侧和左侧同侧偏盲；有完全性、部分性和象限性同侧偏盲。部分性同侧偏盲最为多见，缺损边缘呈倾斜性，双眼呈对称性或不对称性。上象限性同侧偏盲见于颞叶或距状裂下唇的病变；下象限性同侧偏盲则为视放射上方纤维束或距状裂上唇病变所引起。

2）异侧偏盲：分为双颞侧偏盲和双鼻侧偏盲。双颞侧偏盲为视交叉病变所引起，程度可以不等，从轻度颞上方视野低下到双颞侧全盲。双鼻侧偏盲不是真正的偏盲，常由一个以上病变所致，为不规则不对称的视野缺损。

偏盲有完全性及不完全性也可以是绝对性或相对性视力低下。双眼视野缺损的形状、大小完全相同者称为一致性缺损，不对称者称为不一致性缺损。前者多见于皮质性疾患。同侧偏盲中心注视点完全二等分者称为黄斑分裂，见于视交叉后视路的前部病变，检查时受检者必须充分合作，否则不易查出。偏盲时注视点不受影响者称为黄斑回避，见于脑皮质后部疾病也可能是缺损的早期，最后形成黄斑分裂。

（4）水平型缺损：为视野上半部或下半部缺损，有单侧或双侧，前者为视交叉前部病变所致，例如视网膜中央动脉的鼻下和颞下支阻塞或下方的缺血性视盘病变可引起上方水平缺损。双上方或下方水平性偏盲见于距状裂的双侧下唇或上唇病变。

2. 暗点 暗点是视野中的岛状缺损，可发生于任何部位，但多位于视野的中心部。当暗点伸到视野的周边或与周边部缺损相连接时则称为“突破”（broke nthrough），例如青光眼的进展期。

暗点按部位可分为：①中心暗点（central scotoma）：位于中心注视点；②中心周围暗点（pericentral scotoma）：缺损部位几乎均等地在中心注视点的周围；③旁中心暗点（paracentral scotoma），亦位于中心部但大部分偏向中心点的一侧，有的接近中心注视点，也有的一小部分和中心注视点相重合。由于偏向的方向不同，又分为上中心暗点、下中心暗点、鼻侧中心暗点和颞侧中心暗点；④周围暗点（peripheral scotoma）：位于视野的周边部，见于周边部视网膜脉络膜疾患或距状裂的前部病变；⑤盲点性暗点（caecal scotoma）：为包括生理盲点在内的暗点如生理盲点扩大，血管性暗点和中心盲点暗点（centrocaecal scotoma）。中心盲点暗点为中心注视点和生理盲点相连的视野缺损，见于轴性视神经炎和烟草中毒等。神经纤维束性暗点也属于盲点性暗点，从生理盲点开始随神经纤维走行分布。

暗点按形状可分为：①圆形。②椭圆形即中心盲点暗点，常呈哑铃形或不规则椭圆形。③弓形或弧形暗点及神经纤维束型暗点，由生理盲点或其附近伸向鼻侧。Bjerrum 区的上下纤维受影响则形成双弓形暗点，上下终止于鼻侧水平线上，此类型暗点见于青光眼。如果视盘鼻侧纤维发生病变，则视神经纤维型的视野呈楔形缺损。④环带型暗点，有的环形暗点的凹面向着中心注视点，但不符合神经纤维的走行。这种暗点可发生于视野的任何部位，典型者见于视网膜色素变性。⑤偏盲性或象限性中心暗点是中心部偏盲或为一象限尖端受影响的缺损，一般很小。半盲性暗点也与全视野的偏盲相同，分为同侧性偏盲和异侧性偏盲。

（三）视野分析的内容

检查视野除注意缺损和暗点的部位和形状外，还要分析它们的大小、致密度、均匀性、边缘、动态、单双侧和其他特殊性质。这些对于了解疾病的性质、定位和预后都是非常重要的。

1. 大小　视野缺损的大小在诊断上意义不太大，但对于预后是非常重要的。必须用不同的等视线来确定缺损和暗点的大小。如果缺损边缘是倾斜的，则用小视标查得的结果比用大视标查出者大而清楚，例如 3/1 000 等视线检查仅能发现小的中心暗点，而改用 1/1 000 检查则出现中心盲点暗点。视野缺损和暗点的大小根据病情的进展和改善随时改变。密度高边缘陡峭的缺损的大小比较稳定，病变恢复也较困难；密度低边缘倾斜者（例如用 5/1 000 等视线查出的缺损很小，1/1 000 者则很大）容易改变，病情恶化时则暗点进一步变为致密，病情好转时则暗点缩小或消失。

2. 浓度　这是由视野缺损区所在部位的视力确定的，程度不等。轻者仅有视力低下，最重者则缺损区完全失明。后者少见。大多数有一定视功能，例如用 1/330 检查是完全失明，但用 20/330 检查则缺损区消失。视野的浓度在自动静态定量视野检查的灰度图上显示得更明显。

高浓度的视野缺损说明神经纤维传导完全受阻。在一个暗点区内可能有一个或几个浓度高的核心，而在其周围有视力减低区。暗点可根据浓度分为绝对性和比较性：比较性者可以分辨一定大小的白色视标，但对较小的白色或其他颜色视标都不能辨识。记录时以平行线表示之。绝对性者对所有视标和光感完全看不见。临床上这种暗点少见，一般为对某一小视标呈绝对性，而对较大视标呈比较性；或者对白色为比较性，而对其他颜色则为绝对性。例如视神经病变患者的中心暗点对红绿色常为绝对性而对黄色则为比较性；相反视网膜疾患引起的中心暗点对黄色呈绝对性，而对绿色则呈比较性。生理盲点对各种颜色都是绝对性暗点。记录时以交叉线条或全涂黑色表示绝对性暗点。

3. 均匀度　视野缺损区内的均匀度可以是一致的，也可以是不一致的。凭借暗点的均匀度和核心的排列可以分析出它的组成部分。这对于了解病变的性质和定位是很重要的。例如颞侧偏盲性暗点的颞上方比颞下方致密则说明病变时以下方直接压迫黄斑部纤维的交叉处，这对诊断疾病性质就有了线索，同样地分析早期青光眼旁中心暗点的均匀度，则可以发现暗点核心的排列呈弓形。均匀一致的高密度暗点用视野计粗略检查即可测出，但有些暗点需要细致的定量方法才能查出它的真实情况。

检查方法：①增加检查距离或用小视标以减小视角，也可既减小视标又增加距离；②用滤光片减低光度或用电流量控制光度；③根据病情用不同颜色的视标检查。

4. 边缘　如果缺损的边界进退较宽和逐渐改变，用不同大小的视标产生不同的等视线，这一种称为“倾斜”边缘；如果可见区与不可见区的分界线很清楚，即所有的等视线都相同而且重叠在一个位置上，这种边缘称为“陡峭”边缘，见于生理盲点和偏盲的正中垂直分界线。分析边缘可以了解疾病进展的情况，例如倾斜边缘的暗点表示病情容易变化，可进展，可逆性也大；陡峭边缘时表示病情稳定，进展缓慢。必须用不同的视标或检查距离确定缺损边缘。

5. 动态　是指暗点的发生和疾病进展急剧或缓慢状态，从而反映出疾病的性质。例如烟草中毒的中心暗点的开始和进展都是缓慢的，而多发硬化症的中心暗点在几小时内即可出现，消失也比较快；又如血管性缺损开始快，压迫性缺损的开始和发展都慢。

6. 单双侧　单眼视野改变多见于视网膜脉络膜疾患和视交叉以前的视路疾病。发生在视交叉后的视路疾患、多发性硬化症、慢性球后视神经炎和中毒性弱视者多为双侧性。当然视网膜、脉络膜也可以双眼受累。

7. 特殊性质　有些暗点在某种情况下特别明显，例如视神经纤维损伤所致的视野缺损用红色视标容易显示出来，视网膜脉络膜疾患所致的暗点用蓝色视标容易检出；有些缺损如青光眼视野在暗光下明显。此外，有的暗点患者自己能感觉到者称为阳性暗点，多发生于视网膜脉络膜疾患。玻璃体混浊视野可发生阳性暗点。有的暗点必须经过检查时才发现，称为阴性暗点，多由于视盘以后的视路传导的一部分或视中枢细胞一部分被破坏而发生。视网膜脉络膜疾病严重者也可出现阴性暗点。

（四）视野检查方法

检查视野时不仅要检查视野周边的界限，而且要检查其中有无缺损区即暗点。注视点30°以内的视野范围称为中心视野，30°以外称为周边视野。世界卫生组织规定无论中心视力如何视野小于10°者属于盲。检查视野的方法分为动态视野检查和静态视野检查。

1. 普通视野检查方法　一般是动态视野检查（kinetic perimetry）是指用同一刺激强度光标从某一不可见区如视野周边部向中心移动，以检测视野可见范围的方法。常用的动态视野检查方法包括对照视野检查法、弓形视野计检查法、平面视野计检查法等。虽然有各种新型视野计，但这些普通视野检查法操作简单、易于掌握、视野计价廉，仍是常用方法。

（1）对照视野检查法：此法系以检查者的正常视野与受检者的视野作比较，以确定受检者的视野是否正常。这种方法只适用于下列情况：①初步视野测量；②急于求得结果；③不能作详细视野检查的卧床患者；④不能很好注视的患者，如小儿和精神病患者。

此法的优点是简单易行，不需要任何仪器而且可以随时随地施行。对于有明显视野改变的视神经萎缩、视网膜脱离和偏盲患者，用此法能立即测知患者视野的大概情况。

检查方法：令受检者背光与医生对坐或对立，彼此相距约为1m，两眼分别检查，检查右眼时受检者闭合左眼（或用眼罩遮盖），医生闭合右眼，同时嘱受检者注视医生的左眼，然后医生伸出手指或持视标于检查者和受检者中间，从上下左右各不同方向由外向内移动，直到医生自己看见手指或视标时即询问受检者是否也已看见，并嘱其看见视标时立即告知。这样医生就能以自己的正常视野比较出受检者视野的大概情况。

（2）弓形视野计检查法：弓形视野计是比较简单的动态周边视野检查计，最常用的弓形视野计是由Purkinje（1825年）发明由Forster用于临床的，以后又经过多次改进。目前常用电光投影弓形视野计，由一个半径为33cm的半弧形的金属板、发光的照明管和头颏固定架组成。弧形金属板的背面有度数，中央为零度，左右各为90°，半弧板的中央固定在一支架上，固定处有一方向盘，可随意向任何方向转动。照明管向弧板的内面照射出一圆形光点作为光标，在弧形板的中央有X形光点为注视目标。视标的光度、大小和颜色均可随意调换。用手操纵转动方向盘使光标在弧板上移动。这种视野计的优点是视标的大小、颜色、亮度都有一定的规格，检查方便、迅速，也便于掌握。

检查方法：将视野计的凹面向着光源，受检者背光舒适地坐在视野计的前面，将下颏置于颏架上，先检查视力较好的眼，使受检眼注视视野中心白色固定点，另一眼盖以眼罩。一般开始用3～5mm直径白色或其他颜色的视标，沿金属板的内面在各不同子午线上由中心注视点向外移动到受检者看不见视标为止，或由外侧向中心移动，直至受检者能看见视标为止。反复检查比较，以确定视野或缺损的边界，并记录在视野表上。如此每转动30°检查一次，最后把所记录的各点连接起来，就是该眼视野的范围。

（3）平面视野计检查法：平面视野计是比较简单的动态中心视野检查计，常用的视野计是Bjerrum屏，为1m见方的黑色屏，在它上面以不明显的条纹按照视角的正切，每5°画一向心性圆圈，其方法如图2－9所示。CD为黑色屏面，O为屏的中心，A为眼的位置，AO为1m的检查距离，∠OAB为5°角，由 OAB 可求出 OB 的长度。OB = OA × tan∠OAB，OB = 100 × tan5° = 8.75cm。所以以 O 为中心，以 8.75cm 为半径所画出的度数即 5°视角的度数，同样 10°视角的度数由∠OAE 可得出。OE = 100 × tan10° 17.63cm。所以以 O 为中心，以 17.63cm 为半径所画出圆圈为第二个圆圈，其他以此类推。此外再由中心向外画放射状的直线，每两根直线之间相隔 30°角。在视野计的中心放置一 5mm 直径的白色圆盘作为注视点。此法主要检查视野 30°以内有无暗点。

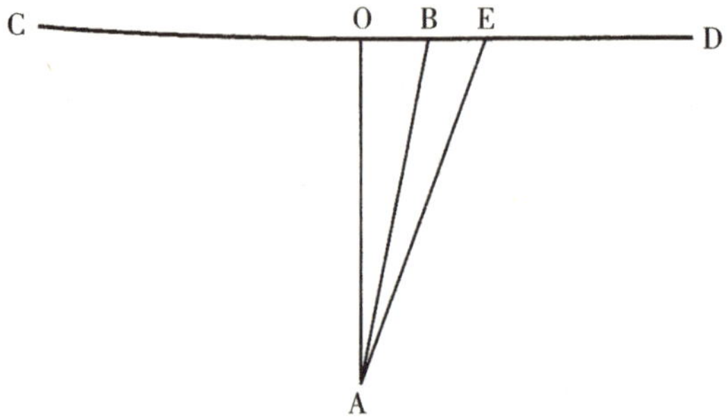

图 2-9　平面视野计度数说明图

OB = OA × tan∠OAB。OB = 100 × tan5° = 8.75cm

检查方法：令受检者坐在视野计的前面 1m 处（个别情况下用 2m 距离），受检眼注视视野计中央的固定点，另一眼遮以眼罩，置颏于持颏架上，先测出生理盲点，借以了解受检者是否理解检查和回答方法，以及会不会合作注视。然后用 2mm 视标由视野计的正中向周边或由周边向正中移动，在各子午线上检查，同时询问受检者何处看见或看不见视标，随时用小黑头针记录暗点的界限，然后把所得的结果转录在视野表上。

（4）Amsler 方格表检查法：Amsler 首先提出用此表作中心注视区的视野检查。方格表是 10cm 见方的黑纸板，用白线条划分为 5mm 宽的正方格 400 个，板中央的白色小圆点为注视目标（图 2-10），检查距离为 30cm。这也是一种普通简单的检查方法。

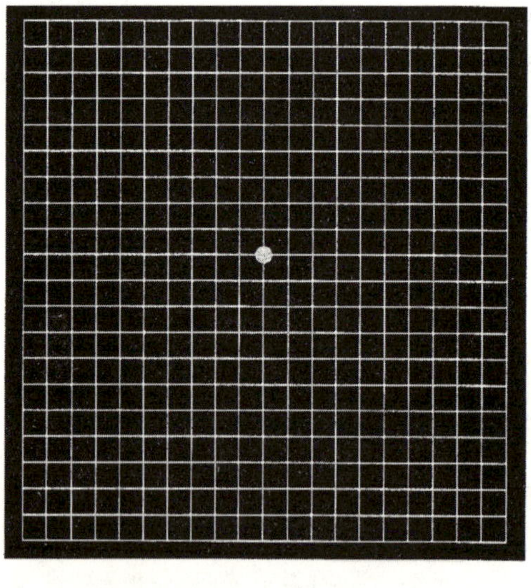

图 2-10　Amsler 中心视野检查表

检查时询问受检者以下几点：

1）是否看见黑纸板中央的白色注视目标，如果看不清或看不见注视目标则说明有比较性或绝对性中心暗点，令受检者指出看不清（比较性暗点）或看不见（绝对性暗点）区域的范围。如果两者同时存在，则令受检者指出它们之间的关系，以便找出比较性暗点的"核心"（绝对性暗点）。

2）是否能看见整个黑纸板，如果看不见则令受检者指出哪一部分看不见。

3）方格有无变形，线条是否扭曲。

此法简单易行，方格表携带方便，可以迅速而准确地查出中心视野的改变。

（5）普通视野检查时注意事项：在视野检查的全部过程中，注意受检眼必须始终注视中心固定点，此外应注意以下各项。

1）照明度：普通视野检查多用人工照明，也可在日光下进行，但天气变化容易影响检查结果，因此最好使用人工照明，把灯放在受检者头的后面，使光线均匀地照在视野上。最好设有可变异的照明装置，对某些疾病例如青光眼，减低照明度更容易发现视野异常。

2）视标及其移动方向：视标大小不同，有 1 ~ 2mm 的，也有 1 ~ 2cm 的，对于视力严重减退患者可选用较大视标。不同疾病的患者对颜色的敏感度各不相同，因此除用白色视标外检查视网膜疾病患者应采用蓝色和黄色视标；对视神经疾病患者则采用红色和绿色视标。根据物理学原理，视标越小，视野越小。例如用 2mm 视标查得的视野不仅比用 5mm 者小5° ~ 10°，而且各子午线也相应地一致缩小。如果用 5mm 视标查得的视野是正常的，而用 2mm 时，则可发现某一方向的视野不是相应地而是明显地缩小，这就提示在这方向有病变；如果用 5mm 视标检查时发现某一方向有缺损，但不能确定该缺损为病变抑或是为其他原因所致时，可用 2mm 视标再检查一次。如果在这一方向同样也发现有缺损，则表示该处确有病变。有时用强大刺激（大视标）不能发现轻微的视野改变，但用小而弱的刺激反而可以发现，所以必要时用大小不同视标测量视野。TPOH 指出检查视路疾病时，需用三种视标检查：即 5mm 白色、2mm 白色和 5mm 红色。视标的颜色必须保持原有的浓度，如果褪色就影响视野的大小，检查就不可能正确。

视标移动方法：移动视标要与进行方向垂直摆动，因为视网膜特别是它的周边部对断断续续的刺激最为敏感。白色视野以看见视标之处作为视野的边界。颜色视野以能明确分辨视标颜色之处为视野的界限。关于颜色视野各医生检查结果常不相同，这是因为颜色视标由外向内移动时颜色逐渐改变的缘故。例如红色视标由周边向中心移动时，最初为灰色，继而为黄色、橙色，最后才是红色。如果预先不向受检者解释清楚，受检者往往以看见灰色时就认为已看见。所以再检查时应告知受检者，在真正看见红色时才说看见，但不要求其颜色的浓度和中心注视点一样。

3）影响视野的因素

a. 受检者的合作：应先向受检者解释检查视野的方法及其重要性，以便争取其合作，在检查过程中不应分散受检者的注意力，如果受检者感觉太疲乏，可嘱其暂时闭眼休息片刻，否则将影响检查结果。

b. 面形：受检者的脸形、睑裂的大小、鼻梁的高低、眶缘的凹凸以及眼球在眶内的位置，均可影响视野的大小及形状。

c. 瞳孔的大小：缩小的瞳孔可使视野缩小，对青光眼患者尤为重要。如果检查前瞳孔药物性缩小则视野缩小，反之瞳孔开大则视野增大。因为用药改变瞳孔的大小影响视野，因此在观察病变过程中要注意到这一点。

d. 屈光不正：远视眼的视野比近视眼者稍大，但差别不大无临床意义。用平面视野计检查时未矫正的屈光不正，常常使视野缩小。检查周边视野时，受检者最好不戴眼镜，以免镜框阻碍视线。如果受检者有高度屈光不正，可令其戴镜而用较小视标使测得的视野范围缩小，不受镜框的影响。

e. 屈光间质的改变：白内障可引起视野普遍缩小，手术前后有明显不同。如一例青光眼患者伴有白内障，视野极度收缩呈管状，待白内障摘除后视力矫正到正常，视野扩大，可见弓形暗点。

f. 对随访观察的患者，每次检查的条件必须一致，方可比较。

g. 检查者要技术熟练，认真负责，耐心做解释工作，使受检者在检查的全部过程中能充分合作。

4）视野记录方法：视野表上必须注明受检者的姓名、检查的年月日、当时的视力和光源的种类。如果是在明室检查应记录天气阴晴和检查的时间，也要记录视标的大小、颜色和检查距离。视标的大小和检查距离可用分数记录，以视标大小为分子，距离为分母，例如 5/330 是视标为 5mm，距离为 330mm。最后检查者在记录表上签名。

2. Goldmann 动态定量视野计检查法　Goldmann 视野计是一种半定量的视野检查法。Goldmann 视野计检查背景为一半径为 300mm 的半球壳，内壁为乳白色，在其上方中间边缘处有背景光源光度调节器，每次使用前调节背景光度到 31. 5asb。背景的中心有注视点，距此 300mm 处有受检者的固定头架。视野计背面右上方有调节视标亮度和大小的装置，有三个横行的槽穴和横杆。

第一横槽：即上方的横槽，为视标光度滤光器调节装置，根据检查的需要横杆在 a、b、c、d、e 五个位置移动，分别代表各视标调节光度通过情况各为 40%、50%、63%、80%、100%，e 处无滤光片，光线可完全通过。各滤光片间阻挡光线的亮度相差 1. 25 倍即 0. 1log 单位。

第二横槽：位于第一横槽下方，为视标光度，根据检查的需要横杆可在 1、2、3、4 四个位置上移动，在 e 处分别代表光度为 31. 5asb、100asb、315asb、1 000asb。各滤光片间所阻挡光线亮度相差 3. 15 倍，即 0. 5log 单位。

第三横槽：位于一、二横槽的右侧，为调节视标大小（mm^2）的装置。根据需要横杆可在 0、Ⅰ、Ⅱ、Ⅲ、Ⅳ、Ⅴ六个位置上移动，分别各代表 1/16、1/4、1、4、6、64，各数间相差 4 倍，即 0. 6log。当前述三个横杆推向最右侧时，视标面积与亮度均为最大即Ⅴ4e，面积为 $64mm^2$，亮度为 1 000asb，调节滤光为 100%。又如检查时用的视标为Ⅰ2e，即表示视标为 $1/4mm^2$，亮度为 100asb，调节滤光为 100%。

视野计背面上方中心部有望远镜筒，以便于注视受检者瞳孔是否是中心注视，并可测知瞳孔大小。背面左上方有视野操纵杆固定钮，操纵杆的一端活动在视野纸上，另一端视标光点反应在视野计的背景上，操纵杆按检查的需要来来回回在视野纸上移动，令受检者辨识。例如操纵杆在记录纸（视野纸）的左侧时是代表视标在受检者左侧视野半球上。如果想把视标从左侧移到右侧时，必须先将操纵杆小心地移向下方，经过视野纸的下边，才能转向右侧，完成右侧视野的检查。视野计背面下方是视野纸放置处，视野计右侧面有视野纸夹的螺旋，当拧松时露出夹间裂隙，可从此裂隙插入视野记录纸，轻轻移动，对准位置，然后拧紧两侧的固定螺旋。

视野计背面右下方有视标控制开关钮，向下压钮即在视野背景上显露小光点视标，放松时可自动关闭，光点消失。在开关钮附近还有矫正眼镜架座。

检查方法：通电源后校正视野计背景亮度，一般维持在 31. 5asb，即把第二横杆推向 0. 315，视标在Ⅴ校正投射光源的亮度，然后安装视野纸。

装置矫正眼镜，特别是老年人要加用与年龄相应的眼镜。白内障摘除人工晶状体植入术后因丧失调节能力，需要在最佳远视力矫正后加用 +3. 25 球镜。

使受检者下颏和前额舒适地紧靠在头部固定的下颌托及额带上。双眼检查先查视力好的眼。

训练受检者正确理解视野检查的方法，并说明积极配合是获得正确检查结果的关键。其方法及令受检者注视背景的中心点，可由望远镜监视之。先选用最大最亮的刺激物Ⅴ4e 在注视点周围闪烁光亮，受检者手持回答电钮，嘱其看见光点出现即按钮，以示受检者对检查方法的理解。然后用Ⅰ4e 最小最亮的光点检查生理盲点。

在常规视野检查中，Ⅰ号视标为标准视标，从 1a 到 4e 有 20 个不同亮度。只有当Ⅰ4e 看不到时才改用Ⅱ～Ⅴ号大视标。

视标移动每秒 3°～5°，由周边向中心移动。

在颞侧 25°水平线用Ⅰ2e 视标选取中心阈值作中心视野检查，注意有无暗点。

在鼻侧 55°水平线用Ⅰ4e 选取周边阈值，做周边视野检查。也可根据不同疾病有重点地检查，如青光眼注意鼻侧阶梯，偏盲注意垂直线的两侧。

做视野检查的整个过程中，检查者应通过望远镜观察受检者的眼位，特别应注意受检者回答时的眼位，若其眼球注视欠佳有轻微移动，则不做记录。

3. 自动静态定量视野检查方法　视野学的发展及其研究一直与视野计的更新换代和检查方法的改进有关。计算机自动视野计的应用已成为视野检查的划时代标志。自动视野计的主要特点是具有不同的检测程序，阈上值筛选检测能用来判定视野的范围是否正常，而阈值检测可以精确的定量视野的敏感。

根据不同疾病及其可能受累视野而设计专用的检查程序，如青光眼程序、黄斑部疾病程序和神经性疾病程序等。检查者可根据不同疾病及其可能的视野特点选择相应检查程序有效地进行视野检查。

不断有新的视野计及统计方法和软件问世，最具代表性的自动静态视野计是 Humphrey 和 Octopus 视野计。

（1）Humphrey 视野计：Humphrey 视野计是 Zeiss 公司设计制造的由电脑自动控制的投射型视野计。不断有新的机型更新换代，统计软件也由一般的视野分析到多种统计软件的统计分析，如 Statpac、Statpac2、回归分析、多个视野检测结果分析、概率图分析及青光眼半视野对照分析等。以现在常用的 Humphrey（HFA Ⅱ）750 型全功能视野计为例进行说明。

Humphrey 视野计是一整体机型，由视野屏、光学系统、中央处理器和受检者部分组成，可进行人机对话。视野屏是一个非球面的屏幕，由计算机控制将光标投射到白色半球状的检查背景内的不同部位，光标的大小与 Goldmann 视野计的Ⅰ～Ⅴ号光标相同，Ⅲ号视标为常用光标，但在蓝/黄视野检测时应选用Ⅴ号光标。通过滤光片调整亮度，产生的投射光标亮度在 0.08～10 000asb 之间，光标持续时间为 200ms。背景亮度 31.5asb。通过彩色滤光片可以进行彩色视野检查。其前端有头颏固定装置。中央处理器不仅要控制光学系统，还配有一个程序和数据储存的硬盘、磁盘驱动器和显示屏，并连接有打印机。

检查方法：首先输入受检者的一般资料（包括姓名、出生年月日、视力、矫正镜片、眼压值、C/D 值等）。受检者将头颏固定在视野计前，由检查者用光电笔或触摸屏根据受检者的病情选择合适的检测程序（筛选程序/阈值程序）。

给受检者作检测示范并进行检测训练。应确认受检者已完全理解检测方法时，开始检测。检查时光标点将在视野计的半球壳内背景上自动出现，受检者看见光点则按钮回答。检查开始时，光标随机地投射到生理盲点区，如果受检者按钮应答，则说明该受检者的固视情况不良。当错误应答次数超过规定标准时，则机内的报警系统就会发出铃声，提示检查者重新训练受检者怎样进行检查。

Humphrey 视野计采用生理盲点固视监测技术，受检者的眼被摄入后显示在显示器上，并可通过调节瞳孔的位置，使其位于显示器的十字中心以监视其固视状态。检测过程中应随时观察受检者的检测状况，如有固视丢失率过高、假阴性率过高等现象，应及时终止检测，重新开始。全部检测完成，有铃声提示，可进行存储并开始打印。

检查结果由 Humphrey 视野计的 Statpac 统计软件进行分析。Statpac 软件主要是建立在广泛正常视野检测的基础上，自动地将视野结果与各年龄的正常视野模式进行比较。

Humphrey 视野计有三套检查程序：筛选程序、阈值检测程序和自动诊断程序。筛选程序包括 3 个青光眼检查程序，3 个中心视野检查程序，3 个全视野检查程序，还可以选择自定义检查程序随意增加检查位点，并可根据需要将增加的位点加入到上述各检查程序中。阈值程序包括 8 个标准检查程序，覆盖黄斑中心和视野 30°～60°及颞侧半月形视岛区。

打印形式：Humphrey 视野计阈值视野检测结果打印包括上方的患者姓名等资料、左上方的可靠性数据，及六个视野图：数字图、灰度图、总偏差数字图、模式偏差数字图、总偏差概率图和模式偏差概率图。

（2）Octopus 视野计：Octopus 视野计是投射式电脑自动视野计，由半球形投射视野计和数据处理用电脑组成，可以提供不同的程序应用于普查及定量阈值测量。本视野计有不同的类型和不同的软件程序供不同临床需要，以 2 000R 型专供青光眼早期视野检查的 G1 程序为例说明。由于青光眼早期损害多发生于中心和鼻侧视野区，在该检测程序中整个视野范围内安排 73 个光刺激点，其中 59 个位于中心 26°以内，其余 14 个点安置于中周部和周边区内，但在鼻侧视野内的刺激点比较密集。G1 程序的特点是对检查结果的定量评价。视野检查结果不仅可用灰度图和数字表示，也可以通过计算机直接演算出一组视野指数。如下列数项：①平均光敏度（mean sensitivity，MS）：这是代表所有检查点不同光敏感度的算术平均值，其病理含义是视野的弥漫性损害。②平均损害（mean damage，MD）：是各个检查点上测得的光敏感度数值与其正常值差数的平均值。此值的增加则标志视野的弥漫性损害。③丢失差异

(loss variation, LV): 此值的增加标志局限性视野损害，特别是对早期小的视野缺损有意义。④矫正丢失差 (corrected loss variation, CLV): 当 LV 较小且接近正常边界值时，则需继续检查此值。因为一个小的 LV 值可以是由视野检查过程中的扩散或一个小暗点所致，为了作出区别，则需作双向检查以计算 CLV。⑤短期波动 (shortterm fluctuation, SF): 此值代表一次视野检查期的扩散数值，亦需应用双相检查确定。其目的是为验证第一相检查结果的重复性。早期青光眼损害可为 SF 值增高。但患者不合作亦可导致类似结果。

检查方法如下：

1）检查分为三相 (phase): 首先检查 1 相即检查中心 59 个点的差异性光敏感度 (differential light sensitivity)，由计算机直接算出 MS、MD 和 LV。如果得到的 MD 和 LV 在正常限内，或 LV 有明显病理范围，则直接进入第 3 相检查，对周边 14 个点进行测试，如果 LV 为边界值，则用第 2 相，对中心 59 个点重复检查，计算出 CLV 和 SF 值。检查结束后，根据需要可用数字、符号或灰度图及视野指数进行显示。

2）结果判定：首先根据视野指数作出判定，假如 MD 超出正常范围，而 LV 或 CLV 在正常范围内，则为弥漫型视野损害，无暗点；若 LV 或 CLV 增加，则为局限型缺损；若 MD 正常，LV 或 CLV 增加则有小暗点。当 LV 轻度增加时，则通过检查第 2 相，计算出 CLV 和 SF，以鉴别由真实暗点而致的离差和由扩散而致的离差，同时也可区别青光眼的早期损害与由于患者不合作而致的误差。在上述分析断定的基础上，再根据图示法，标出视野缺损的性质和形态。

4. 全视野三维计量法　视野检查结果是一个三维立体结构构成视野山，视野缺损的数量也应该用一个体积单位来描述。病理性视野与正常人视野之间的差值是一个体积，对这一缺损体积如何计量，我国贺忠江等提出了一种全视野三维立体计量法，并研制出 TTT 两用全视野立体分析仪。它包括两部分内容，即中心视野总灰度值计量法和周边视岛分层立体角计量法。

三、光觉检查法

光觉是视觉中的最基本机能，是从视觉系统接受外界光刺激开始，到视皮层最后得到光感知的整个生理过程。人眼所能感受到的光，仅是光波中 400～760nm 范围的可视光，当这种光波到达人眼视网膜激发了视网膜上视锥细胞和视杆细胞两种感光细胞，使其产生兴奋，经过光化学和电生理活动，经视神经把光觉传达到脑皮层，其中视杆细胞主要对暗光起作用，视锥细胞则对亮光下各种颜色起作用。人眼视网膜视杆细胞量大，多分布在中央凹以外的视网膜上，而视锥细胞则量小多集中在中央凹部。所以正常人从明处进入暗处，无法辨认周围物体，随着在暗处停留时间的增加，逐渐觉察周围物体，增加了对光的敏感度，这种适应过程称为暗适应 (dark adaptation)，测量暗适应能力和其过程，也就是光觉测定的基本方法。已暗适应的眼进到明亮处，也会发生视力障碍，但不久就可对光亮适应，称为明适应 (photopic adaptation)。

对最小量光线引起光感觉的阈值，称为光刺激阈，光刺激阈的高低与光的敏感度强弱成反比。通过对暗适应过程中，光刺激阈的变化的测定，就可得到暗适应曲线。因而得知人眼光觉的情况。

暗适应过程，大致分为两个主要阶段，即视锥细胞敏感度和视杆细胞敏感度。正常人最初 5min 对光敏感度提高很快，以后转为渐升，在 5～8min 时可见一转折点此即 a 曲，又名 Kohlrausch 曲，随后光敏感度又有较快上升，使 20min 后渐趋稳定，直到 50min 左右基本完成。在 Kohlrausch 曲之前的暗适应段为视锥细胞敏感段，称为快相期，其后段为视杆细胞敏感段称为慢相期，通常至少测定 30min 暗适应阈值。

自 Aubert (1865 年) 用暗适应过程测定光觉以来，有了许多新设备，现在公认较好的是 Goldmann－Weekers 暗适应计，现介绍其检查条件、步骤及正常标准曲线于下，作为参考。

暗适应计重点检查暗适应曲线及其阈值。其结果受多种因素影响，故检查条件必须固定，且必须有自己的正常标准曲线才能便于临床应用。检查步骤是先在明室内停留 10min，后进入绝对暗室内，让患者面对 Goldmann－Weekers 型暗适应计的球口，固定好下颌，双眼在自然大小瞳孔下注视球中央 2min。

后接受球面内3 000asb亮度的前曝光共5min；立即熄灭前曝光灯，在绝对黑暗下令患者注视球中央试盘中心上方11°投射的红光点，让患者分辨试盘上的黑白条道。试盘直径56mm，距离30cm相当于11°，试盘的透过率为0.52，黑白条道对比度为100%，照在试盘上的暗适应灯照度为6Lx，故试盘亮度为6×0.52=3.12asb。检查前先将调节试盘亮度的旋钮转到最大，使打孔记录杆针尖对准在记录图表对数7单位处。记录表安放在自动转鼓上，其旋转速度50Hz每分4.5mm，记录图表纵坐标为亮度用对数单位表示，横坐标为时间单位用分。当患者能分辨出黑白条道时，迅速转动旋钮减弱试盘的亮度到分不清黑白条道时为止，待其又分清黑白条道时在图表上打孔记其亮度，待患者又能明显分清黑白条道时再减弱试盘亮度到分不清黑白条道，待其又分清时再在图表上打孔，如此反复持续共30min。最后取下图表接连记录表上的针孔点即绘成暗适应曲线。

检查条件不同其暗适应曲线结果也不同。视杆细胞以在视网膜10°~20°最密集，故采用11°固视。现将冯葆华等用上述条件所检查的60例正常人的暗适应曲线结果及其正常上界介绍如下，见图2-11和表2-1。

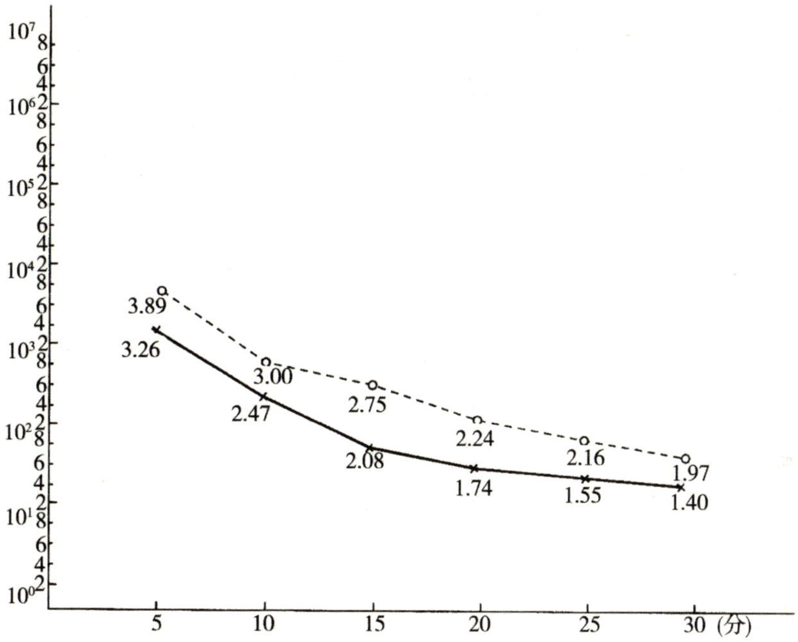

图2-11 正常暗适应曲线及其上界 Goldmann-Weekers型暗适应计11°固视

表2-1 正常暗适应曲线及其上界

时间（分）	5	10	15	20	25	30	
正常曲线值	3.26±0.32	2.47±0.27	2.08±0.34	1.74±0.25	1.55±0.31	1.40±0.29	（均值±标准差）
正常上界值	3.89	3.00	2.75	2.24	2.16	1.97	（均值±1.98×标准差）

暗适应曲线是视网膜视杆细胞功能的检查方法。我们在大量临床实践中证实11°固视最敏感。正常上界30分阈值如超过2对数单位即有夜盲现象，如超过3.9对数单位即说明已无视杆细胞功能此曲线即为单相曲线。暗视功能减退可依30min阈值将其分成四级：即2.0~3.0对数单位者为轻度（+）；3.1~4.0对数单位者为中度（++），4.1~5.0对数单位者为重度（+++），5.1对数单位以上者为极度（++++）。

暗适应曲线用于确诊有无夜盲现象及夜盲程度的轻重，及夜盲治疗效果。

如不具备Goldmann-Weekers暗适应计，也可用对比法或其他暗适应计。

对比法：检查者和被检查者从明处一起进入暗室，记录下时间，在微弱光线下二人同时在同等距离上，以看清视力表第一个大字的时间作为对比。此法仅可粗略了解被检查者的暗适应情况。检查者的暗适应必须正常。

Forster 光觉计（1875 年）：为一箱式结构。在具有由旋钮调节光强度的暗箱里，贴有黑白条纹纸，经 15min 暗适应后，令患者由视孔窥视黑白条纹，能辨别条纹时，旋钮的刻度（直径）Pmm 与正常者刻度 Nmm 比较，患者的光觉可用 N^2/P^2 相对地表示出来。

此外还有 Nagel、Zeis Hatinger 暗适应计等。

有暗适应障碍（夜盲）的疾病有先天性停止性夜盲，如小口病；有先天因素但出生后出现夜盲的，如视网膜色素变性、白点状视网膜病变、先天性梅毒性视网膜脉络膜炎、高度近视眼等。后天性者有特发性夜盲（维生素 A 缺乏症），症候性夜盲如开角型青光眼晚期、糖尿病性视网膜病变、肝功能障碍等。

附　亮度单位名词

Cd［candle，坎（德拉），烛光］是发光强度单位

Lm［lumen，流（明）］1 烛光置于 1m 直径圆球中心，投射在圆球面积上的光流称 1Lm，是光通量单位。

Lx［Lux，勒（克斯）］每 m^2 面积上有 1Lm（Lm/m^2）是光照度单位

asb（apostilb，阿熙提）由散射发光面而来的亮度，其单位为 asb，是光亮度单位。

（杨　颖）

第三节　瞳孔反应检查

一、瞳孔光反应检查

（一）适应证

（1）普通眼科就诊的患者。

（2）健康体检。

（二）禁忌证

无。

（三）操作方法及程序

1. 直接光反应　如下所述。

（1）受检者面对检查者，双眼注视远方。

（2）检查者用手电筒光从侧方照向一眼，同时观察被照眼瞳孔的反应情况。

（3）正常时瞳孔被光照后即缩小，停止照射即散大。

（4）分别检查两眼，以比较双侧瞳孔反应的程度和速度。

2. 间接光反射　如下所述。

（1）受检者面对检查者，双眼注视远方。

（2）检查者用手电筒光照射一眼瞳孔，观察另一眼瞳孔反应。

（3）正常时当照射一眼时另一眼瞳孔缩小，不照射时另一眼瞳孔散大。

（4）分别检查两眼，以比较双侧瞳孔反应的程度和速度。

（四）注意事项

（1）检查瞳孔应该在暗光下进行。

（2）照射瞳孔的光线不应太强或太弱。

（3）检查时应保证光源只照射一侧眼，对侧眼不应受到光的照射。

（4）检查时应让患者注视远处目标，光线自下而上照入，避免与近反射引起的瞳孔改变相混淆。

（5）检查儿童时，请家长或他人帮助在远处设置一目标。

二、瞳孔摆动闪光试验

又称相对性传入性瞳孔阻滞试验（relative afferent papillary defect，RAPD）。

（一）适应证

（1）怀疑单侧或双眼不对称的前段视路（视网膜、视神经、视交叉）病变。

（2）功能性瞳孔检查。

（二）禁忌证

无。

（三）操作方法及程序

（1）通常被检查者与受检查者面对面，采取坐位。

（2）令受检查者双眼注视远距离目标。

（3）分别记录双眼瞳孔大小。

（4）检查者选择明亮的光线，如卤素光或间接检眼镜，分别照双眼。光线照射健眼3s时，可见双眼瞳孔缩小，随后移动光线照患眼3s，若出现双眼瞳孔不缩小，再以3s间隔交替照射双眼，可见健眼瞳孔缩小，患眼瞳孔扩大。

（5）上述结果为相对性瞳孔阻滞，也称Marcus Gunn瞳孔征阳性。

（四）注意事项

（1）检查时，照射的角度和位置必须保持一致。

（2）检查时，照明要求其明亮均匀、只照一眼而照不到另一眼。

（3）检查时，光源应来回摆动照射，两眼照射时间应一致，且不宜过长。

三、瞳孔近反射

（一）适应证

普通眼科就诊的患者。

（二）禁忌证

无。

（三）操作方法及程序

（1）检查时先嘱受检者向远方注视，然后突然令其注视近处15cm的物体。

（2）可见受检者双眼向内集合，瞳孔同时缩小。如果瞳孔开始收缩，再让患者注视逐渐远离的目标。观察瞳孔是否开大。

（四）注意事项

（1）检查瞳孔近反应时应首先检查其随意的瞳孔近反应，然后再检查由视觉刺激引起的集合运动的瞳孔收缩。

（2）瞳孔的近反射不同于光反射，没有反复变化的情况，如果眼球集合程度不变，瞳孔的收缩程度也不变。

四、偏盲性瞳孔反应

（一）适应证

怀疑视网膜、视神经、视束或视中枢病变所致的视野偏盲性缺损。

（二）禁忌证

无。

（三）操作方法及程序

（1）用点光源分别对双眼自鼻侧及颞侧进行斜照或用裂隙灯之柱状光束斜照，观察瞳孔反应的灵活度。

（2）如果光线自一侧照射时瞳孔反应灵敏，而自另一侧照射时反应迟钝，则为偏盲性瞳孔反应。

（四）注意事项

注意使用的光源大小和照射的角度。

（田学敏）

第四节　裂隙灯显微镜检查法

裂隙灯显微镜（slit lamp microscope）简称裂隙灯（slitlamp），是 Gullstrand 1911 年发明的，主要由两部分器械构成，一为裂隙灯是为照明之用，一为双目显微镜是为检查时把物体放大和具有立体感。由于这种检查法是检查活人眼，因此又名活体显微镜检查法（biomi croscopy）。

一、应用技术

检查前的准备：为了对病变有较全面的了解和减少裂隙灯检查的时间，在进行本检查前应先对被检眼做一般检查，包括焦点集光放大镜的检查等。

裂隙灯检查须在暗室中进行，但为便于操作，仍以室内有微光为佳。检查者应先有暗适应，以保证对检查现象的敏感。室内空气应流通。患者坐位应舒适，能够升降。

除非眼部刺激症状特重的病例，一般不必滴用表面麻醉剂，但在检查晶状体周边部、后部玻璃体和眼底时，应先用2.5%～10%新福林、复方托品酰胺或2%后马托品散瞳。

患者坐在检查台前，先把下颏放在下颏托上，前额顶住托架的前额横挡，然后调整下颏托，使眼所在位置与托架上的黑色标记相一致。令患者闭眼，开灯，先在眼睑上进行焦点调节，然后令患者睁眼向前注视指标或注视检查者的前额。一般光线均自颞侧射入，这样既便于检查，也不致给患者过度刺激，这是因为鼻侧视网膜的敏感度较颞侧黄斑区为低的缘故。光源与显微镜的角度一般成40°，但在检查眼深部组织如晶状体、玻璃体等，应降至30°以下，在检查玻璃体后2/3和眼底时，除需加用特制接触镜或 Hruby 前置镜外，光线射入角度也应减小至5°～13°或更小。

兹介绍六种照明方法如下。

（1）弥散光线照明法（diffuse illumination）：本法是利用非焦点的弥散光线对眼前部组织形态学进行直接观察的一种方法。在检查时使用裂隙灯的宽光、钝角或加用毛玻璃，对结膜、角膜、虹膜和晶状体等进行照明，然后用双目显微镜进行观察，所得印象既较全面而又立体，所以也颇有实用价值。

（2）巩膜角膜缘分光照明法（sclerotic scatter）：本法是利用光线通过透明组织内的屈折，来观察角膜的不透明体。

使用的方法：把光线照射在巩膜角膜缘上，由于光线在角膜内屈折反射，在整个角膜巩膜缘上形成一光环。此环在照射对侧之角膜缘最为明亮。正常角膜除在角巩膜缘呈现一光环和因巩膜突起所致之暗影环外，角膜即无所见，但角膜上如果有不透明体，如云翳、角膜后壁沉着物和小的角膜穿通性瘢痕等，这些不透明体本身遮光力虽不大，但由于内部光线折光的关系，再加低倍放大，甚至肉眼就能清楚地看到，因此本法对检查角膜的细微改变，甚为适宜。

（3）直接焦点照明法（direct focal illumination）：这是一种最基本的检查方法，也是临床上最常用的方法，其他方法多是由这种方法演变而来。其原理是在检查时把光的焦点调节至与显微镜的焦点完全相合为止。用本法检查眼部组织时，因组织透明度不一，即出现不同情况。如果被检查区为不透明组织，如巩膜、虹膜等则出现一整齐光亮的区域。如果被检查区为一透明组织，如角膜和晶状体等则出现一种乳白色的平行六面棱体，即所谓光学切面（optical section）。其为乳白色之原因，是由于角膜和晶状体在弥散光线下观察虽然是透明的，但实际并非完全透明，而是由复杂的细胞所构成的生体胶质组织。光线通过时，由于组织内部反射、屈折，因而使通过的光线部分穿透，部分反射回来，使光亮逐步减弱，因而出现乳白色。这一现象名曰分散性。光学切面之发生，也是同一道理，即光线经过某一透明组织后受反射、屈折，也就是分散的影响，密度即逐渐减弱，减弱的程度以分散性的大小而定，因此形成光学切面。

光线斜穿角膜所形成的光学切面有内、外二弧。弧度之大小，以投入光线与角膜轴间的角度而定。当有病变发生时，光学切面就发生不同改变，如果密度增大，如在角膜白斑时即呈现灰白色；密度降低，如大泡性角膜炎的病变部位即呈现黑色等。

(4) 后部反光照明法（retro - illumination）：本法也名透照法（trans - illumination）。这种方法是借后部反射回来的光线检查透明的、半透明的、正常的和病理的组织。最适于应用在角膜和晶状体。其特点就是光焦点与显微镜焦点不在一平面上。例如欲检查角膜病变，光线的焦点反而照射在后面不透明的组织如虹膜或混浊的晶状体上，但显微镜的焦点仍然是在所要检查的角膜组织上；又例如欲检查晶状体前囊，反而把光线焦点照射在后囊上等。常用这种方法来检查角膜上皮或内皮水肿、硬化的角膜新生血管、角膜后壁沉着物、云翳、血管翳和晶状体空泡等。上述这些病变，由于在显微镜下所呈现的形态不同，可分为遮光体和分光体。前者如色素及充满血液之角膜血管等，在使用后部反光照明法时，与一般所见不同，色素呈黑棕色，血管呈粉红色。后者如角膜水肿、云翳和浸润等，均呈淡灰色。此外还有所谓屈光体即能使背景缩小或改变形状者，如不含有血液的角膜血管、晶状体空泡等。

这种照明法，常用者有以下三种形式。

直接后部反光照明法：这时被检查的物体，恰居于返回光线的路线上。

间接后部反光照明法：被观察的物体，恰居于返回光线的一侧，而以无光线的区域为背景进行观察。

直接、间接后部反光照明法与角膜巩膜缘分光照明法的联合应用，把光线照射在角巩膜缘上，用来检查近角膜缘部的病变，可兼有三种方法的效果。

在使用后部反光照明法对病变进行定位时，须靠显微镜焦点的改变与周围正常组织的比较来进行定位。

(5) 镜面反光带照明法（zone of specular reflection）：是利用光线在射入眼球时，于角膜或晶状体表面所形成的表面反光区，用直接焦点照明法检查这一光亮的反光区的方法。因所利用者为光亮增强的镜面反光区，故名镜面反光带照明法。这种方法的原理，是光线进入不同屈光指数的间质时，在两间质的邻近面都要形成所谓不衔接面，这种不衔接面就能发生镜面反射的作用。如果物体表面为完全光滑者，循反光路线进行观察时，则为一完全光亮区，刺目不能查看。如果是非完全光滑者，则一部为规则反光，使该区亮度增加，一部为不规则反光，就可借以观察其表面之组织形态。人体组织构造并非完全光滑者，故可使用此法进行观察。

(6) 间接照明法（indirect lateral illumination）：此法的主要意义是把光线照射在组织的一部分上，而观察其邻近的同一组织的另一部分。例如把光线照射在邻近于瞳孔缘的鼻侧虹膜上而观察其邻近的组织，这样瞳孔括约肌就可被发现，虹膜上的细小出血也可看见，如果使用直接焦点照明法反而看不见。同样情形，对角膜上皮新生血管等，也可使用这一方法。

除前所述者外，在检查时应灵活运用各种方法，例如移动光线照明法（oscillatory illumination），即上述各方法的综合应用，利用光线移动，对易于遗漏的细微变化，也可查见。例如用直接焦点照明法把显微镜和光线的焦点都可照射在虹膜的表面上。为检查同一物体，而改用间接照明法时，就必须把光线的位置稍加移动，这时就由于光线的一明一暗，在对照的情况下，也可发现细微的改变。同时在移光过程中，发现细小物体也似在移动一样，这对发现病变也有帮助。

此外还要注意投影问题。在使用直接焦点照明法时，在光学切面的前面，如有黏液、小异物、角膜小面、角膜云翳、血管翳或血管等，在物体后面的角膜、虹膜或晶状体上都能形成投影。检查时一定要注意这一现象，每可借此发现细微改变。另外在照明装置上如有灰尘，也能造成相似的情况，但黑影随光源移动而改变位置，因此也易于鉴别。

定位法对确定病变的位置，对眼科疾病的诊断、预后和治疗都有密切的关系。例如角膜发生浸润，由于发生在角膜深层或浅层就有不同的诊断和预后。因此定位法是一个很有重要意义的步骤。今列出常用方法于下。

（1）直接焦点照明法：使用窄光宽角容易辨清病变所在位置。同时由于在检查时慢慢移动光源，直至所要检查的病变在光学切面中出现，这对了解病变所在位置的深浅和角膜厚度的变化很有帮助。

（2）改变显微镜焦点距离的方法：利用已知病变的位置，测量其他病变。由转动显微镜螺旋的多少进行比较，可知其他病变所在的位置。

（3）镜面反光带照明法的利用：可测知病变所在的层次。

（4）平行移位定位法的利用：在检查时如果移动光源，在视野内则可见细小物体也在移动。如果已知某点的地位，再以其与病变的地位相比较，可用其相对运动的方向定位，而决定病变在已知点之前或后。

二、裂隙灯显微镜下眼部正常组织的情况

1. 结膜　结膜组织用一般焦点聚光放大镜检查，就可得知其梗概。但有特殊需要时，则需进行裂隙灯的检查。球结膜检查较易，睑结膜和穹隆部结膜检查时，则需翻转和固定眼睑方能检查。

加用活体染色法，例如在结膜囊内滴入0.5%亚甲蓝溶液后，可以查出神经和淋巴管。

利用裂隙灯对结膜微血管进行检查，对某些全身病的诊断和预后很有意义。例如在退行性动脉病变患者，球结膜微血管可有管径粗细不匀，血管扭曲，局限性扩张及血液流动异常（如血细胞凝集、血流停滞或中断现象），少数病例还可查出患有血管周围水肿及小出血等。

2. 角膜　用裂隙灯检查角膜缘时，发现巩膜与角膜之移行部位，不像一般肉眼所见透明与不透明组织之间清楚易辨，而在移行部位有栅栏状之不透明组织自巩膜伸入角膜实质内。同时并有角膜周围血管网的存在。由于正常情况下变异很大，诊断核黄素缺乏眼部症状时应加以鉴别。

正常角膜组织显微镜下可分为5层。在使用裂隙灯检查时，如果使用宽的光学切面，就不能分出层次，只能分辨出由角膜实质分开的前明后暗的两个光带。但如果使用窄光宽角进行检查时，对层次易于分辨。

上皮组织：由于光线变窄，使光学切面的两侧缘相互接近，几成一条细线，则前一光带即上皮组织所在，光带又分为两层，前一层为角膜表面的泪膜，后一层是Bowman膜，中间所夹较透明的组织，即上皮组织。正常者整齐、透明、光亮，无特殊构造。一旦发生病变，就可见到明显的变化。例如在角膜发生水肿、水泡等改变时，使用窄光宽角进行检查，可以发现上皮组织内出现空泡样改变。如果使用后部反光照明法，看得更是清晰，状如在窗玻璃上出现的哈气水珠；角膜表层新生血管，利用这种照明法进行检查，不仅可以看清血管走行方向，还可看清血细胞在血管内循环的状态。此外如角膜上皮剥脱、浸润、浅层溃疡等都可清楚地查出，特别是在2%荧光素染色下，看得更是明显。对于小的角膜异物，不仅可以看出是在角膜表面或是嵌在上皮内，还可估计出穿入的深浅以及对周围组织损害的状况。

Bowman膜：如前所述之后一条白线即Bowman膜（前弹力层），一般如无病变，则所见仅为一白线，但在角膜炎症或穿通性外伤时，则可出现皱褶或裂纹。

主质层：几占角膜全层的最大部分。裂隙灯下所见与组织学所见呈板层构造者不同，而是白色颗粒状组织，于其中并可见神经纤维，主要分布在主质层的中层，前层、后层很少。初学者常误认其为硬化的新生血管，须加鉴别。神经纤维须用直接焦点照明法非焦点部分方能看见，用后部反光照明法则不能看见，同时其分支呈锐角，多为两支，在分支部有时可看到结节。硬化的血管则与此不同，多为角膜主质炎后遗留者，用后部反光照明法清楚可见，呈毛刷状或扫帚状，密集存在，与神经纤维迥然不同。在主质层发炎时，主要改变是发生混浊、增厚以及血管新生等，可由浸润所在位置、局限性或弥漫性等不同特点，做出正确诊断。

Descemet膜：在宽角窄光的光学切面最后一个光带，即相当于Descemet膜（后弹力层）与内皮细

胞层。用一般方法，因其为透明组织，故不能看见，但如果发生病变即可明显看出。例如在角膜主质炎、球内手术后等可见到皱褶，在圆锥形角膜、眼球挫伤后等可见到破裂。此外在某些疾病，例如铜屑沉着症、肝豆状核变性（Wilson 病），在角膜周围部可见特殊的黄绿色或青绿色色素沉着环，后者名凯 - 佛（Kayser - Fleischer）环。

内皮细胞层：为一单层多角形细胞，平铺在 Descemet 膜之内面，用一般照明法不能看见，必须使用镜面反光带照明法方能看清，呈青铜色花砖地样之细胞镶嵌状，中有散在之点，名 Hassall - Henle 体。在角膜主质炎和早期虹膜睫状体炎时，要出现内皮细胞水肿，其特点是在镜面反光带照明法检查下，内皮细胞边界模糊不清，由于水肿使角膜后壁沉着物易于形成。详细检查要靠角膜内皮细胞镜检查。

3. 前房　在角膜后光带与晶状体前光带或虹膜之间即为前房。其深度约为 3.5mm。如前已述，在暗室中用小孔（点）或圆柱形光线检查，正常人之前房液也可查出所谓生理性房水闪光，这种现象切勿误认系早期葡萄膜炎之症状。生理性与病理性虽无明显界限，但一般病理性者除在前房内见有多数微粒游动外，且因浆液性渗出质之存在而出现乳白色光带，这与生理性者不同。在生理性者虽有时在老年人可见极少数色素颗粒，于儿童可偶见 1 ~ 2 个白细胞，但绝无乳白色光带出现。如果出现乳白色光带，并见有多数微粒运动，即属 Tyndall 征阳性，这种现象是诊断虹膜睫状体炎的重要体征之一。裂隙灯下还可见到温差对流现象，即不停运动的微粒，呈定向游动。靠近虹膜的房水，因温度较高而上升，近角膜部分因温度较低而下降，由于这种运动关系，一部分炎症微粒即黏附在角膜后壁上，形成所谓角膜后壁沉着物。典型位置在角膜下半部后壁上，排列成三角形，尖向瞳孔区，底向角膜下缘，底部微粒较尖部为大。病情严重时房水中渗出质增多，对流现象减慢，病情好转，对流加速。

4. 虹膜　在裂隙灯下虹膜为一较复杂组织，就像指纹一样，每人具有不同特点。主要不同是颜色、表面陷凹之数目、分布、大小和深浅、瞳孔缘部色素突出的多少、瞳孔区与睫状区的排列以及虹膜色素痣等，因而形成各种不同形象。所以用裂隙灯检查眼部，随时皆可发现特殊形态。

用直接焦点照明法，对虹膜表面的变化进行观察，可以看得十分详细，例如当虹膜发炎时，组织纹理和色素都要出现模糊不清，甚至褪色；当炎症过后可能发生萎缩，使虹膜组织变薄，色素脱失以及虹膜后粘连等。临床上要注意永存瞳孔膜与晶状体前囊星状色素沉着，两者都系先天异常，并非虹膜睫状体炎后遗症，这种异常在正常眼发生率可达 20%。对虹膜色素痣疑有恶性变可能时，应缜密观察，随时照相或画出形状，测出大小，以备参考。

虹膜实质是富有神经和血管的。其中神经组织是不能用裂隙灯检查到的，血管也看不见，但在有虹膜发炎、萎缩、血管扩张或新生血管时，血管组织就可以看清了。

使用间接照明法，可以把瞳孔括约肌、虹膜出血、肿瘤或囊肿，明显地投照出来，但在棕色虹膜、色素丰富者，瞳孔括约肌不易看见。使用由晶状体后囊反射回来的光线，对虹膜进行投照检查时可以比较容易地发现虹膜孔及虹膜后层断裂。此外如虹膜上有细小异物，根部解离，炎性结节等都可观察得十分清楚。

5. 晶状体　用裂隙灯检查晶状体是确定有无白内障的重要方法之一，但由于晶状体本身构造较复杂，故首先应对晶状体在裂隙灯下的正常情况彻底了解，方可不致造成误诊。可以明显地看出，由于晶状体纤维的不断增长，晶状体的正常构造是随着人的年龄变化而有所不同的。晶状体前囊在窄光下是分层的，还有其他副光带出现在皮质和成人核之间，每因情况复杂易于在临床上造成误诊，现把基本情况介绍于下。

检查前先散瞳，这样可看清楚晶状体周边部的改变。为了能了解到混浊变化的位置，应先使用宽光对不同焦点进行观察，同时也应使用镜面反光带照明法。在做进一步检查时，还必得应用窄光形成光学切面。这样对晶状体缝、晶状体裂隙灯下各个光带等都能看得清楚。

通过裂隙灯窄光、直接焦点定位，由前向后，成年人透明晶状体的光学切面上，所出现的各光带如下：前囊、前皮质、前成人核、前婴儿核、前胎儿核、前及后胚胎核、后胎儿核、后婴儿核、后成人核、后皮质和后囊。所有各层光带因年龄关系在一个晶状体内不一定都能见到，但前、后光带成人核和婴儿核，一般是可以看见的。

胎儿核：由中央空隙和由前边以正 Y、后边以倒 Y 为界的两个半月形光带所构成。在可能情况下，如对新生儿进行裂隙灯检查，就可发现 Y 字形缝合几乎就在囊皮下。中央空隙是胎生 3 个月前所形成的部分，也就是晶状体最早生成的部分，名胚胎核。胎儿核的其他部分也都是在出生前形成的。

婴儿核和成人核：婴儿核是由出生前至青春期所形成，检查时常不明显；成人核则是从青春期至成年期（35 岁）所形成，以后逐渐发展。从光学切面上看，成人核表面不很光滑，有时表面有空泡，起伏不平。

皮质：是位于前囊下透明间隔下的晶状体皮质，是晶状体最后形成的部分，厚度随年龄不同而有改变。在 20 岁的青年人，皮质约为核的 1/4 厚，而在 70 岁高龄的老人，皮质约等于核的一半厚，这是由于晶状体纤维不断增生的结果。

晶状体囊：用一般检查方法，是不能把它分辨出为一独立组织的。但在使用窄光直接焦点照明法时，由于光带的出现，可以把它与囊下组织分开。如果使用镜面反光带照明法，在晶状体前后囊均可出现一种有光泽的，表面粗糙不平，状如粗面皮革的所谓鲨革（shagreen）状。在前囊是由于晶状体前囊表面、晶状体上皮和晶状体纤维之间的起伏不平所形成的多数小反射面所致。在后囊则系由晶状体后囊和晶状体纤维之间起伏不平，所形成的多数小反射面所致。

在晶状体前囊表面常有棕黄色的星状细胞沉着，这是一种具有几个突起的色素细胞。有时是单一，也有时是多数。由于裂隙灯的使用，发现有很多的正常人具有这种改变。

6. 玻璃体　玻璃体是位于晶状体后面的组织。裂隙灯下可分为原始玻璃体和玻璃体两部分。晶状体后间隙即原始玻璃体所在地，其前界是玻璃体的前境界膜，称为玻璃样膜，此膜极薄，平时和晶状体囊不能分开，在白内障囊内摘除术后才能看到。晶状体后间隙呈漏斗状，并非完全透明，强光下观察，其中有纤细的网状结构。后界是皱襞膜，呈有皱褶的透明膜状结构，也就是玻璃体主体（次级玻璃体）的开始。在皱襞膜后的玻璃体主体，似为一透明的光学空间，但在裂隙灯强光照射下，可以看到其中有由疏松的支架组织所构成的复杂而变化多端的假纤维及假膜，形态多样，像悬挂的薄纱幕，纱幕的褶皱随眼球运动而飘动。在玻璃体的深部由于照明亮度逐渐减弱，构造也就显得更不规则。裂隙灯下玻璃体的病理变化，主要是在假纤维和假膜间出现棕黄色或灰白色的细小如尘埃状、丝状或片状混浊物，有时也可见到闪闪发光的结晶体。其次是假纤维的吸收、粘连、膜样形成或呈致密的波浪状带束。由于玻璃体结构有随眼球移动而运动的特点，故可以借此诊断玻璃体是否液化。在正常情况下裂隙灯观察可见假纤维在半固体的凝胶中向前后波动，然后返回原来位置，如系明显液化，则不能返回原来位置。在葡萄膜炎时，玻璃体内可见灰白色渗出质及色素团块。玻璃体出血时，则光线被遮蔽不能照人，但可借血液红色反光而得出明确诊断。

（田学敏）

第三章

眼眶病

第一节　眼眶炎症

一、眶急性炎症

（一）急性眶骨炎与眶骨膜炎

1. 概述　眼眶骨炎与骨膜炎可单独发生，也可同时发生。原发性骨膜炎多见，骨炎少见。本病常继发于鼻窦炎症，通过血管周围间隙，或较薄的眶壁传播至骨及骨膜。猩红热、百日咳及远离感染灶的脓毒栓子也可引起眼眶骨与骨膜炎。

2. 临床表现

（1）不同的病变位置可有不同的临床表现。

（2）眶缘骨炎与骨膜炎

1）局部红肿、放射性疼痛、烧灼感、压迫时疼痛。

2）眼球向病变对侧移位，向患侧转动时轻度受限。

3）脓肿形成时可见充血性肿胀，肿物有波动感。破溃后形成瘘管，经久不愈。

（3）眶中部骨炎与骨膜炎

1）有深部疼痛及压痛。

2）眼球突出，并向病变对侧移位，眼球运动障碍明显。

（4）眶尖骨炎与骨膜炎

1）眼球后部疼痛及压迫眼球时疼痛加剧。

2）眼睑和球结膜水肿。

3）伴有眶上裂综合征，出现动眼神经、滑车神经和外展神经麻痹。眼神经分布区域感觉减退或丧失。

4）如视神经累及可致眶上裂综合征。

5）早期视神经盘水肿，晚期萎缩。

6）眶中部或眶尖部脓肿形成，可沿骨膜下向前引流，在眶缘处溃破。向后蔓延可引起脑膜炎。

3. 诊断

（1）主要根据临床表现诊断。

（2）对于眶中部或眶后部的病变应进行影像学检查。X 线检查多显示正常，或有鼻窦密度增高，发现眶骨侵蚀或腐骨形成。超声扫描可发现骨膜下积液、鼻窦内积液。CT 扫描显示病灶区骨膜肥厚，骨膜下积液和骨破坏。

4. 鉴别诊断

（1）眶结核性骨膜骨髓炎：多见儿童，有结核病史。眶缘局部红肿。可扪及边缘不清的软性肿物，有波动感。进展缓慢。肿物可破溃，溢出米汤样液体及干酪样沉淀物。溢液中可有结核杆菌。形成的瘘管经久不愈。皮肤结核菌素试验阳性。组织病理检查发现干酪坏死性肉芽肿。X 线或 CT 检查可见眶骨破坏或骨硬化。

（2）泪腺瘘管：常开口在上眼睑外上方，瘘孔周围皮肤受瘘孔排出泪液的刺激而发生糜烂。如有继发感染可形成脓瘘。无骨质破坏。

5. 治疗

（1）应用广谱抗生素治疗。

（2）当有骨膜下积液时，行切开引流。

（3）如有腐骨及瘘管，应予切除。

6. 临床路径

（1）询问病史：重点注意是否有鼻窦病变和全身感染，眶部是否疼痛。

（2）体格检查：重点注意眶部有无压痛，眼球运动状况。

（3）辅助检查：X 线、CT 检查和超声扫描有助于诊断。

（4）处理：积极应用抗生素。

（5）预防：控制鼻窦或全身的炎症。

（二）眶筋膜炎

1. 概述　本病是巩膜周围潜在性空隙发生的炎症，比较少见。一般分为浆液性和化脓性两种。前者多伴有风湿性关节炎、结节性动脉炎、红斑狼疮、复发性多软骨炎等全身免疫性疾病。后者多因眼球或邻近组织的化脓性炎症，或因局部外伤感染而引起，可伴有流行性感冒、肺炎或白喉等疾病，对于免疫力低下患者要尤其注意。

2. 临床表现

（1）浆液性

1）多发生于双眼。

2）突然发生，发展较快。

3）可有疼痛，球结膜水肿、充血。

4）如邻近病灶的眼外肌受累，可有眼球运动障碍。

5）如发生于眼球后部，可有眼睑和结膜水肿，压痛较轻，轻度眼球突出，明显的眼球运动障碍。

6）超声扫描可发现眼球壁外弧形暗区。CT 扫描可见眼球壁增厚。

（2）化脓性

1）眼部疼痛、水肿、眼球突出、眼球运动障碍，均比浆液性眶筋膜炎严重。

2）可引起眶内脓肿或眼内炎症。

3. 诊断

（1）主要根据病史和临床表现诊断。

（2）眼部超声扫描或 CT 检查结果有助于诊断。

4. 鉴别诊断

（1）眶蜂窝织炎：为眶内软组织的急性化脓性炎症。起病急骤，出现发热等全身症状，眶区疼痛，压迫眼球或眼球转动时疼痛加重。眼睑红肿、发硬、血管扩张。球结膜高度水肿。眼球运动障碍，严重者眼球固定。眼底视神经盘水肿、视网膜出血和静脉扩张。如累及视神经可发生视力减退及视神经萎缩。

（2）后巩膜炎：后部巩膜实质的一种非特异性炎症，表现为巩膜，以及周围葡萄膜和筋膜的炎性反应，疼痛显著，眼球转动时疼痛明显。可以影响视力，特别是坏死性巩膜炎者。

5. 治疗

（1）对于浆液性眶筋膜炎，可以全身及眼部应用糖皮质激素治疗。

（2）对于化脓性眶筋膜炎，以广谱抗生素治疗为主。局部可行热敷及其他对症治疗措施。如出现脓肿及时切开引流。

6. 临床路径

（1）询问病史：是否有全身免疫性疾病或感染病灶，眼部病变是否突然发生。

（2）体格检查：重点检查眼部，注意有无急性炎症的表现和眼球运动障碍。

（3）辅助检查：眼部超声和 CT 扫描可有助于诊断。

（4）处理：对于浆液性眶筋膜炎，以糖皮质激素治疗为主。对于化脓性眶筋膜炎，以广谱抗生素治疗为主。

（5）预防：及时治疗感染病灶。

（三）眶蜂窝织炎

1. 概述　本病为眶内软组织的急性化脓性炎症，不仅引起视力严重丧失，而且可能通过颅内蔓延或败血症而危及生命，因此是严重的眼部感染之一。本病的病原体多为溶血性链球菌或金黄色葡萄球菌。可通过外伤直接感染、周围组织的炎症蔓延或血行感染引起。

2. 临床表现

（1）起病急骤，出现全身症状，如发热、周身不适、恶心、呕吐、头痛。外周血中性粒细胞增多。

（2）眶区疼痛，压迫眼球或眼球转动时疼痛加重。

（3）眼睑红肿、发硬、血管扩张。

（4）球结膜高度水肿，突出于睑裂外，表面干燥、结痂，可嵌塞于睑裂发生坏死。睑裂闭合不全可引起暴露性角膜炎。

（5）眼球运动障碍，严重者眼球固定。

（6）眼底视神经盘水肿、视网膜出血和静脉扩张。如累及视神经可发生视力减退及视神经萎缩。

（7）眼眶炎症向后蔓延至海绵窦时，可引起海绵窦血栓、脑膜炎及脑脓肿。如炎症蔓延至眼内时，可引起葡萄膜炎。

3. 诊断

（1）主要根据临床表现诊断。

（2）X 线检查和 CT 扫描可发现鼻窦的炎症、骨折或异物等，可有助于诊断。

4. 鉴别诊断

（1）血栓性海绵窦炎：本病一般限于单侧，对侧的瞳孔反射及视神经盘均为正常。

（2）眶骨炎与骨膜炎：眶骨炎与骨膜炎时局部红肿、疼痛、烧灼感。眼球向病变对侧移位，转动时轻度受限。脓肿形成时可见充血性肿胀，肿物有波动感。破溃后形成瘘管，经久不愈。眶中部骨炎与骨膜炎时有眼球后深部疼痛及压痛。眼球突出，并向病变对侧移位，眼球运动障碍明显。眶尖骨炎与骨膜炎时眼球后部疼痛，压迫眼球时疼痛加剧，可伴有眶上裂综合征，早期视神经盘水肿，晚期萎缩，但与眶蜂窝织炎有时鉴别困难。

（3）眶筋膜炎：浆液性眶筋膜炎多发生于双眼，突然发生，发展较快。可有疼痛，球结膜水肿、充血。可有眼球运动障碍。化脓性眶筋膜炎时眼部疼痛、水肿、眼球突出、眼球运动障碍，均比浆液性眶筋膜炎严重，但与眶筋膜炎有时鉴别困难。

5. 治疗

（1）查明病原体之前，应尽早使用大剂量抗生素静脉滴注。

（2）进行细菌培养，包括血、鼻、喉腔和鼻窦分泌物的培养，根据药敏试验选择有效药物。

（3）必要时行脓腔内抗生素灌洗或切开引流。

6. 临床路径

（1）询问病史：全身有无感染灶，是否急性起病。

（2）体格检查：注意眼部表现和眼球运动状况。

（3）辅助检查：X 线检查和 CT 扫描可发现鼻窦的炎症、骨折或异物等，可有助于诊断。

（4）处理：抗生素治疗为主。

（5）预防：及时控制全身其他部位的感染。

二、特发性眼眶炎性假瘤

（一）概述

本病为原发于眶内的慢性非特异性炎性反应。因其临床症状类似肿瘤，组织病理学改变属于特殊炎症，因此称为炎性假瘤。可累及眶内各种软组织，如眼外肌、泪腺、巩膜球筋膜、视神经鞘及其周围的结缔组织。目前认为本病是一种免疫反应性疾病。

（二）临床表现

（1）好发于中老年，多侵犯单眼，但可双眼发病，可同时或间隔数年发病。

（2）组织学上，炎性假瘤分为淋巴细胞浸润型、纤维增生型和中间型。影像学检查则根据病变部位和形态分为泪腺型、肿块型、弥漫型和眼肌型。

（3）主要症状和体征为疼痛、水肿，眼球突出和移位，眼部肿块隆起，视力下降，复视，眼球运动障碍，视神经盘水肿和萎缩。

（4）淋巴细胞浸润型和中间型的病程进展较快，多有疼痛、复视、视力下降，早期就发生眼球突出、移位，眼球运动障碍，眼睑和结膜水肿和充血。部分患者从眶缘可扪及圆形或椭圆形肿物，边界清楚，可以推动。病变较大时表面呈结节状。累及眼外肌时，肌肉附着点水肿、充血明显。

（5）纤维增生型少有炎症现象，眼球轻度突出、正常甚或内陷。眶深部可扪及缺乏明显边界的硬性肿物，眼球不能后退，眼球各方向活动受限。可发生视神经萎缩，最后视力丧失，眼球固定。

（三）诊断

（1）主要根据临床表现诊断。

（2）超声扫描、CT 或 MRI 检查有助于诊断。

（3）活体组织病理学检查可以确诊。

（四）鉴别诊断

1. 眼眶淋巴瘤　绝大多数发生于淋巴组织，偶见于眶内。在眶内发生之前或同时，几乎均有全身其他部位的侵犯。

2. 其他　应与眼球突出的其他情况，比如甲状腺相关性眼病、Mikulicz 综合征、泪腺炎、动静脉瘘等相鉴别。

（五）治疗

（1）全身应用糖皮质激素治疗，如口服泼尼松。因本病易复发，小剂量用药应延续 3 个月或更长。

（2）眼局部滴用糖皮质激素滴眼液，有助于控制浅表炎症和前房内炎症反应。

（3）对于使用糖皮质激素有禁忌的患者，可用环磷酰胺等免疫抑制剂。

（4）当使用糖皮质激素有禁忌时，可进行放射治疗。

（5）对于疼痛不止、视力丧失、眼球高度突出及角膜暴露者，可采用眶内容部分切除或眶内容剜除术。

（六）临床路径

1. 询问病史　询问发病情况。

2. 体格检查　重点检查眼部，注意眼球位置。

3. 辅助检查　超声扫描、CT 或 MRI 检查有助于诊断。

4. 处理　以抗炎治疗为主。必要时进行放射或手术治疗。

5. 预防　无有效预防措施。

三、甲状腺相关性眼病

（一）概述

甲状腺相关性眼病是单、双侧眼球突出的最常见原因，除了眼部表现外，还有不同程度的甲状腺功能改变。尚不清楚其确切病因，目前认为是一种与遗传相关的自身免疫性疾病。中青年发病较多，女性多于男性。

（二）临床表现

（1）自觉眼胀、流泪、异物感、视疲劳、复视、视力下降等。患眼呈凝视状态，瞬目减少。

（2）眼睑肿胀、眼窝消失。上睑和（或）下睑退缩。向下注视时上眼睑迟落。严重时睑裂闭合不全。

（3）球结膜充血、水肿和血管扩张，外眦部多见。眼外肌止端特异性暗红色充血，肌肉形态外露。

（4）眼球突出为单侧或双侧的轴性突出，晚期向下方突出多见。

（5）复视和眼外肌运动障碍：眼外肌肌腹呈梭形肥厚，肌腱一般不受累。下直肌最易受累，其次为内直肌、外直肌和上直肌。眼球运动受限，出现双眼复视。但当双眼的眼外肌受累程度相似时，反而没有复视。

（6）可发生浅层点状角膜病变，活动期严重的患者因睑裂闭合不全致角膜溃疡、穿孔，甚至失明。

（7）静止期患者可发生牵制性斜视。

（8）由于瞬目减少，泪液不能经常均匀分布于角膜表面，可发生角结膜膜干燥症。

（9）眼压升高。

（10）肥厚的眼外肌在眶尖部压迫视神经时，会有传入性瞳孔反应障碍、色觉障碍、视野缺损和视力下降、视神经盘水肿。轻度眼球突出也可能发生眼外肌压迫视神经。当不止一条眼外肌受累，而且眼球向上和水平转动受限时，可能会发生这种严重情况。

（11）常有甲状腺功能亢进的表现，如脉率加快、皮肤发热干燥、甲状腺弥漫性肿大、体重减轻、消瘦、肌无力、手震颤、胫前皮肤病变或黏液水肿，有时会有心律失常。

（三）诊断

根据病史、眼部表现和全身状况确定诊断。应请内分泌医师会诊，了解甲状腺疾病及全身状况。

（四）鉴别诊断

1. 应与眼眶内肿瘤、血管畸形、炎性假瘤、颈动脉海绵窦瘘及眼眶外伤的出血、气肿等相鉴别 主要根据病史、临床表现和影像学检查结果诊断。

2. 眼压升高时应与原发性青光眼相鉴别 甲状腺相关眼病引起的眼压升高与眼球突出程度明显有关。

（五）治疗

（1）无自觉症状和体征时无需眼科治疗。

（2）具有眼睑异物感时可滴用人工泪液、抗生素滴眼液，睡时涂抗生素眼膏。如果眼睑水肿时，睡时应抬高床头，滴用交感神经阻滞剂，如10%胍乙啶滴眼液。当病情稳定6～8个月，肌肉炎症和充血消退，为矫正眼睑回缩，可采用提上睑肌延长术、Müller肌切除等手术。

（3）当眼球突出不伴有角膜暴露和视力减退时可观察。眶内压明显增高时应及时治疗。

1）糖皮质激素与免疫抑制剂：对于活动期患者可采用口服、静脉输入及球后或结膜下注射方式给予糖皮质激素。口服泼尼松首次剂量1mg/（kg·d），早晨8点顿服，逐渐减量，整个疗程约10个月。也有采用甲基泼尼的松龙冲击或者大剂量泼尼松口服治疗者。口服环孢素A（cyclosporin A），初始剂量5～10mg/（kg·d），不但可改善眼球突出，还可恢复眼外肌和视功能。对于非急性眶压增加病例，免疫抑制剂无明显效果。部分作者采用联合方案治疗甚至采用改良的淋巴瘤化疗方案（CHOP）进行治疗。

2）眶内放射治疗：是一种非特异性的抗炎治疗，适用于初发期和活动期患者，显效时间为治疗后的几天到几周，部分患者需3个月。

3）放射与激素联合治疗：适合于重度患者。

（4）眼外肌侵犯时

1）对于初起和活动期患者给予糖皮质激素治疗。

2）为了克服复视可戴用三棱镜片。

3）手术治疗：当有明显复视、眼球运动受限、代偿头位时可考虑手术。应在眼外肌功能障碍稳定1～2年后、牵拉试验证实肌肉已失去弹性时进行。选择产生牵拉最严重的肌肉进行手术松解后徙。纤维化肌肉牵拉时对眼球产生的压迫力，与眶内软组织水肿、眼球突出相互作用，降低了眼动脉的血流速度，当手术解除牵拉后，松解了对眶内软组织的压力，使眼部血流供应得到改善，慢性缺血状态得到部分缓解，因此可能会恢复部分视野及视力。

（5）角膜侵犯时

1）采取保护角膜措施：佩戴湿房或简便潜水镜，滴人工泪液，涂抗生素眼膏，保持角膜湿润。

2）预防感染：局部应用广谱抗生素眼药水或者眼药膏。对于暴露性角膜溃疡、细菌感染时应用敏感药物结膜下注射。

3）眼睑缝合。

4）必要时行眼眶减压术。

（6）视神经侵犯

1）糖皮质激素冲击疗法。

2）眶内放射治疗。

3）眼眶减压术：切除眶下壁和内壁，可缓解视神经的压迫。

（六）临床路径

1. 询问病史　注意起病时间，有无甲状腺疾病，全身状况及既往治疗史。

2. 体格检查　进行全面眼部检查。特别注意有无眼球突出；上睑向上退缩，睑裂扩大（Dalrymple征）；眼球下转时上睑迟落（von Graefe征）。并应注意角膜、眼外肌、眼底、眼压等情况。如要了解眼外肌是否纤维化及程度，应进行眼球被动牵拉试验。

3. 辅助检查

（1）影像学检查：可发现眼外肌改变。B超或A超检查能较临床更早地发现眼外肌肥厚和球后改变，定量地测定眼外肌厚度。当诊断不确定时应做CT扫描，水平结合冠状扫描可显示眼肌病变的位置、长度、宽度和厚度，球后脂肪透明，并可发现眶内并发的其他病变。磁共振成像可显示特异的眼外肌及眶内组织的变化，还可以显示是早期还是晚期病变，提示有无占位病变，提供鉴别诊断的依据。彩色多普勒超声检查时，通过了解视网膜血管的血流速度及阻力，了解甲状腺相关眼病对视功能的损害程度。

（2）甲状腺功能的实验室检查：了解甲状腺功能及免疫功能水平。可选做：①血清三碘甲状腺原氨酸（T_3）、四碘甲状腺素（T_4）、游离血清三碘甲状腺原氨酸（FT_3）、游离四碘甲状腺素（FT_4）指数测定、血清促甲状腺激素（TSH）测定；②T_3抑制或Werner抑制试验；③抗甲状腺球蛋白微粒体抗体（Anti－TG Ab）、抗甲状腺过氧化物酶抗体（Anti－TPO Ab）和促甲状腺激素受体抗体（TRAb）测定。

（3）视野检查：可了解甲状腺相关眼病对视功能损害的程度。

（4）电生理检查：以视觉诱发电位（VEP）了解视神经损害的程度。

4. 处理　①甲状腺相关眼病尚缺乏根治疗法，目前的治疗措施往往针对其发病机制的某一环节或对症治疗；②糖皮质激素治疗应谨慎，选择好适应证，除外禁忌证。

5. 预防　对甲状腺相关眼病尚无预防发生的措施。对于已患甲状腺相关眼病的患者，应选择性地进行针对性的治疗，防止并发症和视功能的丧失。

四、其他炎症

（一）眶结核性骨膜骨髓炎

1. 概述　结核杆菌自体内活动性结核病灶，如淋巴结结核、骨结核等经血运播散至眼眶，感染眶内骨膜或眶内其他组织，或由鼻窦、眼球、泪腺或泪囊的结核直接蔓延而来。患者一般无活动性肺结核。

2. 临床表现

（1）多见儿童，有结核病史。

（2）眶外上缘或外下缘局部红肿。如累及眼睑可引起睑下垂。

（3）可扪及边缘不清的软性肿物，有波动感。

（4）进展缓慢，可达数周或数月。

（5）触诊可感觉到眶缘不整齐。

（6）肿物可破溃，溢出米汤样液体及干酪样物质。溢液中可发现结核杆菌。形成的瘘管经久不愈。愈合后皮肤与骨粘连，可引起睑外翻。

（7）皮肤结核菌素试验阳性。

（8）组织病理检查发现干酪坏死性肉芽肿。

（9）X 线或 CT 检查可见眶骨破坏或骨硬化。

3. 诊断　主要根据临床表现诊断。皮肤结核菌素试验、X 线或 CT 检查结果有助于诊断。

4. 鉴别诊断

（1）眼眶部的其他感染：一般有红、肿、热、痛等急性炎症的表现。

（2）泪腺瘘管：常开口在上眼睑外上方，瘘孔周围皮肤受瘘孔排出泪液的刺激而发生糜烂。如有继发感染可形成脓瘘。无骨质破坏。

5. 治疗

（1）抗结核药物治疗。

（2）形成瘘管或腐骨时须切除瘘管及腐骨。

6. 临床路径

（1）询问病史：患者是否是儿童期，有无结核病史。

（2）体格检查：当眶缘出现脓肿破溃后流出干酪样物质，形成的瘘管经久不愈。愈合后皮肤与骨粘连，甚至引起睑外翻时，临床上应高度怀疑本症。

（3）辅助检查：皮肤结核菌素试验、X 线或 CT 检查有助于诊断。组织病理检查发现干酪坏死性肉芽肿，可证实诊断。

（4）处理：抗结核治疗为主。根据病程进展选择手术治疗。

（5）预防：预防结核病，控制全身其他部位的结核病灶。

（二）眶结核瘤

1. 概述　结核杆菌自鼻窦结核、眼眶周围软组织或骨结核等病灶蔓延，或由其他病灶转移至眶内软组织，引起肉芽组织增生，可形成眶结核瘤。

2. 临床表现

（1）多发生于成年人，病程缓慢。

（2）初期患部疼痛：如侵犯泪腺可发生溢泪，上睑外侧皮肤肿胀。眶内软组织受累引起无痛性、进行性眼球突出。眼肌受累引起眼球运动受限。眶前部可扪及肿物。

（3）皮肤结核菌素试验阳性。

（4）组织病理学检查发现干酪坏死性肉芽肿。

（5）CT 扫描见眶内软组织肿块影。

3. 诊断　根据临床表现、皮肤结核菌素试验、眼眶 CT 扫描检查，可以明确诊断。必要时进行组织病理学检查。

4. 鉴别诊断

（1）眶结核性骨膜骨髓炎：肿物可破溃，溢出米汤样液体及干酪样沉淀物。

（2）引起眼球突出的其他情况。

5. 治疗　抗结核药物治疗。

6. 临床路径

（1）询问病史：重点询问有无结核接触或结核病史。

（2）体格检查：注意眶内软组织受累后引起无痛性、进行性眼球突出。

（3）辅助检查：影像学检查时，注意眶周毗邻器官的受累情况。

（4）处理：主要以抗结核药物治疗。

（5）预防：预防结核病，控制全身其他部位的结核病灶。

（三）眶梅毒

1. 概述　梅毒螺旋体可侵犯眼眶，发生眶骨骨膜炎或树胶肿。眶梅毒均见于梅毒的第三期。本病已很少见。

2. 临床表现

（1）发生于眶缘的梅毒性骨膜炎多发生于眶上缘，局部肥厚肿胀，有疼痛和压痛。X 线检查可见眶骨坏死。

（2）眶后部骨膜炎发生于眶顶，可有疼痛、夜间加重，有压痛。

（3）伴有鼻窦脓肿（树胶肿）浸润的可引起眼睑及球结膜水肿，眼球突出和眼球运动障碍。角膜知觉迟钝，常伴发虹膜炎、巩膜炎和视神经炎。

（4）有冶游史和全身其他部位梅毒临床表现。

（5）梅毒血清学检查阳性。

3. 诊断　根据病史和临床表现，可以诊断。

4. 鉴别诊断　眼眶结核：有结核接触或结核病史。如为眶结核瘤，眶内软组织受累后引起无痛性、进行性眼球突出。如为眶结核性骨膜骨髓炎，则肿物可破溃，溢出米汤样液体及干酪样沉淀物。

5. 治疗　驱梅治疗。青霉素及广谱抗生素均有效。

6. 临床路径

（1）询问病史：有冶游史和全身其他部位梅毒的临床表现。

（2）体格检查：眶局部疼痛和压痛，前节炎症反应明显。

（3）辅助检查：梅毒血清学检查。

（4）处理：以驱梅治疗为主。

（5）预防：本症以预防为主。

（四）眶放线菌病

1. 概述　放线菌病多由放线菌属中依氏放线菌（A israelii）引起，为一种慢性化脓性肉芽肿性疾病。放线菌常存在于正常人体（龋齿、扁桃体）中，在外伤、拔牙、炎症等情况下引起感染，并向周围组织蔓延。眼部放线菌病少见。眶放线菌病由邻近组织，包括上颌窦、下颌窦、颅脑结构、中耳等处蔓延而来。

2. 临床表现

（1）逐渐发生的眼球突出。

（2）眶内可形成炎性肿块或脓肿，眼球可以移位。当肿块压迫或病变累及眼外肌及其支配神经时，可出现眼球运动障碍。

（3）可侵犯泪道、泪囊，形成慢性化脓性肉芽肿炎症。压迫泪道和泪囊可挤出硫黄色颗粒和脓液。很少引起角膜溃疡。

（4）眼睑皮下出现浸润性结节。有的结节可溃破形成瘘管，排出带有硫黄色颗粒的脓液。也可能侵犯眶骨。

（5）当病变经眶上裂或视神经管向颅内蔓延时，将会累及脑膜。

（6）视神经可因炎性肿块压迫或直接侵犯而发生萎缩。

（7）细菌学检查在显微镜下可见脓液或泪道中排出的硫黄色颗粒有分支的菌丝。放线菌并非真菌，类似于细菌。培养脓液或硫黄色颗粒可生长放线菌。依靠各种生化反应及培养鉴定其菌株。

3. 诊断　诊断较困难。根据临床表现及细菌学检查结果进行诊断。

4. 鉴别诊断　慢性泪囊炎：溢泪，挤压泪囊部有黏液脓性分泌物溢出，细菌学检查无放线菌。

5. 治疗

（1）抗生素治疗。

（2）湿热敷泪道区，抗生素液冲洗。

6. 临床路径

（1）询问病史：注意邻近泪道组织的病史。

（2）体格检查：泪道和泪囊是好发部位。仔细对泪道进行检查。注意分泌物的性状。

（3）辅助检查：细菌学检查是重要的确诊方法。

（4）处理：敏感的抗生素治疗。

（5）预防：控制全身其他部位的放线菌感染。

（五）眶真菌感染

1. 概述　真菌在某些特殊条件下引起眼眶感染。多种真菌均可侵犯组织，但较常见的是毛霉菌（mucor）和曲霉菌（aspergillus）。此类感染常源于腭、鼻和鼻窦。毛霉菌感染常见于糖尿病、癌症及其他免疫功能低下的患者，病理改变为组织坏死，对眼眶组织破坏性很大；曲霉菌感染常见于健康个体，病理改变以肉芽肿和纤维瘤病变为主，病程较慢，但偶见于免疫受损患者的暴发型，病理改变出现组织坏死表现。

2. 临床表现

（1）可因病变的位置不同而有不同的临床表现。

（2）眼眶毛霉菌感染常表现为眶尖综合征，视力下降、眼球轴性突出、眼肌麻痹、上睑下垂、结膜水肿、面部疼痛。尚可有视神经炎、视网膜炎、视网膜中央动脉和睫状动脉阻塞。患者还可能有硬腭、鼻甲、鼻中隔、眼睑和面部皮肤坏死和结痂。

（3）眼眶曲霉菌感染早期无明显表现，眼球突出常为其第一体征。病变发生于眶前部者，眼睑肿胀、充血、隆起，皮下硬性肿物，不能推动，非轴性眼球突出，眼球运动受限。累及视神经时引起视神经盘水肿、萎缩，视网膜静脉扩张，视力下降。少数免疫功能受损患者可发生组织坏死形成眶组织脓肿。

（4）CT 检查无特殊征象，但可帮助确定病变范围和眶邻近组织的病变。

3. 诊断　临床诊断困难，依靠病理组织检查发现真菌菌丝和病理标本真菌培养阳性明确诊断。

4. 鉴别诊断

（1）与其他原因引起的眶尖综合征相鉴别：本病的病理检查可发现真菌菌丝。

（2）与其他原因引起眼球突出相鉴别：本病的病理检查可发现真菌菌丝。

5. 治疗

（1）抗真菌药物长期治疗：如两性霉素 B，开始剂量 0.05～0.1mg/（kg·d），缓慢静脉滴注，以后每日增加 5mg，至 30～40mg/d，疗程 3 个月以上。用药期间注意监测心、肝、肾功能。也可以使用氟胞嘧啶、大蒜素等治疗。

（2）对于肉芽肿较大者，手术切除病变组织。

6. 临床路径

（1）询问病史：好发于各种原因所致的免疫力低下者。

（2）体格检查：眼球突出常为本病的早期第一体征。典型者表现为眶尖综合征。

（3）辅助检查：病理检查和真菌培养是主要的确诊手段。

（4）处理：抗真菌药物治疗，疗程长。肉芽肿大者，可手术治疗。

（5）预防：及时治疗真菌感染。

（王 静）

第二节 眼眶囊肿

眶内囊肿比较常见，如皮样囊肿、黏液囊肿、畸胎瘤、单纯囊肿、血囊肿、移植性囊肿、先天性小眼球并发囊肿等，其共同特征是液体腔周围有细胞衬里，临床表现和影像大致类同。

一、皮样囊肿

皮样囊肿（dermoid cyst）是由鳞状上皮构成的上皮性囊肿。在组织学上囊壁仅含有鳞状上皮细胞，名表皮样囊肿（epidemoid cyst），含有表皮和皮肤附件名皮样囊肿。因组织来源、临床表现和治疗相同，统称皮样囊肿。

（一）病因

胎生时期，表皮与脑膜接触，随着胚胎发育，两者间出现骨壁，骨缝闭合，脑膜黏着小块表皮，埋于深层，逐渐形成皮样囊肿。囊肿多发生于骨缝处，囊壁的纤维组织通过骨缝可与脑膜相连。

（二）病理

皮样囊肿有完整的囊壁，囊壁内衬以复层鳞状上皮，外被一层不等量的结缔组织、毛囊、皮脂腺和汗腺。囊内容为豆渣样皮肤角化物，以及汗液、皮脂和毛发。表皮样囊肿缺乏附件产物。囊壁含有多量皮脂腺者，内容均为液状脂肪。囊液渗漏，周围纤维结缔组织增生，并可见异物巨细胞和胆固醇结晶。

（三）临床表现

眼眶皮样囊肿多发生于儿童时期，根据所在位置分眶缘、眶内及额角囊肿。眶缘皮样囊肿发生于眶上缘，局部隆起，扪及光滑肿物，可推动。额角部皮样囊肿位于眶外上角的外侧，颞窝以上的额颞部。临床表现眉弓外侧扁平隆起，可扪及肿物，有波动感，不能推动。其内容多为液状类脂物，自外向内压迫眶壁，眶腔容积变小，眼球向内下突出移位。眶深部皮样囊肿多位于外上方骨膜下，眼球突出、向下移位，眶深部扪及肿物，不能推动。囊肿向额骨发展，可见眶外上方额骨垂直部条状骨性隆起。囊肿位于肌肉圆锥和骨膜间或肌锥内的比较少见，表现为眼球突出。囊液渗出或囊壁破裂，内容物刺激引起炎性反应，疼痛，肿胀，眶缘瘘管形成，经常有豆渣样物排出。

（四）诊断

眶缘部及额颞部皮样囊肿根据临床检查即可得出正确诊断，眶深部者需以影像显示。

X线可发现眶外上壁骨凹形成，即低密度区绕以硬化环。由于囊肿内容物不同，B型超声显示为多种形式的图像。内容为液体、脱落物及毛发，则表现为暗区内有强回声光团。如囊内容为角化的豆渣样物，B超为强回声肿物。CT扫描能准确定位及定性。特征性表现（图3－1）：①圆形、椭圆形或半圆形占位病变，周围绕以高密度环影，表示囊壁；②肿物内有负CT值区，负值区表示含有脂肪；③位于骨膜外的囊肿边缘骨增生，压迫眶壁形成凹陷，或眶壁缺失，病变呈哑铃状；④注射对比剂后环形增强，即囊壁密度增强而内容物不被强化。MRI因囊内含有水液及脂肪，T_1 和 T_2 加权像均为高信号（图3－2）。

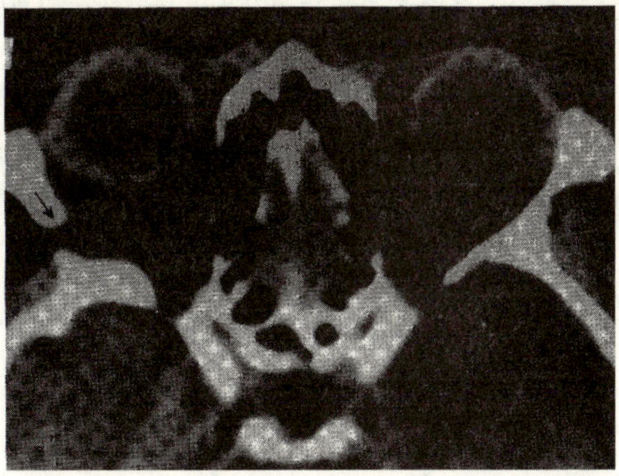

图 3-1 皮样囊肿

示右眶及颞窝负 CT 值区周有高密环影，眶外壁骨缺失（箭头）

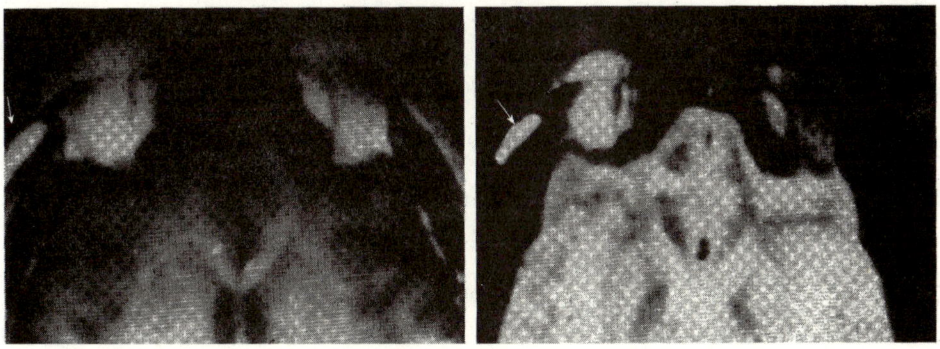

A B

图 3-2 皮样囊肿 MRI

A. T_1WI 病变显示为高信号（箭头）；B. T_2WI 病变仍显示为高信号（箭头）

（五）治疗

本病进展较慢，甚至有静止期，如不影响功能和外观可缓期治疗。治疗方法手术切除，囊壁上皮要彻底去除，以免复发。

二、畸胎瘤

皮样囊肿仅含有外胚叶组织，如囊壁含有二个或三个胚叶组织，则名畸胎瘤（teratoma）。其中90%由外、中胚叶组织构成，10%含中、内胚叶组织。畸胎瘤多发生于人体的中线部位和其两侧，如卵巢、睾丸、纵隔、腹膜和骶骨等部位，位于眶内少见。畸胎瘤分良性和恶性两种，睾丸畸胎瘤多为恶性，眶内多为良性。

（一）病因

畸胎瘤囊壁是由二个或三个胚叶发展而来的组织，可能与胚胎时期生长发育异常有关，肿瘤组织来源于多能细胞，即具有分化多种组织、器官潜能细胞形成。

（二）病理

呈囊性，灰红色，表面光滑。囊壁由外胚叶分化而来的复层鳞状上皮及其附件和中胚叶分化而来的纤维组织、平滑肌、横纹肌、骨、软骨以及内胚叶分化而来的呼吸道、消化道黏膜及其腺体，偶见发不全的小胎儿。恶性畸胎瘤多呈实体性，内有小囊腔。

（三）临床表现

畸胎瘤因出生时即有眼球突出，多在新生儿时期发现。眼球突出多向下方移位，发展较快的眼球可脱出于睑裂之外，发生暴露性角膜炎。多继发侵犯面颊、鼻窦和颞部。扪及肿物，有波动感，光照射呈透明样。眼底可见视盘水肿。眼球运动不全。

（四）诊断

主要依靠发病年龄、临床表现及影像诊断。X线常发现眶腔扩大，伴有眶壁缺失。B型超声探查呈囊性肿物，囊壁厚薄不一。CT常发现肿物囊壁有骨影，肿物侵入鼻窦、颅腔等邻近结构。

（五）治疗

早期手术切除，如遗留囊壁将引起复发，并可恶变。巨大瘤因侵犯范围广泛，眼球被压挤至眶外，往往需要眶内容剜除。

三、黏液囊肿

黏液囊肿（mucocele）是眶内常见占位病变，多原发于鼻窦，蔓延至眶内。额窦最多见，其次是筛窦，偶见于上颌窦和蝶窦，原发于眶内甚为罕见。黏液囊肿感染后，名黏液脓肿（pyocele）。

（一）病因

炎症、外伤或手术阻塞鼻窦开口或堵塞窦内黏液腺开口，黏液积聚，形成囊肿。囊肿逐渐扩大，窦间隔及其眶板吸收，向眶内扩展。额窦后壁骨吸收并向颅内蔓延。

（二）病理

正常鼻窦黏膜为假性复层纤毛柱状上皮，囊内压力增大，使细胞变为骰状，并失去纤毛，外绕以结缔组织，并有慢性炎性细胞浸润。囊内充满黏液，根据病程长短，黏液稠度及颜色有所不同。病程较短黏液稀薄，色灰白，时间较长黏液浓厚，甚至成为蜡样固状体，色棕黄或棕黑色。感染后黏液变为黏脓液。

（三）临床表现

鼻窦开口堵塞常有负压性头痛。眶内扩展后眼球突出，并向外侧移位，如囊肿与颅内沟通，眼球可见搏动。这种搏动是脑搏动经液性囊肿传递而来。眶内侧扪及软性肿物。额窦骨壁变薄，压之如乒乓球样感。囊肿向鼻腔扩展破裂，可见多量黏液自鼻孔溢出，眼部体征暂缓解。发生在蝶窦和后组筛窦黏液囊肿，早期表现视力减退和视野缺失。至眶内后引起眼球前突。黏液脓肿的症状和体征类似局限性眶蜂窝织炎。

（四）诊断

X线片见罹患鼻窦扩大，密度增高，眶内上壁缺失。B型超声探查显示为无回声性囊肿（图3－3）。CT显示囊肿边缘骨增生，眶内壁缺失，及由鼻窦延续的高密度块影（图3－4），密度大或同于脑组织。静脉注射阳性对比剂后环形增强。MRI检查 T_1 加权像为中信号强度，T_2 加权像显示为高信号强度。

（五）治疗

额窦黏液囊肿自眶内上缘进路，切除囊肿，用尿管经额鼻管引流；或刮除黏膜，窦腔填以蘸有稀碘酒的明胶海绵，最后纤维化。筛窦黏液囊肿可自中鼻道开窗，使黏液自行引流。

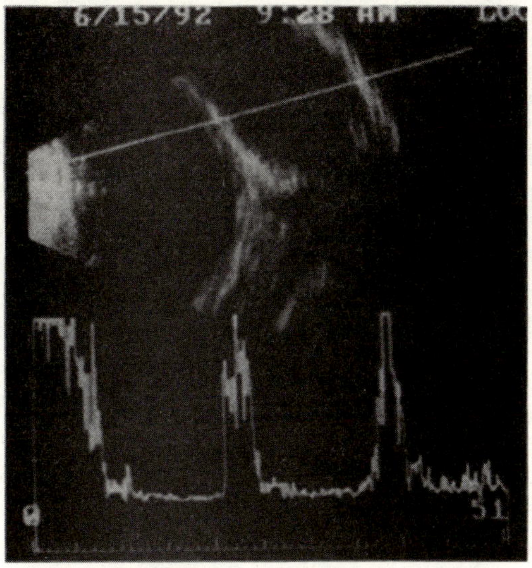

图3-3　黏液囊肿

AB型超声图，囊液显示为无回声区

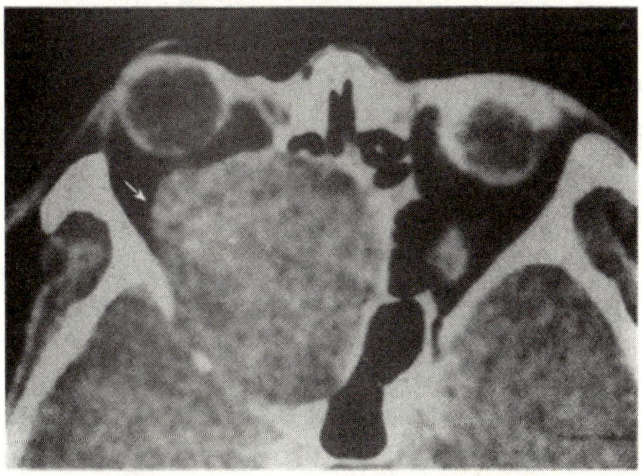

图3-4　右后组筛窦黏液囊肿CT

示病变向眶，鼻腔及颅中凹扩展（箭头）

（王　静）

第三节　眶内肿瘤

眶内肿瘤是最常见的眼眶病，约占眶病40%，且多为良性肿瘤，手术切除预后较好，因而早期诊断、早期治疗甚为重要。

一、血管瘤

血管的形成，从血管内皮细胞至大动、静脉是一连续发展过程，每一阶段均可发生肿瘤。根据肿瘤的细胞成分可分为单一细胞和多种细胞血管瘤。前者是真正的新生物，包括血管内皮瘤、血管外皮瘤和血管平滑肌瘤，后者有毛细血管瘤、海绵状血管瘤和静脉性血管瘤。另外一些瘤样血管病如静脉曲张、动静脉血管瘤、动脉瘤和动静脉异常交通等属于血管畸形。

（一）毛细血管瘤

毛细血管瘤（capillary hemangioma）发生于婴儿期，又名婴儿型血管瘤。在组织学上，很难与良性血管内皮瘤鉴别，有作者把两种血管瘤视为同义词（Jakobiec 和 Jones）。

1. 临床表现　毛细血管瘤由成片的血管内皮细胞和毛细血管腔构成，缺乏包膜，呈浸润性发展。

多发生于出生后三个月以内。肿瘤一旦发生，未来的一个月发展较快，一岁之后开始缩小，至7岁时约75%肿瘤自发消退。肿瘤多发生于上睑内侧皮下，轻度隆起，略呈青蓝色，侵犯真皮者呈鲜红色，哭闹时肿瘤增大，表示与体循环有较多联系。可扪及皮下软性，边界不清，压之褪色的肿物。发展广泛时全上睑肿大，遮盖瞳孔，影响视觉发育，发生弱视，斜视和散光。眼睑毛细血管瘤可侵入眶内，也可原发于眶内，但后者较为少见。眶内毛细血管瘤引起眼球突出和移位，发展快，自发消退者较为少见。

2. 诊断　根据发病年龄及体征，诊断并不困难。发生于眶内，因与横纹肌内瘤临床表现类同，往往需要影像检查加以鉴别。毛细血管瘤低回声性，B型超声显示为少光点、低亮度的实体性占位病。彩色多普勒超声有特异性表现，显示弥漫性红蓝血流信号。CT表现形状不规则的高密度块影，在体层像上后缘不整齐，有时呈分叶状。MRI检查，病变呈异常信号，T_1WI中信号，T_2WI高信号，边界清楚。

3. 治疗　对毛细血管瘤治疗采用药物、硬化剂、冷冻、放射治疗和手术切除均有效。首选皮质类固醇口服和肿瘤内注射。口服泼尼松可使肿瘤缩小，皮肤颜色恢复正常，但婴幼儿发育生长较快时期，大剂量长期应用激素类药物，可影响电解质代谢和蛋白质合成。局部注射，可增强疗效，避免并发症。在国外瘤内注射曲安奈德（triamcinolone）40mg和倍他米松（betamethasone）6～12mg混合剂一次或二次，即可完全治愈。也可注射醋酸可的松和氟美松混合液，但需要多次注射。

（二）海绵状血管瘤

海绵状血管瘤（cavemous hemangioma）因瘤体内呈海绵状而得名，是成人最常见的眶内肿瘤，约占眶肿瘤手术量的15%～20%。

1. 病理　海绵状血管瘤呈类圆形，紫红色，表面有包膜，瘤体借助细小动、静脉与体循环联系。镜下可见大小不等的血管窦，由扁平内皮细胞衬里，管壁有二三层平滑肌细胞。窦间有多少不等的纤维组织隔。这些纤维组织延伸至瘤体表面，形成包膜。

2. 临床表现　海绵状血管瘤是典型的良性肿瘤，临床表现具有代表性。肿瘤多位于肌肉圆锥内，临床首先出现轴性眼球突出。因进展甚慢，往往偶然被发现。除位于眶前部者之外，一般不能扪及，眼球回纳有弹性阻力。晚期因压迫视神经视力减退，视神经前端压迫发生视盘水肿，后端压迫可见原发性视神经萎缩。肿瘤压迫眼球，眼底可见脉络膜视网膜皱褶。眼球运动多不受限制。肿瘤位于眶前部，通过皮肤或结膜可见紫红色肿物，中等硬度，表面光滑，可推动，眼球向一侧移位。肿瘤发生于眶尖部，早期引起视力减退和视盘萎缩，常误诊为球后视神经炎。

3. 诊断　影像技术检查可得出定性、定位诊断。B型超声探查可见类圆形占位病，内回声多而强，分布均匀，中等衰减，压迫变形。肿瘤内缺乏彩色血流信号。CT显示具有一般良性肿瘤的特征。多位于肌肉圆锥内，类圆形，边界锐利，内部密度均质。注射阳性对比剂后呈进行性增强。MRI显示一般实体性肿瘤特征，T_1WI为低或中信号强度，T_2WI高信号强度。约有3%病例影像诊断可发现一侧眶内多个肿瘤。

4. 治疗　海绵状血管瘤的治疗根据具体情况而定。对于视功能较好、眼球突出不明显，或年老、体衰患者可单纯观察。一般情况需手术切除。CT片眶尖保留三角形透明区，表示粘连不明显，通过下穹隆结膜进路可以摘出，术后不留瘢痕。眶尖小肿瘤影响视力时，立体定向适形调强放射治疗，以免手术引起视力丧失。

（三）血管肉瘤

血管肉瘤（hemangiosarcima）是发生于血管内皮细胞的恶性肿瘤，又称恶性血管内皮瘤（malignant hemangoen－dothelioma），多发生于皮下和其他软组织，眶内者甚为罕见。此肿瘤缺乏包膜，浸润性增长，有血行转移倾向。临床可见眼球突出，进展较快。早期复视及眼球运动限制。发生于眶尖部的肿瘤早期视力减退，疼痛和眼外肌麻痹。影像诊断可证实肿瘤的存在，活检确定肿瘤性质。治疗多采用眶内容切除，如可疑残留瘤组织，术后放射治疗。复发较多，预后不佳。

二、肌源性肿瘤

（一）横纹肌肉瘤

横纹肌肉瘤（thabdomyosarcoma）是儿童时期最常见的眶内恶性肿瘤，平均发病年龄7～8岁。本肿瘤发展快，过去治疗多采用眶内容切除，死亡率高。近年以手术、放射和药物综合疗法，治愈率明显提高。

1. 病理 横纹肌肉瘤不是从成熟的横纹肌细胞恶变而来，而是由分化为横纹肌潜能的未成熟间叶细胞发生。根据病理组织学分类，此肿瘤有三型：胚胎型、腺泡型和多形型。此种分类与临床表现和预后无明显关系。

2. 临床表现 横纹肌肉瘤可发生在眶内任何部位，多见于眶上部。典型的临床表现为上睑隆起，眼球向前下方突出、移位，眼睑遮盖眼球，眶上部扪及肿物。病情发展快，一二周内即有明显变化，有时肿块突然增大，扪之波动感，可能因瘤组织坏死、出血所致。此恶性肿瘤往往有红、肿、痛，结膜充血、水肿，眼球运动明显受限，有时误诊为眶蜂窝织炎。眼底检查可见视盘、视网膜水肿，脉络膜－视网膜皱褶。

3. 诊断 本病诊断除发病年龄和典型临床表现外，影像检查也有帮助。超声显示为低回声性占位病变，其内可见液性区。CT表现为形状不规则、边界不清楚的高密度病变，不均质。MRI T_1 加权像信号强度中等，T_2 加权像呈高信号，如有出血坏死腔，T_1、T_2 加权像均显示高信号。

4. 治疗 横纹肌肉瘤采用综合疗法。局部切除，明确病理组织学诊断。放射治疗，剂量40～60Gy。然后多种药物短疗程、多疗程长期治疗1～2年。采用长春新碱、阿霉素、环磷酰胺每天注射一药，连续三日为一疗程停药。四日后开始第二疗程。四周后延长停药时间，两周一疗程，28周改为口服环磷酰胺。

（二）平滑肌瘤

人体虽有良性横纹肌瘤，但发生于眶内甚为罕见，而平滑肌瘤（leiomyoma）临床却可遇到，多数发生于血管平滑肌层。眶内平滑肌瘤多发生于儿童和青年人，成人和老人少见。肿瘤有完整包膜，瘤细胞长梭形，边界欠清，呈交错或漩涡状排列，胞核呈长椭圆形或雪茄样，两端圆钝。Masson三色染色肌浆呈红色，无横纹。临床表现肿瘤增长缓慢，视力渐进性丧失，原发视神经萎缩，眼球突出。X线片可见骨压迫吸收，这种骨改变CT观察更为清楚。需手术切除。因深居眶尖，粘连较多，有意外丧失视力可能。

三、造血系统肿瘤

造血系统肿瘤（hematopoietic tumor）是原发于骨髓和淋巴组织系统的肿瘤。见于眶内者有非霍奇金淋巴瘤、霍奇金淋巴瘤、大细胞淋巴瘤（网状细胞肉瘤）和绿色瘤等。

（一）非霍奇金淋巴瘤

1. 临床表现 淋巴样肿瘤类型虽多，临床表现却十分近似，正常眼眶内缺乏淋巴结。眼眶淋巴瘤属腺外肿瘤，或全身淋巴瘤肿瘤的一部分。多发生于45～65岁，且多见于泪腺区。一侧或两侧上睑肿胀、下垂，眶外上方扪及硬性肿物，眼球突出并向下移位，球结膜水肿。病变呈浸润性增生，侵及眼外肌和视神经，引起复视，眼球运动障碍和视力减退。肿瘤蔓延至穹隆部，结膜下呈橙红色鱼肉状隆起。高恶性肿瘤发展较快，眼睑浸润变硬，遮盖眼球，并与眶内肿物连为一体。本病诊断由临床表现提供思路。B型超声显示为形状不规则、低回声性肿物，与淋巴浸润型炎性假瘤不易鉴别。CT显示眶外上象限肿物，形状不规则，边界清楚而不圆滑，非均质，当肿瘤与眼球接触时，多沿眼环增殖，呈铸造样。MRI缺乏特异性，信号强度同于一般实体肿瘤，T_1 加权像信号强度中等，T_2 加权像高信号。

2. 治疗 非霍奇金淋巴瘤往往需要活检，针切活检，或切开皮肤，局部切除肿瘤，证实诊断，术放射治疗。眶内孤立的淋巴瘤放射治疗可望痊愈，放射量30～40Gy。如为全身性淋巴瘤的一部分，采用化学治疗，环磷酰胺、长春新碱、阿霉素和泼尼松联合应用。

（二）霍奇金淋巴瘤

霍奇金淋巴瘤（Hodgkin lymphoma）是恶性淋巴瘤较常见类型，但少侵犯眼眶，且均有全身霍奇金病史。发生于35~55岁，一或两侧眶内肿物。因全身淋巴结肿大，诊断不难。眶部病变放射治疗有效，全身病变需要化疗。

（三）大细胞淋巴瘤

又名网织细胞肉瘤（reticulum sarcoma）或组织细胞淋巴瘤（histiocytic lymphoma）。多为全身病的一部分，偶见孤立的眼眶病变。组织学所见为不典型大淋巴细胞，较正常淋巴细胞大3~4倍，有丰富的细胞浆和显著的核仁。因其分化程度甚低，有时需与上皮癌鉴别。本肿瘤多为全身性，治疗以药物为主，眶区辅以放疗。

（四）绿色瘤

绿色瘤是急性髓性白血病不成熟颗粒细胞在眼眶聚集的结果，肿瘤中含有过氧化酶，标本置于空气中变为绿色，故名绿色瘤（chloromq），又名颗粒细胞肉瘤（granulocytic sarcoma）。多发生于10岁以下，外观较为正常的患儿，初次常来眼科就诊。侵犯一侧或两侧眼眶，眼球突出和眼眶肿物最常见。眼睑和结膜充血、水肿、发硬，暴露性角膜炎。B型超声显示低回声肿物和眼球筋膜透声弧。CT和MRI如恶性淋巴瘤。末梢血含有不成熟白细胞，骨髓穿刺多量不成熟白细胞可确定诊断。治疗以药物治疗为主，眼部放射治疗为辅，可减轻症状，延长生命。

四、神经源肿瘤

眶内有丰富的神经组织，视神经属于中枢神经，外被硬脑膜、蛛网膜和软脑膜，内为神经纤维束，束部有胶质细胞；眼眶的运动神经、感觉神经和交感、副交感神经属于周围神经，神经纤维外被神经鞘细胞，眶内还有睫状神经节。胶质细胞、脑膜细胞、鞘细胞和节细胞均可发生肿瘤，另外视神经内的血管也可发生血管瘤和转移癌，但均甚罕见。

（一）视神经胶质瘤

视神经胶质瘤（optic glioma）是视神经内胶质细胞形成的肿瘤，均为良性星形细胞瘤。视神经分眼内、眶内、管内及颅内段，胶质瘤可发生于任何一段，但好发于球后10mm附近。本病多发生于儿童，20岁前者占90%。

1. 临床表现及诊断　瘤细胞增殖，压迫视神经纤维，视力减退和视野缺失多为首发症状。眼底可见原发性视盘萎缩或水肿。肿瘤增大，眼球突出，一般为轴性前突，传入性瞳孔对光反应迟钝。儿童时期视力丧失可引起斜视和眼球震颤。视神经胶质瘤约三分之一患者并发神经纤维瘤病，如皮肤咖啡色素斑，虹膜结节。眶内视神经胶质瘤有向颅内发展趋势。X线可发现视神经孔扩大。B型超声显示视神经梭形肿大，前连水肿的视盘，后达眶尖，内回声较少。CT显示视神经梭形肿大更为逼真，骨窗观察视神经管扩大。MRI可直接观察到肿瘤蔓延至视神经管。

2. 治疗　关于视神经胶质瘤的治疗意见尚不统一。视力尚佳、肿瘤限于眶内可观察。影像发现有颅内蔓延趋势者放射治疗；也可手术切除，采用外侧开眶，切除范围自眼球至肿瘤之后，保留眼球。标本近心端发现瘤细胞，术后放射治疗30~40Gy。经长期随访，即使视神经管已扩大，只切除眶内肿瘤，症状和体征进展者也较为少见。

（二）脑膜瘤

脑膜瘤（meningioma）是眶内常见良性肿瘤，分原发于眶内及继发于颅内脑膜瘤两种情况，本节仅涉及前者。眶内脑膜瘤多起源于视神经周围的脑膜细胞，也可发生于眶骨膜及异位的脑膜细胞。脑膜的蛛网膜有上皮细胞和成纤维细胞，前者形成的肿瘤名上皮型脑膜瘤，后者形成的肿瘤名纤维母细胞型脑膜瘤，另外还有过渡型脑膜瘤。眶内脑膜瘤穿出于硬脑膜之后往往缺乏包膜。

1. 临床表现及诊断　轴性眼球突出及视力减退是眶内脑膜瘤常见临床表现。眼底可见视盘水肿，因水肿长期存在，发生继发萎缩，但仍然隆起。视盘表面可见视神经睫状静脉，血管起自视盘中央，至视盘边缘消失，是视网膜中央静脉与脉络膜的侧支循环。眼球突出、视力丧失、继发性视盘萎缩及视神经睫状静脉被视为视神经鞘脑膜瘤四联征。B 型超声显示视神经增宽，透声性甚差。CT 可发现多种特征性改变：①视神经管状或梭形增粗，高密区内可见萎缩视神经形成的低密度条影，如同车轨样，有些病例肿瘤内有钙斑；②发生于骨膜的脑膜瘤局部眶壁增厚，表面软组织肿物；③眶内脑膜瘤有颅内蔓延趋势，视神经鞘脑膜瘤经视神经管，骨膜脑膜瘤经骨壁向颅内蔓延，强化 CT 可揭示颅内部。MRI 显示脑膜瘤位置，形状、边界同于 CT，T_1 加权像呈中信号，T_2 加权像高信号强度。如仍不能确定诊断及肿瘤范围，可用脂肪抑制序列和 Gd－DTPA 强化。MRI 在揭示肿瘤管内和颅内蔓延方面明显优于 CT。

2. 治疗　眶内脑膜瘤视力较好者可观察、放射治疗或放射外科治疗；视力丧失，范围较广，也可手术切除。限于眶采用外侧进路，位于眶尖、神经管内或颅内蔓延者，经颅开眶，残余部分 γ 刀治疗。

（三）神经鞘瘤

神经鞘瘤（neurolemoma）是周围神经鞘细胞形成的良性肿瘤。有包膜，瘤细胞长梭形，细胞核珊状排列。瘤体内常有液化腔存在。临床表现类似于海绵状血管瘤，眼球突出、眶内肿块、视力减退、眼球运动限制等。发生于眼神经分支的肿瘤，因压迫神经干有自发痛和触痛。B 超为低回声性，此点可与强回声的海绵状血管瘤鉴别。CT 检查可发现类圆形、梭形、长椭圆形等，多种形状的肿瘤。发生于眶后部肿瘤，可通过眶上裂蔓延至颅内。眶上裂扩大，外缘后翘，揭示颅内蔓延。MRI 可同时证实颅内及眶内两部分肿瘤。治疗采用手术切除。

（四）神经纤维瘤

神经纤维瘤（neurofibroma）也是鞘细胞肿瘤，瘤内还含有疏松胶原纤维束和粗细不等的神经干。多发生于儿童时期的眼睑外侧，眼睑肿大，可遮盖睑裂，甚至下垂至面颊部。扪诊触及软性肿物，缺乏边界，内有蚯蚓状索条或结节样肿块。眶内可见孤立神经纤维瘤。临床表现与影像显示大致同于神经鞘瘤。神经纤维瘤病者 CT 检查，可见眼眶畸形，骨壁缺失。

五、泪腺上皮瘤

泪腺上皮瘤是常见的眶内肿瘤，有良性多形性腺瘤、恶性多形性腺瘤和腺样囊性癌，其他如腺癌、未分化癌、黏液表皮癌等较少见。

（一）泪腺良性多形性腺瘤

泪腺良性多形性腺瘤（benign pleomorphic adenoma）也称混合瘤，是泪腺腺泡和腺管细胞形成的良性肿瘤，瘤细胞可化生为黏液，软骨和骨组织。肿瘤类圆形，有完整包膜，表面有许多半圆形隆起，手术时易于脱落，引起术后复发。

临床表现：眼球前突和内下方移位，眶外上方扪及硬性肿物，无压痛，不能推动。发生于睑叶泪腺和副泪腺的混合瘤呈皮下结节样肿物。B 型超声发现泪腺区占位病变，内回声较多。CT 显示泪腺区类圆形肿物，压迫眼球变形和局部骨壁凹陷。治疗应完整手术切除包膜破裂可引起肿物复发。

（二）腺样囊性癌

腺样囊性癌（adenoid cystic carcinoma）是泪腺最常见恶性肿瘤。包膜不完整，局部破坏性强，术后常复发。癌细胞在纤维基质内形成索条样或巢状，其内有筛状小孔。可浸润眼眶组织，有嗜神经性侵犯倾向。临床表现自发隐痛，眶外上象限扪及增长较快和有触痛的肿物。CT 显示泪腺区肿物，沿眶壁向眶尖蔓延。活检证实诊断后，眶内容切除或扩大局部切除，术后加速器放射治疗及化疗。

六、继发性肿瘤和转移性肿瘤

眶周围结构肿瘤侵入眼眶名继发性肿瘤，经血行远距而至的肿瘤名转移性肿瘤。眼眶继发性肿瘤较多，转移性癌少见。

（一）继发性肿瘤

眼眶前端有眼球、眼睑和结膜，眶周围有鼻窦和大脑，继发性肿瘤（secondary tumors）就是由眶周蔓延至眶内的。眼球内视网膜母细胞瘤和脉络膜恶性黑色素瘤，可破坏巩膜或经血管、神经周围间隙蔓延至眶内，引起眼球突出。眼内恶性肿瘤侵入眼眶，CT 检查可以确定诊断。往往需要眶内容剜除，死亡率较限于原位时期明显提高。

眶内继发性肿瘤多来自鼻窦。上颌窦鳞状细胞癌侵入眶内，引起眼球上移及眼球突出，眼球下转受限，眶下部扪及硬性肿物。筛窦腺癌、未分化癌也常侵入眶内，眼球外侧移位和眼球突出，眶内侧硬性肿物，眼球向内运动受限；后组筛窦和蝶窦癌侵入眼眶引起眶尖综合征：眼球运动障碍、眼部痛觉消失和视力丧失。CT 和 MRI 可发现肿瘤原发位置和侵入途径。

继发于颅内肿瘤多为蝶骨脑膜瘤，发生于蝶骨嵴内侧可引起 Foster - KennedY 综合征：视力减退，患侧原发性视盘萎缩，另一侧眼视盘水肿。继发于颅内肿瘤，MRI 检查可以发现。

（二）转移癌

眶内转移癌（orbital metastatic carcinoma）多来自消化和呼吸系统，国外报告前列腺者也不少见，女性多来自乳腺癌。儿童转移癌以神经母细胞瘤多见。转移癌发展快、早期即有疼痛、眼球突出、眼球运动障碍、炎性反应和骨破坏。有些转移癌无癌瘤史，特别是肝癌，眼部发现转移癌后，才出现消化系统症状。

（王　静）

第四节　血管畸形

眶内血管畸形包括静脉畸形、动脉畸形和动静脉畸形，其中静脉曲张和颈动脉海绵窦瘘比较常见。

一、静脉曲张

静脉曲张（varix）是原发于眼眶的静脉畸形，因眼球突出和体位有关，又名体位性眼球突出，或扩张性静脉畸形。畸形的静脉管道出生时可能已经存在，直到与体循环沟通才出现症状和体征。多见于青年人，一侧眼眶，很少波及颅内。

（一）临床表现

开始仅表现为体位性眼球突出。低头、弯腰、咳嗽和憋气（valsalva's maneuver）等动作，引起颅内静脉压增高，眶内畸形静脉充血扩张，驱使眼球突出（图 3 - 5）。同时伴有眶内压增高症状，如眶区胀痛、视力减退、眼球运动障碍，眼睑遮盖角膜和恶心、呕吐。长期静脉扩张，眶内脂肪吸收，直立时眼球内陷。畸形静脉壁甚薄，可引起眶内出血，眶尖部血肿，导致视力丧失，视盘萎缩。结膜、口腔黏膜及头颈其他部位可同时存在静脉畸形。

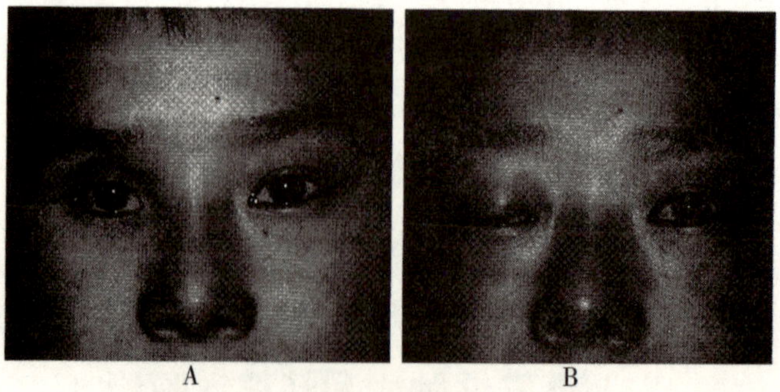
A　　B

图 3 - 5　右静脉曲张颈加压前 A、后 B

A. 眼球内陷；B. 右侧眼球突出

（二）诊断

根据临床表现可确立诊断，影像显示也有特异性。X线片可发现静脉石；B型超声探查，在患者眼球突出前为正常声像图，突出时可发现不规则的透声腔隙。压迫眼球无回声区可完全消失。CT扫描平卧时正常或小片不规则、条带状高密度影，患者憋气或压迫颈内静脉、眼球突出、眶内出现高密度影。

（三）治疗

眶前部静脉曲张注射硬化剂，眶中、后段病变，特别是围绕视神经，可嘱患者注意保健，如避免低头，憋气，睡时高枕，可防止或减缓病变发展。若因疼痛影响正常工作或休息，以及反复自发出血，可行血管内栓塞治疗。也可手术切除畸形静脉，堵塞与颅腔通道，但眶尖部手术易引起视力丧失，且术后易复发。

二、颈动脉海绵窦瘘

颈内动脉或硬脑膜动脉与海绵窦发生短路，名颈动脉海绵窦瘘（carotid cavemous fistula）。进入海绵窦的动脉血主要通过眼静脉引流，多数患者首诊于眼科。

（一）病因

外伤或自发。颅底骨折，颈内动脉破裂，动脉血直接进入其周围的海绵窦内，窦内大部分血流由眼静脉引流。动脉硬化、动脉瘤或先天原因引起动、静脉交通，名自发性动、静脉瘘，称硬脑膜动脉海绵窦瘘。

（二）临床表现

因眶内静脉内压力增高，引起眼部症状。搏动性眼球突出及血管杂音常可见到。眼表静脉迂曲扩张，螺丝状，以角膜为中心放射状排列。房水静脉回流阻力加大，角巩膜静脉窦充血，眼压增高。眼底静脉迂曲扩张，压迫眼球时可见视网膜中央静脉搏动。海绵窦内压力增高，压迫眼肌运动神经，眼球运动受限，复视。海绵窦扩大也常引起头痛。

（三）诊断

B型超声发现扩张、搏动的眼上、下静脉。多普勒超声证实眼上静脉动脉化，血液逆流。CT显示海绵窦扩大，眼静脉扩张，眼外肌轻度增厚。MRI及磁共振血管造影证实颈动脉与海绵窦直接交通。最后诊断通过DSA检查，在动脉期显示扩大的海绵窦及眼静脉（图3-6）。

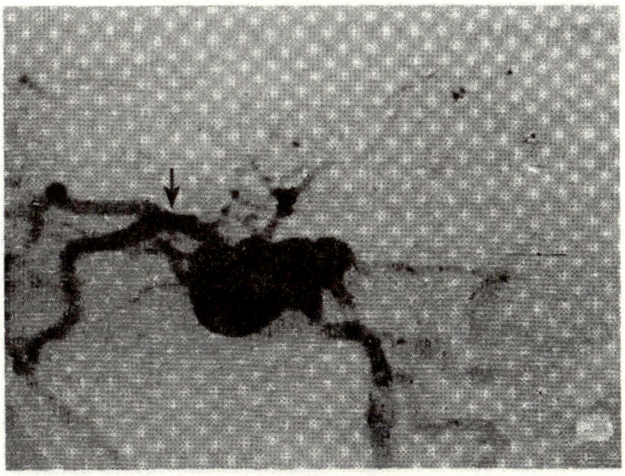

图3-6　颈动脉海绵窦瘘DSA

（四）治疗

介入性异常血管栓塞。眼部控制高眼压，保护视力。

（王　静）

第四章

眼外伤

第一节　角膜上皮擦伤

一、原因和临床表现

角膜位于眼球的前方，透明无血管，具有屈光及保护眼球的作用。如图 4－1 为正常角膜结构。图 A 显示弥散光线下的眼前节照相，通过透明的角膜可清楚窥见后方的虹膜和瞳孔；图 B 显示裂隙光照下的角膜切面图，可大致区别前面的上皮层，后面的内皮层以及中间的基质层。

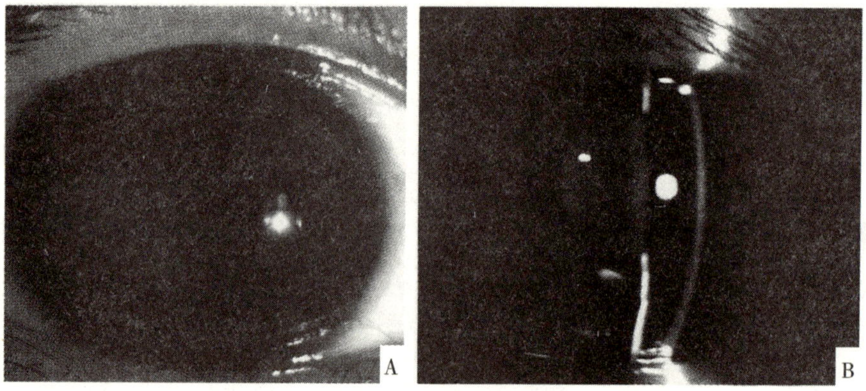

图 4－1　正常角膜

钝器或锐器引起角膜上皮的条状或片状小缺损。患者常有眼痛、畏光、流泪、睑痉挛甚至视力下降；裂隙灯下见角膜上皮层有条状或片状擦伤痕，荧光素染色可清楚显示擦伤的面积和范围。角膜擦伤可分为仅有角膜上皮层脱落的单纯角膜上皮擦伤，以及伴有眼部其他部位外伤的复杂性角膜上皮擦伤，如前房积血、外伤性白内障等。角膜擦伤后反复出现的角膜上皮脱落（反复性角膜糜烂），患者可有反复发作的剧烈疼痛、畏光、流泪及睑痉挛现象，检查见同一部位角膜上皮缺损。

二、治疗

角膜擦伤的治疗原则主要是预防感染，促进角膜上皮愈合，可使用抗生素眼膏及人工泪液。对于外伤后反复发生的角膜上皮脱落，除了常规鱼缸感染及促进上皮生长眼点眼外，自体血清点眼及绷带式角膜接触镜也为疗效确切的促进角膜上皮生长愈合的方法。各种治疗效果不佳时，也可尝试角膜上皮刮除以清理病变区上皮生长的基底部，使角膜上皮有新的修复愈合环境。

（刘　懿）

第二节 角膜挫伤

一、原因

单纯的角膜挫伤常由玩具手枪、气枪子弹、手指戳伤等引起。儿童由于喜欢玩玩具水枪和玩具气枪而伤及角膜的多见；成人的角膜挫伤常由工作中的器具如扳手、砂轮等引起。

二、临床表现

有角膜板层的层间撕裂、后弹力层或角膜内皮的损伤。常伴有眼部其他组织的损伤，如前房积血、虹膜裂伤等。角膜挫伤主要表现为角膜基质层水肿、增厚，可累及角膜后弹力层及内皮层引起纹状水肿。可能系突然的外力作用，使角膜内陷，角膜的层间或内皮受损破裂，房水经过破裂的角膜内皮和后弹力层进入角膜基质所致。此外，高眼压或低眼压也可加重角膜水肿的程度。患者可有视力下降，如并发前房积血等眼内组织受损时则视力下降更加明显。

三、治疗

单纯的角膜水肿可局部激素点眼，每天3~4次，严重时1~2h一次，晚上可使用激素眼膏。治疗2~5d后，水肿可很快消退。如角膜水肿范围大且严重，并发有眼内组织损伤时，也可给予静脉滴注地塞米松10mg qd，或泼尼松30~50mg每日一次顿服。但要注意眼压的观察以及激素减量，以免激素性高眼压出现。在频繁的眼药点眼时，注意使用人工泪液等黏弹性物质保护角膜上皮。

四、预后

角膜板层裂伤引起的水肿一般点用激素后一周左右逐渐消退，对于伴有眼压过高或过低的角膜水肿，其消退可能要缓慢得多，因为高眼压或低眼压均可导致角膜上皮和内皮的功能失调，使角膜水肿的消退减慢。需要注意查明及处理引起高眼压或低眼压的原因，比如前房大量积血或睫状体裂离、脉络膜脱离等的处理。

（张 剑）

第三节 角巩膜穿通伤

角巩膜位于眼球外壁以及眼的前段，具有屈光及保护作用，易受外伤引起角巩膜的全层裂伤。如何缝合伤口及使其愈合达到最佳的效果，对于恢复角膜的屈光性能、保存视力及眼球外壁的完整性具有重要的作用。有数据报道在101例眼球穿通伤并眼内异物的伤口中，角膜伤口73例，占72.3%；巩膜伤口10例，占9.9%；角膜缘伤口或角膜伤口并发巩膜伤口18例，占17.8%，所以角膜穿通伤为最常见的一种眼球穿通伤。

一、原因

锐器如尖刀、剪刀、铁屑等直接刺伤或穿透角巩膜所致。

二、临床表现

角巩膜穿通伤口是眼球穿通伤的主要表现，可伴有视力下降，眼内组织的脱出及损伤，严重的还可引起眼内感染如眼内炎的发生等。

三、角膜伤口的缝合

角膜伤口缝合的一般原则：显微放大镜下；细针细线如10－0的尼龙线；间断缝合；避开角膜中

心；深度 2/3 或 3/4；跨度 0.5 ~1mm；线头埋于角膜基质中；角膜缝线在中央短而疏，在周边长可稍密集。

（一）长的角膜伤口（线形或弧形）的缝合

缝线从两端的周边部开始，线的跨度要长，向角膜中央方向前进时跨度逐渐变短（图4 -2），这样在角膜中央形成的瘢痕最小。缝线跨度的长短依据伤口的长度和角膜的大小，如角膜缘部位可以为 0.75 ~1.5mm，而角膜中央的跨度为 0.5 ~0.75mm，两针之间的针距平均为 1mm，周边可以稍密集而中央稍稀疏。对于跨过两侧角膜缘的伤口（图4 -2、图4 -3），为使角膜的缝合对称，角膜缘 2 针缝合后应在中央角膜缝合一针（第三针），然后再在两段距离的中央缝合，以此类推（图 4 -2、图 4 -3），缝线以 9 针至 13 针为佳（图4 -2A、4 -3B）。单纯角膜缘伤口则先在中央缝合一针，然后再在两段距离的中央进行缝合，以此类推（图 4 -4）。如果缝线跨度是随意性的、缝线过紧或缝合的松紧不匀，可使角膜表面变平坦、不平或角膜弧度的改变，最终导致不规则散光或角膜透明性的恢复时间延长，甚至还有可能产生大的瘢痕使得角膜不能恢复其透明性。尽管角膜伤口累及角膜上皮下后最终会形成瘢痕，但我们还是可以通过精巧而又正确的手术方法以及术后皮质激素的使用而使瘢痕的形成减少。图 4 -3 患者系刀刺伤，视力 LP。图 A 为缝合前的眼前节照片，显示贯穿整个角膜的长伤口，伴虹膜脱出；图 B 示按照角膜缝合原则缝合后的角膜。

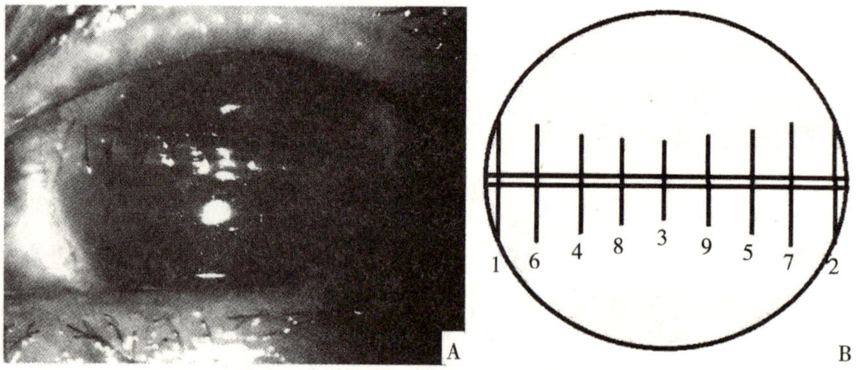

图 4 -2　长的角膜伤口的缝合及顺序

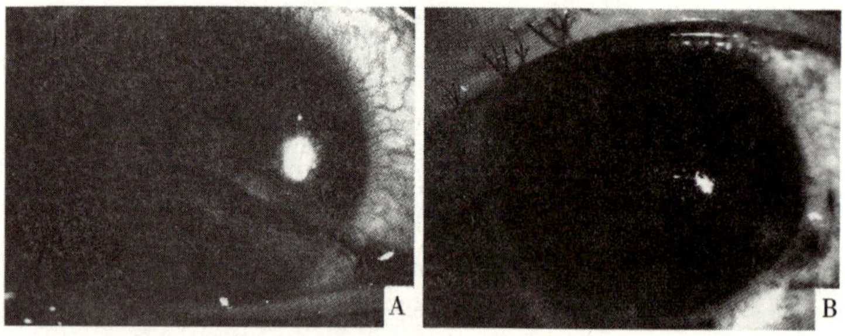

图 4 -3　长线形的角膜伤口及缝合

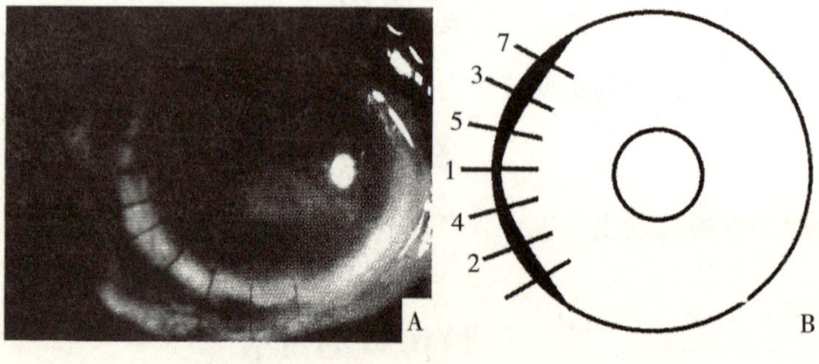

图 4 -4　角膜缘长的弧形伤口的缝合

（二）短的角膜伤口缝合

小于5mm，伤口自然闭合良好，无伤口渗漏的短的角膜伤口，可不必缝合，或戴绷带式角膜镜即可。大于5mm的角膜伤口多需要缝合，尽量少缝线并达到水密缝合。有时1针或2针即可，如图4－5为闭合良好的短的角膜伤口，无明显角膜伤口漏（图A），可观察或缝合1～2针；图B显示在短的角膜伤口缝合1针。

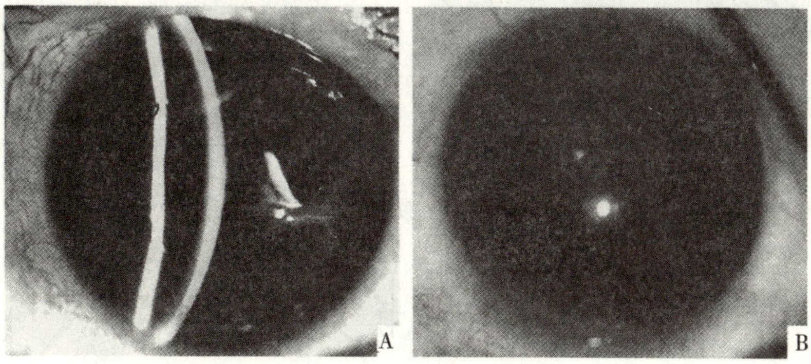

图4－5　短的角膜伤口的缝合

（三）成角角膜伤口的缝合

先查明角膜伤口有几个角，将其划分为几个不同方向的伤口。最初几针应该先缝合在角度的地方，然后缝合角膜两边的伤口，最后才缝角膜中央的伤口（图4－6）。

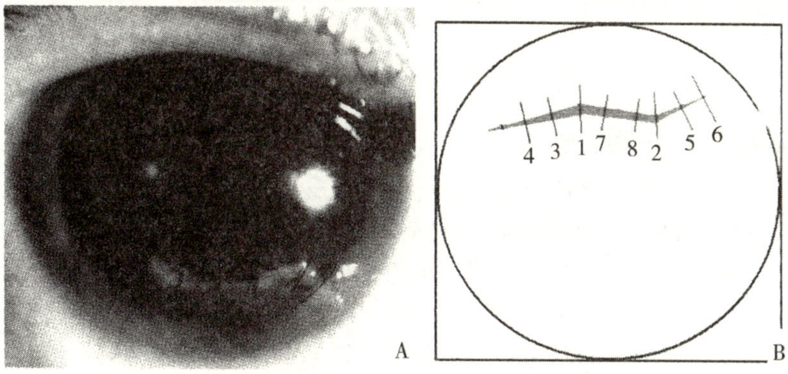

图4－6　成角伤口的缝合

（四）"Y"形伤口的缝合

先在"Y"缝的2个角度明显部位做交叉缝合，然后再缝合直线形的伤口（图4－7）。图4－7A的角膜伤口为较小的"Y"形分叉伤口，两个交叉缝合欠规则，使角膜出现皱褶。

Dr. Akkin提出交叉连续缝合法，即先在一伤口的角膜深层进针穿出角膜面，到另一伤口0.5mm处角膜面进针，穿过伤口另一侧出针，最后在第3个伤口处同样进针出针，再返回到第一针缝合的对侧角膜面进针到角膜深层伤口出针，将两缝线结扎埋于角膜深层伤口中，数码代表缝合的先后顺序（图4－8）。这样的缝合方法理论上来说应该效果好，但由于是连续缝合，线结的埋藏可能不方便。

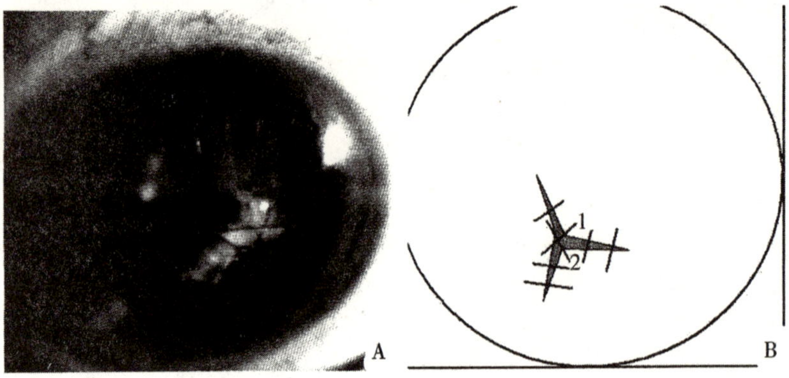

图 4-7 “Y”形伤口的间断缝合

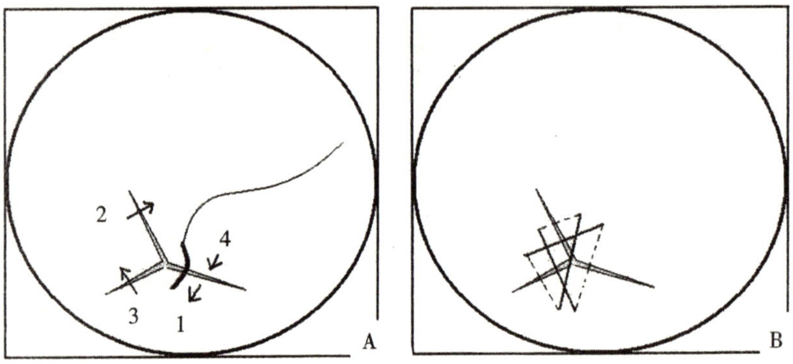

图 4-8 “Y”形伤口的连续缝合

（五）垂直与斜形伤口的缝合

如果伤口面与角膜表面垂直，进针与出针在伤口的上皮面和内皮面两侧应该是等距的［图 4-9B，（$x_1=y_1$）和（$x_2=y_2$）］。如果伤口是斜形的，进针和出针则应根据情况来判断，使两边的压力均匀。如 B 图的下图所示，一侧上皮的距离应该与另一侧内皮的距离相等（$x_1=y_2$）和（$x_2=y_1$）。该原则可以防止一侧过于挤压另一侧，而且也是针对全层缝合来说的。而对于深层缝合主要强调的是尽可能深度的缝合，避免内口张开，以及缝合的两边要基本对称。图 4-9A 可见伤口两侧缝合不对称，伤口缝合不规范。

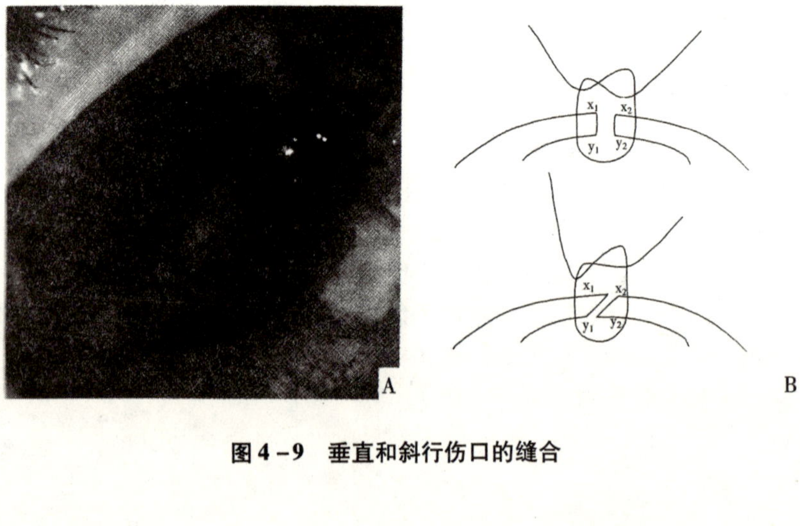

图 4-9 垂直和斜行伤口的缝合

（六）星形伤口的缝合

第一针为连接所有星状伤口尖端角膜基质中央的环形缝线，这一针为不拆除的永久缝线。穿过基质的缝线把分成几个的伤口的边缘收紧在一起，然后分象限全层或深层间断缝合周边的裂伤口，越远离中央的缝线跨距越大（图4－10）。图中中央虚线表现不拆除的连续环形缝线，周边实线是可拆除的间断缝线。临床上真正这样的星形伤口很少见。

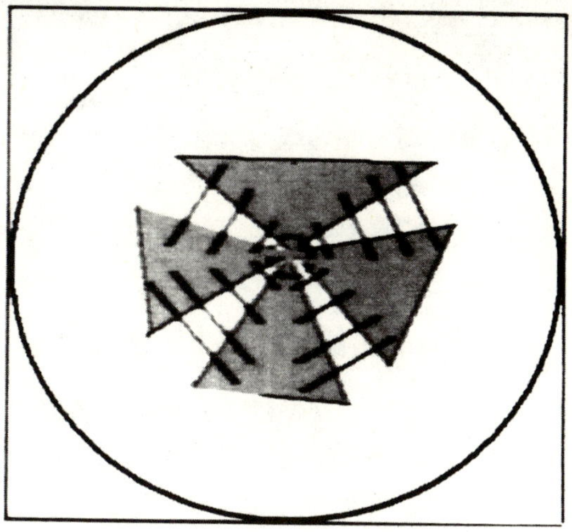

图4－10　星状伤口的缝合

四、角巩膜伤口的缝合

跨角膜缘的角巩膜伤口的缝合原则是第一针先缝角膜缘，然后角膜，再巩膜。角膜伤口的缝合是以角膜缘为起点，一针一针向角膜中央缝合；巩膜伤口缝合也是以角膜缘为起点一针一针向远离角膜缘后方的巩膜方向缝合。如图4－11，图A及图B显示跨过角膜缘的角巩膜伤口（箭头）；图C的数码代表角巩膜伤口缝合的先后顺序。巩膜缝合的另一方法是50%法则，即先缝合巩膜伤口的中点，然后伤口的1/4位点，再3/4位点，这种方法比较适用于可看到伤口两端的短程的巩膜伤口。

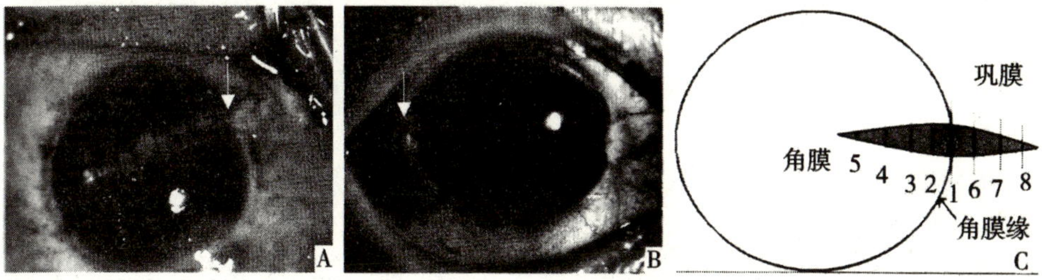

图4－11　角巩膜伤口的缝合

五、巩膜伤口的缝合

巩膜伤口缝合也为间断深层缝合，深度约为巩膜厚度的80%或3/4。缝合过深可导致巩膜的全层穿透，需要注意避免缝线穿透引起的视网膜的损伤。缝合太浅打结时可能会使缝线穿出巩膜致巩膜裂开。尽可能找到伤口的两端并完全缝合是巩膜伤口缝合的基本原则。如果巩膜伤口偏后，需要断眼外肌，在断肌肉之前要预置缝线两针，术后要将标记的肌肉断端正确对合至相应的肌止端上。对于后巩膜伤口，按顺序暴露巩膜伤口，先从角膜缘，沿着此方向向后缝合（图4－12A～C）。后巩膜缝合的具体方法为：①剪开结膜，暴露巩膜伤口的前界。②缝合暴露的巩膜伤口，缝合的方向由前向后。③进一步向后剪开结膜，尽量找到伤口的另一端，避免压迫巩膜，暴露好伤口再一针一针缝合好整个巩膜伤口。

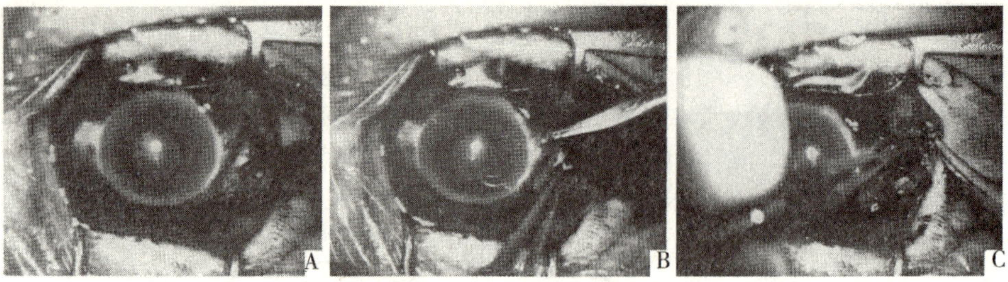

图 4-12　巩膜伤口缝合

一般来说，前部的巩膜裂伤口容易找到两端，缝合无困难；而后部的巩膜裂伤口暴露和缝合困难，有的需要断直肌才能暴露和缝合好伤口。绝大部分情况下，只要耐心，就可以找到止端并缝合好的，这一点对于初学者尤为重要。对于过深的巩膜伤口，可能无法暴露其深部止端，此时可予以旷置待其自然瘢痕愈合。

六、伤口的缝线，针距与跨度

角膜或角膜缘伤口，使用 10-0 尼龙缝线，线结埋于角膜或角膜缘组织中；巩膜伤口则使用6-0～8-0 缝线，对于愈合较快的伤口或短的巩膜伤口，也可以使用 7-0～8-0 的可吸收缝线。但是要估计巩膜伤口缝线的吸收时间长于伤口愈合的时间，即可吸收缝线要在组织内发挥作用起码 3 个月，以免伤口尚未愈合，缝线已吸收，导致轻微的创伤即引起破裂或伤口感染。如果不明确可吸收缝线的吸收时间，最好不要使用它去缝合巩膜。此外，也可将可吸收缝线和不可吸收缝线交叉使用，也可以防止缝线吸收过快伤口易于裂开的现象。

两缝针缝线的距离要视伤口的部位和形态而定，一般为 1mm 左右，针距过短一则没有必要，二则形成的瘢痕多，过长则伤口的密闭欠佳，有可能伤口出现漏水现象；每针缝线的跨度一般为 0.5～1mm，跨度不能过长，否则产生的瘢痕长，过短则有可能对合欠佳、缝合困难以及埋线困难。

七、伤口的愈合与瘢痕

角膜伤口的愈合过程是一个瘢痕形成的过程。角膜伤口愈合后的瘢痕大小与下列因素有关。①伤口的大小和长度：伤口越大越长，形成的瘢痕越大。②伤口接触面的规则与平整程度：钝力引起的角膜不规则破裂所致的伤口瘢痕要比尖刀刺伤的整齐伤口大得多。③缝线的跨度和长度：缝线过长或过密集，瘢痕将越长越密。④上皮和内皮的缺损面积或哆开程度：缺损面积越大，瘢痕越多，内皮或上皮哆开距离越大，形成瘢痕越多（图 4-13）。

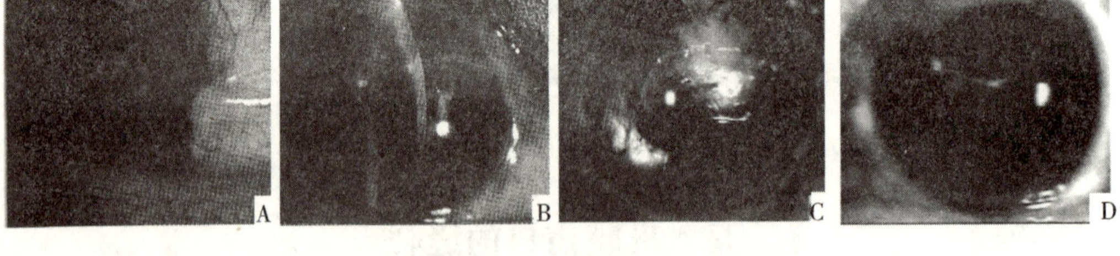

图 4-13　角膜伤口瘢痕形成

八、角膜缝线调整

临床上经常可以遇到初次缝合的角膜伤口变形、角膜变扁、凹凸不平、伤口渗等现象，多由于缝线过紧或过松、针距或针的跨度过短或过长、错误对合等原因造成。如果不及时处理或调整，将造成严重的后果，如视力不能恢复、大的角膜瘢痕、角膜屈光度改变、低眼压、角膜漏以及眼内炎等，所以需要及时将角膜缝线再次调整。如图 4-14，患者系钢丝弹伤 3h，角膜一小伤口缝合 2 针（图 A），术后第

2d查房见角膜有明显的溪流现象（图B），于是进行了缝线调整。

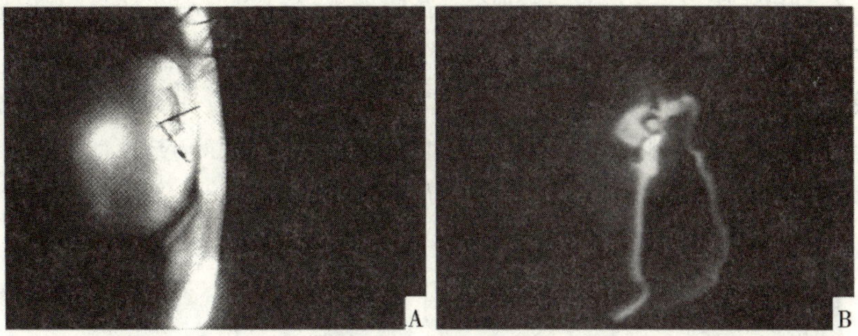

图4－14　角膜伤口漏

角膜缝线调整的时间一般越早越好，初次缝合术后的第一、第二天即可进行，也有因病情延误，或患者全身情况不容许而延至一周以后进行的。方法之一是在显微镜下，确定引起角膜变形或伤口渗漏的关键缝线，将过紧或过松的缝线拆除，再用10－0的缝线适当松紧地缝合，观察是否有好转；方法之二是如果发现整个伤口对合错乱，需要将全部的缝线拆除，观察伤口自然状态下的形状，确定伤口的形态，根据上述原则选用相应的缝合方法，如成角伤口或星形伤口的缝合方法。伤口缝线的调整需要极大的耐心，手术台上有时需要反复修改及调整。术中注意点：①黏弹剂的使用。粘弹剂有维持前房及保护角膜内皮的作用，术中正确的使用对于保护角膜和晶体至关重要。②角膜缘侧切口。多在角膜缝合术后于角膜颞侧做一侧切口，侧切口的作用一是可以在手术结束时由此注入生理盐水检查角膜是否达到水密闭合；二是可用于冲洗出前房的黏弹性物质；三是术后高眼压时利用它放出前房液体降低眼压。③检查是否水密缝合。缝合后前房注入生理盐水，观察伤口是否有渗漏；或使用拧干的棉签轻拭角膜伤口，如果有渗漏，棉签很快浸湿，需再将缝线调整。

九、角膜缝线的拆除

一般3个月左右可拆除角膜缝线，如果某根缝线过松或过紧，或有感染迹象，视情况可以提前单根缝线拆除。正确的拆线方法是表麻下，开睑器开睑，用显微镊夹住线结侧的缝线，使用剪刀、穿刺刀或1ml一次性针头剪断或挑断非线结侧的缝线，使用一定的力量快速将缝线拉出；另一方法为先使用显微镊将线头转出角膜面，再用剪刀剪断一侧的缝线，将缝线拉出，这样很少出现缝线断端留在角膜基质中的现象。常规的拆线方法可发生缝线头滞留于角膜基质内的情况，即在剪断一侧缝线后，线头的阻力或线头的松动，可使缝线一端留于角膜内，有时难以夹出。残留在角膜基质的缝线不必强求取出，有时使用各种方法将缝线取出后，又造成新的角膜伤口。

眼科争论：角膜的深层缝合与全层缝合（前节OCT在观察角膜伤口愈合中的作用）。角膜缝合方法常用的有连续缝合与间断缝合，连续缝合多用于穿透性角膜移植，一般的外伤性角膜伤口缝合多为间断缝合，很少连续缝合。间断缝合又有全层缝合与深层缝合两种方法，全层缝合为缝针缝线穿过角膜裂口两侧的全层，目前临床上较少用；深层缝合为缝合断端两侧深度的2/3或3/4，这是目前临床上传统而经典的缝合方法。这两种缝合方法各有优缺点，使用前节OCT去评判两种缝合方法，为临床上认识不同缝合方法在伤口中的愈合作用提供非常有意义的依据。

前节OCT（AS－OCT）由于无创、非接触性、且可清晰显示角膜的各层，可用于角膜清创术前及术后，可作为评判角膜伤口愈合情况的一种重要工具。

（一）全层缝合

因为角膜伤口两侧组织水肿的程度不同，使得很难估计是否真正缝合了90%的角膜组织并对合好。有时一侧60%深度对合另一侧90%深度，而剩下的未缝合的10%或40%的角膜伤口，可以直接接触到房水，房水通过伤口渗入到角膜基质，增加了角膜水肿，致使角膜水肿消退缓慢；全层缝合立即且永久闭合伤口，能有效阻止房水接触角膜基质，缩短了角膜透明恢复的时间，有助于玻璃体手术的进行，加快了患者视功能的恢复；全层缝合也防止了角膜的错误对合，这种错误对合是由于两边组织水肿不平行及不对称深度的缝合引起。所以 Dr. Kuhn 建议全层角膜缝合，其优点为断端之间的缝合可以 100% 完全对合，内皮 - 内皮对合好，没有移开现象，伤口对伤口均匀一致，水肿消退快，而且缝合相对简单容易掌握。缺点是缝线穿透角膜全层，有伤口漏或感染可能，另外拆线时线头有可能滑入前房内。如图 4 - 15，图 A 显示全层缝合后的角膜伤口，其上皮面及内皮面均有较好的对合，没有哆开现象（图 B）。图 4 - 16 中的 A 图显示即使严重不规则伤口，全层缝合后上皮 - 上皮及内皮 - 内皮对合仍然良好（图 B）。

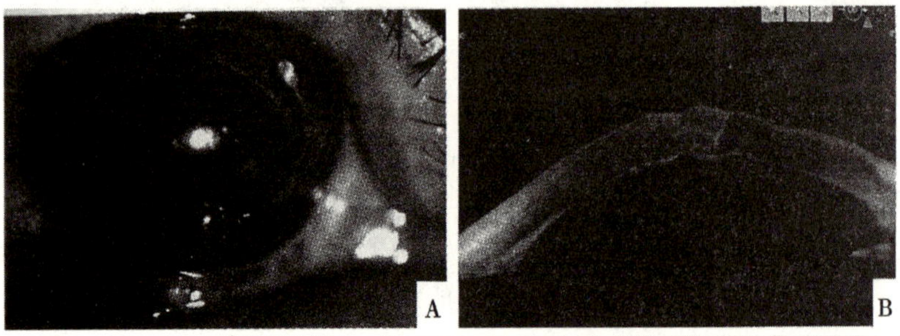

图 4 - 15　角膜的全层缝合病例（1）

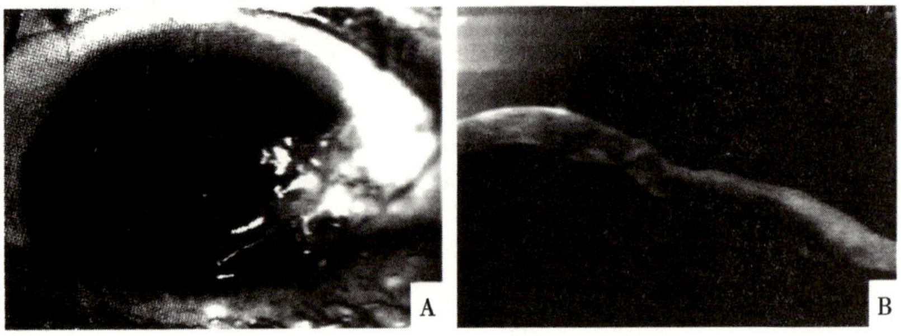

图 4 - 16　角膜的全层缝合病例（2）

（二）深层缝合

方法为在伤口断端深层 2/3 或 3/4 的深度处进行缝合。其优点是伤口密闭后缝针缝线不穿过前房与眼内无交通，减少了眼内炎的发生，降低房水角膜道形成的机会；缺点是真正深度难以掌控，尤其对于初学者，导致缝合不均匀。由于受伤的角膜裂口处水肿不均匀，导致角膜的厚度不一致，可能一侧的 90% 深度对另一侧的 60% 深度，或一侧 2/3 深度对合另一侧 1/2 深度。另外，由于缝合不对称造成内扣的哆开，如图 4 - 17 中等长度的角膜伤口（图 A），在角膜深层缝合后仍有内口哆开现象（图 B），房水经哆开的板层角膜渗入到基质中，致使水肿消退缓慢。某些情况下，愈合后导致伤口部位的角膜变薄以致角膜漏形成，或在轻微外伤下易导致伤口裂开等后果；或严重的角膜内皮哆开，引起严重的角膜内皮丢失。临床上即使看似缝合及对合良好的角膜深层缝合伤口。如图 4 - 18 中的 A 图，仍然可以发生内口的哆开（图 B）。

AS - OCT 能客观反映不同方法及不同患者术后的角膜伤口的愈合情况。我们初步的结果表明，角膜全层缝合的伤口愈合要比深层缝合规则，没有内口的哆开，所观察的病例没有感染现象发生。但是由于观察的病例数有限，仍要警惕角膜漏、眼内炎及眼内缝线存留的问题。鉴于角膜伤口的深层缝合和全层缝合各有优缺点，对于长的和不规则的伤口，也可采用折中的方法，即在关键部位全层缝合 1 ~ 2 针，其他部位行深层缝合。总之，有待于今后的临床实践中进一步观察和体会。

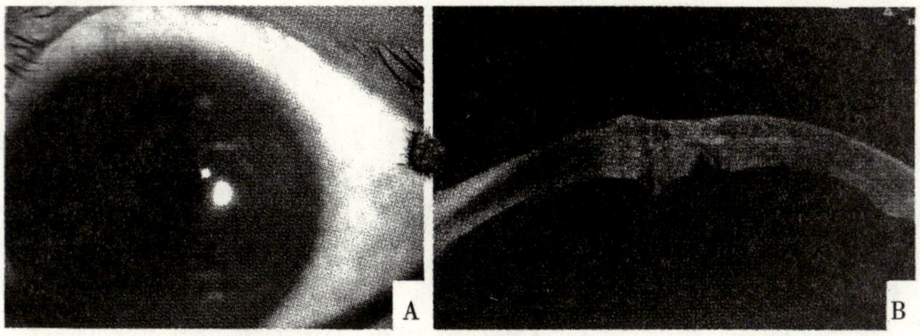

图 4-17　角膜深层缝合病例（1）

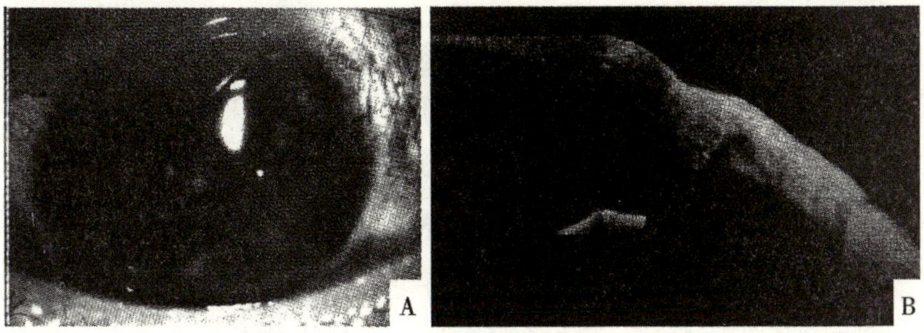

图 4-18　角膜深层缝合病例（2）

（张　剑）

第五章

眼睑病

第一节　眼睑充血、出血和水肿

一、眼睑充血

眼睑充血（congestion of the eyelids）可因眼睑皮肤的炎症、睑腺炎症、睑周围组织炎症的蔓延，虫咬、化学物质刺激、物理性刺激，如热、辐射等均可造成。睑缘充血为睑缘炎、屈光不正、眼疲劳、卫生条件差等均可引起。充血一般为亮鲜红色。

暗红色的充血为血液回流障碍，凡是血液回流障碍的疾病均可引起，常同时伴有眼睑水肿。

治疗：根据发病的原因治疗。

二、眼睑出血

眼睑出血（hemorrhage of the eyelids）：造成眼睑出血的全身原因如咳嗽、便秘、高血压动脉硬化、败血症、有出血素质者、胸部挤压伤等，一般出血较局限。

局部原因造成的眼睑出血多为外伤，可以是眼睑直接外伤引起，也可以是眼眶、鼻外伤或颅底骨折引起，出血渗透到眼睑皮下，可以沿着皮下疏松的组织向四周蔓延，一直跨过鼻梁侵入对侧眼睑。严重的是颅底骨折所致的出血一般沿着眶骨底部向鼻侧结膜下和眼睑组织渗透，多发生在受伤后的数日。眶顶骨折所致的出血沿提上睑肌进入上睑，眶尖骨折沿外直肌扩散，眶底骨折出血进入下睑。

随血量的多少，出血可为鲜红色、暗红色、紫红色或黑红色。

治疗：

（1）少量浅层出血无需治疗，数日后可自行吸收。

（2）出血多时，于当时立即做冷敷以停止出血，同时可使用止血药物如止血敏、维生素 K、氨甲苯酸、三七粉或云南白药等。数日后不再出血时可做热敷促进吸收。

（3）用压迫绷带包扎。

（4）有眶顶、眶尖、颅底骨折需请神经外科会诊，治疗。

三、眼睑水肿

眼睑水肿（oedema of the eyelids）系眼睑皮下组织中有液体潴留，表现为皮肤紧张、光亮感。

（1）炎性水肿：为局部原因，眼睑炎症或附近组织炎症如眼睑疖肿、睑腺炎、睑皮肤炎、泪囊炎、眶蜂窝织炎、丹毒、严重的急性结膜炎、鼻窦炎等。眼睑皮肤肿、红、局部温度升高，有时有压痛，可伴有淋巴结肿大，严重者全身畏寒、发热。

（2）非炎性水肿：为血液或淋巴液回流受阻。局部原因见眶内肿物。全身病见于心、肾病、贫血，非炎性者皮肤色为苍白。

治疗：根据病因进行治疗。

（屈晓勇）

第二节　眼睑皮肤病

一、眼睑湿疹

（一）概述

眼睑湿疹又称眼睑湿疹性皮炎，是由于眼睑部慢性炎症或致敏物质引起的急性或慢性眼睑皮肤炎症。也可为全身或面部湿疹的一部分，可单独出现在眼睑。

（二）临床表现

（1）有致敏物质接触史。

（2）患处奇痒、烧灼感。

（3）急性者眼睑突然红肿，继而出现丘疹、水疱、糜烂、结痂、脱屑等。

（4）亚急性者表现为眼睑皮肤暗红斑块，伴有结痂、鳞屑、少量丘疹、渗出等。

（5）慢性者起病缓慢，眼睑皮肤增厚，表面鳞屑脱落，也可伴有结膜和角膜炎症表现。

（6）多见于过敏体质者。

（三）诊断

根据致敏物质接触史、患处奇痒，及临床表现可以诊断。

（四）鉴别诊断

1. 眼睑疱疹　常发生于感冒、高热或身体抵抗力下降时。病变多发生在下眼睑三叉神经眶下支分布的范围内，患处刺痒和烧灼感，出现多个或成群的针尖大小、半透明的疱疹，结痂脱落后通常不留痕迹。严重者耳前淋巴结肿痛。

2. 眼睑脓疱病　金黄色葡萄球菌或溶血性链球菌感染引起的眼睑皮肤脓疱病。眼睑出现鲜红色丘疹、水疱、黄色脓疱，脓疱破溃后形成一层黄色的痂皮，脱落后不留瘢痕。

（五）治疗

（1）仔细询问病史，寻找致敏原，去除病因，避免接触外界刺激因素。

（2）急性期可应用生理盐水或2%～3%硼酸溶液湿敷，每次30min。待炎症控制后改用糖皮质激素软膏、氧化锌油剂或糊剂局部涂用，每日3～4次。

（3）全身应用抗组胺药物，如口服苯海拉明、阿司咪唑（息斯敏）、特非那定（敏迪）等，可减轻局部反应。

（4）严重病例可口服或静脉给予糖皮质激素，以便迅速控制症状。

（5）如有继发感染应给予敏感的抗生素治疗。

（六）临床路径

1. 询问病史　注意过敏史、特殊物质接触史。

2. 体格检查　注意眼睑部湿疹形态、分布、大小等。

3. 辅助检查　一般不需要。严重或复发病例可进行过敏原检查。如有继发感染，应进行细菌培养和药物敏感试验。

4. 处理　根据病情及病变严重程度选择治疗，主要措施为避免过敏原、抗过敏治疗，必要时应用糖皮质激素。

5. 预防　积极寻找过敏原。避免接触外界刺激因素。

二、单纯疱疹病毒性睑皮炎

（一）概述

本病是由单纯疱疹病毒感染所引起的眼睑部病变。多发生于感冒、高热或身体抵抗力降低时，易复发，也可并发单纯疱疹病毒性角膜炎。

（二）临床表现

（1）常有感冒发热史。

（2）自觉眼睑患处刺痒和烧灼感。

（3）病变多发生在下眼睑的三叉神经眶下支分布的范围内。

（4）眼睑或睑缘部出现多个或成群的针尖大小、半透明的疱疹，多在 7 日后结痂脱落，通常不留痕迹。

（5）鼻翼皮肤以及口唇部也可出现疱疹。

（6）严重者耳前淋巴结肿痛。

（三）诊断

（1）根据病史和典型的眼部表现，可作出诊断。

（2）实验室检查，如疱液涂片检查、疱液病毒培养与接种、间接荧光抗体检查、血清抗体测定等，有助于诊断。

（四）鉴别诊断

1. 眼睑脓疱病　金黄色葡萄球菌或溶血性链球菌感染引起的眼睑皮肤脓疱病。眼睑出现鲜红色丘疹、水疱、黄色脓疱，脓疱破溃后形成一层黄色的痂皮，脱落后不留瘢痕。

2. 眼睑湿疹　急性或慢性过敏性睑皮炎症。多有过敏史。局部皮肤潮红、水疱、奇痒、皮肤增厚。

（五）治疗

（1）保持局部清洁，防止继发感染。

（2）结膜囊内滴用抗病毒滴眼液如阿昔洛韦。皮损处涂敷更昔洛韦眼膏。

（3）支持疗法。多饮水，适当休息。

（4）可酌情选用干扰素。

（六）临床路径

1. 询问病史　注意眼部症状是否出现于受凉、感冒、上呼吸道感染后。

2. 体格检查　全身检查，尤其是呼吸系统检查。测量体温。注意眼睑的改变。

3. 辅助检查　一般不需要。如不能确定诊断，可进行实验室检查，以便确定是否是单纯疱疹病毒感染。

4. 处理　主要为眼部抗病毒治疗。

5. 预防　预防病毒感染。

三、带状疱疹病毒性睑皮炎

（一）概述

本病是由带状疱疹病毒感染三叉神经半月神经节或三叉神经第一支所致。多见于老年人或体弱者。

（二）临床表现

（1）多有发热、乏力、全身不适的前驱症状。

（2）随后病变区出现剧烈的神经痛和皮肤知觉减退或消失。

（3）数日后可出现相应部位额部和眼睑皮肤潮红、肿胀，出现成簇的透明小泡。小泡基底有红晕，疱疹间可见正常皮肤。随之水疱破溃、结痂、色素沉着及皮肤永久性瘢痕。

（4）病变通常局限于单侧，以颜面正中为分界线。

（5）带状疱疹除侵犯眼睑前额皮肤外，常并发角膜炎、虹膜炎等。

（6）炎症消退后，皮肤感觉数月后才能恢复。

（三）诊断

根据病史和典型的眼部表现，可作出诊断。

（四）鉴别诊断

1. 单纯疱疹病毒性睑皮炎　为单纯疱疹病毒感染所引起的眼睑部病变。多发生于感冒、高热或身体抵抗力下降后。眼睑或睑缘部出现多个或成簇的针尖大小的疱疹，多在7日后结痂脱落，通常不留痕迹。

2. 眼睑湿疹　为急性或慢性过敏性睑皮肤炎症。多有过敏史。局部皮肤潮红、水疱、奇痒、皮肤增厚。

（五）治疗

（1）一般治疗适当休息，提高机体抵抗力，必要时给予镇痛剂和镇静剂。

（2）疱疹未溃破时，局部无需用药治疗。

（3）疱疹破溃无继发感染时，患处可涂敷3%阿昔洛韦眼膏或0.5%疱疹净眼膏。

（4）患处如有继发感染，加用抗生素滴眼液湿敷，每日2~3次。

（5）滴用0.1%阿昔洛韦滴眼液，防止角膜受累。

（6）对重症患者应全身应用阿昔洛韦、抗生素及糖皮质激素。

（7）伴有角膜炎、虹膜睫状体炎患者，除抗病毒治疗外，应滴用睫状肌麻痹剂。

（六）临床路径

1. 询问病史　重点注意全身情况，有无发热、乏力、不适等前驱症状。患处是否有明显的神经痛。

2. 体格检查　患处是否有成簇水疱，是否单侧性，病变是否沿三叉神经分布区域分布。

3. 辅助检查　一般不需要。如对诊断有怀疑，可在皮损处刮片查细胞核内包涵体。

4. 处理　对症处理，以及眼部抗病毒治疗。

5. 预防　增强体质，预防病毒性感染。

四、眼睑丹毒

（一）概述

眼睑丹毒是由溶血性链球菌感染所致的眼睑皮肤及皮下组织的急性炎症。常因眼睑擦伤、伤口感染、面部或其他部位丹毒蔓延而来。常同时累及上下眼睑。

（二）临床表现

（1）眼睑局部剧烈疼痛和压痛。

（2）常有高热、寒战、乏力等全身中毒症状。

（3）眼睑皮肤呈鲜红色，充血、肿胀、隆起、质硬，表面光亮、紧张，病灶边缘与正常组织之间分界清楚，周围有小疱疹包围。严重者皮肤呈黑色，深部组织坏疽。

（4）炎症可向眶内或颅内蔓延，导致蜂窝织炎、视神经炎、海绵窦炎或脑膜炎。

（5）耳前和颌下淋巴结常肿大。

（6）血常规检查可见白细胞特别是中性粒细胞升高。

（三）诊断

根据急性发病过程和临床表现，可以确诊。

（四）鉴别诊断

1. 眼睑麻风　是麻风杆菌感染的眼部表现。皮肤主要累及眉部及眼睑。皮肤涂片可查到麻风杆菌。

2. 鼻窦炎　眼睑丹毒并发有眶蜂窝织炎患者应拍X线片除外鼻窦炎。

（五）治疗

（1）积极抗感染治疗，早期、足量、有效使用敏感的抗生素。

（2）眼部热敷或理疗，涂抗生素软膏，局部紫外线照射。

（3）炎症控制1周后，皮肤颜色逐渐恢复正常，但仍需继续给药，以防复发或转为慢性。

（4）支持疗法尽量卧床休息，补充维生素。

（5）寻找眼睑附近的原发病灶，如鼻窦炎、咽炎、口腔疾病等进行治疗。

（六）临床路径

1. 询问病史　眼睑有否擦伤和伤口感染，面部或其他部位丹毒史。

2. 体格检查　重点注意眼睑皮肤的改变。

3. 辅助检查　进行血常规检查，可发现中性粒细胞升高。

4. 处理　选择敏感的抗生素进行眼部和全身早期、足量的治疗。

5. 预防　积极治疗眼睑擦伤，防止伤口感染，治疗眼睑附近病灶如鼻窦炎、咽炎、口腔疾病等。

五、眼睑脓疱病

（一）概述

眼睑脓疱病是由金黄色葡萄球菌或溶血性链球菌感染所致的眼睑皮肤脓疱病。病变位于真皮内，为广泛的皮肤表层化脓性炎症。

（二）临床表现

（1）眼睑出现鲜红色丘疹及水疱，水疱很快变成黄色脓疱，破溃后形成一层黄色的痂皮，脱落后不留瘢痕。

（2）新生儿的脓疱病称为新生儿脓疱病，多发生在颜面并常伴有全身症状。

（3）成人眼睑脓疱病常波及眉弓部、面部、头部等。

（三）诊断

根据临床表现可以诊断。

（四）鉴别诊断

1. 单纯疱疹病毒性睑皮炎　是由单纯疱疹病毒感染所致的眼睑病变。多发生于感冒、发热之后。在下睑三叉神经眶下支分布的范围内出现成簇的半透明疱疹，1周左右结痂脱落，不留痕迹。严重者伴有耳前淋巴结肿大及压痛。

2. 眼睑湿疹　是由于致敏物质引起的急性或慢性眼睑皮肤炎症。眼睑红肿、丘疹、水疱、糜烂、结痂、脱屑或眼睑暗红斑块等。

（五）治疗

1. 局部治疗　用3%～4%硼酸溶液或1∶5 000高锰酸钾溶液清洗局部，除去皮痂，涂抗生素眼药膏。

2. 全身治疗　选择敏感的抗菌药物进行治疗。较大的脓疱可切开排脓。

（六）临床路径

1. 询问病史　有无全身或眼睑感染史。有无糖尿病等易导致机体抵抗力下降的疾病。

2. 体格检查　注意眼睑和全身的感染情况。

3. 辅助检查　一般不需要。

4. 处理　选择敏感的抗菌药物进行早期、足量的治疗。

5. 预防　增强体质。

六、眼睑疖

（一）概述

眼睑疖又称毛囊炎，是由葡萄球菌感染所致的眼睑毛囊及毛囊周围的急性或亚急性化脓性炎症。皮肤有轻微擦伤或体质虚弱者容易发生。

（二）临床表现

（1）毛囊口处发炎，其周围逐渐形成硬结。

（2）硬结周围皮肤肿胀充血，数日后疖的顶端形成脓栓。

（3）脓栓和坏死组织脱落、溃疡形成、结疤。

（4）眼睑患病处局部明显触痛。

（4）可伴有全身发热、耳前淋巴结肿大。

（三）诊断

根据临床表现可以作出诊断。

（四）鉴别诊断

1. 单纯疱疹病毒性睑皮炎　是由单纯疱疹病毒感染所致的眼睑病变。多发生于感冒、发热之后。在下睑三叉神经眶下支分布的范围内出现成簇的半透明疱疹，1 周左右结痂脱落，不留痕迹。严重者伴有耳前淋巴结肿大及压痛。

2. 眼睑湿疹　通常有致敏物接触史。急性起病者眼睑突然红肿，继而出现丘疹、水疱、糜烂、结痂、脱屑等。亚急性者表现为眼睑暗红斑块，伴有结痂、鳞屑、少量丘疹、渗出等。

（五）治疗

（1）局部热敷或理疗。大脓点可切开排脓，避免挤压以免感染扩散。局部涂抗生素眼膏。

（2）全身应用抗生素、磺胺药物。

（3）给予支持疗法及局部超短波治疗。

（六）临床路径

1. 询问病史　眼睑局部皮肤擦伤史。

2. 体格检查　毛囊口处发炎、硬结，硬结周围皮肤肿胀充血。

3. 辅助检查　一般不需要。

4. 处理　以抗感染治疗为主。

5. 预防　注意皮肤清洁。

七、眼睑炭疽

（一）概述

眼睑炭疽是炭疽杆菌经损伤的皮肤或黏膜进入眼睑皮下组织所引起的急性、无痛性皮肤坏疽性炎症。患者多为畜牧、屠宰场等工作人员。

（二）临床表现

（1）有畜牧类接触史，潜伏期 2～3d。

（2）眼睑皮肤炎性丘疹迅速发展为含脓或血的大疱，周围组织红肿，很快中央坏死形成黑色结痂，周围有珍珠样透明紫色水疱。

（3）数日后，轻者水疱结痂、痂皮脱落、遗留瘢痕，重者焦痂腐烂、化脓、肉芽性溃疡，逐渐缓慢愈合，形成较大瘢痕，常导致眼睑畸形、外翻，甚至眼睑闭合不全。

（4）耳前淋巴结肿大、疼痛，发热、乏力等全身不适症状。

（三）诊断

（1）根据畜牧类接触史、发病急和临床表现，可以诊断。

（2）局部病变组织或水疱涂片检查可找到炭疽杆菌。

（四）鉴别诊断

1. 眼睑丹毒　由溶血性链球菌感染所致的眼睑皮肤及皮下组织的急性炎症。眼睑部剧烈疼痛和压痛。常有高热、寒战、乏力等全身中毒症状。眼睑皮肤呈鲜红色，充血、肿胀、隆起、质硬，表面光亮、紧张。严重者皮肤呈黑色，深部组织坏疽。耳前和颌下淋巴结常肿大。血常规检查可见白细胞特别是中性粒细胞升高。

2. 眼睑脓疱病　由金黄色葡萄球菌或溶血性链球菌感染所致的眼睑皮肤脓疱病。病变位于真皮内，为广泛的皮肤表层化脓性炎症。眼睑出现鲜红色丘疹及水疱，水疱很快变成黄色脓疱，破溃后形成一层黄色的痂皮，脱落后不留瘢痕。

（五）治疗

（1）充分休息，隔离治疗。

（2）局部双氧水或1 ∶ 5 000高锰酸钾溶液洗涤，以保创面清洁，涂抗生素油膏。

（3）严禁切开、挤压，以防炎症扩散。

（4）全身抗生素治疗，如应用青霉素或磺胺类药物。原则为足量、长期（10d以上），待全身症状消失且皮肤局部反复查菌阴性后方可以停药。

（5）病情严重者同时可加适量糖皮质激素治疗。

（六）临床路径

1. 询问病史　有无病畜接触史。

2. 体格检查　病变部位多个含脓血的水疱，黑色坏死的溃疡。

3. 辅助检查　病变组织涂片检查找到炭疽杆菌。

4. 处理　清洁皮肤，以药物来清洗。全身应及时、足量应用敏感抗生素。

5. 预防　注意工作环境卫生。早期发现皮肤受损处并及时治疗。

八、眼睑麻风

（一）概述

眼睑麻风为麻风杆菌感染所致的一种慢性全身性传染病的眼部表现，主要累及眉部及眼睑。

（二）临床表现

（1）全身性麻风感染可分为结核样型、界限类偏结核样型、中间界限类、界限类偏瘤型和瘤型五种。

（2）眼睑皮肤出现对称性边界不清的淡色斑或红斑。以后斑疹可转变为浅黄色或浅褐色圆形的疙瘩或肥厚斑块。晚期皮肤增厚，凹凸不平，使面貌丑怪，呈假面具状。

（3）眉毛发白、脱落，甚至脱光。

（4）早期眼睑感觉敏感，晚期感觉消失。

（5）瞬目运动减少。

（6）眼轮匝肌麻痹，眼睑闭合不全，睑外翻。

（7）可发生眼球萎缩。

（8）伴有面神经麻痹时可出现暴露性角膜炎，甚至角膜穿孔等。

（9）眼睑及附近可有粗大的皮神经。

（三）诊断

（1）根据典型的皮肤改变、感觉障碍等临床表现，可以诊断。

（2）皮肤涂片查出麻风杆菌，可以确诊。

（3）组织病理的典型改变及发现麻风细胞。

（四）鉴别诊断

1. 眼睑结核　由结核杆菌感染所引起的慢性眼睑皮肤疾病。溃疡灶直接涂片找结核杆菌。

2. 丹毒　全身症状明显，周围血白细胞增多，周围浅神经不粗大，检查抗酸杆菌阴性。

3. 结节病　无感觉障碍，周围浅神经不粗大，病损处查不到麻风杆菌。

（五）治疗

1. 原则　终止麻风传播，有效治疗，防止耐药，减少复发。

2. 应用抗麻风药物　如氨苯砜、醋氮苯砜、氯苯酚嗪、利福平等，通常两种以上联合用药。

3. 免疫治疗　如麻风疫苗、转移因子等。

4. 局部治疗　清洁眼睑，局部涂抗麻风药物。必要时清创、引流以清除溃疡组织。

5. 其他　面神经麻痹者应做上下眼睑缝合。

（六）临床路径

1. 询问病史　有否麻风患者或环境接触史。

2. 体格检查　注意全身情况，皮肤结节状或结核样变化。

3. 辅助检查　胸部 X 线检查，皮肤涂片查菌，麻风病免疫学检查。

4. 处理　全身联合抗麻风药物治疗；局部对症处理。

5. 预防　预防为主，避免与麻风病患者及环境接触。

九、眼睑结核及眼睑寻常狼疮

（一）概述

眼睑结核及眼睑寻常狼疮均是由结核杆菌感染所引起的慢性眼睑皮肤疾病。

（二）临床表现

（1）眼睑结核表现为结核性溃疡，多发生于睑缘，呈小结节，逐渐形成溃疡。溃疡底部凸凹不平，疼痛，溃疡逐渐愈合，形成瘢痕，导致睑外翻。

（2）眼睑寻常狼疮初期表现皮肤小而软的结节，红色或褐色，半透明，周围有红圈，表面有细小鳞屑的苹果酱样软性结节。结节逐渐扩大形成狼疮红斑，最终导致严重的瘢痕性眼睑外翻，甚至失明。

（三）诊断

（1）根据其缓慢的病程、典型的临床表现，可以诊断。

（2）溃疡灶直接涂片找结核杆菌。

（3）结核菌素试验阳性可辅助诊断。

（四）鉴别诊断

1. 眼睑麻风　为麻风杆菌感染的眼部表现。皮肤主要累及眉部及眼睑。皮肤涂片可查到麻风杆菌。

2. 睑板腺囊肿　结核性溃疡的初发期眼睑极小的结节，类似睑板腺囊肿。应注意结节周围及全身情况加以鉴别。

3. 睑板腺癌　眼睑结核性溃疡表现为睑缘逐渐扩大的结节及边界不整齐的溃疡，类似睑板腺癌的溃疡，必要时需要溃疡灶直接涂片找结核杆菌进行鉴别。

（五）治疗

（1）全身抗结核药物治疗。

(2) 辅助治疗：口服或肌内注射维生素 D，特别是维生素 D_2。可服用钙制剂。

(3) 病变周围皮下注射链霉素及普鲁卡因混合液。局部涂抗结核药物如5%的链霉素软膏。

(六) 临床路径

1. 询问病史　有无眼睑皮肤外伤史，全身其他部位结核病史。

2. 体格检查　注意眼睑皮肤的改变。

3. 辅助检查　拍摄 X 线胸片，进行细菌学检查、结核菌素试验。可应用聚合酶链反应（PCR）鉴别皮肤损伤处结核杆菌的 DNA。

4. 处理　及时、足量、规则、联合、全程抗结核药物治疗。

5. 预防　增强机体抵抗力，预防结核菌感染。

十、眼睑真菌感染

(一) 概述

眼睑真菌感染是指由真菌引起的眼睑皮肤病变，由于真菌类型不同，临床表现也有差异。临床上分为浅层型和深层型。浅层感染多由念珠菌、小孢子菌等引起。深层感染多由孢子丝菌引起。

(二) 临床表现

(1) 有眼部长期应用抗生素、糖皮质激素史或全身长期应用糖皮质激素史。

(2) 皮肤表层感染时，表现为睑缘充血水肿、眼睑部皮癣，病变逐渐扩大，病灶互相连接成环行。炎症大多限于表层，个别病例也可由化脓转为溃疡。睫毛脱落，逐渐再生。患处皮肤瘙痒、烧灼感。

(3) 皮肤深层感染时，表现为逐渐扩大的炎性结节，肉芽组织增生，溃疡形成。疼痛症状往往不明显。但感染可向深层如眼眶骨、眼球发展。

(4) 刮取鳞屑直接镜检可发现大量菌丝。真菌培养可鉴定出菌种。

(三) 诊断

根据临床表现和实验室检查，如直接刮片或涂片检查，真菌培养、真菌荧光反应，免疫试验及组织病理检查等，可以诊断。

(四) 鉴别诊断

眼睑湿疹是由于致敏物质引起的急性或慢性眼睑皮肤炎症。表现为眼睑红肿、丘疹、水疱、糜烂、结痂、脱屑或眼睑暗红斑块等。

(五) 治疗

(1) 尽可能停用抗生素及糖皮质激素。

(2) 局部涂碘酊及抑制真菌的软膏，0.05%氯己定溶液局部湿敷后以0.01%克霉唑霜涂患处。必要时全身抗真菌治疗，两性霉素 B 对于念珠菌有较强的抑制作用，伊曲康唑或酮康唑对深浅部真菌都有抑制作用。

(3) 支持疗法：加强营养，适当休息，增强抵抗力等。

(六) 临床路径

1. 询问病史　有无眼部或全身长期应用抗生素或糖皮质激素史。

2. 体格检查　注意眼睑部皮肤有无鳞屑、癣。

3. 辅助检查　刮片镜检可发现菌丝。

4. 处理　眼睑部抗真菌治疗为主。反复发作的眼睑感染或并发全身症状者可联合全身抗真菌药物治疗。

5. 预防　注意合理应用糖皮质激素。保持皮肤清洁卫生。

十一、眼睑寄生虫感染

（一）概述

眼睑寄生虫感染少见。可通过蚊虫叮咬传播或毛囊蠕螨造成眼睑感染。也可因阴虱侵犯而致眼睑感染。

（二）临床表现

（1）多无自觉症状。但少数患者可有眼睑红肿、奇痒、皮肤丘疹、眦部结膜充血、溃疡或泪道受累等。

（2）病程缓慢。

（3）镜下可见蠕螨或成虫阴虱。

（三）诊断

根据临床表现和镜下可见寄生虫，可以诊断。

（四）鉴别诊断

1. 眼睑湿疹　是由于致敏物质引起的急性或慢性眼睑皮肤炎症。眼睑红肿、丘疹、水疱、糜烂、结痂、脱屑或眼睑暗红斑块等。

2. 睑缘炎　睑缘皮肤、结膜、睫毛毛囊及其腺组织的炎症。睑缘充血、肿胀或肥厚，分泌物增多或糜烂或鳞屑。

（五）治疗

（1）针对感染寄生虫治疗。

（2）去除病因，局部清洁。

（六）临床路径

1. 询问病史　有无寄生虫感染史。

2. 体格检查　局部检查发现丘疹或寄生虫。

3. 辅助检查　病灶组织直接镜检。

4. 处理　注意睫毛根部的清洁，必要时拔掉病变睫毛。针对感染的寄生虫治疗。

5. 预防　讲究卫生。

（孙亦文）

第三节　睑缘炎

睑缘炎是睑缘皮肤、睫毛毛囊及其腺体的亚急性或慢性炎症，为眼科常见的疾患之一。睑缘为皮肤与结膜移行处，富有腺体组织和脂性分泌物，暴露于外界易于沾染尘垢和病菌而发生感染。根据临床特点可分为三型。

一、鳞屑性睑缘炎

1. 病因　鳞屑性睑缘炎（blepharitis squamosa）是由于眼睑皮肤皮脂腺及睑板腺分泌亢进，加上轻度感染，其他如物理、化学性刺激，睡眠不足，屈光不正及不注意眼部卫生都可促使发生。

2. 症状

（1）自觉症状轻微，或有睑缘轻度发痒。

（2）睑缘充血，在睫毛处皮肤表面有头皮屑样的鳞片，由于皮脂的溢出可与鳞屑相混形成黄痂，取去黄痂后露出充血、水肿的睑缘，没有溃疡，睫毛可脱落，但可再生。

（3）病变迁延者留有永久性的水肿、肥厚，丧失锐利的内唇而变得钝圆，下睑可外翻露出下泪小点，引起泪溢及下睑皮肤湿疹。

3. 治疗

（1）病因治疗，预后较好。

（2）局部用3%硼酸水湿敷，去除黄痂，涂以抗生素眼药膏。病愈后至少应继续用药两周，防止复发。

二、溃疡性睑缘炎

1. 病因　溃疡性睑缘炎（blepharitis ulcerosa）系由葡萄球菌感染，附加致病因素同鳞屑性睑缘炎。

2. 症状

（1）炎症与病情均较鳞屑性睑缘炎重，系睫毛毛囊、Zeis 和 Moll 腺化脓性炎症，开始睑缘毛囊根部充血，形成小脓疱，继之炎症扩展进入周围结缔组织，皮脂溢出增多，与破溃脓疱的脓性物混合形成黄痂，睫毛被粘成束状，拭之可出血。

（2）移去黄痂，睑缘高度充血，有小溃疡，睫毛可脱落，形成瘢痕。在睑缘有脓疱、溃疡和瘢痕同时存在。愈来愈多的睫毛破坏，形成睫毛秃。个别残留的睫毛由于瘢痕收缩，形成倒睫可触及角膜，引起角膜上皮脱落，甚至发生溃疡，脱落的睫毛不再生长。

（3）睑缘肥厚、水肿、长期不愈留有永久性眼睑变形，上下睑变短不能闭合，形成兔眼及暴露性角膜炎，甚至失明。下睑外翻导致泪溢、眼睑湿疹。

3. 治疗

（1）局部治疗同鳞屑性睑缘炎。因本病较顽固，故治疗必须彻底。为使药物易于吸收，可挑破脓疱，拔除睫毛，清洁溃疡面再上药。

（2）因本病可形成秃睫、倒睫、兔眼、下睑外翻及泪溢等一系列并发症，故预后欠佳，因此早发现早治疗，用能抑制葡萄球菌强效的抗生素药膏来控制本病，会收到较好的效果。

三、眦部睑缘炎

1. 病因　眦部睑缘炎（blepharitis angularis）是由摩－阿（Morax－Axenfeld）双杆菌感染所致，体质原因为维生素 B_2 缺乏或营养不良。

2. 症状

（1）眦部发痒，刺痛。

（2）眦部皮肤发红、糜烂，常伴有近眦部的球结膜炎症性充血，也常同时伴有口角发炎。

3. 治疗　0.5%硫酸锌液为治疗本病的特效药，每日2～3次滴眼，眦角可涂以抗生素眼药膏，口服复合维生素 B 或维生素 B_2。

（田学敏）

第四节　睑腺疾病

睑板腺分泌亢进或皮脂溢是常见的眼病，睑板腺分泌亢进主要症状是睑缘有白色泡沫状分泌物，它好集中于眦角，特别是在早晨。睑板腺分泌亢进可以伴有皮脂溢，在青春期更显著，有时在更年期也可以是孤立的和局部的皮脂溢。分泌物也可变成半固体和奶酪样，黄色油状如脓，患者常有眼痒、磨等不适感。裂隙灯下可见睑板腺开口处隆起，轻挤压有分泌物自开口处溢出。分泌物量大时可挡住角膜造成雾视，眨眼后视物变清楚。严重的病例睑板增生和睑板水肿，而产生皮脂溢性鳞屑性睑缘炎或慢性睑板腺结膜炎，有的病例有慢性感染而恶化。治疗采用睑板腺按摩术。

睑腺疾病指眼睑腺体急性、慢性，化脓或非化脓性炎症。因睑腺位于眼睑组织深部，但开口于睑缘，细菌可通过开口处进入腺体而引起睑腺炎症。睑腺炎有外睑腺炎及内睑腺炎。

一、外睑腺炎

（一）病因

外睑腺炎（external hordeolum）俗称“针眼”，又称睑缘疖或叫外麦粒肿，为睫毛毛囊根部 Zeis 腺急性化脓性炎症。为葡萄球菌感染所致。

（二）症状

（1）自觉眼睑胀痛或眨眼时疼痛，尤其发生在眦角者疼痛更明显。

（2）初起眼睑局限性红肿，如炎症严重可以是上睑或下睑弥漫性红肿，指触有硬结及压痛，发生在眦角者常伴有球结膜水肿。

（3）轻者经治疗消退或未治疗自行消退，或过 3 ~ 5d 后硬结变软、化脓，脓头在睫毛根部破溃排脓后红肿、疼痛逐渐消退。

（4）重者伴有耳前或下颌下淋巴结肿大。致病毒力强者或全身抵抗力弱者，可发展成为眶蜂窝织炎，伴有畏寒、发热等全身症状。

（三）治疗

（1）早期用超短波治疗或局部热敷，促进浸润、硬结吸收，或促进化脓。但也有主张用冷敷，局部滴抗生素眼药水及眼药膏。

（2）如已出现脓头，在皮肤消毒后切开排脓，切口应平行于睑缘以免损伤眼轮匝肌，痊愈后瘢痕不明显。如脓腔大未能排净脓液，应放入橡皮引流条，每日换药更换引流条，直至无脓时取去。1 ~ 2d 后伤口即可愈合。

（3）局部炎症重者或伴有淋巴结肿大者应全身使用磺胺制剂或抗生素口服或肌内注射，必要时可静脉滴注。

（4）顽固反复发作者，可做脓液培养，结合药敏结果选用敏感的抗生素。

注意睑腺炎未成熟或已破溃出脓，切忌不可挤压，以免感染扩散，引起蜂窝织炎、海绵窦脓栓等严重并发症。

二、内睑腺炎

（一）病因

内睑腺炎（internal hordeolum）为睑板腺（Meibomian 腺）急性化脓性炎症或睑板腺囊肿继发感染。多为葡萄球菌感染。

（二）症状

（1）眼睑红肿、疼痛，由于炎症为致密的睑板纤维组织所包绕，红肿一般较外睑腺炎轻，但疼痛却较之为重，相应的睑结膜面充血明显。

（2）数日后化脓，脓点出现在睑结膜面，并从该处自行穿破，向结膜囊内排脓，也有从睑板腺开口处排脓者。

（三）治疗

（1）同外睑腺炎治疗。

（2）化脓后切开应作在睑结膜面，切口应与睑缘垂直，但注意切开勿达及睑缘，以免愈合后留有切迹。

三、睑板腺囊肿

（一）病因

睑板腺囊肿（chalazion）为睑板腺非化脓性、慢性炎症，本病系由睑板腺排出受阻，分泌物的潴留而形成慢性炎性肉芽肿。

（二）症状

（1）可发生于任何人，任何年龄，尤以儿童更常见，自觉症状很少，常在闭眼时发现囊肿处皮肤隆起，皮肤颜色正常，可单发、多发、单眼或双眼，也有上下睑同时发生的。

（2）囊肿局限于睑板腺内者，仅于皮肤面囊肿处摸到硬结，无压痛，与皮肤不粘连，相应的结膜面为局限性紫红或紫蓝色充血，较小的囊肿如小米粒大小，大的可达豌豆大小。

（3）小的囊肿可自行吸收，大的囊肿可自结膜面脱出，排出半透明的胶样物，该处常留有红色息肉，少数囊肿也可自睑缘或皮肤面脱出，呈一淡红色隆起，该处皮肤极薄，破溃后则肉芽组织突出。

（三）治疗

（1）较小的囊肿可用1%氧化氨基汞眼药膏涂于结膜囊内，每日两次，并按摩可帮助吸收。又囊肿内注射地塞米松（5mg/ml）0.1ml或泼尼松龙（25mg/ml）0.1ml有效。国外用地塞米松（24mg/ml）0.1ml注射于囊肿内。

（2）较大的囊肿应手术切除，切除时如不能刮出胶样物质，应考虑有睑板腺癌的可能性，应切除一块送病理检查以进一步确诊，尤其是老年患者更应送活检。

（3）眼睑皮下脱出或睑缘脱出的肉芽组织可手术治疗，但因皮肤破溃，切除肉芽组织后皮肤极脆，难于对合，缝合易豁开。如取冷冻治疗，选择合适大小的冷冻头，待出现冰霜时，将冷冻头压在肉芽肿上，持续2～3min，待肉芽肿全部变白，取下冷冻头，待其自行复温。如上两个冻融周期，间隔2～3周后，再行第二次冷冻，一般冻2～3次，愈后不留瘢痕，但该处睫毛会脱落，而不再生。

（田学敏）

第六章

泪器病

第一节　泪腺病

一、急性泪腺炎

急性泪腺炎（acute dacryoadenitis）较少见，侵犯睑部较眶部为多。也有两者同时受累，多数为单侧发病，原发性者感染系由腺体开口处上行感染。继发性者来自于周围邻近组织炎症的蔓延或各种急性传染病。睑部泪腺炎有泪腺部疼痛、上睑外侧水肿，同时有炎症性上睑下垂。病初起流泪，近泪腺部球结膜水肿、充血，如抬高上睑，眼球下转则肿胀的泪腺可自外上方结膜囊膨出，耳前淋巴结肿大、压痛、全身不适，体温可上升。2 ~ 3 周后可有脓性分泌物在结膜囊内出现，排脓后疼痛减轻。眶部泪腺炎除以上症状外，还可见眼球向内下方突出，向外上转动受限，复视，症状类似眶蜂窝织炎，化脓后排脓从皮肤面穿破，可形成泪腺瘘。治疗全身用抗生素，局部热敷，滴抗生素眼药水，化脓则需切开，睑部者从结膜面切开，眶部则从皮肤面切开。

二、慢性泪腺炎

慢性泪腺炎（ehronic dacryodenitis）可由急性泪腺炎转来，但原发者多见或有全身疾病如结核等。临床上见上睑外上方肿胀，一般无疼痛，但可有触痛，仅在上睑外侧眶缘摸到一团块，呈分叶状，可移动，伴有上睑下垂。病程进展缓慢，多为双侧发病。睑部慢性泪腺炎在举起上睑可见肿大的泪腺，眶部慢性泪腺炎则使眼球被推向鼻下方，眼球运动受限，复视。治疗应针对病因，有时难于确诊需切除送活检以进一步确定病因。

三、眼干燥症

眼干燥症（dry eye disease）是以泪液减少，泪膜稳定性降低而导致眼表损害的疾病。眼干燥症是眼科门诊常见的疾病，影响患者生活质量。症状有疲劳、眼干涩、异物感、眼红及疼痛。特别是在科学迅速发展的今天，用电脑的工作者和经常看电视的人更多因眼干而就诊，又 Lasik 术后可能有眼干感。此外，更年期妇女也有主诉眼干，但无唾液分泌异常。

临床上眼干燥症可分为质脂缺乏型（睑板腺功能障碍）、水液缺乏型和黏蛋白缺乏型。脂质缺乏型如睑缘炎，睑板腺分泌减少或异常，是造成泪液稳定性下降，蒸发过强。水液缺乏型是由于泪液分泌不足，或是由于蒸发过强，两者需在临床上予以鉴别，门诊最简便的方法是通过 Schirmer 试验（吸墨试验）测泪液分泌量和用荧光素染色在裂隙灯下查泪液稳定性（泪膜破裂时间）。如能做试验室检查，如溶菌酶检查，测定泪液蛋白分析。又泪液蕨样结晶的检查，对干眼症有特异性及敏感性。为查眼表疾病可采用苯酚红染色。更进一步如作结膜细胞印迹细胞学检查上皮细胞形态与杯状细胞密度更有益于诊断。黏液缺乏型杯状细胞减少或消失。

治疗方法：

（1）补充泪液：是眼干燥症的治疗目前最常用的方法。是使用接近正常人泪液，有着同样的 pH，黏稠适度，不含有害的防腐剂及无不良反应的人工泪液。最理想的是还能具有对眼有营养成分的合成的人工泪液制剂。多年来一直使用医院制备的人工泪液，各国厂家不断推行出新的产品，如潇莱威、瑞新、Tear natuale forte 等，不胜枚举。每日数次点眼，也有晚间用的药膏。也有使用水性喷雾状的产品可以穿透质脂层到水液层，补充泪液，可多次使用，无化学成分。目前有些研究证明泪膜的高渗透性对眼表产生不利，导致干燥性角结膜炎，建议用低渗透性人工泪液如 Thera Tears，其内又添加有亚麻子油、鱼油、维生素 E 的Ω－3 型等营养物以改善泪膜营养成分。

（2）对睑板腺功能障碍者要消除睑缘炎，由于睑板腺其他原因者有用亚麻子油（含Ω－3 脂肪酸）治疗，症状得以改善，延长泪膜破裂时间。

（3）近来有研究干眼症患者泪腺组织内活化 T 细胞增多，以至泪腺组织凋亡，采用 0.05% 环孢霉素乳剂（有人认为它可恢复自身健康泪液的能力），每日 2 次滴眼，配合人工泪液，经组织学查淋巴细胞总数 CD_3 减少，杯状细胞密度增加。Schirmey 试验有显著改善，从而改善患者症状和生活质量。环孢霉素乳剂在眼表面可停留 2.5～3h，很少穿透角膜进入眼内，无不良反应。

（4）置入泪点或泪小管栓子：使生成微量的泪液或滴入的人工泪液不致由泪道排出。栓子一般置入下泪点或下泪小管水平部（即植入至少 3～5mm），有由胶原蛋白制成的暂时性栓子，置入泪点或泪小管水平部后，7～10d 完全溶解，通过暂时性栓子可知其疗效。再决定用硅树脂永久性栓子，此外还有智能性栓子（聚丙烯酸多聚体制成）室温下坚硬，插入泪小管后变柔软依据泪管形状而固定。不易脱出。

用栓子前要测量泪点大小，有不同大小规格的栓子，用大小合适的栓子置入不易脱出或损害组织。栓子为不透明体，形态有多种，如伞状、锥状、杆状、螺旋状等。如植入下泪点未能解决问题，可再植入上泪点内。

（5）做 Lasik 手术前如有眼干燥应先治疗眼干燥后再手术。

并发症为栓子脱出，落入泪囊或鼻泪管，引起泪小管炎、泪囊炎、泪道肉芽肿。必要时要取出，采用水冲洗法或挤压出，甚至需做泪小管切开术取出。栓子移位常与揉眼有关。

国内有人用下颌下腺植入于严重的干眼症患者取得良好效果，但不适于 Sjögren 综合征，极严重者也可做睑缘缝合术，从空隙处滴入人工泪液。轻症者，嘱操作电脑或看电视时多次眨眼（正常人每分钟应眨眼 10 次）。

四、Mikulicz 综合征

Mikulicz 综合征又称为泪腺涎腺肿大综合征，临床上分为 Mikulicz 病和 Mikulicz 综合征。Mikulicz 病特点为原因不明的双侧泪腺、唾液腺慢性炎症所致泪腺、腮腺、颌下腺肿大。泪腺肿大一般为缓慢发生，有时也有突然急性发生。开始可以是单侧，以后双侧对称性出现肿大，不伴有局部疼痛或全身不适，肿大的腺体软有弹性，在皮下可以移动，以后数周、数月或数年后双侧腮腺、颌下腺肿大，唾液分泌减少或缺如，使口腔、咽喉干燥，多在 30 岁以后发病。如并发有白血病、淋巴肉瘤、结核、肉样瘤、贫血、关节炎或网状内皮组织病时，则称为 Mikulicz 综合征。针对病因治疗，也可用抗生素配以激素或使用放射治疗。

五、特发性泪腺萎缩

特发性泪腺萎缩即 Sögren 综合征。表现为泪液减少，伴有口腔、鼻、咽喉干燥，故又称干燥综合征（sicca syndrome），原因不明，目前认为是自身免疫性疾病，涉及腺体和身体其他组织的炎症。多发于 40～60 岁女性绝经后，能引起眼、口腔和呼吸道感染的并发症。唾液腺活检能帮助诊断。

临床表现：患者有畏光、异物感、眼干燥，分泌物为黏稠胶样，用镊子可拉出呈细条。泪液减少，Schirmer 试验滤纸条长度不足 5mm（正常人 5min10～30mm），甚至为 0。在哭泣或激动时也无泪液。泪膜破裂时间（tear break up time，BUT）在10s以内，角膜点染，吞咽有异物感，甚至进食较干的食物吞咽困难，唾液腺流量检查在正常值以下。有些患者常并发伴有全身结缔组织病，如结节性动脉炎、类风湿、系统性红斑狼疮、硬皮病等。治疗主要用保护角膜的药物，如人工泪液、贝复舒、羟丙基甲基纤维素，为预防感染可滴抗生素眼药水、软膏或带软角膜镜辅以人工泪液、环孢霉素眼药点眼能减少泪腺炎症。为减少泪液的排出，可烧灼封闭泪小点，或用栓子拴在泪小点或泪小管内，如有结缔组织病可用激素或免疫抑制剂治疗。

六、泪腺脱垂

泪腺脱垂（prolapse of the lacrimal gland）：自发性脱垂是由于支持泪腺的组织薄弱，本病常见为双侧对称性脱垂，女性多于男性，发生于年轻人，也有的有家族史。症状：表现为在上睑外上方隆起，触之在皮下可活动无粘连，可压回泪腺凹的组织，翻转眼睑可见从外上穹隆部向下突出，在结膜下有明显的分叶状，不引起眼干燥。一般可不予以治疗，为美容可推回脱出的泪腺，加强眶隔，缝合于眶骨膜上。

（杨　颖）

第二节　泪道病

泪液分泌过多，而泪道系统排出正常，以致泪液溢出眼外者称为“流泪”。泪液分泌正常，由于泪道疾病引起泪液排出障碍而流出眼外称为“溢泪”。引起泪溢的疾病有泪小点外翻、泪道功能不全、泪道狭窄或阻塞、泪道炎症等。溢泪是常见病，通过滴荧光素溶液在结膜囊内或冲洗泪道，可了解泪道排出能力。

一、下泪点外翻

下泪点外翻（eversion of the lower punctum）是常见病，下泪点、下泪小管对排出泪液起重要作用。正常泪点紧贴眼球表面，当眼球上转时，从正面看不到泪点。泪液借毛细管作用和泪囊的负压而被吸进泪囊，当下泪点外翻时则产生溢泪。凡能造成下睑外翻的疾病都可引起下泪小点外翻，如老年性、麻痹性、瘢痕性睑外翻，老年人由于拭泪不当更加重睑外翻，治疗下睑外翻或结膜面电凝以矫正泪点位置。

二、泪道功能不全

泪道功能不全是指有泪溢症状，但无泪道器质性病变。冲洗泪道通畅，在结膜囊内滴入荧光素溶液在鼻腔内不能查出。

（一）泪囊功能不全

眼轮匝肌在引流泪液进入泪囊起重要作用，当眼轮匝肌收缩或闭合眼睑时，泪小管被压迫和缩短，而肌肉放松，开睑时泪小管扩张产生负压，泪液从结膜囊吸入泪小管内。眼轮匝肌纤维附着于泪囊壁的方式有着同样的机械作用。轮匝肌收缩时，泪囊上部扩张，下部压缩，泪液从泪小管进入泪囊，当轮匝肌放松（开睑时），泪囊上部塌陷，下部扩张，迫使泪液向下进入鼻泪管，在眼轮匝肌功能不足或麻痹时，这种机械作用减弱或消失，产生泪溢。泪囊功能不全需鉴别于泪道狭窄或泪道阻塞可通过冲洗泪道证明通畅，本病不少见，严重者可作结膜囊泪囊吻合术。

（二）瓣膜功能不全

在正常情况下，在鼻腔内鼻泪管下口处有一跨越管口的黏膜活瓣名Hasner瓣，对鼻泪管起活门作用，当瓣关闭时能阻止鼻腔空气流至泪囊，如此瓣膜先天薄弱或细小，则瓣膜关闭不全，空气上行至泪囊，由于空气在泪囊内使泪囊壁弹性减低，以致引起泪溢。当触及泪囊时有捻发音。

三、泪道阻塞

（一）泪点阻塞

可以是先天性泪点缺如，外伤、炎症后瘢痕形成或泪点息肉。息肉为泪溢常见的原因，息肉似一小盖将泪点部分或全部遮盖，息肉有一蒂，蒂端连于泪小点开口，有一束血管随之进入息肉内，如推开息肉冲洗泪道通畅。息肉的治疗需用微型剪、镊在显微镜下剪除，对泪溢有效。泪小点狭窄者可先用泪小点探针扩大泪点，如不能维持通畅可作泪小点三角形切除以增大泪小点。如泪点完全闭塞，可从相当于泪点开口的突起处中央，用探针刺入，并用线状刀切开泪小管或做泪小点三角形切除。

（二）泪小管阻塞

泪小管阻塞（dacryogogatresia）可以是部分的（泪小管狭窄），也可以是完全性的。泪小管管口阻塞可见有睫毛插入或异物堵塞，也可为真菌菌丝所致。又泪小管阻塞常见在靠近泪囊端，用探针或冲洗泪道针头可探知阻塞的位置，原因有先天畸形、泪小管及其周围组织炎症后瘢痕、外伤泪小管断裂未得到适当处理都可造成。

治疗方法很多，泪小管口为异物堵塞则取出异物。如瘢痕性阻塞在泪囊端，如外端尚留有 8mm 正常泪小管，可考虑切除阻塞部，作泪小管泪囊吻合术。如阻塞在泪囊端及外伤泪小管断裂缝合后通畅再次阻塞，都可用 Nd－YAG 激光（倍频掺钕－钇铝石榴石激光）通过光导纤维击射阻塞部位有效。又阻塞过长则可作泪湖部结膜泪囊吻合术。

（三）鼻泪管阻塞

常发生在泪囊与鼻泪管连接部，也可位于鼻泪管下口处，多由于沙眼、炎症性阻塞，也可以是先天性异常、外伤、肿瘤压迫等。鼻泪管阻塞是引起泪囊炎的重要原因。

治疗方法颇多，如探通后放入义管，义管有多种，如丙烯酸酯、硅胶等做成，也有用理化性质稳定的金属物质，但都有义管脱出的危险性。在无分泌物的鼻泪管阻塞，有条件的可用 YAG 激光治疗，治疗后用抗生素加少量激素冲洗，效果好，在有脓性分泌物的慢性泪囊炎则应作泪囊鼻腔吻合术。

泪道阻塞用冲洗泪道可做出粗略的估计。

（1）冲洗液自下泪点注入仅有部分液体进入鼻咽部，而部分液体从上泪点反流者为泪道狭窄。

（2）冲洗液全部由上泪点反流为泪总管泪囊端阻塞或鼻泪管阻塞，如有大量的黏液性或脓性分泌物冲出为鼻泪管阻塞慢性泪囊炎。

（3）冲洗液全部由下泪点返回，冲洗时阻力大，应再从上泪小点冲洗，如泪道通畅，则为下泪小管阻塞，如上泪点冲洗也从原上泪小点反流则为泪总管（上下泪小管汇合处）阻塞。

（4）冲洗时眼睑发生肿胀，既不从泪点反流，鼻腔、口腔也无液体，说明冲洗针头进入周围皮下组织，应立即停止冲洗，并给以抗生素以防止发生感染。

精确地识出阻塞部位则可采用泪道注入碘油，做 X 线照片。

四、泪道炎症

（一）泪小管炎

多见于泪小管鼻侧端阻塞或慢性泪囊炎，多伴有泪小管炎。可见于沙眼，有的由于链丝菌或放线菌所致。可用抗生素冲洗，若做泪囊摘除时，应同时摘除一段泪小管或刮除泪小管内壁，并缝合泪小点开口。

（二）慢性泪囊炎

为常见病。主要由于鼻泪管阻塞，泪液潴留，细菌在泪囊内繁殖，多见于沙眼及泪道形成瘢痕，其次见于外伤。

临床上患者主诉泪溢、眼分泌物增多，外观皮肤正常或内眦部皮肤湿疹、泪阜、半月瓣及内眦部结膜充血、泪囊部无压痛、挤压泪囊部有黏液性、黏液脓性或脓性分泌物自泪小点溢出，细菌培养多为肺炎链球菌或葡萄球菌。

慢性泪囊炎的危害在于角膜受外伤，如角膜擦伤、角膜异物等，可引起匐形性角膜溃疡，甚至角膜穿孔造成失明。如做内眼手术，则可引起眼内炎、全眼球炎而失明。因此不论做外眼手术或内眼手术时，都必须冲洗泪道，证明泪道通畅，无分泌物溢出，这是必不可少的程序。如有慢性泪囊炎应先做泪囊手术，痊愈后始可做眼的其他手术。又有时由于分泌物的聚集，泪囊丧失张力，在皮肤表面可看到泪囊部有一半球形隆起，皮肤颜色正常，按之较硬，但用力挤压后有大量黏液性分泌物自泪小点溢出，称为泪囊黏液性囊肿，可手术治疗。

治疗：慢性泪囊炎需手术治疗。首选泪囊鼻腔吻合术或在鼻窥镜下做泪囊鼻腔造孔置管术。手术成功后可无泪溢。在条件不允许下可做泪囊摘除术，术后仍有泪溢但较术前减少，也有用溶菌酶冲洗泪道或插义管等，但均不如泪囊鼻腔吻合术好。用 YAG 治疗慢性泪囊炎不如治疗泪道阻塞无脓者效果好。

（三）急性泪囊炎

急性泪囊炎（acute dacryocystitis）可以由于慢性泪囊炎急性发作，或由于细菌毒力强或身体抵抗力弱，也可以无泪溢史突然发作者。临床上为泪囊区红肿，严重者可波及上下睑、鼻根部，状如丹毒，局部压痛，全身不适、体温升高、白细胞增高、耳前淋巴结肿大，数日后脓肿形成，局部有波动感，可自行穿破，排脓、脓排出后症状减轻，但局部会形成瘘管，瘘管闭合后又引起急性发作。

治疗：早期热敷，全身用抗生素促使炎症消退。如脓肿已形成则切开排脓，放入引流条，待急性炎症已经完全消退后，可作泪囊鼻腔吻合术。有瘘管者剔除瘘管或做泪囊摘除术。急性炎症期不可作泪道冲洗，以免炎症扩散。

（四）新生儿泪囊炎

新生儿泪囊炎（neonatal dacryocysitis）以慢性泪囊炎为多见，主要为鼻泪管下端先天 Hasner 膜出生时未吸收，阻塞鼻泪管所致，也可由于结膜炎、炎性分泌物堵塞鼻泪管。一般在出生后数日或数周，亲属发现患儿泪溢或伴有分泌物多。检查时压迫泪囊即可见有黏液脓性或脓性分泌物自泪小点溢出。

治疗：早期发现应即施行泪囊按摩术。用示指自泪囊上方向下方（鼻泪管方向）挤压，同时压住泪小管部，使分泌物向下冲破先天残膜，挤压后滴入抗生素眼药水，经一到多次按摩绝大多数均能获得成功，未能成功者在 9～12 个月可用加压冲洗或全身麻醉下行泪道探通术，有人主张探通的导管顶端有一气球，探通后充气加压较单纯探通效果好。探通时要特别慎重，避免造成假道。

五、泪道先天异常

（一）先天性泪点闭缩

泪点开口甚小或表面为上皮遮盖，泪小管可正常。泪点开口小者可用泪点扩张器扩张泪点，泪点闭缩者该突起中常有一小凹，可以从此凹进行探通或切开。

（二）双泪小点及双泪小管

有时在眼睑有两个泪小点及泪小管分别进入泪囊，可不予治疗。

（三）先天性泪囊瘘

可为单侧或双侧，开口于鼻外侧，内眦韧带下方，与泪囊相通，常流出透明液体（泪液），可烧烙封闭或手术剔除。

（杨　颖）

第三节　泪器肿瘤

一、泪腺多形性腺瘤

（一）概述

泪腺多形性腺瘤又称泪腺混合瘤，是泪腺的良性肿瘤。它由上皮和间质成分组成。多数来源于泪腺的眶叶，也可来源于泪腺睑叶。

（二）临床表现

（1）多见于青壮年，单侧发病，病程进展缓慢。

（2）患侧眼眶前外上方相对固定、无压痛的包块。

（3）眼球向前下方突出，向颞上转动受限。

（4）患侧上睑肿胀，沿眶外上缘下可扪及肿物，质地有软有硬，或呈结节状，无明显压痛。

（5）肿物压迫眼球，可引起屈光不正，或视网膜水肿、脉络膜皱褶，视力下降。

（6）影像学检查：CT 扫描显示泪腺窝内有近圆形、边界清楚、均质或不均质的高密度团块影，可被增强剂增强，可发现泪腺窝有压迫性骨凹陷及眼眶扩大。B 超检查可见近圆形病变区，边界清楚，中等或强回声，透声性较强等典型声像。X 线平片可见眶外上方软组织密度增加，眼外上角变锐并向外上方隆起。

（三）诊断

根据缓慢发病史、肿物部位、没有疼痛、眼球运动障碍和骨质破坏，以及影像学检查结果，可做诊断。

（四）鉴别诊断

1. 慢性泪腺炎　X 线检查泪腺区可发现钙化液化等病灶区。其影像学特征与泪腺混合瘤明显不同。

2. Mikulicz 综合征　除慢性泪腺炎外还伴有唾液腺炎症。

3. 甲状腺相关眼病　常双眼发病，大多有甲状腺功能的改变。

4. 泪腺囊肿　多为单侧，触之软，有波动，穿刺可抽出液体。

5. 泪腺脱垂　上睑外半皮肤饱满，眼睑皱褶消失，上睑轻度下垂。在皮下可触及一较硬如杏仁大小分叶状、可移动肿物。可用手还纳到泪腺窝内，但松手后又自动脱出。

（五）治疗

（1）对无明显眼球突出和眼球运动障碍、视力正常者可临床观察。

（2）对有明显临床症状和骨质破坏者，做完整的肿瘤切除并做病理检查。

二、泪腺多形性腺癌

（一）概述

泪腺多形性腺癌又称泪腺恶性混合瘤，是泪腺的一种原发性恶性上皮癌。

（二）临床表现

（1）多见于青中年患者。

（2）可由泪腺多形性腺瘤转化而来。常为泪腺多形性腺瘤不全切除后复发，或泪腺区肿胀多年、近来短期内症状体征明显加重。

（3）肿瘤生长较快。

（4）单侧进行性眼球突出，上睑下垂和复视。

（5）肿瘤生长使眼球向内下方突出。

(6) 颞上方眶缘处可触摸到坚硬的肿块，压痛。

(7) 肿瘤可向颅内或淋巴结转移。

(8) 影像学检查：CT 扫描可见肿物形状不规则，边界不清楚，不均质的眶骨破坏，肿物向鼻窦、颞窝或颅内扩展。X 线检查可见骨质破坏。

(三) 诊断

根据泪腺多形性腺瘤不全切除后复发，或泪腺区肿胀多年、近来短期内症状体征明显加重的病史，以及临床表现，影像学检查所见，可以诊断。

(四) 鉴别诊断

1. 泪腺多形性腺瘤　一般无眶骨骨质的破坏。

2. 慢性泪腺炎　X 线检查泪腺区可发现钙化、液化等病灶区。其影像学特征与泪腺腺样囊性癌明显不同。

3. Mikulicz 综合征　除慢性泪腺炎外还伴有唾液腺炎症。

4. 甲状腺相关性眼病　常双眼发病，大多有甲状腺功能的改变。

(五) 治疗

(1) 一经确诊立即行眶内容摘除术根治。

(2) 切除受累的眶骨。

(3) 术后辅以放射治疗。

三、泪腺腺样囊性癌

(一) 概述

泪腺腺样囊性癌又称泪腺圆柱瘤，是泪腺原发性上皮性肿瘤之一。其高度恶性，易向周围骨质、神经及软组织浸润生长。易于复发，预后差。

(二) 临床表现

(1) 多见于青中年女性。

(2) 发病缓慢。

(3) 常有眼部疼痛，头痛等。

(4) 肿瘤生长使眼球向前下方突出，眼球运动受限。

(5) 颞上方眶缘处有坚硬的实体固定肿块，局部有压痛。

(6) 影像学检查：CT 扫描可见泪腺负密度影不规则、边界不清、质地不均，骨质有破坏。X 线平片可发现泪腺窝骨质破坏。超声显示病变区内为不规则回声，透声性较差。

(三) 诊断

根据患侧泪囊区坚硬、固定的肿块，眼球向前下方突出和运动受限的临床表现，以及影像学检查所见，可以诊断。

(四) 鉴别诊断

1. 泪腺的良性肿瘤　一般无眶骨骨质的破坏。

2. 慢性泪腺炎　X 线检查泪腺区可发现钙化、液化等病灶区。其影像学特征与泪腺腺样囊性癌明显不同。

3. Mikulicz 综合征　除慢性泪腺炎外还伴有唾液腺炎症。

4. 甲状腺相关性眼病　常双眼发病，大多有甲状腺功能的改变。

(五) 治疗

(1) 一经确诊立即行眶内容摘除术根治。

（2）术后加局部放射治疗，防止复发。

（3）术后选择敏感的抗肿瘤药物化疗。

四、泪囊肿瘤

（一）概述

泪囊肿瘤多为原发性，以恶性居多，多见于中老年，易扩展到周围组织。也可继发于邻近的睑结膜、眼睑、眼眶等组织器官。良性泪囊肿瘤较少见。

（二）临床表现

（1）溢泪。

（2）内眦部或泪囊区肿块，一般较硬，不可压缩，无触痛。但泪囊恶性肿瘤后期可有疼痛、鼻出血、眼球突出或全身症状。

（3）冲洗泪道通畅、部分通畅或可以探通，可伴有血性或黏液性分泌物反流。

（4）泪囊挤出分泌物后仍饱满，有弹性和波动感。

（5）如泪道阻塞后继发感染，可表现为急性泪囊炎或泪囊脓肿。

（6）影像学检查：X线平片及泪道造影均显示泪囊不规则扩张、充盈、缺损、泪囊囊壁变形，周围骨质有破坏。

（三）诊断

泪囊肿瘤生长缓慢，初期常误诊为慢性泪囊炎或急性炎症。如抗炎治疗无效，可触及肿块时应怀疑为泪囊肿瘤。泪囊造影可有助于诊断。活组织病理检查可提供可靠的诊断依据。

（四）鉴别诊断

1. 慢性泪囊炎　泪囊肿瘤的早期可有慢性泪囊炎的表现，容易误诊。泪囊造影可有助于鉴别诊断。X线平片可显示泪囊周围的骨质破坏。

2. 泪小管肿物　泪点肿物位置偏向外侧。

3. 内眦部炎性病变　有急性炎症的表现，但无溢泪。

（五）治疗

（1）对良性肿瘤可手术切除，行泪小管鼻腔吻合术或泪囊单纯切除术，后期再行泪道重建手术。

（2）对恶性肿瘤应尽可能完全切除瘤体。手术后辅以放射治疗加化疗。

五、泪小管肿瘤

（一）概述

临床上泪小管肿瘤极少见，可分为良性肿瘤和恶性肿瘤。在良性肿瘤中以乳头状瘤最常见，其次是血管瘤。恶性肿瘤多为邻近组织扩散而来。

（二）临床表现

（1）溢泪，血泪。

（2）肿瘤可见有细蒂连接泪小管内，菜花状，呈红色或粉红色。

（3）泪小管睑缘部肿胀可触及肿物，质地柔软。

（4）冲洗泪道早期通畅，晚期狭窄阻塞有分泌物。

（5）晚期可向周围组织浸润转移。

（6）X线泪道造影检查：泪小管占位性扩张，或狭窄、阻塞，管壁粗细不均。

（三）诊断

根据临床表现可以诊断。泪道影像学检查有助于诊断。

（四）鉴别诊断

1. 泪道狭窄阻塞　有溢泪，但无肿瘤可见。

2. 慢性泪小管炎及泪囊炎　有炎症的表现，有时可见泪点充血，凸起，肿胀外翻，类似肿瘤，但是挤压泪囊区会出现脓性分泌物或结石溢出，触诊无实体感。

（五）治疗

1. 良性肿瘤　一般行手术切除治疗；术中尽量避免泪小管、泪点损伤。

2. 恶性肿瘤　要根据肿瘤的类型、有无扩散转移等决定治疗方法。对较局限的可手术切除治疗；对周围浸润较大的肿瘤，不宜手术治疗，可采用直接放射治疗或术后放射治疗加化疗。

（杨　颖）

第七章

角膜病

第一节　细菌性角膜炎

细菌性角膜炎（Bacterial keratitis）是20世纪60年代最主要的感染性角膜疾病，70年代以后病毒性角膜炎、真菌性角膜炎、棘阿米巴性角膜炎迅速增多，但细菌性角膜炎仍是当前发病率和致盲率最高的感染性角膜病。细菌性角膜炎的发展趋势是机会感染，混合感染及耐药菌感染不断增多，给该病的诊断和治疗带来一定困难，必须给予高度警惕和重视。

细菌性角膜炎的发生往往有危险因素，或称为相关因素存在。任何能够破坏泪掖、角膜上皮、角膜缘血管及角膜内皮细胞完整性的因素均可为细菌感染提供机会。最常见的相关因素有外伤、角膜接触镜配戴、眼表疾病、角膜手术、局部（慢性泪囊炎）或全身性疾病等。眼表疾病当中，泪液量、泪液成分的异常及眼睑闭合功能的破坏为常见的与角膜细菌感染相关的因素。另外，所有引起角膜上皮破坏的病变如单疱病毒性角膜上皮病变、长期应用抗生素或抗病毒药物导致的上皮细胞中毒、局部长期使用糖皮质激素、内皮失代偿所引起的大泡性角膜病变，以及各种累及角膜上皮的变性与营养不良等，均可能继发细菌感染。

随着时代的变迁，致病细菌也发生了很大变化。20世纪50年代以肺炎链球菌为主；60年代金葡菌占优势；70年代则以绿脓杆菌为主；80年代在国外，由于氨基糖苷类抗生素的应用，绿脓杆菌相对减少，而耐青霉素葡萄球菌则相对增多，国内仍以绿脓杆菌占有重要位置。文献统计当前最常见（约占70%左右）的致病细菌有四种，即革兰阳性球菌中的肺炎链球菌（Streptococcus pneumoniae，S）和葡萄球菌（Staphylococcus，S）；革兰阴性杆菌中的绿脓杆菌（Pseudomonas aeruginosa，P）和莫拉菌（Moraxella，M），简称SSPM感染。此外，比较常见的致病菌还有链球菌、不典型分枝杆菌、变形杆菌、黏质沙雷菌等，有增多倾向的致病细菌有厌氧性细菌、不发酵革兰阴性杆菌、放线菌等。

正常菌群在一定条件下能引起感染的称条件致病菌。正常人眼睑、睑缘处常有表皮葡萄球菌、类白喉杆菌、微球菌等寄生。正常结膜囊可无细菌（约30%）或暂时存在少数正常菌群或条件致病菌如表皮葡萄球菌、甲型链球菌、类白喉杆菌、丙酸杆菌，偶见卡他球菌、金黄色葡萄球菌、肠道细菌等。长期使用广谱抗生素、激素等情况下，正常菌群比例关系发生改变，或耐药菌株转为优势，表现为菌群失调。眼科领域中耐药菌株感染、条件致病细菌感染、特别是革兰阴性杆菌感染已日益突出。

大多数细菌只有在角膜上皮受损伤时方能侵入角膜基质层。细菌一旦进入角膜即发生多核白细胞趋化，释放溶解酶导致基质坏死（Stroma necrosis）。在一些毒性特别强的细菌如绿脓杆菌感染时，除PMN和受损角膜上皮细胞外，细菌繁殖过程中也可产生蛋白溶解酶，因此病情更为严重和迅速。虽然角膜后弹力膜对细菌穿透有一定的抵抗作用，但最终还是发生角膜穿孔。

一、匐行性角膜溃疡

匐行性角膜溃疡（Serpiginous ulcer）也称前房积脓性角膜溃疡（Hypopyon ulcer），主要为毒力较强的细菌引起。肺炎链球菌、金黄色葡萄球菌、溶血性链球菌、淋球菌、枯草杆菌等均可致病。起病前常有角膜上皮外伤史，如树状、谷穗、指甲、睫毛等擦伤，或有灰尘、泥土等异物病史。长期应用糖皮质激素、慢性泪囊炎和配戴角膜接触镜也是引起本病的主要因素。发病以夏、秋农忙季节为多见，农村患者多于城市。多发生老年人，婴幼儿或儿童少见。

（一）肺炎链球菌性角膜炎（Pneumococcus keratitis）

是最常见的革兰阳性球菌所引起的急性化脓性角膜炎，具有典型革兰阳性球菌所特有的角膜体征，局限性椭圆形溃疡和前房积脓。

1. 致病菌　肺炎链球菌（Streptococcus pneumoniae）是革兰阳性双球菌，大小约0.5～1.2μm，菌体呈弹头或卵圆状、宽端相对、尖端向外成双排列，周围有多糖荚膜（具有抗原性和抗吞噬作用），呈不着染环状半透明区。兼性厌氧，营养要求较高，需含血、血清培养基才生长。血平板上菌落细小，0.5～1mm，灰色半透明扁平圆形，周围有草绿色溶血环。细菌发酵菊糖，可被胆盐溶解。其荚膜多糖为型特异抗原，以特异抗血清做荚膜肿胀试验可用于分型。肺炎链球菌抵抗力低，易死亡，52℃/10min即灭活。本菌致病力较弱，不能侵入完整的黏膜上皮屏障，但微损伤时神经氨酸酶增强，对宿主细胞黏附侵入。

2. 临床表现　起病急，表现为突然发生眼痛及刺激症状。角膜缘混合充血，球结膜水肿。角膜损伤处（多位于中央）出现粟粒大小灰白色微隆起浸润灶，周围角膜混浊水肿。1～2d后，病灶扩大至数毫米，表面溃烂形成溃疡，向周围及深部发展。其进行缘（溃疡的浸润越过溃疡边缘）多潜行于基质中，呈穿凿状，向中央匐行性进展，另一侧比较整齐，炎症浸润较静止。有时浸润灶表面不发生溃疡，而向基质内形成致密的黄白色脓疡病灶，伴有放射状后弹力膜皱褶形成。当溃疡继续向深部发展，坏死组织不断脱落，可导致后弹力膜膨出或穿孔。一经穿孔，前房积脓将失去原先的无菌性，造成眼内感染，最终导致眼球萎缩。严重的虹膜睫状体炎反应也是本病特征之一，由于细菌毒素不断渗入前房，刺激虹膜睫状体，可出现瞳孔缩小、角膜后壁沉着物、房水混浊及前房积脓（占前房1/3～1/2容积）。

3. 诊断

（1）发病前有角膜外伤、慢性泪囊炎或局部长期应用糖皮质激素病史。

（2）起病急，角膜中央部出现灰白色局限性溃疡呈椭圆形匐行性进展，很快向深基质层发展，甚至穿孔。常伴有前房积脓，病灶区后弹力层皱褶。

（3）实验室检查

1）取角膜病变处分泌物或组织的沉淀物涂片，经革兰染色或荚膜染色后，查细菌形态、染色性、排列及有无荚膜，可初步诊断。

2）荚膜肿胀试验：此为肺炎链球菌的快速诊断。取标本少许置玻片上，加少量未稀释的肺炎链球菌多价抗血清混匀，再加少量美蓝溶液混合，加盖玻片。以油镜检查：如为肺炎链球菌，荚膜显著肿大，菌体周围有一无色而宽的环状物（即荚膜与抗体形成的复合物），菌体本身无变化，且染成蓝色。此即荚膜胀试验阳性。

3）分离培养：血琼脂平板肺炎链球菌呈细小、圆形、灰白色、半透明，有光泽的扁平菌落，周围有狭窄绿色溶血环，很易死亡。为进一步与甲型链球菌鉴别，可用菊糖发酵试验和胆汁溶解试验。5%血清肉汤培养基18～24h培养后，肺炎链球菌呈均匀混浊生长。

4. 治疗　首选青霉素类抗生素（1%磺苄青霉素）、头孢菌素类（0.5%头孢氨塞肟唑）等滴眼液频繁滴眼。如存在慢性泪囊炎，应及时给予清洁处置或摘除。药物治疗不能控制病情发展或角膜穿孔者，应施行治疗性角膜移植术。

（二）葡萄球菌性角膜炎

临床表现多样，分为金黄色葡萄球菌性角膜炎、表皮葡萄球菌性角膜炎、耐药金黄色葡萄球菌性角膜炎、耐药表皮葡萄球菌性角膜炎及葡萄球菌性边缘性角膜炎等。

1. 致病菌　葡萄球广泛分布于自然界、空气、水、土壤以及人和动物的皮肤与外界相通的腔道中，菌体呈球形，直径为0.8～1μm，细菌排列呈葡萄串状，革兰染色阳性。细菌无鞭毛，缺乏运动能力，不形成芽孢。兼性厌氧，营养要求不高，普通培养基上可生长。按产生血浆凝固酶与否区分为凝固酶阳性的金黄色葡萄球菌（Staphylococcus aureus）和以表皮葡萄球菌（Staphylococcus epidermidis）为代表的凝固酶阴性葡萄球菌（Coagulase negative staphylococcus）。前者可产生毒素及血浆凝固酶，故其毒力最强；后者毒性较少、不产生血浆凝固酶，一般不致病，但近来也已成为眼科感染的重要条件致病菌之一。葡萄球菌最易产生耐药性，原对青霉素 G、红霉素、洁霉素、利福平、庆大霉素、杆菌肽、磺胺剂等敏感。近年耐药菌株明显增加，如产生 β－内酰胺酶使青霉素水解失活，产生耐甲氧西林菌株。宜选用耐青霉素酶的青霉素，第一、第二代头孢菌素，第三代氟喹诺酮治疗。耐甲氧西林的金黄色葡萄球菌和表皮葡萄球菌对万古霉素高度敏感。

2. 临床特征

（1）金黄色葡萄球菌性角膜炎（Staphylococcus aureus keratitis）：是一种急性化脓性角膜溃疡，临床上与肺炎链球菌所引起的匐行性角膜溃疡非常相似。具有革兰阳性球菌典型的局限性圆形灰白色溃疡，边缘清楚，偶尔周围有小的卫星灶形成，一般溃疡比较表浅，很少波及全角膜及伴有前房积脓。进展较肺炎链球菌性角膜炎缓慢。

（2）表皮葡萄球菌性角膜炎（Staphylococcus epidermidis keratitis）：又称凝固酶阴性葡萄球菌性角膜炎，是一种医源性角膜感染病，多发生于眼局部免疫功能障碍的个体，如糖尿病、变应性皮肤炎、长期滴用糖皮质激素及眼科手术后的患者。发病缓慢，临床表现轻微，病变一般较局限，溃疡范围小而表浅，与金黄色葡萄球菌性角膜炎相比，前房反应较轻。很少引起严重角膜溃疡及穿孔。

（3）耐甲氧西林金黄色葡萄球菌性角膜炎（Methicillin resistant Staphvlococcus Aureus Keratitis，MRSAK）和耐甲氧西林表皮葡萄球菌性角膜炎（MRSEK）：近来由于广泛使用抗生素，耐甲氧西林金黄色葡萄球菌和表皮葡萄球菌逐年增多，因此给治疗带来很大困难。MRSA 或 MRSE 角膜炎其临床表现与金黄色葡萄球菌所致的角膜炎相同，多为机会感染，常发生于免疫功能低下的患者，如早产儿或全身应用化疗后发生；眼部免疫功能低下者，如眼内手术（角膜移植术、白内障等）后、眼外伤、干眼症、配戴角膜接触镜等。

（4）葡萄球菌边缘性角膜炎（Staphylococcal marginal keratitis）：又叫葡萄球菌边缘性角膜浸润（Marginal correal infiltrate），多发生于葡萄球菌性眼睑结膜炎患者，是葡萄球菌外毒素引起的一种Ⅲ型变态反应（免疫复合物型）。中年女性较多见，时重、时轻，反复发作，常伴有结膜充血及异物感。浸润病灶多位于边缘部 2、4、8、10 点处（即眼睑与角膜交叉处，该处免疫复合体容易沉积），呈灰白色孤立的圆形、串珠形或弧形浸润，位于上皮下及浅基质层。病灶与角膜缘之间有一透明区（Lucid interval）。反复发作后，周边部可有浅层血管翳长入浸润灶。很少引起角膜溃疡发生。

3. 实验室诊断

（1）直接刮取角膜溃疡处组织涂片，革兰染色后镜检。根据革兰染色为阳性球菌，且细菌形态符合葡萄球菌者，可报告“找到革兰阳性球菌（疑为葡萄球菌）”。致病性葡萄球菌一般较非致病性小，直径 0.4～1.2μm，菌体排列大小也较整齐。涂片染色检查中只能作初步诊断，属于何种葡萄球菌尚需做培养检查。

（2）分离培养与鉴定：血琼脂平板：一般于涂片前先行接种于血平板，或含硫酸镁对氨苯甲酸血平板，经 37℃/24h 培养后，形成菌落较大、湿润、有光泽、圆而凸出。菌落周围形成透明溶血环（此为多数致病性葡萄球菌产生溶血毒素，使菌落周围红细胞溶解所致。非致病性菌无此现象）。此外菌落内因菌种不同，产生不同脂溶性色素，如金黄色、白色及柠檬色三类。

4. 涂片染色　经培养，如为葡萄球菌须做下述鉴定：

（1）血浆凝固酶试验：测定此菌致病性，通常以能否产生血浆凝固酶为准，产生者为致病株，不产生者为非致病株。

（2）甘露醇发酵试验：致病性葡萄球菌大多能分解甘露醇产酸。非致病性葡萄球菌无此作用。

（3）溶血试验：应为阳性。一般根据血平板上情况即可代替。

上述实验如符合致病性葡萄球菌特征即可报告“有金黄色葡萄球菌生长”。

5. 治疗

(1) 葡萄球菌性角膜炎：一般采用头孢菌素类0.5%头孢氨噻肟唑（Cefmenoxine）、青霉素类（1%磺苄青霉素、sulbenicillin，SBPC），或氟喹诺酮类（0.3%氧氟沙星）眼液频繁滴眼。特别注意表皮葡萄球菌性角膜炎，对于氨基糖苷类药物治疗效果较差。

(2) MRSAK或MRSEK：可采用二甲胺四环素（Minocychne）和头孢甲氧氰唑（Cefametazole）进行治疗。近来文献推荐的方法采用5%万古霉素（Vancomycin）溶于磷酸盐作缓冲的人工泪液中频繁滴眼，或25mg结膜下注射，每日一次。同时每日两次口服，每次1g，对早期病例有较好疗效。

(3) 葡萄球菌边缘性角膜炎：主要采用糖皮质激素0.1%氟米龙（Fluorometholone）和1%磺苄青霉素或0.3%氧氟沙星眼液交替滴眼，一般1周左右即可明显好转；重度患者除清洁眼睑缘外，还应联合结膜下注射或口服糖皮质激素。

(4) 其他：药物治疗不能控制病情发展或病变迁延不愈，有穿孔倾向者，应早期施行治疗性角膜移植术。

（三）链球菌性角膜炎

临床上多表现为匐行性角膜溃疡，现在还可表现为感染性结晶样角膜病变。

1. 致病菌　链球菌为圆或卵圆形的革兰阳性球菌，直径约为0.6～1.0μm，在液态培养基内呈链状排列。无鞭毛，无芽孢。多数菌株在幼龄（约2～4h的培养物）时期，可形成荚膜，继续培养则荚膜消失。此菌营养要求较高，在普通培养基中生长不良，在有血液、血清、腹腔积液、葡萄糖等的培养基中则生长较好。兼性厌氧，在37℃、pH为7.4～7.6左右环境生长最为适宜。链球菌根据在血平板上的菌落有不同的溶血表现，分为三型：甲型，α溶血；乙型，β溶血；丙型，不溶血。化脓性链球菌大体指的是乙型－β型－溶血性链球菌，即致病力最强的一种，该菌也常被称为乙型溶血性链球菌（Hemolytic streptococci）。链球菌的致病因素除有各种毒素和酶外，菌体本身的一些成分，在致病过程中也起重要作用，如荚膜物质及菌体表面的M蛋白均有抗吞噬作用。甲型溶血性链球菌又称为草绿色链球菌可引起以下两种角膜感染。

2. 临床表现

(1) 匐行性角膜溃疡（Serpiginous ulcer）：临床表现与肺炎链球菌所引起的匐行性角膜溃疡相似，但无向一个方向性进行的特征。曾经是50年代最常见的急性化脓性角膜炎，现已逐渐减少。最近报道常与单纯疱疹病毒性角膜炎（HSK）和流行性角膜结膜炎（EKC）混合感染。

(2) 感染性结晶性角膜病变（Infective crystalline keratopathy）：单眼发病，既往有外伤、配戴软性角膜接触镜及局部使用糖皮质激素史。角膜浅基质层有颗粒状、针状结晶物沉着，角膜上皮完整，荧光素染色阴性，病灶区常伴有基质浸润；角膜刮片和细菌培养可见革兰阳性链球菌。其结晶性角膜病变是由细菌在角膜基质内形成慢性菌落所致。

3. 实验室诊断

(1) 取角膜化脓感染处之脓性分泌物或组织，直接涂片，革兰染色后镜检。如发现有革兰染色阳性，呈典型链状排列长短不一的球菌即可做“检出链球菌（革兰阳性）”的初步诊断。其型号必须通过培养方可确定。

(2) 分离培养：所取标本接种于血平板上二份。分别置于有氧及厌氧环境下培养，置37℃/24～48h，观察菌落特征、溶血情况。

甲链：菌落似针尖状，周围有狭窄草绿色溶血环。

乙链：灰白色小菌落，周围溶血环宽而透明。

丙链：灰白色干燥小菌落，周围无溶血环。

如为甲型溶血性链球菌，需与肺炎链球菌鉴别。如为乙型溶血性链球菌，需与葡萄球菌区别。

(3) 鉴定实验：杆菌肽敏感试验：用每片含0.02单位杆菌肽的滤纸片来测定细菌敏感性，抑菌圈大于15mm者，大多为乙型链球菌。胆汁溶解试验与菊糖发酵试验：甲型链球菌不被胆汁溶解，一般不分解菊糖。

4. 治疗 链球菌性角膜炎对氟喹诺酮类和氨基糖苷类抗菌药耐药，当细菌性角膜炎应用上述两类药物治疗无效时，应考虑到链球菌感染的可能。本病应首选青霉素 G，次选红霉素、洁霉素或万古霉素，全身和局部应用。对于药物治疗无效的严重角膜溃疡或结晶性病变浸润较深者，考虑穿透性角膜移植或在角膜板层切除的同时行部分或全板层角膜移植术。

二、绿脓杆菌性角膜炎

绿脓杆菌性角膜炎（Pseudomonas keratiis）是一种极为严重的急性化脓性角膜炎，具有典型革兰阴性杆菌所引起的环形脓疡的体征，常在极短时间内席卷整个角膜而导致毁灭性的破坏，后果极其严重。一旦发生，必须立即抢救。

1. 病因

（1）致病菌：绿脓杆菌属假单孢菌属，革兰阴性杆菌，大小为（0.5～1.0）μm×（1.5～30）μm的直或微弯杆菌，有产生色素的性能，引起蓝绿色脓性分泌物故又称为铜绿色假单胞菌。该菌广泛存在于自然界土壤和水中，亦可寄生于正常人皮肤和结膜囊，有时还可存在于污染的滴眼液中，如荧光素、地卡因、阿托品、匹罗卡品等。有时甚至可在一般抗生素滴眼液（如磺胺）中存活。专性需氧，在普通琼脂培养基上发育良好，18～24h 形成较大圆形扁平菌落。细菌除产生水溶性蓝绿色吩嗪类色素（绿脓素）外，还可产生荧光素。绿脓杆菌具有很强的致病性，主要致病物质是内毒素（菌细胞壁脂多糖）和外毒素（弹力性蛋白酶、碱性蛋白酶及外毒素 A）。

（2）危险因素：绿脓杆菌毒性很强，但侵袭力很弱，只有在角膜上皮损伤时才能侵犯角膜组织引起感染，最常见的发病危险因素有以下几种：

1）角膜异物剔除后，或各种原因引起的角膜损伤（如角膜炎、角膜软化、角膜化学烧伤及热烧伤、暴露性角膜炎等）。

2）配戴角膜接触镜时间过长，或使用被绿脓杆菌污染的清洁液或消毒液。

3）使用被污染的眼药水和手术器械。

2. 临床表现

（1）症状发病急，病情发展快，潜伏期短（6～24h）。患者感觉眼部剧烈疼痛、羞明、流泪、视力急剧减退，检查可见眼睑红肿，球结膜混合充血、水肿。

（2）体征：病变初起时，在角膜外伤处出现灰白色浸润，并迅速向外扩大形成环形或半环形灰黄色浸润（脓疡），病灶面和结膜囊有黄绿色黏脓性分泌物，且有特殊臭味。前房可出现黄白色积脓，有时充满前房。由于环形脓疡区使角膜中央与角膜周围血管隔绝，阻断营养供给，加上绿脓杆菌和炎症反应使上皮细胞释放胶原酶，溃疡迅速扩大和加深，约 1d 左右即可波及全角膜，形成全角膜脓疡，甚至波及巩膜。

（3）预后：如未能得到及时和有效治疗，大部分角膜将坏死，脱落，导致穿孔，进一步引起眼内炎，甚至全眼球炎。即使溃疡治愈，也可形成粘连性角膜白斑或角膜葡萄肿而导致失明。部分病例经积极抢救而保存眼球，以后通过角膜移植术，可保存部分视力。

3. 诊断

（1）发病前有角膜外伤（包括配戴角膜接触镜）或角膜异物剔除史。

（2）起病急、来势猛、溃疡发生快。

（3）典型的环形浸润或环形溃疡形态及前房积脓。

（4）大量的黄绿色黏脓性分泌物。

（5）实验室检查：①涂片革兰染色：为阴性细长杆菌，长短不一，或如丝状，常互相连接成双或成短链。菌体末端有鞭毛 1～3 根，运动活泼。此法不能与其他革兰阴性杆菌相区别，只可做一初步估计。②培养及生化反应鉴定：普通琼脂平板：菌落形态呈大而软的菌落，表面光滑滋润，形态不规则，呈点滴状。本菌所产生的水溶性色素渗入培养基内使其变成黄绿色、蓝绿色、棕色或紫色。8h 后色素逐渐变深，菌落的表面放出一种金属光泽，有特殊生姜味。生化反应：本菌能产生绿脓素、荧光素及其他色素。③鲎试验：敏感性极高但非绿脓杆菌所特异。④疑有污染的眼用药品包括荧光素液、表面麻醉剂、各种滴眼剂、洗液及接触镜配戴者使用的镜用系列物品等培养出本菌对临床诊断有一定意义。

4. 治疗

（1）局部治疗：首选氨基糖苷类抗生素（庆大霉素、妥布霉素、丁胺卡那霉素）或氟喹诺酮类抗菌药（氧氟沙星、环丙沙星）频繁滴眼，也可采用第三代头孢菌类抗生素（头孢氨噻肟唑、头孢磺吡苄、头孢氧哌唑）频繁或交替滴眼。白天每30~60min1次滴眼。晚上改用氧氟沙星眼膏每3~4h 1次涂眼。

（2）重症患者：可采用结膜下注射或全身用药。待获得药敏试验的结果后，应及时修正使用敏感的抗生素进行治疗。

（3）糖皮质激素的应用：在大量有效抗生素控制炎症的情况下，适当应用糖皮质激素可以减轻炎症反应和瘢痕形成。口服强的松10mg，每日3次或地塞米松15mg加入抗生素及葡萄糖中静脉点滴。但溃疡未愈合，荧光素染色阳性时局部忌用糖皮质激素治疗。

（4）其他治疗：用1%阿托品散瞳，用胶原酶抑制剂，大量维生素和对症治疗。病情重者在药物治疗24~48h后，有条件则彻底清除病灶进行板层角膜移植。术后每天结膜下注射敏感抗生素可缩短疗程，挽救眼球。后遗角膜白斑者，则做穿透性角膜移植。

三、莫拉菌性角膜炎

莫拉菌性角膜炎（Moraxella keratitis）是最常见的革兰阴性细菌性角膜炎之一，因其临床症状轻微，预后较好，常被眼科医生所忽视。

1. 病因

（1）致病菌：莫拉菌是一种大型的革兰阴性双杆菌，长约2.0~3.0μm，宽约1.0~1.5μm，菌体端端相连，成双排列，常存在于人的呼吸道，是眼部特有的细菌，一般致病力不强。引起角膜炎的主要是结膜炎莫拉杆菌（Moraxella lacunata）又称莫-阿双杆菌（Morax Axenfeld）。专性需氧，需要在含血、血清或鸡蛋培养基上生长，高 CO_2 较湿环境下32~35℃培养可提高分离率。除引起角膜炎外，也常引起睑缘炎、结膜炎及泪道的炎症。

（2）危险因素：多发生于抵抗力低的老年人和嗜酒者。

2. 临床表现

（1）症状：自觉症状较轻，多并发眦部睑缘结膜炎（Angular blepharo conjunctitis）发生。

（2）体征：一般局灶性、灰白色浅层溃疡，多发生于中央偏下方，较小，形态不规则，边界较清楚，发展缓慢，很少发生穿孔。但也有迅速形成角膜深部溃疡，前房积脓，甚至穿孔的病例发生。

3. 治疗　现在多主张采用青霉素类、头孢菌素类、β-内酰胺类、氨基糖苷类及氟喹诺酮类抗菌药滴眼液滴眼。

四、非典型分枝杆菌性角膜炎

非典型分枝杆菌性角膜炎（Atypical mycobacteria keratitis）为革兰阴性杆菌性角膜炎，是一种典型的机会感染，是以角膜基质多灶性浸润为主的慢性炎症。1965年由Turner和Stinson报道了第一例，随后，有关该角膜炎的报道不断增多。近年来由于角膜屈光手术的普及和眼部激素的广泛使用，该感染有集中发生的趋势。

1. 病因

（1）致病菌：非典型分枝杆菌又称非结核分枝杆菌（Non Tuberculous Mycobacteria，NTM），是指人型、牛型结核杆菌与麻风杆菌以外的分枝杆菌，属于需氧杆菌，广泛分布于自然环境中，由于具有抗酸染色阳性的特性，故又称抗酸杆菌（Acid-fast bacilli）。根据NTM的生物学特性（主要是菌落色素及生长速度），Runyon将其分为四组，引起角膜感染的NTM均属于第Ⅳ组（快速生长NTM），其中以偶发分枝杆菌及龟分枝杆菌最常见。由于非结核分枝杆菌可污染医院中的试剂和冲洗液，已成为院内感染中常见的细菌之一。大多数 NTM 角膜炎都与角膜手术、外伤及配戴角膜接触镜有关。

NTM 细胞壁上的脂肪酸和糖脂可使其逃避吞噬细胞清除而在组织内长期生存，角膜基质的相对缺氧又使 NTM 处于休眠状态而不致病。但是当机体抵抗力下降或局部使用激素时，休眠状态的 NTM 可随时转入增殖期。研究发现 NTM 的增殖周期长，生长缓慢，一般约 20h 左右，所以临床上 NTM 性角膜炎潜伏期长，发病过程缓慢，并可呈持续带菌状态。现代免疫学的观点认为：NTM 性角膜炎是一种免疫紊乱状态下的疾病，细菌使角膜的免疫平衡失调，向病理性免疫反应方向发展。

（2）危险因素：偶发分枝杆菌感染 50% 以上是由于角膜异物所致（包括配戴角膜接触镜），龟分枝杆菌感染 90% 是眼部手术后（如角膜移植、放射状角膜切开及 LASIK 术等）引起。近来还有 AIDS、重症免疫功能低下引起本病的报告。

2. 临床表现

（1）本病的特征是病程长及无痛性角膜炎（Indolent keratms）。

（2）典型的体征为角膜基质多灶性点状浸润、无痛性角膜溃疡及基质脓疡，严重时出现前房积脓，常常可以并发病毒、真菌和其他细菌感染。

（3）有些患者在感染早期可表现为角膜基质内细小线样混浊（“毛玻璃样”外观），逐渐发展成为基质环形浸润、钱币形角膜炎以及感染性结晶样角膜病变等。当角膜病变呈线状或树枝状，并伴有上皮性角膜溃疡时应注意单纯疱疹性角膜炎相鉴别；对于无痛性角膜溃疡以及角膜脓疡应与厌氧菌性以及真菌性角膜溃疡相鉴别。

（4）临床症状变异性很大，有的病例不痛，有的很痛，有的很快自愈，有的治疗非常困难。

3. 诊断　确定诊断需行实验室检查为：

（1）病灶区刮片、Gram 染色、Ziehl - Neelsen 抗酸染色检菌。LASIK 术后瓣下浸润的患者则应掀开角膜瓣取材进行涂片和培养。

（2）Lowenstein - Jensen 培养基培养。NTM 培养时间比普通细菌长，判定结果一般需 7 ~60d。

（3）分子生物学技术（主要是 PCR 技术）可快速、敏感、特异地对 NTM 作出诊断。

4. 治疗　NTM 性角膜炎的治疗原则为：局部治疗与全身治疗相结合，药物治疗与手术治疗相结合，急性期禁用激素。

（1）偶发分枝杆菌性角膜炎应首选 1% ~2% 阿米卡星（Amikacin）滴眼液，每 30min 至 60min 一次，持续使用 48h 之后酌情减量。对于中、重度患者可同时给予结膜下注射 4% 阿米卡星 0.5ml，口服强力霉素 100mg，每日 2 次，或口服磺胺类药物。

（2）龟分枝杆菌性角膜炎首选头孢甲氧噻吩、红霉素及妥布霉素进行治疗。

（3）氟喹诺酮类抗生素对 NTM 有较强的抗菌活性，以新一代氟喹诺酮类中的加替沙星（Gatifoxacin）效果最好，其滴眼液浓度为 0.3%，且对角膜的毒性较氨基糖苷类抗生素低。

（4）重症病例可采用手术清创术，晚期大多需要进行角膜移植术。术后局部使用阿米卡星或加替沙星滴眼液可防止病情复发。

五、变形杆菌性角膜炎

变形杆菌性角膜炎（Proteus keratitis）是一种急性化脓性角膜感染，临床表现酷似绿脓杆菌性角膜炎，发病迅猛，预后差。

1. 病因

（1）致病菌：变形杆菌为革兰阴性杆菌，两端钝圆，有明显多形性，呈球状或丝状，自然界分布很广，人和动物肠道也存在，是医源性感染的重要条件致病菌。引起角膜炎的致病菌有奇异变形杆菌、莫根变形杆菌和普通变形杆菌。

（2）危险因素：变形杆菌不能穿通正常的角膜上皮，故角膜在细菌感染之前一般均有角膜外伤或异物剔除的病史。

2. 临床表现　角膜损伤后，48h 内灰白色隆起的小浸润灶，迅速扩大加深并形成环形角膜浸润，与绿脓杆菌性角膜炎极为相似，2～3d后病灶波及全角膜，大量前房积脓，角膜穿孔，发生全眼球炎甚至眶蜂窝组织炎。

3. 诊断　本病仅根据临床症状、体征很难与绿脓杆菌或黏质沙雷菌引起的急性化脓性角膜炎相鉴别，必须通过细菌培养才能确定诊断。

4. 治疗　首选氨基糖苷类（妥布霉素、丁胺卡那霉素、庆大霉素）或氟喹诺酮类（氧氟沙星、诺氟沙星）抗菌药滴眼。

六、黏质沙雷菌性角膜炎

黏质沙雷菌性角膜炎（Serratia marce scens keratitis）为革兰阴性小杆菌所引起的机会感染，近来逐渐增多，严重者临床表现与绿脓杆菌性角膜炎酷似，需加以警惕。

1. 病因

（1）致病菌：黏质沙雷菌又名灵杆菌，为革兰阴性小杆菌，有周鞭毛，无芽孢。存在于土壤、水、空气和食物中，曾被认为是非致病菌，现已明确为条件致病菌。根据是否产生红色色素又分为产生色素菌株和不产生色素菌株。后者近年来增多，该菌株菌体外可产生多种溶蛋白酶（如56KP蛋白酶），可致角膜溶解、坏死、后弹力膜膨出及角膜穿孔。

（2）危险因素

1）配戴角膜接触镜、角膜外伤及长期用糖皮质激素滴眼。

2）老年人和糖尿病者。

3）通过污染的医疗器械或物品造成院内医源性感染。

2. 临床表现　不同菌株所引起的角膜炎，临床上有较大差别。

（1）轻症者表现为局限性灰白色浅层浸润，溃疡小，病程短，一般预后较好。

（2）重症者可致环形角膜脓疡和前房积脓（有些菌株可产生红色色素，使前房积脓呈红色或粉红色），病程发展迅速，预后差。

3. 治疗

（1）与绿脓杆菌性角膜炎相同，采用氟喹诺酮类抗菌药物（0.3%氧氟沙星）或氨基糖苷类（0.3%妥布霉素）、单独或联合第三代头孢菌素（0.5%头孢氨噻肟唑）交替频繁滴眼。待获得药敏试验的结果后，应及时修正使用敏感抗生素治疗。

（2）重症者应联合使用胶原酶抑制剂（2%乙酰半胱氨酸）或自家血清滴眼。

七、厌氧菌性角膜炎

厌氧菌性角膜炎（Anaerobic keratitis）是一种机会感染性角膜病，以往报道较少见，近来有增多趋势，常与需氧菌和兼性厌氧菌混合感染致病。

1. 病因

（1）厌氧菌（Anaerobes）普遍存在于眼结膜囊穹窿皱襞处，其感染为内源性。氧化作用减少和黏膜表面破损（创伤、手术）可导致感染。

（2）该菌种类繁多，可引起多种眼病，以往报告较多的是产气荚膜杆菌所引起的气性坏疽性全眼球炎、泪囊炎及眼眶感染等。

（3）近来引起厌氧菌性角膜炎的报道逐渐增多，分离出的致病性厌氧菌有消化链球菌、痤疮丙酸杆菌、梭杆菌、类杆菌等。

2. 临床表现　多为角膜局灶性浸润，不易与一般细菌性角膜炎相区别。如果与需氧菌同时感染，则表现为典型的化脓性角膜炎伴前房积脓。目前，尚未见有厌氧菌性角膜炎的典型角膜体征性改变的报道，仅有产气荚膜杆菌所致的角膜炎，常在眼伤后发生，初起为角膜浅层小溃疡，以后急速发展、扩大，数小时后，基质浅层出现小气泡，有破裂倾向。

3. 治疗　各种厌氧菌对氨基糖苷类抗生素均有抗药性。作为首选治疗药物有林可霉素和克林达霉素。克林达霉素是林可霉素的脱氧衍生物，有更大的抗菌活性，但易形成耐药株，使用中必须注意。次选药物有第二、第三代头孢菌素及氟喹诺酮类抗菌药。

八、不发酵革兰阴性杆菌性角膜炎

不发酵革兰阴性杆菌性角膜炎多发生于医院内的年老体弱患者，是典型的机会感染，近来有增多趋势，需加以警惕。

1. 病因

（1）不发酵革兰阴性杆菌为革兰阴性无芽孢需氧菌，不分解葡萄糖，依靠呼吸进行代谢和发育，自然界分布极广，以医院内检出率为最高。角膜接触镜保存液更易受其污染。

（2）引起角膜炎报告较多的有葱头假单胞菌、嗜麦芽假单胞菌、施氏假单胞菌等。

2. 临床表现

（1）症状：局部刺激症状重，睁不开眼，高度睫状充血及球结膜水肿。

（2）体征：病情较缓慢，角膜中央有浓密的黄白色浸润灶，伴有前房积脓及虹膜红变等。典型体征有待进一步观察。

3. 治疗　绿脓杆菌以外的非发酵革兰阴性杆菌对合成青霉素、头孢菌素类、氨基糖苷类及林可霉素均不敏感。治疗时可选用二甲胺四环素（Minocycline，MINO）和强力霉素（Doxycycline，DOXY）或氯霉素（Chloram phenicol，CP）。一般采用0.5%MINO溶液及0.5%CP溶液滴眼，重症者可联合MINO和DOXY全身应用，口服每日200mg，静滴每日100mg，或结膜下注射。

4. 预防　该菌对医院常用的消毒药洗必泰（双氯苯双胍己烷）具有较强的抗药性，实验证明在0.02%洗必泰液中仍能增殖。因此必须注意院内交叉感染。

九、放线菌性角膜炎

放线菌性角膜炎（Actinomycetes）又称角膜放线菌病（Kerato actinomycosis），是由放线菌所引起的一种非常罕见的感染性角膜病。其发病诱因及临床特征与真菌性角膜炎相似，常被误诊，需引起足够的警惕。

1. 病因

（1）致病菌：放线菌广泛分布于土壤、草木、水、谷物等自然界，可发育出细长的菌丝，断裂后成短杆状或球状，革兰染色阳性。过去曾认为它是介于真菌和细菌之间的一种微生物，现已证实它是属于真性细菌。其中厌氧衣氏放线菌（Actinomyces israelii）和需氧星形诺卡菌（Nocardia asteroides）可引起泪小管炎和角膜炎。厌氧衣氏放线菌对氨苄西林、青霉素、四环素、红霉素、林可霉素等敏感。需氧星形诺卡菌对复方磺胺甲嗯唑、磺胺嘧啶、青霉素、强力霉素、丁胺卡那霉素等药物较敏感。

（2）危险因素：与真菌性角膜炎的发病诱因非常相似，有植物性外伤，配戴角膜接触镜及长期滴用糖皮质激素等病史。

2. 临床特征

（1）星形诺卡菌引起的角膜炎起病相对缓慢，病程迁延，早期表现为点状上皮浸润，逐渐形成基质浸润。典型角膜体征：①溃疡边缘不规则呈硫磺颗粒样线状混浊；②溃疡微隆起，表面粗糙不平，呈污灰白色；③常伴有环形浸润或前房积脓。

（2）衣氏放线菌引起的角膜溃疡特征为溃疡表面较干燥，周边有沟状溶解，常伴有卫星灶和前房积脓，严重时可形成后弹力层膨出或角膜穿孔。

3. 诊断

（1）仅依靠临床特征很难与真菌相鉴别，最后必须依靠角膜刮片及细菌培养才能确诊。

（2）放线菌丝革兰染色阴性，直径≤1μm，比真菌菌丝还要细，此点可与真菌相区别。

4. 治疗

（1）一般可采用青霉素类、四环素类、氨基糖苷类、抗生素进行治疗。

(2) 近来有人采用10% ~30%磺胺类药物滴眼或磺胺甲噁唑-甲氧苄啶（Sulfamethoxazole - Trimethoprim，ST）合剂（按1 ：5 比例混合）滴眼或口服治疗本病，获得较好效果。

（殷　莉）

第二节　真菌性角膜炎

真菌性角膜炎（Fungal keratitis）是严重的致盲性眼病，由于发病与植物外伤有关，中国是农业大国，目前真菌性角膜炎已成为我国部分地区首位的感染致病菌。

一、真菌的一般特性

真菌是一种真核细胞微生物，细胞结构比较完整，有细胞壁和完整的核，少数为单细胞，大多为多细胞，由丝状体和孢子组成。真菌种类繁多，有10余万种，引起人类疾病约200余种，有报道70余种可引起角膜的感染。

二、真菌的生物学特性

真菌与细菌在结构、形态及组成上有很大的差别。真菌比细菌大几倍至几十倍，体外有一层坚硬的细胞壁，一般由四层不同结构组成，最外层是糖菌类；第二层是糖蛋白；第三层是蛋白质；第四层是几丁质的微原纤维。各种真菌细胞壁的结构不完全相同，菌丝与孢子外的细胞壁结构也不相同。

单细胞真菌呈圆形或卵圆形，称酶母菌。多细胞真菌大多长出菌丝与孢子，交织成团，称丝状菌或霉菌。有些真菌可因环境条件的改变，两种形态可以互变。

酶母菌的形态与结构，外形与细胞很相似，以出芽方式繁殖，芽生孢子成熟后脱落成独立体。角膜很少有酶母菌感染。丝状菌能长出菌丝，菌丝延伸分枝，长出孢子，各种丝状菌长出的菌丝与孢子形态不同，是鉴别的重要标志。

（一）菌丝

真菌的孢子以出芽方式繁殖，逐渐延长至丝状，按菌丝的功能可分为营养菌丝，为部分向下生长深入被寄生的组织或培养基中，吸取和合成养料的菌丝。按菌丝的结构分为有隔和无隔菌丝两类。

（二）孢子

是真菌的繁殖器官，一条菌丝上可长出多个孢子。在环境适宜的条件下，孢子又可发芽伸出芽管，发育成菌丝体。孢子又分：①分生孢子，由生殖菌丝末漏细胞分裂或收缩形成，也可在菌丝侧面出芽形成；②叶状孢子，由菌丝内细胞直接形成；③孢子囊孢子，为菌丝末漏膨大成孢子囊，内含许多孢子。

三、致病性

1. 致病性感染　主要是一些外源性真菌感染，角膜感染以外源性为多见，通过机械刺激和代谢产物作用，引起局部的炎症和病变。

2. 条件致病性真菌感染　常见于眼科长期应用广谱抗生素和糖皮质激素后继发感染。

四、发病机制

各种致病性真菌确切的致病因子还不完全清楚。致病性真菌中，只有极少数在一定条件下可使正常人致病，多数发病则与全身或局部的防御功能障碍有关。机体对真菌的防御功能包括非特异性和特异性两方面。

（一）对真菌的非特异性防御功能

人类对真菌的非特异性防御功能包括屏障因素、体液因素和细胞因素。

1. 屏障因素　屏障因素指角膜上皮防御功能。完整的正常角膜上皮能防止真菌侵入。有报道正常人结膜囊内培养真菌的阳性率为10% ~60%不等。但这些人并没有发生真菌性角膜炎，只有角膜上皮损伤后才容易招致真菌感染。

真菌一旦突破屏障因素，其他非特异的和特异的防御功能即被启动。如果真菌未能被机体排出或消灭，下述各种非特异的和特异的防御功能就可能形成病理反应，即真菌性角膜炎。

2. 体液因素　具有非特异防御功能的体液因素指血液、淋巴液、细胞间液、泪液中所含的各种抗微生物的分子，包括体液中的补体系统、溶菌酶、干扰素、各种细胞因子等。补体激活的旁路途径可能被真菌多糖所激活而产生C3b、C3a、C5a等。C3a、C5a对中性粒细胞有趋化作用，且能使肥大细胞释放各种炎症介质。补体经典途径的激活，主要由抗原、抗体复合物启动。

3. 细胞因素　人体非特异性免疫细胞包括粒细胞、巨噬细胞、自然杀伤细胞和肥大细胞等。中性粒细胞常见于真菌侵入处，可能因真菌本身能释放趋化因子；或因真菌激活补体旁路途径，产生C3a和C5a（C3a和C5a不但本身有趋化作用，并能使肥大细胞释放各种炎症介质）。中性粒细胞能吞噬真菌，并通过髓过氧化酶依赖性氧化系统而杀死真菌；中性粒细胞还能通过髓过氧化酶非依赖活性而杀死真菌。

当真菌或其产物中的抗原初次进入机体时，抗原呈递细胞摄取、加工抗原后，在淋巴系统内增殖。已致敏的特异性T细胞再循环到真菌侵入部位时，再次受到抗原呈递细胞表面的特异性真菌抗原的刺激，进行克隆增殖，释放各种淋巴因子。并招致各种淋巴因子聚集于局部，造成病理改变。这种病理改变可能消灭真菌而自愈；也可能因未能消灭真菌而长期存在，甚至播及全身其他部位。

（二）真菌与角膜的黏附在真菌感染中的作用

对许多真菌来说，黏附于宿主上皮的能力是其在宿主中集落形成及侵入体内的前提，也是感染发生的首要步骤，进一步黏附于细胞外基质（ECM）是感染扩散的必要条件。研究表明白念菌可与多种ECM成分如纤维连接蛋白（Fibronectin，FN）、基膜连接蛋白（Laminin，LN）、Ⅰ型、Ⅳ型胶原、纤维蛋白原、明胶和补体结合，白念菌与ECM结合能力的强弱与其致病性成正比，说明与ECM的黏附能力为白念菌重要毒力因子。烟曲霉在体内体外可与多种ECM成分结合，LN和Ⅳ型胶原是构成肺泡上皮和毛细血管内皮下基底膜的主要成分，当上皮受损时，基底膜成分暴露，同时损伤后炎症反应导致纤维蛋白原合成增加并沉积于上皮表面，烟曲霉与这些成分接触并结合从而引起烟曲霉肺病的发生。

真菌与宿主组织的黏附机制包括特异性配－受体反应和广泛的非特异性理化反应。研究证实白念菌、烟曲霉通过表面的多肽分子（受体）识别结合宿主细胞上的底物（配体），这种结合具有特异性和可饱和性。刀豆素A（Con－A）结合实验显示白念菌上与纤维蛋白原和LN结合的受体蛋白为甘露聚糖蛋白（Manno Protein，MP）。MP存在于大多数真菌细胞壁外层，可占细胞壁干重50%，扫描电镜发现烟曲霉菌与laminin结合受体分布于静息孢子外层，SDS－PAGE分析显示此受体为胞壁上一种分子量为72kD的糖蛋白。研究还显示烟曲霉菌与纤维蛋白原和laminin以及C，结合的受体有同一性，受体结合于纤维蛋白原的D区和laminin的P1区。烟曲霉孢子除与纤维蛋白原和laminin有高亲和力外，还可结合纤维连接素及胶原成分，与纤维连接素结合受体分子量为23kD和30kD的多肽，且识别依赖于RGD序列。

细胞壁外层结构对孢子黏附性能起重要作用。成熟有色素的烟曲霉孢子表面可见多量棘状突起，其无色素突变体孢子表层光滑，这种孢子疏水性明显下降，对ECM黏附能力明显下降，同时对氧化剂敏感，对鼠侵袭力下降。

由上可见，真菌依靠其特有的分子结构与特定宿主组织发生黏附，黏附在疾病的起始及扩散中起重要作用。通过抑制真菌表面特异性受体或封闭宿主表面配体，破坏真菌疏水性，阻止孢子成熟和棘状化，可以阻止真菌对宿主组织的黏附，从而阻止疾病的发生发展。

（三）真菌分泌的酶类与角膜感染的关系

研究证实许多真菌在感染宿主的过程中，通过分泌一些特异性酶降解破坏宿主细胞膜成分以利侵袭扩散，病原性真菌分泌的酶类是构成其侵袭力的重要部分，可分为两大类：降解磷脂的磷脂酶和降解肽类的蛋白酶。Ghannoum MA 提出分泌酶类可认为是致病性真菌（例如白色念珠菌）的完整的发病机制，说明酶类在白色念珠菌致病过程中发挥重要作用。其中主要为蛋白酶、磷脂酶。

1. 磷脂酶在白色念珠菌、曲霉菌发病机制中的研究　磷脂酶在致病真菌的形态转换和毒力方面起重要作用。磷脂酶 D 在真菌形态转换过程中激活。现在已知磷脂酶 B 是白色念珠菌的毒力因素。

近来研究证明在白色念珠菌、曲霉菌致病过程中细胞外磷脂酶作为一潜在的毒力因素而存在。Ghannoum 的实验表明磷脂酶在白色念珠菌及烟曲霉菌的致病过程中起作用。他们克隆了编码念珠菌磷脂酶的三个基因：caPLB1，caPLB2，PLD。利用基因干扰的方法，建立了不能分泌磷脂酶 B（磷脂酶 B 由 caPLB1 编码）的白色念珠菌基因突变株。患有念珠菌病的小鼠动物模型实验性研究中，磷脂酶 B 缺失株导致念珠菌的毒力降低，表明磷脂酶 B 对于念珠菌的毒力是必需的。

2. 基质金属蛋白酶在真菌性角膜溃疡发病机制中的研究　Ramakrishna 等人在动物实验研究中，以兔子作为研究工具，研究了黄曲霉菌、茄病镰刀菌以胶原作为唯一氮源的时候，在体外产生细胞外蛋白酶的特征。在感染、未感染的兔子角膜中均可见到基质金属蛋白酶2（MMP -2）。在感染的兔子角膜中发现了基质金属蛋白酶 9（MMP -9）。酶抑制试验表明体外真菌培养主要是丝氨酸蛋白酶与金属蛋白酶在起作用。在感染的角膜组织中，MMP -9 的表达与多形核细胞密切相关，他们推测激活的宿主角膜细胞或炎症细胞很大程度上可能在真菌感染的角膜中有助于蛋白酶活性的增加，从而导致真菌性角膜溃疡中基质的降解。

在可溶性胶原或弹性蛋白作为氮源的培养基中生长的时候，真菌产生丝氨酸蛋白酶、半胱氨酸蛋白酶和基质金属蛋白酶。因此他们推测胶原酶活动是此提取菌株导致角膜严重破坏的中介物质。

综上可知，MMPs 在茄病镰刀菌、黄曲霉菌等真菌性角膜炎发病过程中发挥重要作用，而这两种真菌是真菌性角膜炎最常见的致病菌种。因此，充分了解 MMPs 在真菌性角膜炎中所起的作用对于研究真菌性角膜炎的发病机制非常重要。

目前已知 MMPs 在绿脓杆菌性角膜溃疡的发病过程中 MMPs 的产生受许多细胞因子调节。当 MMPs 与 MMPs 抑制剂的比例倾向于 MMPs 的时候，胶原基质将过多降解，从而导致溃疡形成。

MMPs 的作用底物不同，为了避免过多的组织损伤，这些酶受到严密的调节。这些酶生成增多将会损伤角膜，参与角膜上皮损伤与溃疡的病理过程。不同病因引起的角膜溃疡的共同特征是丝氨酸蛋白酶和 MMPs 的活动失调。这些酶不但参与 ECM 降解和溃疡形成，而且参与角膜的生理愈合过程。因此，理解这些蛋白水解酶的活动及表达调控机制对于开发阻止疾病发展和促进角膜愈合的新型药物是非常重要的。

对蛋白酶在真菌侵袭过程中的作用尚有争议。对人及动物烟曲霉性肺病的组织病理学研究显示，未见明显的与真菌侵袭有关的基质胶原、弹性蛋白及血管壁蛋白的降解，推测菌丝通过机械作用穿透组织。但亦有作者认为可能蛋白酶（ALP、PEP）仅分布于生长菌丝的顶端，从而只在局部降解破坏组织蛋白，尚有待于进一步精确定位研究。总之，尚无确切证据表明蛋白酶在真菌感染组织时扮演重要角色，有可能其作用在于使真菌能降解坏死组织作为营养物质从而与其他腐生菌竞争。

3. 黑色素　已发现多种菌株如曲霉菌、新型隐球菌、巴西芽生菌均可产生黑色素或黑色素样化合物，研究表明黑色素的合成与真菌毒力密切相关，通过黑色素合成酶基因突变产生的数种真菌白化株对小鼠侵袭力下降。烟曲霉产生灰绿色孢子，Jahn 证实其孢子色素缺失株表面光滑，易被宿主的防御机制如氧化剂、单核细胞所杀灭，与野生型相比，此突变株对鼠的侵袭力下降。

黑色素是一种强效自由基清除剂，研究表明黑色素主要作用机制为保护孢子逃避机体免疫防御系统，如补体 C3 介导的调理作用、中性粒细胞介导的吞噬作用和氧化系统，从而延长菌株体内存活时间。抑制黑色素的合成可以破坏其逃逸作用从而起到杀菌的作用，临床上应用较广的三唑类药物即可通过抑制黑色素的合成减慢真菌的侵袭速率。

除了上述有相对普遍意义的毒力因子外，各种病原性真菌都有其特有的侵袭方式，如酵母菌的表型转换、曲霉菌的毒素均被证实在其发病机制中起一定作用。多种真菌毒力因子的共同作用引起真菌感染的发生发展。

由于真菌感染的发生是由多种真菌毒力因子的共同作用引起，目前常用单个毒力基因分离突变方法不能完全了解真菌侵袭的总体机制，对与发病有关的毒力基因群的调控基因的研究有望进一步明确真菌感染的发病机制。

五、感染角膜的途径

真菌感染角膜有3种途径。

（1）外源性：常有植物、泥土外伤史。

（2）附属器的感染漫延。

（3）内源性：身体其他部位深部真菌感染，血行扩散，大多数。

学者认为真菌是一种条件致病菌，因为正常结膜囊内培养出真菌，检查阳性率高达27%，但不发病，只有长期使用抗生素，致结膜囊内菌群失调或长期应用糖皮质激素，使局部免疫力低下或角膜的外伤等情况下，才引起真菌性角膜炎。

六、常见的致病真菌

有丝状菌包括镰刀、曲霉和青霉菌，酵母菌常见为白色念珠菌，研究资料表明，造成山东地区真菌性角膜炎的80%为镰刀菌。

（一）镰刀菌

在培养的条件下，镰刀菌菌落呈绒毛状或棉团样，白色或淡紫色。气生菌丝发达，菌丝有中隔，菌丝的短爪状突起或分子孢子座上有大分生孢子，呈镰刀状，纺镰形。常感染角膜的镰刀菌有茄病镰刀菌（图7-1～图7-3）。

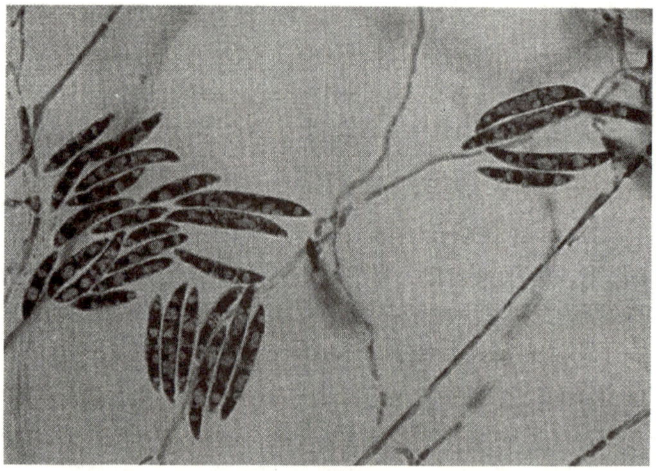

图7-1　茄病镰刀菌镜下特征

小分生孢子卵圆形、椭圆形、短腊肠形、逗点形。浅黄色、黄褐色、褐色、蓝色等，呈假头状着生。大分生孢子近镰刀形、纺锤-镰刀形、纺锤-柱形，稍弯曲，顶细胞短，稍窄或圆钝，有时呈喙状，脚胞明显或无，壁厚，2～5隔，以3隔者为多。厚壁孢子球形、椭圆形、壁厚，多为端生，少数为间生，有单生、对生或串生等方式

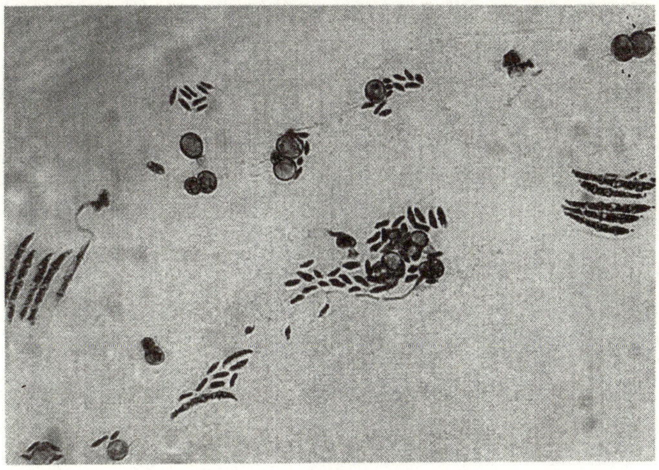

图7－2　尖孢镰刀菌镜下特征

小分生孢子椭圆形或腊肠形，多为橙色，量多。大分生孢子纺锤形、镰刀形，有尖的顶细胞及典型的足细胞。以3～4隔为多。菌丝中有较多的顶生或间生的厚壁孢子，单细胞或双细胞，光滑或粗糙，或有疣状突起

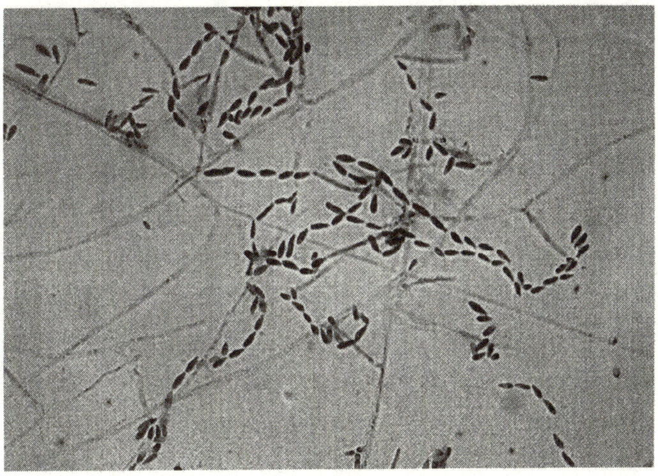

图7－3　串珠镰刀菌镜下特征

小分生孢子量极多，卵形或棍棒形，单细胞，大多数以长链状排列，少数具有假头状排列。大分生孢子3～6隔，量少，镰刀形、壁薄，顶细胞尖细且弯曲，基细胞足形。无厚壁孢子

我国常见的为前3种镰刀菌感染。

（二）曲霉菌

是一种条件致病菌，正常人对该菌有抵抗力。引起曲霉菌感染的主要因素是机体抵抗力下降。曲霉菌生长迅速，2～6d即可出现白色绒状或灰绿色菌落。菌丝有中隔，分生孢子垂直生长，梗无横隔，顶部膨大为球形，烧瓶形或半球形顶囊。在我国感染角膜有烟曲（图7－4）、黄曲（图7－5）、黑曲和土曲霉菌，但以前两种菌为常见。

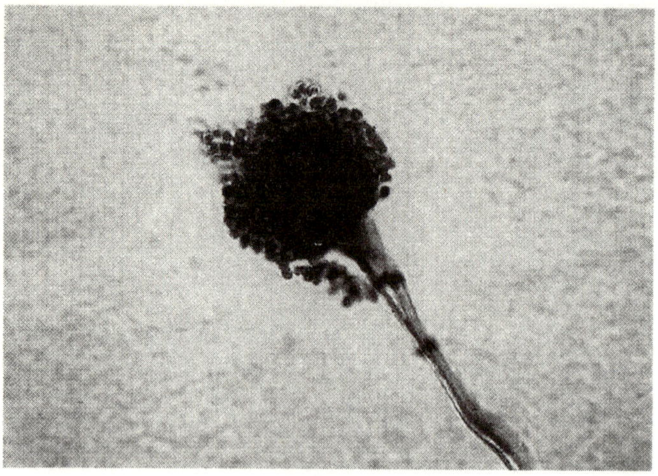

图 7－4　烟曲霉菌镜下特征

分生孢子梗绿色，光滑、短，顶囊绿色，烧瓶形，小梗单层，密集，布满顶囊表面 2/3，分生孢子球形、近球形，表面粗糙有刺，绿色，分生孢子头短柱状，长短不一

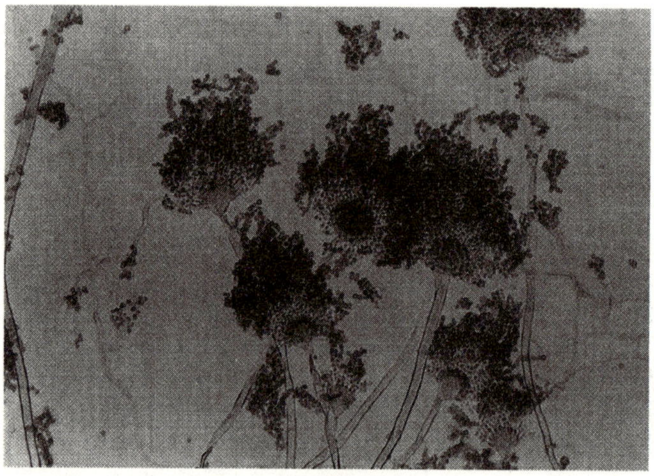

图 7－5　黄曲霉菌镜下特征

分生孢子头疏松放射状，继变为疏松柱状。分生孢子梗壁粗糙、无色、微弯曲，近顶囊处略粗大。顶囊烧瓶形、球形、近球形，小梗单层、双层或单双层并存于一个顶囊上，以双层为多。分生孢子球形、近球形、洋梨形，表面粗糙

（三）青霉菌

培养的菌落可为暗绿色，白色或其他色。表面呈绒毛状至粉末状的织物样外观。菌丝有中隔，直接分化生成分生孢子梗。小梗基部膨大，末端变尖成管状，产生卵形分子孢子（图 7－6）。

（四）白色念珠菌

为 7 种念珠菌中致病力最强的一种，培养 2～3d 可长生菌落，呈典型类酵母型，呈灰白色或奶油色，表面光滑，菌细胞为卵圆形或球形，2μm×4μm 大小，芽生繁殖（图 7－7）。孢子伸长成芽管，不与母菌体脱离，形成较长的假菌丝，芽生孢子多集中在假菌丝的接部位，是常感染角膜的一种条件致病菌。

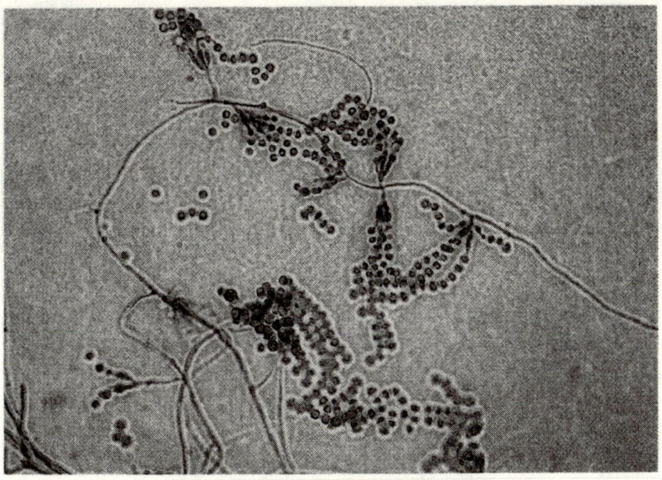

图 7-6 青霉菌镜下特征

37℃培养，见到2.5~3μm圆形、椭圆形酵母样细胞。25℃有分枝分隔菌丝，粗糙有典型帚状枝，双轮生对称。分生孢子柄光滑、不形成顶囊，梗基常不平行，分散4~6个，梗基上有4~6个小梗，小梗短、直，具有梗茎，顶端着生单链分生孢子，分生孢子光滑椭圆或球形，有孢间连体

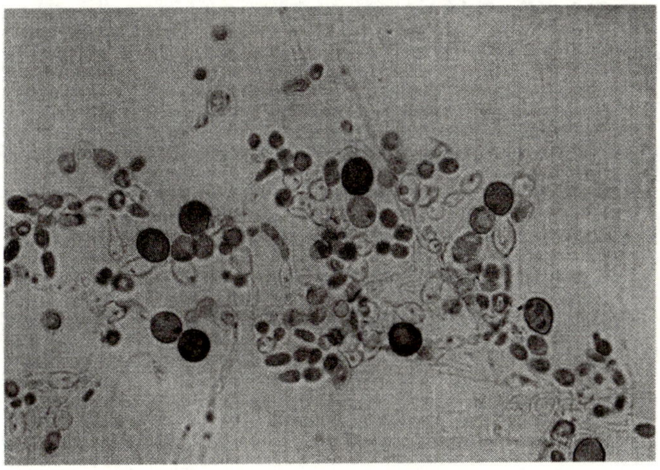

图 7-7 白色念珠菌镜下特征

芽生孢子球形或椭圆形，可见假菌丝和真菌丝

（五）链隔孢霉菌

见图7-8。

（六）申克孢子丝菌

是一种二相性真菌，即可以单细胞或多细胞两种形式出现。培养3~5d可形成菌落，与其他菌落不同，开始为灰白色黏稠小点，逐渐扩大变为黑褐色皱褶薄膜菌落，是一种常见的深部感染真菌，角膜表现为基质炎者多见。

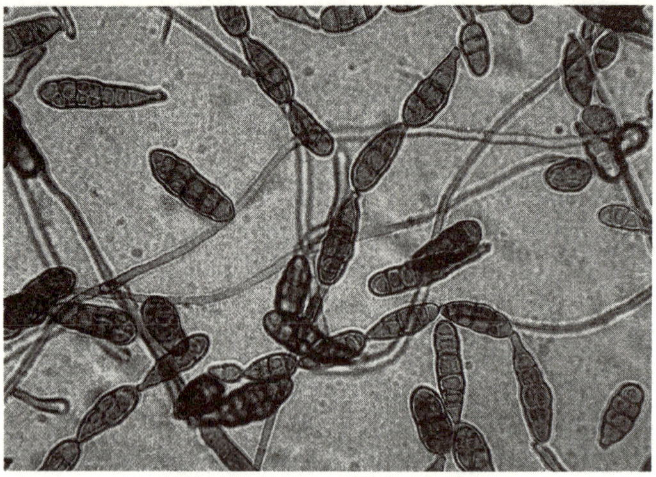

图7-8 链隔孢霉菌镜下特征

分生孢子梗分隔、分枝或不分枝、较短。分生孢子褐绿色或褐黑色，表面粗糙，约（30~60）μm×（14~15）μm，水平或垂直或斜形分隔，以水平分隔多见，常具3~5个横隔，呈砖格状，孢子排列成向顶性的长链，大小不规律，顶部有一鸟嘴状突起

七、常见真菌致病机制的病理学特点

（一）组织病理学

山东省眼科研究所对108例真菌性角膜炎临床表现和行PKP术后角膜组织切片特点的分析。

1. 一般病理改变　角膜组织为广泛化脓性炎症，大量中性粒细胞浸润，炎症明显处，角膜基质纤维轻者肿胀，排列紊乱，重者基质细胞崩解，失去组织结构，呈凝固性坏死样改变。病灶周围见分离的小脓肿形成。病程长的慢性基质炎可见多核的细胞环绕真菌形成肉芽肿样改变。

2. 真菌的生长特征　①25例角膜组织为明显的3层病理改变，表层为菌丝苔被似地毯样覆盖在角膜的表层，中间为炎症坏死组织，并无真菌菌丝长入，内层为完全正常的角膜组织。这些患者在临床上表现为角膜表层的病灶，面积较大，病程缓慢，角膜基质水肿轻，一般没有卫星灶和免疫环，前房反应轻，角膜刮片易找到菌丝。②35例角膜组织片显示真菌为灶性板层生长，菌丝只在病灶处垂直和水平扩散，病灶周围组织炎症细胞浸润，离病灶越远，角膜组织越接近正常。临床上为单个溃疡，常达角膜基质深层，表面常为脂样脓液覆盖，周围卫星灶明显，一般没有伪足，穿透性角膜移植术易切除病灶，角膜刮片阳性率较低，采用角膜活检阳性率明显提高。③48例角膜组织为全层可见真菌菌丝，菌丝垂直嵌在组织间，且生长杂乱无章，有的已伸入到后弹力层，炎症严重处为凝固性坏死，炎症反应轻处为炎症组织与正常组织相间。临床上患者表现为炎症反应明显，病灶范围广，常为全角膜炎症反应，溃疡周围有明显卫星灶，伪足，病程短而猛，均伴前房积脓。

3. 真菌性角膜炎分型　通过本组真菌性角膜炎的临床表现结合相应的病理学改变，我们可以把真菌性角膜炎大体上分为2种形式。

（1）表层（水平生长）型：真菌为表层地毯式生长，对抗真菌药物效果好，刮片阳性率高，是板层角膜移植的适应证。

（2）弥散（垂直和斜行生长）型：为临床较严重的真菌感染，有特异的真菌感染伪足、卫星灶等，抗真菌药物往往无效，板层移植为禁忌，PKP时要尽可能切除病灶外0.5mm范围以上，才能有把握控制炎症。

（二）黏附和基质金属蛋白酶与真菌在角膜生长方式的病理学特点

不同致病真菌在角膜中存在不同生长方式的可能机制：

（1）真菌感染角膜的初始表现为真菌孢子与角膜上皮基底膜的黏附，黏附后组织中MMPs表达迅速增高。真菌孢子对角膜上皮基底膜黏附强度、角膜基质中炎性细胞浸润程度和 MMP－9 表达强度三者之间呈正相关。

（2）不同菌种黏附能力、对中性粒细胞趋化作用以及 MMP－9 表达的差异，是菌丝在角膜中存在不同生长方式的重要病理学基础。

（3）真菌孢子对角膜上皮基底膜的黏附能力以及 MMP－9 的表达是真菌毒力的重要因素。

八、流行病学及病因

引起角膜感染的主要真菌菌种在不同地区差别较大。在发达国家及气候较寒冷地区（如美国北部和英国），最常见致病菌种为白色念珠菌（31.6%～48.4%）；在发展中国家及气候温暖或炎热地区（如美国南佛罗里达州、印度、尼日利亚等），以镰刀菌和曲霉菌为主（曲霉菌 12%～47%，镰刀菌 16%～62%）。我国广东、河南、河北及山东地区以镰刀菌和曲霉菌为主，其中大部分地区镰刀菌为首位致病菌，占 28%～65%，其次为曲霉菌，占 11%～49%，第 3、第 4 位为青霉属（3.6%～11.6%）或弯孢霉属（1.2%～13.1%）。

丝状真菌感染发病前多有植物性眼外伤史，或戴角膜接触镜和既往眼部手术史，酵母菌感染多与机体免疫功能失调有关，如全身长期应用免疫抑制剂或单疱病毒性角膜炎、干燥性角结膜炎、暴露性角膜炎等慢性眼表疾病及长期局部使用糖皮质激素或抗生素病史。

九、临床表现

相对细菌感染性角膜炎，真菌性角膜炎发病和进展相对缓慢。早期描述其临床性时为角膜相对静止的病灶，但目前临床上滥用抗生素、抗病毒及糖皮质激素类药物后，典型病程的真菌性角膜炎已少见，而临床常见到的真菌性角膜炎的浸润、溃疡发展已较快，有的 1 周内可感染到全角膜，所以不能以病程作为一个主要临床指标来判断是否为真菌感染。

真菌性角膜炎典型的角膜病变：

1. 菌丝苔被　角膜感染病灶为灰白色轻度隆起，外观干燥，无光泽，有的为羊脂状，与下方炎症组织粘连紧密（图 7－9）。

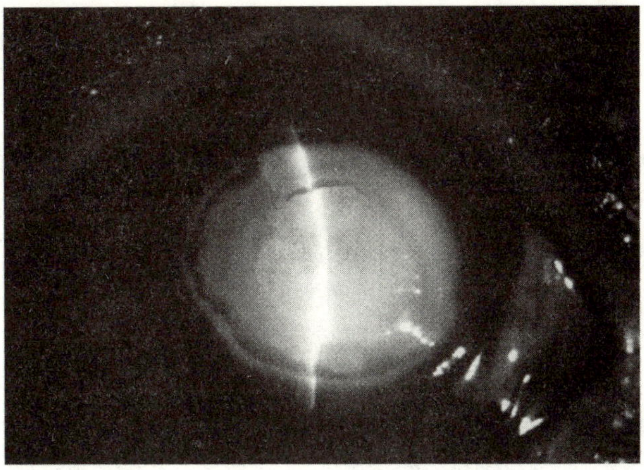

图 7－9　菌丝苔被，表现为外观较干燥、表面无光泽，与下方炎症组织粘连较紧密，微高出角膜感染灶

2. 伪足　在感染角膜病灶周围有伪足，像树枝状浸润（图 7－10）。

3. 卫星灶　为角膜大感染灶周围，与病灶之间没有联系的小的圆形感染灶（图 7－11）。

4. 免疫环　常表现为感染灶周围，有一混浊环形浸润，此环与感染灶之间有一模糊的透明带，此环的出现被认为是真菌抗原与宿主之间的免疫反应（图 7－12）。

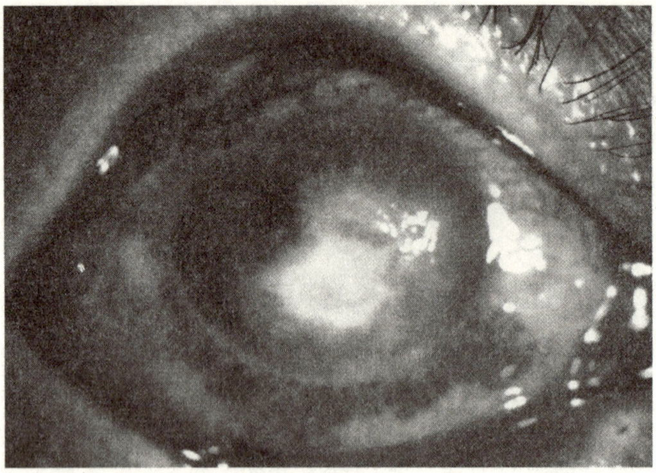

图 7－10　伪足均从病灶如树枝状伸出，其末端为足板状

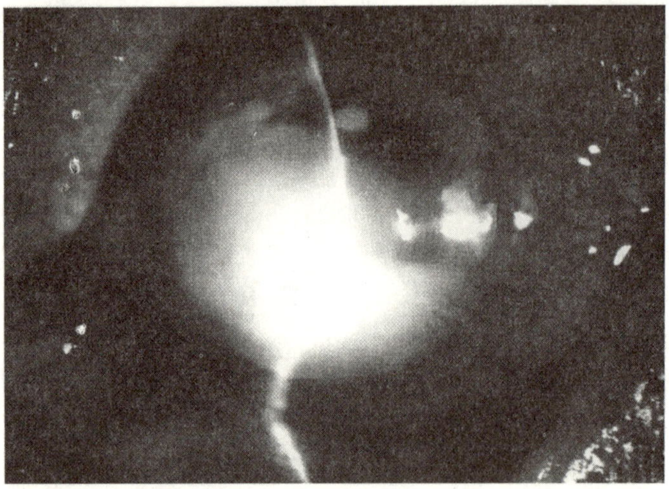

图 7－11　真菌性角膜炎的卫星灶是一些与主要感染灶不相连的小感染灶，往往围在大的感染灶周围

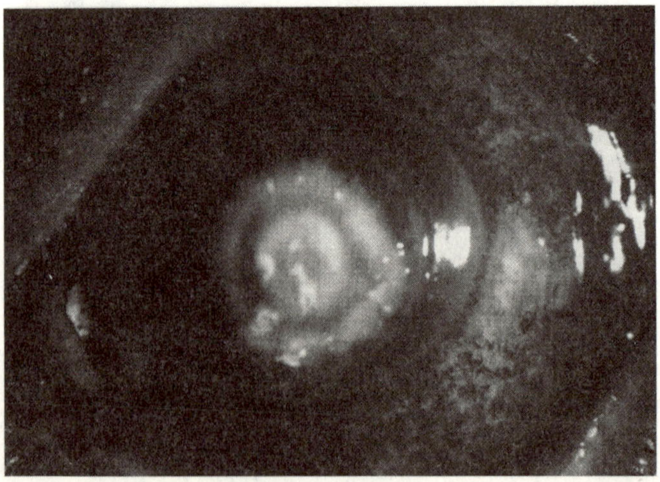

图 7－12　免疫环并不是所有真菌性角膜炎特有的表现，其特征是在主要感染灶的外面有一环形或半环形浸润灶

5. 内皮斑　约有50%患者可见到角膜内皮面有圆形块状斑，比KP大，常见病灶下方或周围（图7－13）。

6. 前房积脓　是判断角膜感染深度的一个重要指标，有前房积脓时说明感染已达角膜基质层，有的甚至是部分菌丝已穿透后弹力层（图7－14）。前房的脓液在角膜穿孔前，只有15%～30%脓中有菌丝，大部分为反应性积脓，当出现角膜穿孔，前房脓液中高达90%有真菌菌丝存在。

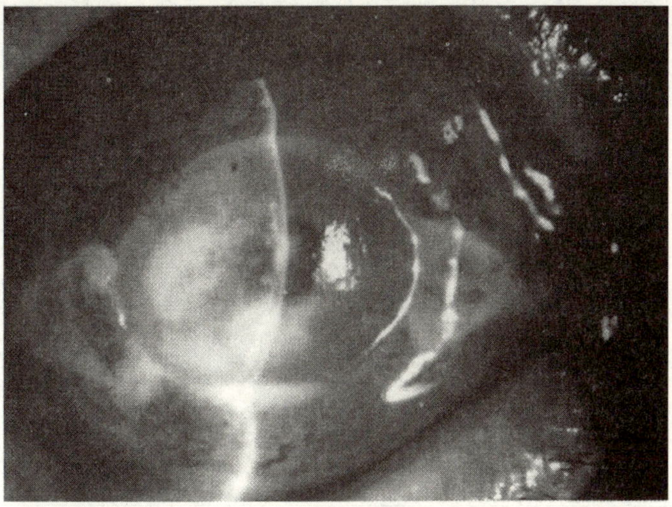

图7－13　真菌性角膜炎内皮斑为主要感染灶以外的角膜内皮面上有小的病灶。图像显示裂隙切面部有多个内皮斑

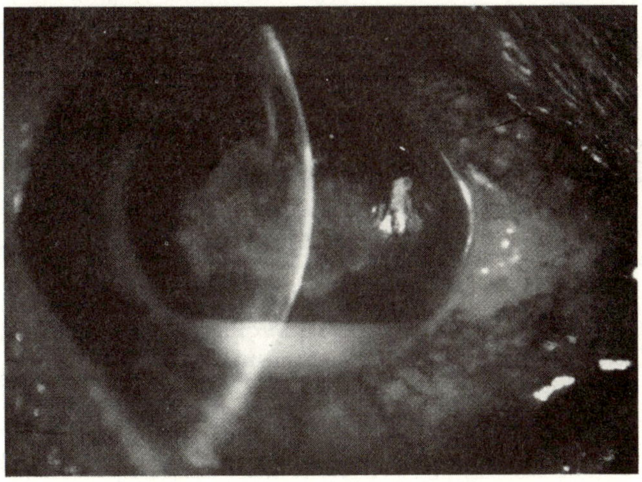

图7－14　真菌性角膜炎感染的病灶大小、深度及感染的真菌菌种与前房积脓的多少有直接的关系

十、诊断

（一）病史

角膜是否有植物性，泥土等外伤史，眼及全身长期应用糖皮质激素及广谱抗生素史。

（二）角膜的真菌学检查

是确定真菌感染的最终手段，下列的检查中只要一项发现真菌就可确立诊断。

1. 涂片检查（Corneal scraping）　是早期快速诊断真菌感染的有效方法，随病变进展不同部位重复刮片可提高阳性率。分为光镜检查和荧光显微镜检查两类。特别是KOH湿片法，是简单可行和非常适宜基层医院的方法，但关键是取材和耐心。

（1）检查常用染色法

1）10% ~20%氢氧化钾湿片法：氢氧化钾可溶解非真菌杂质而显示真菌菌丝，阳性率33% ~46%；取病变明显处角膜组织活检加10%氢氧化钾湿片法检查，阳性率可达97.5%。

2）Gram 染色和 Giemsa 染色：能非特异性着染丝状菌胞浆，Gram 染色阳性率33% ~55%，Giemsa 染色阳性率27% ~66%，两者准确性无显著性差异。

3）Gomori 六胺银（GMS）染色和过碘酸 - Schiff（PAS）染色：能特异性着染真菌胞壁。GMS 染色特异性最高，铬酸可将真菌胞壁中的多糖氧化为醛，后者使六胺银还原为银，从而在绿色背景下显示出黑色的真菌细胞壁及横隔，全过程需2 ~3h。PAS 染色时过碘酸将真菌胞壁多糖氧化为醛，后者与 Schiff 试剂反应呈红色。

（2）荧光显微镜常用染色法

1）吖啶橙染色法：能快速检测出真菌，吖啶橙染料能与真菌DNA 结合，在黑色背景下可显示出橙绿色真菌。

2）二苯乙烯荧光增白剂（CFW）染色：CFW 可与真菌胞壁的几丁质和纤维素紧密结合，使真菌显现为强烈发亮的淡绿色，如加入0.1% Even 氏蓝，则可在橘红色背景上更清楚地识别发亮的淡绿色真菌。

（3）角膜的刮片检查的操作步骤（10% ~20%氢氧化钾湿片法）：①角膜刮取物或活检组织，放在清洁的载玻片上。②10% ~20%氢氧化钾1 ~2 滴于标本上，覆以盖玻片。③先用低倍镜找到标本位置，再用高倍镜观察菌丝和孢子。④如标本过厚或密度过大，可在弱火焰上微微加温，使杂质溶化后再检。⑤可加亮绿、美蓝或优质蓝黑墨水混合染色。

1）注意事项：①刮片时应擦去表面坏死组织，刮取真正的病变组织。②避免在同一病变处反复刮取，造成角膜的穿孔。

2）结果分析：①丝状真菌因菌龄不同，其内容物不同，着色为紫蓝色、红色。②念珠菌等芽生细胞及假菌丝染为紫蓝色。

2. 组织病理学检查　检查方法：①角膜活检组织或行角膜移植取下的组织片。②固定包理：10%甲醛或95%酒精固定，石蜡包埋，切片。③碘酸雪夫（PAS）染色：光学显微镜下见丝状菌，类酵母菌染为红色。④啶橙染色：在荧光显微镜下见丝状真菌呈亮绿色，类酵母菌呈橙红色、核绿色，厚膜孢子呈红橙色。⑤Gomori 染色：银沉积在胞壁上把真菌染成明显的黑色轮廓，菌上中心染成深玫瑰红到黑色，背景染成淡绿色。⑥Gridley 染色：上状菌或酶母染成暗蓝色或玫瑰红，组织深蓝，背景黄色。⑦荧光染色：钙荧光白染色，该染料是一种非特异性的染料，可结合真菌细胞壁上的多糖和某些原核生物，在不同紫外光下，真菌染成浅蓝或绿色。⑧切片：2.5%戊二醛固定，做电镜切片，可观察真菌的超微结构。

3. 真菌培养和鉴定　操作方法：①常用培养基：沙氏培养基、土豆葡萄糖培养基、巧克力琼脂平板培养基。②培养温度：22 ~30℃，湿度40% ~50%。③时间：20d ~1 月。

真菌的鉴定：依据真菌生长速度、菌落外观、菌丝、孢子或菌细胞形态特征等进行鉴别。

菌落形态的观察，观察菌落要注意几个方面：菌落大小、形态、色素、颜色和质地。颜色可从灰黑到鲜黄，绿或白色。黑色是菌上体，分子孢子，胞壁中的黑色素所致。真菌如青霉素可在菌落表面形成带色的液滴。有些真菌可产生可扩散的色素并使培养基着色。

小培养：需要观察孢子或分生孢子的特点时需用小培养，因在菌落上分离菌丝会使菌上脱离原始状态而又难以观察。小培养常选用马铃薯琼脂，玉米琼脂或V -8 果汁做培养基，所有操作均在超净工作台内，简述方法如下：把玉米琼脂培养基涂在一个约1cm 的载玻片上，在玻片的琼脂上接种真菌，并散在与琼脂大小相等的玻片，22 ~25℃避光培养2 周，培养成熟后取下盖玻片，可用微火烤固定结构后，封片观察。

生理盐水（或水）：可直接观察角膜刮片的标本，缺点是干燥，适用于短时间观察。还可用于观察真菌孢子的出芽现象，先在载玻片上滴一滴生理盐水，接种菌悬液后盖上盖玻片，用凡士林封固，置室温或37℃孵化，24h观察有无出芽现象。

涂片的保存，对KOH等涂片标本需要保存，可在盖片四周用指甲油封固，可达保存数月的目的。

过碘酸－雪夫染色（PAS）：真菌细胞壁中糖类上的羟基被氯化为醛，醛基与复红形成淡紫红色化合物，这种复合物的颜色被偏亚硫酸钠脱色。如果同时采用适当的组织染色形成对比可使组织中的真菌更易于区别。

注意事项：①可在培养基中加入抗生素防止细菌污染。②真菌培养阳性率较低，应多次或采用几种方法同时进行培养，以提高阳性率。

4. 共焦显微镜检查　共焦显微镜检查对真菌性角膜炎的诊断，研究结果显示达到96%的阳性率，并能对真菌性角膜炎抗真菌药物治疗的效果进行监控，是一种对真菌性角膜诊断和研究的很好仪器。

十一、治疗

1. 药物治疗　抗真菌（丝状菌、酵母菌）活性最高的药物，根据其结构中双链的多少分为大多烯类（两性霉素B、制霉菌素）和小多烯类（匹马霉素）。多烯类药物与真菌细胞膜中的麦角固醇结合，使细胞膜通透性和电解质平衡改变。大多烯类药物能在细胞膜上形成微孔，引起可逆性电解质平衡紊乱小多烯类药物聚集在细胞膜上，引起细胞膜不可逆性破坏。由于哺乳动物细胞（如红细胞、肾小管上皮细胞等）的细胞膜含固醇，故全身应用时可导致肾脏和溶血等毒性反应。

（1）匹马霉素（Natamycin）：是一种广谱、高效、毒性低的抗真菌药物。对各种丝状菌及念珠菌效果好，抗镰刀菌作用比两性霉素B强。其对镰刀菌有效率81%～85%，对暗色孢科真菌有效率90%，对酵母菌有效率75%。由于其混悬液角膜穿透性差，对角膜深部感染尤其并发前房积脓者效果不佳，长时间应用存在耐药性问题。一般开始应用时每半小时点眼一次，3～4d后可逐渐减少用药次数。

（2）两性霉素B（Amphotericin B）：对曲霉菌、念珠菌和新型隐球菌抗菌活性强，部分镰刀菌（35%）对其敏感，很少有菌种对其产生耐药。目前常用0.1%～0.25%眼药水和1%眼药膏，在开始48h内1h点眼一次，其后可逐渐减少点药次数。全身应用因其不能通过血眼屏障且全身不良反应大，一般不提倡使用。

（3）唑类（Azoles）：咪康唑（Miconazole）为广谱抗真菌药物，对念珠菌和曲霉菌引起的感染有效，局部应用（10mg/ml）由于眼内通透性差，疗效较低（对丝状菌感染有效率22%）；酮康唑（Ketoconazole）抗菌作用与咪康唑相似，全身或局部应用对镰刀菌、白念菌、隐球菌、芽生菌均有效，对曲霉菌较差。优点为口服吸收好，常规用量可迅速渗透到角膜和前房，一般100～200mg，每日一次；氟康唑（Fluconazole），口服氟康唑对念珠菌、隐球菌、曲霉菌及球孢子菌感染有效，眼局部应用对白色念珠菌性角膜炎效果好，其他念珠菌和镰刀菌等对其不敏感。优点是全身不良反应低，口服及静脉应用吸收良好，能自由穿透进入眼内，发炎眼中穿透力增强。一般应用0.2%～1%眼药水，1～2h一次，1%眼药膏，每日一次，还可行结膜下注射，局部耐受性良好；口服或静注每天100mg，疗程6～8周，与酮康唑相比，伊曲康唑能强有力地抑制大多数致病真菌如曲霉菌、念珠菌、隐球菌和组织胞浆菌等，尤其对咪唑类效果较差的曲霉菌抑菌效果好（80%）。口服易吸收，200mg，每日一次，一般不超过3周，全身不良反应低。

（4）免疫抑制剂：研究发现许多真菌的天然代谢产物具有对其他真菌的毒性作用，从而抑制共生真菌的竞争生长。环孢霉素A（Cyclosporine A，CsA），FK506和雷帕霉素，它们除可作为免疫抑制剂抑制T细胞激活的信号传导途径，还能作为毒素抑制与其竞争的真菌的生长。

洗必泰葡萄糖酸盐已广泛应用于临床近40年，对许多革兰阳性细菌、革兰阴性细菌、阿米巴原虫、沙眼衣原体具有抑制作用。临床随机对照观察显示0.2%洗必泰溶液治疗轻中度真菌性角膜炎效果优于0.25%和0.5%那特真眼水，尤其对镰刀菌感染有效，对曲霉菌感染效果较差，眼局部耐受性良好，未见组织不良反应，而且价格低廉易得。尤其对于病原菌尚不明确或可疑混合感染的患者，可将洗必泰溶液作为一线药物选择。

2. 抗真菌药物治疗方案　根据临床特征和角膜刮片结果确诊为真菌感染即可开始药物治疗（表7－

1)，根据涂片中真菌成分可大致区分丝状菌（菌丝）和酵母菌（孢子或假菌丝），建议用药的方案：

表7-1　建议真菌性角膜炎首选用药

	点眼	结膜下＊	口吸取教训或静脉＊
菌丝	匹马霉素#	氟康唑	伊曲康唑或氟康唑
孢子或假菌丝	两性霉素B	氟康唑	5-氟胞嘧啶或伊曲康唑

注：＊结膜下和口服或静脉在严重真菌性角膜炎或点眼无效时加用；#对大多数丝状菌感染，两性霉素B是一种好的二线用药。

根据真菌培养结果应进一步调整用药。镰刀菌感染首选匹马霉素，其他丝状菌感染可选用匹马霉素或两性霉素B，酵母菌感染首选两性霉素B。真菌药物敏感实验尚无统一标准，体外药敏结果与体内对抗真菌药物的敏感性往往不一致，因此对临床用药无指导价值。

3. 联合用药　5-氟胞嘧啶与两性霉素B或氟康唑联合应用有协同作用，能减少药物用量，降低不良反应，并延缓5-氟胞嘧啶耐药性的产生。利福平和两性霉素B合用亦有协同作用。伊曲康唑与两性霉素B或5-氟胞嘧啶合用治疗念珠菌、曲霉菌和隐球菌感染有协同作用，伊曲康唑与氟康唑合用与单用伊曲康唑效果相同。

4. 共焦显微镜在临床抗真菌药物治疗的应用　引起真菌性角膜炎的致病菌种种类繁多、临床表现复杂，给临床的诊断和用药带来了困难。山东省眼科研究所通过应用共焦显微镜对38例真菌性角膜炎患者经药物治疗的效果和临床转归进行了观察和分析。

（1）治疗前患者的共焦显微镜表现：①患者的角膜病灶中央均表现为强烈的反光。②角膜周边的浸润区可查到菌丝，菌丝呈弥漫、交错分布。③患者的周边浸润区均可发现明显的炎症细胞浸润，炎症细胞的大小不一，边界模糊。④未发现正常的角膜基质细胞存在（图7-15）。

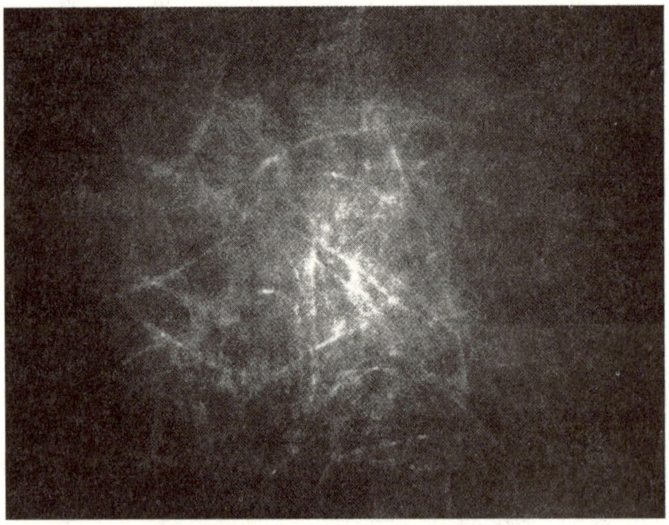

图7-15　真菌性角膜炎在治疗前感染灶中央部可见大量的真菌菌丝

（2）药物治疗7d时的共焦显微镜检查表现为：①病灶中央反光明显减弱，可发现数量不等的菌丝（图7-16）；②周边浸润区菌丝减少，且菌丝密度明显降低；③角膜病灶中央都可见到大量大小不等的炎症细胞浸润，周边浸润区的炎症细胞数量明显减少；④有的患者可见正常角膜基质细胞存在。

如共焦显微镜检查发现病灶中央反光增强，周边浸润区菌丝密度明显增加，应及时手术治疗。

（3）药物治疗14d时的共焦显微镜检查：治疗14d后，所有患者的溃疡灶均明显减小甚至愈合。荧光素染色发现7位患者角膜上皮完全愈合，只在角膜浅基质层残留有不同程度的云翳；另29位患者仍残留深浅不一的溃疡。共焦显微镜表现为：①在原角膜病灶的中央，部分患者的共焦显微镜检查仍可找到少量菌丝和炎症细胞；②原周边浸润区均未发现菌丝和炎症细胞；③在角膜病灶中央可发现菌丝的患者仍可见到少量炎症细胞存在，但细胞的大小比较均匀，边界清晰；④所有患者角膜病灶中央均未发现正常角膜基质细胞存在。

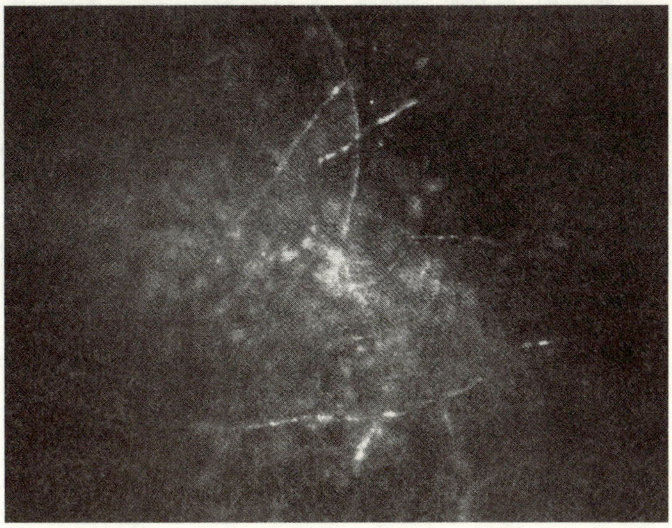

图 7－16　经治疗 7d 中央部真菌菌丝密度下降，可见有炎症细胞浸润

（4）药物治疗 28d 时的共焦显微镜检查：此时所有患者的角膜溃疡已完全愈合，上皮完整，共焦显微镜发现：①原角膜病灶中央，9 位患者仍可发现极少量菌丝存在，同时伴有少量炎症细胞；②原周边浸润区均未发现菌丝及炎症细胞，只见到低反光的灰白色混浊；所有患者均明显或隐约可见正常角膜基质细胞。

（5）停药 7d 时的共焦显微镜检查：此时有 12 位患者其角膜已完全恢复透明，其余 24 位仍残留有不同程度的角膜云翳。共焦显微镜表现为：①恢复透明的患者其角膜病灶中央可以见到正常角膜基质细胞，部分患者可见浅灰色混浊；有云翳的患者则见到较浓密的白色混浊，隐见角膜基质细胞；②所有患者原周边浸润区均可见到正常的角膜基质细胞，偶有浅灰色混浊。

（6）所有患者在随访期间角膜均保持透明，未见复发灶。

真菌性角膜炎患者经过一段时间治疗后，其角膜上皮已经完全愈合，这时就必须对患者病情作出准确的判断，根据病灶中是否残留菌丝及活动性炎症来决定是继续维持治疗还是减少用药量甚至停药。共焦显微镜检查可得出准确判断。

5. 板层角膜移植治疗真菌性角膜炎

（1）手术适应证：对所有真菌性角膜溃疡，除非并发穿孔或有穿孔趋势者，都应先联合多种抗真菌药物进行治疗，并可辅以 1～2 次局部清创处理，然后根据治疗的转归、病灶的大小、部位、深度及视力等因素决定是否需行角膜移植手术及选择手术的方式。选择部分板层角膜移植手术的适应证为：①药物治疗 1 周以上无效，同时不合并前房积脓的中浅层溃疡；②对药物治疗有效，其中选择经治疗后前房积脓消失，病灶位于角膜基质的中浅层，视力严重下降至 0.1 以下者，尤其适宜于溃疡直径较大或偏中心的中浅层角膜溃疡（图 7－17，图 7－18）。

手术方法及围手术期处理：板层角膜移植术治疗真菌性角膜溃疡成功的关键之一是术中彻底清除病灶，术前应在裂隙灯下仔细观察溃疡的深度，确定切除的病变深度，术中应根据溃疡疡灶的深度用可控制切除深度的负压环钻或普通环钻钻取角膜厚度，争取一次把病灶清除。环钻的直径应在溃疡外水肿区 1～2mm，以保证病灶清除干净。剖切后向植床上冲水，冲洗液应用 1 ： 1 000 的氟康唑反复冲洗，然后观察植床透明度，从植床透明度决定是否再次剖切。每次剖切时植床一定要干燥，以避免植床反光，植床反光易在剖切时导致穿孔，必要时可多次剖切，因此要求术者具有较娴熟的手术技巧。

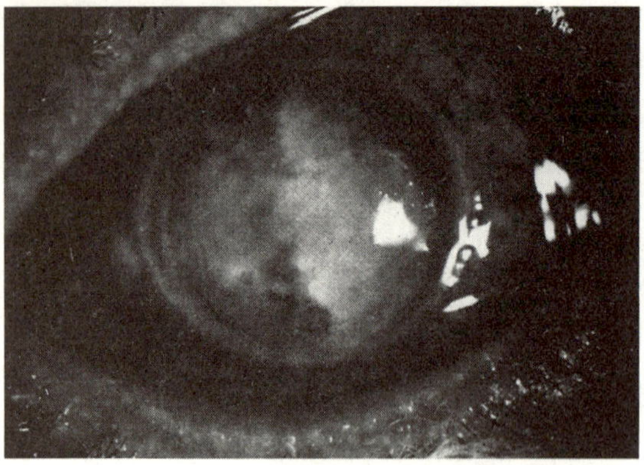

图 7－17　真菌性角膜炎术前

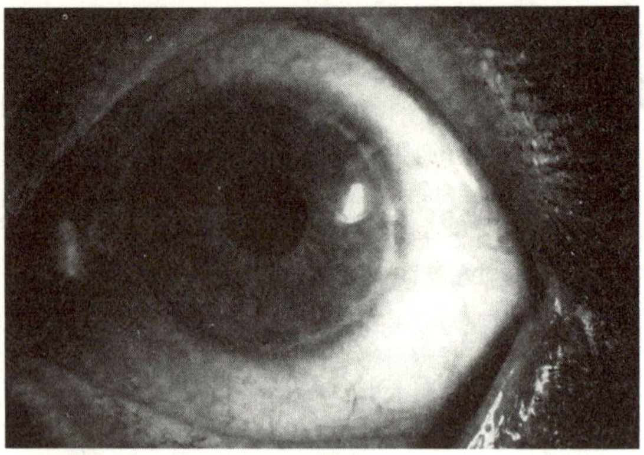

图 7－18　行部分板层角膜移植术后 4 年半

对术前考虑病灶较深，无确切把握能完成板层移植术者，可同时备有活性角膜供体以防术中发生穿孔或病灶可能为深达全层时改行穿透性角膜移植术。

（2）围手术期处理

1）术前处理：所有患者入院后均先予局部应用氟康唑，两性霉素 B 眼水或匹马霉素眼水频繁点眼和相应眼膏睡前包眼，口服伊曲康唑等抗真菌药物治疗，有前房积脓者加上氟康唑注射液静滴；每位患者联合行病灶清创 1～2 次，除去表层分泌物及菌丝苔被，清创后将抗真菌眼膏涂于病灶表面并包眼。

2）术中处理：有条件可采用 Hessburg－Barron 负压环钻，也可采用普通一次性环钻，环钻直径大于溃疡直径 0.5mm。根据术前裂隙灯检查结果判断病灶深度，预先钻取角膜厚度的 2/3。若 1 次剖切不彻底，可从角膜病变周边开始多次行板层角膜切除直至植床透明；85% 的患者剖切达角膜厚度的 4/5，15% 剖切接近角膜后弹力层。7 例角膜周边溃疡采用新月形板层角膜切除术。植片直径大于植床直径 0.25mm。供体为甘油冷冻保存的角膜，术中去除后弹力层。10－0 尼龙缝线间断缝合，线结包埋。

3）术后处理：术后 3d 内每日结膜下注射氟康唑 1mg，每晚用抗真菌眼膏及抗生素眼膏包眼，包双眼至植片上皮修复后开始点抗真菌眼水，继续每日口服伊曲康唑，疗程为包括术前治疗在内不超过 3 周。术后 2 周无复发则可停用局部抗真菌药物，单纯滴抗生素眼水。

4）术后随访：要求患者于术后每周随诊，1 个月后改为每月复诊 1 次，复诊时注意记录视力及矫正视力、眼压、植片透明性、层间愈合情况等，3 个月后可根据角膜曲率及验光结果选择性拆线以调整散光。对大植片及偏中心移植，植床有新生血管伸入者，予局部拆线，滴糖皮质激素眼水和 1% CsA 眼水等处理。

（3）术后近期情况和并发症：①术后近期情况：术后 3～5d 角膜植片基本恢复透明，7～10d 植片上皮修复；术后 3～5d 前房脓液吸收，角膜内皮斑消失。②并发症：层间积液，术后 3d 完全吸收。4 例患者术后 2～5d 炎性反应复发，早期植床上呈点状浸润，2～3d 后炎性反应在植床与植片间迅速蔓延，改行 PKP 后治愈。

（4）术后远期效果：术后 1～3 个月，裸眼视力在 0.2～0.3；术后 6 个月，经部分拆线调整散光后，50% 患者裸眼视力 ≥0.5，偏中心和植片直径 >9mm 的患者，术后 2～3 个月可见新生血管长入缝线或进入植片基质，表现为植片的轻度水肿，经及时拆线和糖皮质激素眼液滴眼治疗后，角膜植片在 1 周内恢复透明，角膜新生血管在 2 周内消退。术后 3～6 个月，偏中心和大植片移植患者可出现 1 或 2 次角膜上皮型或基质型免疫排斥反应，经常规局部和全身糖皮质激素及 1% 环孢素 A 眼液滴眼后，免疫排斥反应在 1 周内被控制，角膜植片透明。

6. 穿透性角膜移植治疗真菌性角膜溃疡

（1）手术适应证：真菌性角膜炎的穿透性角膜移植手术时机尚没有一个统一而明确的标准，术者多是根据当时的病情和结合自己的经验做出的。掌握以下原则：①局部和全身联合应用抗真菌药物治疗 3～5d 无明显疗效。②角膜溃疡直径 >6mm，病变深度到达深基质层，视力低于 0.1，局部药物治疗疗效不明显或前房积脓不断增加者，或溃疡面有扩大趋势者。③角膜溃疡到达后弹力层或穿孔者（图7－19，图7－20）。

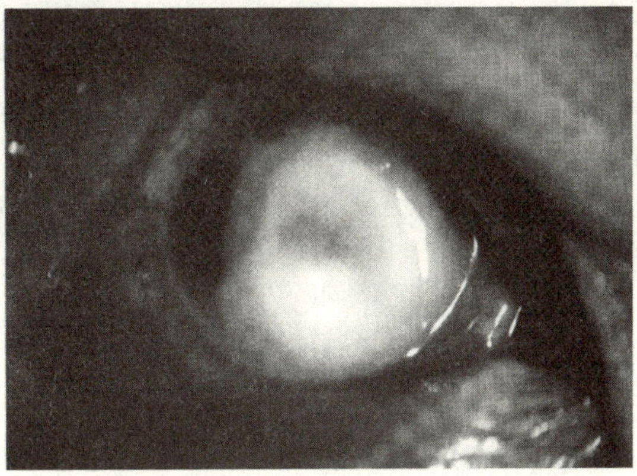

图7－19 真菌性角膜炎，除颞侧外几乎全角膜感染

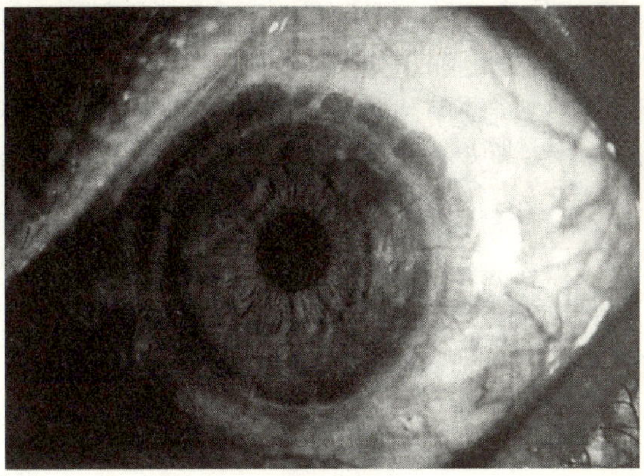

图7－20 行PKP术后8个月

（2）手术技巧和围手术期处理：①对溃疡范围≤6mm者，一般采用全身和局部抗真菌治疗。即口服伊曲康唑胶囊0.2，每日一次，或静脉滴注氟康唑100mg，每日3次。局部用0.5%氟康唑溶液滴眼，每半小时～1h一次。两性霉素B眼水或匹马霉素眼水，每小时1次。对治疗效果欠佳者和溃疡直径>6mm，病变累及角膜全层，经上述药物频繁滴眼后，即行穿透性角膜移植手术治疗。②选取环钻的原则是环钻直径应大于角膜溃疡面0.5mm。③术中应用0.02%氟康唑溶液，在手术显微镜下细心地冲洗房角处的积脓，对虹膜面或晶状体表面的纤维渗出膜应清除冲洗干净，虹膜表面可注入透明质酸钠止血。④采用10－0尼龙线间断缝合12～16针，术毕前房注入BSS呈水密状态。结膜下注射妥布霉素2万U和氟康唑1mg/0.5ml。

（3）术后处理原则：术后口服伊曲康唑胶囊0.2，每日一次，连同术前用药，一个疗程共21d，注意肝功能检查。结膜下注射氟康唑1mg/0.5ml，每日一次，连续3～5d。结膜囊涂氟康唑眼膏或两性霉素B眼膏，每晚睡前一次。植片上皮修复后，改用0.2%氟康唑眼水滴眼，每日4次，连用2～3周。

一般抗生素用妥布霉素16万～24万U/日，静脉滴注或肌内注射3d。植片上皮修复后，用氧氟沙星眼水滴眼，每日4次。如前房积脓多，虹膜反应大者，可用阿托品眼膏散瞳。

局部在术后2周内禁用糖皮质激素，但对前房炎症反应重的患者，可用氢化可的松100mg静脉滴注，每日一次，共1～2次，以减轻术后的前房反应。

2周后，如未见真菌复发感染，可开始全身和局部逐渐使用糖皮质激素和环孢素A滴眼。

（4）主要并发症：①术后真菌性角膜溃疡复发，平均手术后8.5d复发。术后复发可再次行穿透性角膜移植术，控制感染。②术后发生免疫排斥反应。③并发性白内障，与严重感染和术后长时间应用糖皮质激素有关。④继发性青光眼。

（5）手术要点：①手术原则：环钻直径的选择要大于溃疡面0.5mm，目的是彻底切除真菌病灶，以防术后复发。不管是否有前房积脓或角膜穿孔，在钻切病变角膜片后，要用抗真菌药物冲洗房角和前、后房是必要的。实践证明，0.02%的氟康唑溶液是安全有效的。如角膜穿孔或前房有较多积脓者，应在显微镜下边用抗真菌溶液冲洗，边用平镊仔细清除虹膜表面的纤维渗出膜，晶状体前囊的渗出物也要一并去除和反复冲洗后房。虹膜面出血可以在表面注入透明质酸钠，待几分钟后小出血可自行停止，如出血多，用眼内水下电凝探头灼烙出血点很有效。经验是：手术台上认真地清除病变组织是控制感染的关键。本组有2例因角膜溃疡面积大，手术中未能彻底切除病灶，尽管术后积极抗真菌治疗和严禁用糖皮质激素，最终还是造成真菌复发，出现真菌性眼内炎而摘除眼球。②术后处理：术后复发是真菌性角膜溃疡行穿透性角膜移植术后棘手的问题，故一般术后局部和全身禁用糖皮质激素，但对前房严重积脓和溃疡直径大于8mm以上或穿孔者，术后前房反应往往非常严重，所以术后全身慎用1～2次糖皮质激素，实践证明是有益的。本组的临床病例在术后均应全身和局部应用抗真菌药，用药时间、频度和方法应根据病情而定。一般原则是角膜溃疡愈小，前房反应愈轻，则用药时间相对短；反之，时间则长。如 2 周后不复发，全身用药可停止，局部用药仅限于晚间用一次抗真菌眼膏。术后早期一般全身和局部结膜下用抗真菌药为主，或再联合抗真菌眼膏。术后 3 ~ 5d 后才把结膜下注射改为滴眼抗真菌治疗。以便植片上皮修复和预防细菌感染。

真菌性角膜溃疡在临床治疗上非常棘手，其关键问题还是以预防为主，一旦发生感染，应早期确定诊断和应用抗真菌药物治疗，对疗效欠佳者，又应及时切除病灶，当病变切除不超过 1/2 角膜厚度时，应考虑行羊膜覆盖术或行板层角膜移植术，对深达 1/2 以上的病例，应坚决地行穿透性角膜移植术。

（殷　莉）

第八章

巩膜病

巩膜占眼外壁的5/6，表面由球结膜和眼球筋膜所覆盖。由于质地坚韧，可以保持眼球形状，并保护眼内结构，形成眼球有力的外保护层。巩膜组织由细胞和细胞外基质两部分组成。细胞成分，即成纤维细胞，对基质的合成和组织排列的分布起重要的作用；细胞外基质成分有两类：一类为纤维性蛋白，由胶原纤维和弹力纤维构成，另一类为无形态的基底物质，包括有蛋白糖类（如硫酸软骨素、硫酸角质素、硫酸皮素等）和糖蛋白类（如纤维连接蛋白）。巩膜本身没有血管，它的营养靠紧粘其上的浅层巩膜血管和其下含有丰富血管的脉络膜供给。

第一节　巩膜炎症

巩膜的成纤维细胞对某种抗原刺激，产生反应，形成免疫复合物，并合成补体成分。补体系统通过经典途径被免疫复合物激活，或通过旁路途径被微生物激活后，参与免疫炎性反应。表现为血管通透性增加、肥大细胞脱颗粒、免疫复合物的调理化、白细胞的趋化作用和细胞溶解等。巩膜多在内外因素作用下，发生慢性、迁延、易复发的免疫性炎症。其发病原因主要有：①内源性：由自身体内引起的过敏反应（免疫系统活化，自身免疫病）。②结缔组织病：为结缔组织病的眼部表现，如红斑狼疮、结节性多动脉炎等。③外源性：如细菌、真菌、单纯疱疹病毒等感染因素激活补体。④继发感染：由结膜、角膜、葡萄膜或眼眶周围组织病变直接蔓延而来。

巩膜炎症按病变部位的深浅分表层巩膜炎（浅层）和巩膜炎（深层）两种。

一、表层巩膜炎

为巩膜表层组织的炎症，分单纯性表层巩膜炎和结节性表层巩膜炎两类型。

（一）单纯性表层巩膜炎

好发于青年人，女性多见。常单眼发病。亦可双眼发病。急性发作时眼部有不同程度畏光、流泪，局部有轻微疼痛。浅层巩膜有局限性或弥漫性充血、水肿，结膜可以推动。病程常自限，约历2～4周消退，但易复发。

（二）结节性表层巩膜炎

临床表现与单纯性者相似。巩膜表面有局限性结节样隆起，直径约数毫米，呈暗红色，圆形或椭圆形，不与巩膜固定在一起，结节及其上的结膜可推动，并有触痛。结节不化脓，也不形成溃疡（图8－1）。病程约4～6周自限，紫红色结节变为灰白色，较为扁平，最后完全吸收。但可在其他处继起，可多次反复绵延数月甚至数年，视力一般不受影响。有时愈后遗留青灰色斑，也可累及深层形成深层巩膜炎。约30%患者伴脊柱性关节炎、痛风或其他全身性疾病。故有条件时应进行有关免疫学的实验室检查。轻症一般不需治疗，症状较重者可局部滴用皮质类固醇，但须防范不良反应。复发病例可口服非甾体抗炎药，如消炎痛。并应治疗伴发的全身病。

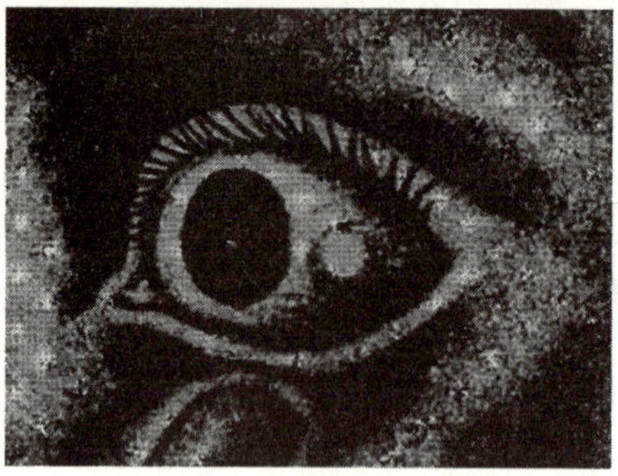

图8-1　结节性浅层巩膜炎

二、巩膜炎

是巩膜深部组织的炎症。根据病变部位的不同分为前巩膜炎和后巩膜炎两种类型。前者又分为弥漫性、结节性和坏死性三种。大多数巩膜炎患者有眼部放射至头部的疼痛和视力障碍，并伴畏光、溢泪及压疼。症状较表层巩膜炎重，结膜中度充血及水肿，呈破坏性过程。40~60岁多见，女性较男性为多，约一半患者双眼先后发病。

（一）前巩膜炎

病变位于赤道前方巩膜，占全部巩膜炎患者的95%。

1. 弥漫性前巩膜炎　此类型占巩膜炎的40%，为巩膜炎中症状最轻，最具良性过程者。眼红，水肿较弥散，早期易误诊为单纯性表层巩膜炎。但眼红略带蓝紫色，呈深蓝红色，有触痛，巩膜的正常血管严重扭曲变形，有异常血管新生。约1/3患者的病变波及眼前段的所有区域。部分患者伴有类风湿性关节炎、痛风或以往患带状疱疹眼病。

2. 结节性前巩膜炎　此类型约占巩膜炎的45%。其炎症范围界限清楚。前巩膜有深蓝红色小结节，结节质硬，固定不能移动，有触痛，将表层巩膜抬起，结膜中度水肿及充血。近一半患者的结节为多发。常伴发硬化性角膜炎（邻近结节象限的角膜，自角膜缘向中央角膜，出现渐进的灰白色实质层混浊）。另有20%患者引起继发性表层巩膜炎。

3. 坏死性前巩膜炎　占巩膜炎的14%左右，是前巩膜炎中最严重的类型。多数患者视力丧失，且并发有全身性胶原血管病。炎症型者开始为局部炎性斑块，上覆有白色无血管区，周围巩膜水肿、充血，患者疼痛剧烈，如不及时治疗，炎症扩展为弥漫性。受损巩膜组织严重破坏，变薄，半透明，露出下方葡萄膜色泽。常同时发生周边性溃疡性角膜炎（peripheral ulceric keratitis，PUK）（巩膜炎相邻角膜缘内，出现灰白浸润，继而形成溃疡，并向深层及平行角膜缘环形进展）。炎症消退后，巩膜遗留蓝色瘢痕。如眼压上升可形成巩膜葡萄肿。非炎症型称为穿孔性巩膜软化症，开始为巩膜上出现灰黄色斑片，逐渐缓慢坏死，脱落，露出脉络膜，四周巩膜缺血。病程可迁延数月至数年。患者无自觉症状，常无意中发现巩膜变色。

（二）后巩膜炎

病变位予眼球赤道后部，临床诊断困难，许多患者仅因同时患前巩膜炎而得以诊断。患者表现为眼部疼痛与眼球压痛、视力减退。眼球向上凝视时下睑退缩，侵犯眼外肌时，出现眼球活动受限，复视和眼球转动疼。可以伴有脉络膜皱褶、渗出性视网膜脱离、视盘和黄斑部水肿等。

治疗：①局部滴用皮质类固醇。②局部滴用环孢霉素A。③局部滴药无效时，口服非甾体抗炎药，如消炎痛。④坏死性前巩膜炎需全身应用皮质类固醇，或免疫抑制剂。⑤必要时考虑手术治疗（巩膜移植）。⑥治疗并发症。

（孙亦文）

第二节 其他病变

一、巩膜葡萄肿

当眼内压增高，或在正常眼内压作用下，由于巩膜的先天缺陷或病理损害使其抵抗力减弱时，巩膜可向外突出、扩张。如果突出、扩张部分仅为巩膜，不包括葡萄膜时，叫作巩膜扩张（ectasia）；如果脉络膜融于其中则称为巩膜葡萄肿（staphyloma）。巩膜葡萄肿根据膨胀的范围，分为部分巩膜葡萄肿和全部巩膜葡萄肿。

（一）部分巩膜葡萄肿（partial staphyloma）

1. 前葡萄肿（anterial staphyloma） 发生于赤道前部。有时单独隆起，也有时融合形成一环，分为睫状体葡萄肿（ciliary staphyloma）和间插葡萄肿（interealary staphyloma）（图 8－2）。二者的区别在于前睫状动脉通过的位置。睫状体葡萄肿发生在睫状体区域，前睫状动脉穿过其前；间插葡萄肿由于虹膜凸向前房，其周边粘连在角膜后面而形成葡萄肿的前缘，睫状体与原来虹膜的根部则形成葡萄肿的后界，前睫状动脉通过其后。多见于深层巩膜炎、巩膜损害及慢性青光眼等。

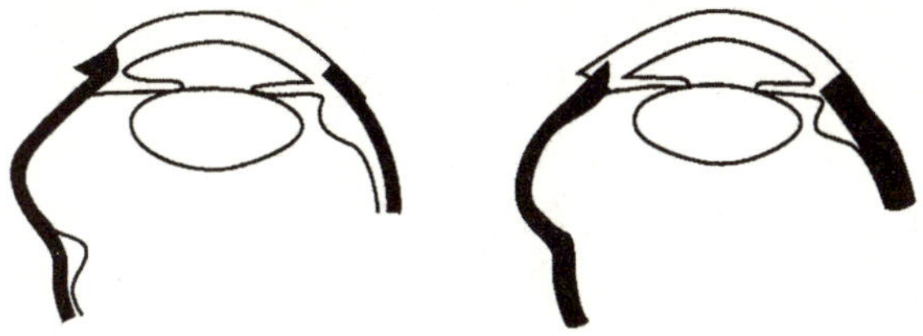

图 8－2 前巩膜葡萄肿

A. 间插葡萄肿；B. 睫状体葡萄肿

2. 赤道部葡萄肿（equatorial staphyloma） 发生在涡静脉穿出巩膜处，常见于慢性闭角型青光眼晚期和绝对期青光眼，为黑色单独隆起，不融合成环。

3. 后葡萄肿（posterial staphyloma） 最常见于视神经盘周围及后极部，多为高度近视眼。

（二）全部巩膜葡萄肿（total staphyloma）

眼球完全变大，为先天性青光眼（水眼，hydrophthalmus）或后天性婴儿青光眼（牛眼，buphthalmus）所致。治疗较困难。但因其病变为进行性，为保持眼功能，减少并发症的发生，有人主张做一些预防性手术。如虹膜全切除术以防治前葡萄肿时的继发性青光眼。

二、蓝色巩膜

正常巩膜为瓷白色，如果巩膜的胶原纤维结构改变或巩膜变薄，使其下面的脉络膜能透见时，巩膜则发蓝色，称为蓝色巩膜。这种病变与好几种遗传性结缔组织病有关，如变形性成骨不全症（paget 病），艾－唐综合征（Ehlers－Danlos syndrome）以及弹性假黄瘤（pseudoxanthoma elasticum）等症有时可见。

三、巩膜黑变病

乃巩膜前部约距角膜缘 3.5mm 处的色素斑点。这些斑点为紫灰色或瓷灰色，特别多见于前睫状血管穿过处。无需治疗。

（孙亦文）

第九章

葡萄膜病

第一节　葡萄膜炎

一、前部葡萄膜炎

（一）概述

前部葡萄膜炎是指累及虹膜和睫状体的炎症，包括虹膜炎、虹膜睫状体炎和前部睫状体炎3类。虹膜炎指炎症局限于虹膜和前房，有前房细胞和房水闪辉，但前玻璃体内无细胞存在。前部睫状体炎是指炎症仅局限于前部睫状体，表现为前玻璃体内有细胞存在。虹膜睫状体炎指炎症累及虹膜和睫状体，表现为前房和前玻璃体内细胞和房水闪辉。前部葡萄膜炎可表现为急性（持续时间一般不超过3个月）、慢性（持续时间3个月以上）、肉芽肿型和非肉芽肿型炎症。前部葡萄膜炎是临床上最常见的葡萄膜炎，其病因多为原发性或与HLA－B27相关性，少数可并发眼内其他疾病或全身性疾病。

（二）临床表现

1. 症状　眼红、眼痛、畏光、流泪及视物模糊，慢性期患者可无任何症状或症状轻微。

2. 体征

（1）球结膜睫状充血或混合性充血。

（2）角膜后有沉着物（KP）。

（3）房水闪辉及房水中有浮游细胞。

（4）虹膜结节：Koeppe结节出现于肉芽肿和非肉芽肿型前葡萄膜炎，Busacca结节出现于肉芽肿型前葡萄膜炎。虹膜肉芽肿是虹膜内在的结节，不透明，呈粉红色，可有新生血管，多见于结节病。

（5）虹膜色素脱失和实质的萎缩。

（6）前房积脓：多见于外源性或内源性革兰阳性细菌感染者，也见于HLA－B27相关性急性前葡萄膜炎和Behcet病。

（7）虹膜后粘连、周边前粘连和瞳孔改变。

（8）前房角改变：包括前房角结节（多见于结节病）、新生血管、幕状周边虹膜前粘连。

（9）眼压升高。

（10）晶状体前囊色素沉着。

（11）前玻璃体细胞和混浊。

（12）眼底：重症前葡萄膜炎可引起反应性黄斑区放射状皱褶及视盘充血。

3. 并发症　可有并发性白内障、继发性青光眼、低眼压和眼球萎缩等。

（三）诊断

（1）根据症状和体征，可以诊断。

（2）实验室检查：为明确病因，应作相关辅助检查，如HLA－B27、骶髂关节像、抗核抗体等。如果怀疑是感染因素所致的葡萄膜炎，可做相关的病原体检查，必要时行前房穿刺取房水做相关病原学检查。

（四）鉴别诊断

1. 全葡萄膜炎　如Behcet病、Vogt－小柳原田病（VKH）、急性视网膜坏死等均可出现前葡萄膜炎的表现，应散瞳后详查眼底，同时询问有无相关的全身症状。

2. 急性原发性闭角型青光眼　患者有眼红、眼痛，有时也会出现前房反应，但是青光眼患者具有前房浅、前房角关闭、眼压急剧升高的特征。多数急性前葡萄膜炎患者眼压偏低或正常。

3. 眼内肿瘤　一些原发于眼内的肿瘤或转移癌，前房可出现浮游体或前房积脓。应询问患者有无肿瘤病史，散瞳详查眼底，必要时行眼部超声波、CT或磁共振检查。

（五）治疗

1. 睫状肌麻痹和散瞳剂　应根据临床需要选择药物，如阿托品、托吡卡胺、后马托品滴眼液等。混合散瞳剂（阿托品＋肾上腺素）结膜下注射可以拉开新鲜的虹膜后粘连。

2. 糖皮质激素滴眼液　常用制剂有1%醋酸泼尼松龙、0.5%醋酸泼尼松龙，0.1%氟米龙或氟美瞳，还有地塞米松滴眼液等。根据炎症轻重选择滴药浓度及频率，根据炎症控制情况逐渐减量，浓度由高到低，滴药频率由多到少。

3. 非甾体类抗炎药　如普拉洛芬、双氯芬酸钠等，主要用于手术后或外伤后的抗炎。

4. 糖皮质激素全身应用　前葡萄膜炎时一般不需要，如果前房出现成形性或纤维素样渗出时，可给予泼尼松口服，首次剂量为1mg/kg，逐日递减20mg，一般3d后即可停药。

二、中间葡萄膜炎

（一）概述

中间葡萄膜炎是累及睫状体平坦部、玻璃体基底部、周边视网膜和脉络膜的一种炎症性和增殖性疾病。病因尚不完全清楚，可能是一种自身免疫病。它可伴发其他全身疾病。其发病无性别、种族及遗传的差异。好发于儿童及青壮年，多数病例累及双眼。

（二）临床表现

1. 症状　发病隐匿，可无任何症状，或有眼前黑影、视物模糊。偶可出现眼红、眼痛等。

2. 体征

（1）下方玻璃体雪球样混浊，偶见下方睫状体平坦部雪堤样改变，雪堤一般表现为前缘锐利，后缘不整齐，常增厚或形成指样突起伸入玻璃体内。

（2）前节炎症轻微，可有角膜后沉着物、前房闪辉、少量房水细胞、虹膜周边粘连、前房角凝胶状沉积物和粘连、虹膜后粘连。少量儿童患者可出现急性虹膜睫状体炎的表现。

（3）周边部视网膜可有白色渗出灶，周边视网膜有血管炎、血管周围炎。

3. 并发症　黄斑囊样水肿、后囊下白内障较常见。此外可出现视神经盘水肿、视网膜新生血管、视网膜脱离、玻璃体积血等。

（三）诊断

（1）根据症状和体征，特别是下方睫状体平坦部雪堤样改变，可以诊断。

（2）荧光素眼底血管造影可明确视网膜血管炎、黄斑囊样水肿及视神经盘水肿等改变。

（四）鉴别诊断

1. Behcet病　可引起中间葡萄膜炎，但它不仅表现为中间葡萄膜炎，还有口腔溃疡、生殖器溃疡、皮肤病变等全身性改变。

2. Fuchs异色性睫状体炎　可伴有中间葡萄膜炎的表现，但患者还出现典型的角膜后沉着物及虹膜脱色素，而不出现雪堤样改变及黄斑囊样水肿。

3. 慢性前葡萄膜炎　出现前房炎症反应和玻璃体内炎症细胞及混浊，但细胞和混浊主要限于晶状体后间隙，不出现下方玻璃体内雪球样混浊和雪堤样改变。

4. 玻璃体炎症　多种原因可引起玻璃体炎症反应，如视网膜炎、视网膜血管炎、淋巴瘤等，根据临床表现和必要的辅助检查可将这些疾病与中间葡萄膜炎鉴别。

5. 感染性疾病　如弓形体感染、人免疫缺陷病毒感染、结核、梅毒、莱姆病等均可伴发中间葡萄膜炎。根据全身或局部的特征性表现、相应的实验室检查及对特异性治疗有良好反应可予鉴别。

（五）治疗

根据病情决定治疗方案。对视力≥0.5，且无黄斑水肿或眼前节炎症者可不予治疗，定期观察。当视力<0.5、出现黄斑水肿、雪堤样改变或玻璃体内有大量漂浮物，应给予下述治疗。

1. 糖皮质激素　口服泼尼松，1～1.2mg/（kg·d）。根据炎症控制情况逐渐减量，维持量一般为20mg/d。在泼尼松减量过程中，如果炎症复发致视力明显下降，可给予眼周注射醋酸甲基泼尼松龙（每次40mg）或加用其他免疫抑制剂。对于有眼前节炎症时可滴用糖皮质激素滴眼液。应用糖皮质激素应注意眼部和全身的不良反应。

2. 免疫抑制剂　在糖皮质激素减量过程中炎症复发，或糖皮质激素治疗效果不满意时，可加用免疫抑制剂。常用药物有环磷酰胺［2mg/（kg·d）］、环孢素A［（3～5）mg/［kg·d）］、硫唑嘌呤［（1～2.5）mg/（kg·d）］。免疫抑制剂与小剂量糖皮质激素联合应用可提高疗效。

3. 手术治疗　对于出现雪堤的患者，如果药物治疗不满意或周边视网膜出现新生血管，可采用睫状体冷凝治疗。尽量采用激光光凝封闭新生血管。对于持续密集的玻璃体混浊、玻璃体积血、牵拉性视网膜脱离等，可行玻璃体切除手术。

三、后葡萄膜炎

（一）概述

后葡萄膜炎是一组累及脉络膜、视网膜、视网膜血管和玻璃体的炎性疾病。由于炎症的原发位置不同，在临床上可表现出多种类型，如视网膜炎、视网膜血管炎、脉络膜炎或几种炎症类型同时存在的情况。其病因有4类：①感染：如病毒、细菌、真菌、寄生虫等。②并发全身性疾病：如Behcet病、Vogt-小柳原田病、Crohn病、溃疡性结肠炎、结节病、结节性多动脉炎、Wegener肉芽肿、系统性红斑狼疮、多发性硬化等。③原发于眼部疾病：如交感性眼炎、鸟枪弹样视网膜脉络膜病变、地图状脉络膜视网膜炎、急性后极部多灶性鳞状色素上皮病变、急性视网膜色素上皮炎、多灶性易消散性白点综合征、全葡萄膜炎等。④恶性肿瘤：如淋巴瘤、白血病、转移癌等。

（二）临床表现

1. 症状　眼前黑影漂动、视物变形或视力下降。偶有眼红、眼痛。有些患者无明显症状。

2. 体征

（1）玻璃体内炎症细胞和混浊。

（2）局灶性视网膜或脉络膜浸润灶。

（3）视网膜血管炎的表现，如血管旁出血、渗出，血管白鞘、白线等。

（4）黄斑水肿。

（5）眼前节炎症轻微。

（三）诊断

（1）根据症状和眼底的改变，可以诊断。

（2）荧光素眼底血管造影有助于明确病变位置和范围。

（3）实验室检查确定一些后葡萄膜炎的病因有重要价值，包括：

1）血液学检查：血清弓形体滴度测定、血管紧张素转化酶（ACE）水平、血清荧光密螺旋体吸附试验（FTA-ABS）、快速血浆反应素（RPR）、血沉（ESR）、抗核抗体（ANA）、HLA-B5、弓蛔虫滴度、Lyme免疫荧光测定或酶联免疫吸附测定（ELISA）。对于新生儿和免疫缺陷者，进行巨细胞病毒、单纯疱疹、水痘带状疱疹抗体滴度检查。如果怀疑感染性疾病，应进行血培养。

2）结核菌素试验（PPD）。

3）胸部X线片。

4）怀疑淋巴瘤或HIV相关的机会性感染时应进行头颅MRI和腰穿检查。

5）如有必要，可进行诊断性玻璃体切除术。

（四）鉴别诊断

1. 孔源性视网膜脱离　常伴前玻璃体少量色素性混浊和前葡萄膜炎。

2. 视网膜色素变性　玻璃体内细胞，黄斑水肿，伴有视网膜骨细胞样色素沉着，视网膜血管变细，眼电生理检查有助于鉴别。

3. 眼内异物　眼球穿通伤后可有持续炎症，或有虹膜异色。超声扫描和眼球CT检查有助于鉴别。

4. 后巩膜炎　玻璃体炎，视网膜下斑块样改变，视网膜增厚，或有渗出性视网膜脱离，视网膜脉络膜皱褶。

5. 视网膜母细胞瘤　常见于儿童。可有假性前房积脓，玻璃体细胞。眼底可见一个或多个视网膜白色隆起病灶。

6. 白血病　可有单眼视网膜炎和玻璃体炎。

7. 星状玻璃体混浊　在玻璃体中有白色反光小颗粒漂浮，常无症状，无临床意义。

8. 淀粉样变性　玻璃体无炎症表现，血清蛋白电泳和诊断性玻璃体切除可以诊断。

9. 淋巴瘤　50岁以上患者持久有玻璃体细胞。应用糖皮质激素治疗无效。

（五）治疗

（1）治疗目的是消除炎症，保存视力，预防并发症和复发。

（2）针对病因进行治疗。

（3）对于非感染因素引起的后葡萄膜炎，当存在威胁视功能的炎症时，应采用糖皮质激素/免疫抑制剂治疗。常用口服药有：泼尼松［（0.5～1.2）mg/kg］、环孢素A［（3～5）mg/kg］、硫唑嘌呤［（50～150）mg/d］、环磷酰胺［（50～150）mg/d］、氨甲蝶呤［（7.5～15）mg/d］、苯丁酸氮芥［（5～10）mg/d］。免疫抑制剂的选择要根据病种及患者对药物的敏感性，联合用药时可减少每种免疫抑制剂的用量，从而减少其不良反应并增加疗效，一般可两种或3种药联合应用。

（4）前节有明显活动性炎症时，可加用糖皮质激素滴眼液及睫状肌麻痹剂。

四、与强直性脊柱炎相关的葡萄膜炎

（一）概述

强直性脊柱炎（ankylosing spondylitis，AS）为主要累及轴骨骼的慢性炎症性疾病，多发生于20～40岁成人，其病因尚不完全清楚。约有25%的患者并发急性前葡萄膜炎。

（二）临床表现

（1）绝大多数患者伴发急性、非肉芽肿型前葡萄膜炎，极少数患者可出现后葡萄膜炎。

（2）患者绝大多数为男性。

（3）可为双眼受累，但发病有先后。

（4）易复发，双眼往往交替发作。

（5）葡萄膜炎一般发生在AS之后。

（6）X线检查可发现骶髂关节和脊椎的软骨下骨板模糊、骨侵蚀、骨硬化、关节间隙纤维化、钙化、骨化及骨性强直等改变。

（三）诊断

（1）根据骶髂关节和脊椎的改变及葡萄膜炎的临床特征，可以诊断。

（2）HLA－B27 阳性对诊断有一定帮助。

（四）鉴别诊断

1. Reiter 综合征　典型表现为结膜炎、葡萄膜炎、尿道炎和关节炎，易与 AS 鉴别。

2. 牛皮癣性关节炎　本病常有典型的皮肤改变，较少脊椎受累。

3. 炎症性肠道疾病　常有明显的腹痛、腹泻、便血等胃肠道表现。虽然也引起脊椎炎，但发生率较低。除引起葡萄膜炎外，还可引起巩膜炎、角膜病变。X 线检查、肠道内镜检查及活检易于与 AS 鉴别。

（五）治疗

（1）尽早扩瞳治疗：应用阿托品或混合散瞳剂（阿托品＋肾上腺素）拉开虹膜后粘连及缓解疼痛，当患者疼痛症状缓解后，改为复方托吡卡胺散瞳。

（2）在前葡萄膜炎急性期：应频繁滴用糖皮质激素滴眼液，如 1% 醋酸泼尼松龙，严重病例应每 10min 滴眼一次，对于前房有成形性渗出者，可全身给予糖皮质激素，并迅速减量。

五、Vogt－小柳原田病

（一）概述

Vogt－小柳原田病（Vogt－Koyanagi－Harada disease，VKH）是一种累及全身多系统的炎症性疾病，主要表现为双侧肉芽肿型全葡萄膜炎。本病多发于 20～50 岁成人。病因仍未完全清楚，可能与自身免疫反应有关。HLA－DRB1＊0405－DQA1＊0301－DQB1＊0401 是我国北方汉族 VKH 患者的易感单倍型。

（二）临床表现

1. 眼部表现

（1）前驱期：有类似病毒感染的表现，如发热、恶心、乏力、头痛、颈部强直、眼眶疼痛、畏光流泪、头晕等，甚至颅神经麻痹和视神经炎。

（2）葡萄膜炎期：约持续数周。突然双眼视物模糊，患者最初表现为后葡萄膜炎，出现脉络膜增厚，视神经盘充血、水肿，视神经盘周围视网膜脉络膜水肿隆起。脉络膜炎常为多灶性，伴有视网膜色素上皮损害，多发性视网膜下积液可导致多发性浆液性视网膜脱离。如果炎症不能得到及时有效控制，则炎症累及眼前节形成全葡萄膜炎。

（3）恢复期：活动性葡萄膜炎症逐渐消退，视网膜色素上皮和脉络膜色素脱失，眼底呈现晚霞状改变，并出现 Dalen－Fuchs 结节和相应的萎缩灶。

（4）复发期：恢复期患者在劳累、感冒、精神刺激、过敏时可使葡萄膜炎复发，并呈慢性迁延不愈。出现慢性肉芽肿型全葡萄膜炎，并伴有肉芽肿型前葡萄膜炎的急性发作。虹膜出现 Bussaca 结节和 Koeppe 结节，局灶性萎缩。可出现多种并发症，如继发性青光眼、白内障、脉络膜新生血管、视神经萎缩而导致视力严重下降或丧失。

2. 眼外表现

（1）皮肤和毛发改变：前驱期头发和皮肤对触摸敏感，恢复期出现毛发和皮肤的脱色素，表现为眉毛、睫毛和头发变白，皮肤白癜风。

（2）神经系统改变：可出现颈部强直、头痛、意识模糊。脑脊液淋巴细胞增多。

（3）听觉系统的改变：发病时可出现听力下降，持续数月甚至数年。也常有耳鸣。

3. 辅助检查

（1）荧光素眼底血管造影：活动期：早期多发性高荧光点，以后逐渐扩大，融合成片，形成多湖状染料积存，有些患者可形成脉络膜皱褶。恢复期：弥漫性色素移行和视网膜色素上皮萎缩。

（2）B 超检查：可见到视网膜脉络膜增厚或渗出性视网膜脱离。

（3）OCT 检查：可见到黄斑区神经上皮脱离或黄斑囊样水肿。

（4）UBM 检查：可见到睫状体脱离或睫状体炎性改变。

（三）诊断

根据典型的病史和临床表现，辅以荧光素眼底血管造影，可以诊断。

（四）鉴别诊断

1. 交感性眼炎　有眼球穿通伤或内眼手术史。可表现为肉芽肿型葡萄膜炎，但脉络膜毛细血管受累、浆液性视网膜脱离少见，皮肤、毛发和听力的改变也少见。

2. 原发性非霍奇金淋巴瘤　可表现为慢性葡萄膜炎伴有神经系统症状和体征。眼底为多灶性视网膜下和视网膜色素上皮下隆起病变，呈黄白色和分叶状，主要累及后极部。也可有视网膜脱离。但本病不出现晚霞状眼底，也无皮肤和毛发的改变。玻璃体切除物或脑脊液组织病理学检查可发现肿瘤细胞。

3. 眼莱姆病　可表现为双侧肉芽肿型虹膜睫状体炎，也可发生中间葡萄膜炎，偶尔可引起双侧全葡萄膜炎伴有渗出性视网膜脱离。而在 Vogt－小柳原田病中，一般为全葡萄膜炎，有典型的脉络膜视网膜萎缩灶、晚霞状眼底改变。

4. 结节病　常表现为慢性肉芽肿型葡萄膜炎，也可表现为急性非肉芽肿型葡萄膜炎，但一般不发生像 Vogt－小柳原田病的渗出性视网膜脱离，且视网膜血管炎血管鞘和蜡烛泪样改变非常明显，而 Vogt－小柳原田病不出现这种改变。

5. 急性多灶性后极部鳞状色素上皮病变　患者在病毒感染后中心视力突然丧失，眼底后极部出现多发性黄白色扁平鳞状损害，常自发消退伴视力恢复。无皮肤毛发的改变，脑脊液细胞正常。糖皮质激素治疗有效。

6. 后巩膜炎　多发于女性，通常为双侧。可有疼痛、畏光、眼红、视力丧失，玻璃体内可见炎性细胞，眼底改变为环状团块、脉络膜皱褶、视网膜条纹、视神经盘水肿、环状脉络膜脱离、弥漫性或局限性脉络膜增厚。超声检查显示脉络膜高反射性增厚，眼球后面扁平，后巩膜和巩膜上组织增厚和水肿。

7. 多发性一过性白色点状综合征（multiple evanescent white dot syndrome，MEWDS）　常发生于年轻女性，多为单侧，视力突然下降至 0.1 以下，伴有传入性瞳孔障碍，后极部出现位于外层视网膜或视网膜色素上皮的浅色点状病变，孤立不融合，具有自限性。常于 6 周后视力恢复。无前房反应，但可有玻璃体细胞，不出现脉络膜增厚。

8. 葡萄膜渗出综合征　可引起浆液性视网膜脱离，但呈亚急性或慢性进展性，可自行恢复。很少或有很轻的炎症表现，无皮肤、毛发、神经系统等改变。

9. 狼疮性脉络膜病变　系统性红斑狼疮偶可引起浆液性视网膜色素上皮和视网膜脱离，但患者有明显的血管和肾损害，眼前节一般无炎症。

（五）治疗

（1）早期大剂量全身糖皮质激素治疗，主要以泼尼松口服，开始剂量可为 1～1.5mg/（kg·d），于 10～14d 开始减量，维持量为 20mg/d。治疗可能需 8 个月以上。

（2）若有前葡萄膜炎表现，滴用糖皮质激素滴眼液。

（3）对于复发患者，应用其他免疫抑制剂，如环磷酰胺（1～2）mg/（kg·d）、苯丁酸氮芥 0.1mg/（kg·d）、硫唑嘌呤（1～2.5）mg/（kg·d）、环孢素 A（3～5）mg/（kg·d），可与糖皮质激素联合应用。

（4）眼部滴用睫状肌麻痹剂。

（5）针对继发性青光眼、白内障和视网膜下膜等并发症进行治疗。

六、Behcet 病

（一）概述

本病是一种以葡萄膜炎、口腔溃疡、皮肤损害和生殖器溃疡为特征的多系统受累的疾病。其发病可能是T细胞介导的自身免疫反应，其自身抗原不明。

（二）临床表现

1. 非肉芽肿型全葡萄膜炎　眼部反复发作的非肉芽肿型全葡萄膜炎，主要表现为眼红、眼痛、畏光、流泪、视力下降、尘状角膜后沉着物、房水闪辉及细胞、前房积脓、虹膜后粘连，偶尔有前房积血。眼后节主要表现为视网膜血管炎，后期出现视网膜血管闭塞。常见并发症为并发性白内障、继发性青光眼、视神经萎缩。

2. 口腔溃疡　反复发作，疼痛明显，多发性。

3. 皮肤损害　呈多形性改变，表现为结节性红斑、痤疮样皮疹、溃疡性皮炎、脓肿等。皮肤针刺处易出现结节和疱疹。

4. 生殖器溃疡　疼痛明显，愈合后可遗留瘢痕。

5. 其他　可出现关节红肿、血栓性静脉炎、神经系统损害、消化道溃疡、附睾炎等。

（三）诊断

根据眼部损害、口腔溃疡、皮肤损害、生殖器溃疡等临床表现可以诊断。

国际Behcet病研究组的诊断标准（1990年）：

（1）复发性口腔溃疡（1年内至少复发3次）。

（2）下列4项中出现两项即可确诊：①复发性生殖器溃疡或生殖器瘢痕。②眼部损害（前葡萄膜炎、后葡萄膜炎、玻璃体内细胞或视网膜血管炎）。③皮肤损害（结节性红斑、假毛囊炎或脓丘疹或发育期后的痤疮样结节）。④皮肤过敏反应阳性。

（四）鉴别诊断

1. 感染性眼内炎　有外伤、手术或全身感染史，发病急，玻璃体混浊迅速加重，出现眼内炎或全眼球炎。血、房水或玻璃体细菌培养阳性。

2. 结节病　表现为慢性肉芽肿型葡萄膜炎，有羊脂状角膜后沉着物、虹膜和前房角结节、周边虹膜幕状前粘连、玻璃体雪球状或念珠状混浊、结节状视网膜静脉周围炎等改变。而Behcet病表现为复发性急性非肉芽肿型炎症，两者易于鉴别。

3. 强直性脊椎炎　可引起急性前葡萄膜炎，一般不累及眼后节。炎症消退较慢，而Behcet病较快。

（五）治疗

1. 麻痹剂　对于眼前节受累者，滴用睫状肌麻痹剂。

2. 糖皮质激素

（1）眼前节受累时，滴用糖皮质激素滴眼液。

（2）眼后节受累者，全身应用糖皮质激素+免疫抑制剂。

3. 免疫抑制剂　可选用苯丁酸氮芥、环磷酰胺、环孢素A、硫唑嘌呤、FK506等。

4. 并发症治疗　针对出现的并发症，如白内障和继发性青光眼，进行治疗。

七、Fuchs虹膜异色性睫状体炎

（一）概述

本病是一种以虹膜脱色素为特征的慢性非肉芽肿型葡萄膜炎，通常单眼受累，发病隐匿，活动度低，常并发白内障。

（二）临床表现

（1）一般无明显眼部不适，有些患者可有视物模糊、眼前黑影。

（2）中等大小或星芒状角膜后沉着物弥散分布于角膜后。

（3）轻度房水闪辉和少量细胞。

（4）虹膜脱色素或萎缩，易出现Koeppe结节，不发生虹膜后粘连。

（5）前玻璃体内可有混浊和细胞，眼底一般无异常。

（6）易发生晶状体后囊膜下混浊和眼压升高。

（三）诊断

根据临床表现，可以诊断。

（四）鉴别诊断

1. 青光眼睫状体炎危象　以发作性、复发性的虹膜睫状体炎和眼压升高为特征，好发于中青年，无虹膜萎缩改变。眼压升高与自觉症状不成比例，视力正常或轻度下降。

2. 年龄相关性白内障　无眼前节炎症表现。

（五）治疗

（1）一般情况下，不需要糖皮质激素眼部和全身治疗。

（2）如果前房炎症明显时，可应用糖皮质激素滴眼液治疗。

（3）对于并发性白内障，可行白内障摘除和人工晶状体植入术。

（4）对于眼压升高者，给予降眼压药物，必要时行滤过手术。

八、眼弓形体病

（一）概述

眼弓形体病是由弓形体感染引起的局灶性、坏死性视网膜脉络膜炎。通过人胎盘使胎儿感染引起先天性弓形体病。通过消化道、破损的皮肤黏膜、日常密切接触感染动物以及输血或器官移植感染引起后天获得性弓形体病。

（二）临床表现

1. 接触史　有与猫接触史或食生肉史。

2. 症状　活动期表现为眼前漂浮物、视物模糊或中心暗点；若炎症轻微或病灶位于周边部，可无症状。

3. 先天性

（1）以视网膜脉络膜炎为主要病症。

（2）此外还有小眼球、无眼球、先天性无虹膜、脉络膜缺损、玻璃体动脉残存、视神经萎缩、先天性白内障和斜视等。

（3）眼底陈旧病灶：常为双侧性，眼底呈瘢痕性改变，多位于黄斑部，有时位于视神经盘周围或赤道部。病灶中央为灰白色增殖组织，无新生血管，周围色素沉着，呈锯齿状排列。与正常视网膜境界清楚。

（4）眼底再发病灶：再发年龄多为 11～40 岁。急性期表现为局灶性黄白色渗出病灶，视网膜水肿，轻度隆起，边界不清。病灶区内视网膜血管管径不规则，动脉呈节段状改变，静脉周围白鞘，玻璃体混浊。经 2～3 个月后炎症逐渐消退，血管炎消失，病灶境界清楚，边缘逐渐出现色素，1～2 年后呈典型陈旧病灶。

4. 后天性　为局限性渗出性视网膜脉络膜炎，与先天性再发病灶相似。可单眼或双眼发病。视力下降。

5. 并发症　视神经萎缩、视网膜脱离、脉络膜新生血管、玻璃体积血和继发性青光眼等。

（三）诊断

（1）根据食生肉和与猫接触史、典型的眼底改变，可以诊断。

（2）实验室检查

1）血清学检查：可查弓形体抗体 IgM 和 IgG。

2）PCR：检测弓形体特异的基因 mRNA，取材可以是玻璃体标本或病变组织。

（四）鉴别诊断

参见后葡萄膜炎的鉴别诊断。

（五）治疗

（1）治疗指征根据病变大小、位置、活动性及视功能是否受损而定。病变位于黄斑区或视神经盘旁，或周边部较大的病变导致广泛玻璃体混浊时，均需治疗。

（2）药物治疗：采用三联用药。

1）乙胺嘧啶：首次剂量口服 75～100mg，24h 后改为 25mg，（1～2）次/日，根据临床反应服 4～6周。

2）磺胺嘧啶：1.0～2.0g，4 次/日，服用 4～6 周。

3）泼尼松：（30～60）mg/d，根据临床反应服用 2～6 周。

（3）并发前部葡萄膜炎时，可滴用糖皮质激素滴眼液。

九、结节病

（一）概述

结节病是一种累及多系统的非干酪样坏死性肉芽肿的疾病，原因不明。多发生于 20～50 岁之间，女性略多于男性。约 25% 患者可累及眼部。

（二）临床表现

1. 前葡萄膜炎　多数表现为慢性肉芽肿型前葡萄膜炎，羊脂状角膜后沉着物，伴有虹膜结节，虹膜后粘连。也可发生急性前葡萄膜炎，角膜后沉着物细小，病程自限。小梁网也可出现结节，呈半球状，灰白色或略带黄色，也可伴有新生血管。

2. 后葡萄膜炎

（1）玻璃体内雪球样改变，常在下方赤道部，位于视网膜前面。

（2）视网膜可发生沿视网膜静脉蜡滴状病损，视网膜静脉旁常有白鞘，可导致周边小范围静脉阻塞，黄斑部出现囊样水肿。

（3）脉络膜深层出现黄色的脉络膜损害，如 Dalen－Fuchs 结节，视网膜色素上皮呈现斑驳状改变。

（4）视神经盘可出现新生血管、水肿。

（5）其他：可出现眼睑皮肤结节、泪腺肿大、睑结膜和球结膜结节状浸润、干燥性角膜结膜炎、钱币型和带状角膜钙化、巩膜上结节、眼眶浸润、眼外肌麻痹等。

3. 其他系统疾病　可出现肺部病变，最典型的是肺门淋巴结病；此外还有肺功能下降，患者有呼吸困难、干咳和胸痛。皮肤病变表现为结节性红斑、冻疮样狼疮、斑丘疹和肉芽肿结节。周围淋巴结可肿大，为无痛性。可有急性或慢性骨关节炎。神经系统可有肉芽肿性软脑膜炎、累及垂体和下丘脑、脑实质内肉芽肿可引起脑病变或癫痫等。

4. 检查　血清血管紧张素转化酶增高。血清溶菌酶水平可能增高。Kveim 试验阳性。

（三）诊断

（1）根据临床表现，对于典型的病例可以诊断。

（2）血清血管紧张素转化酶、血清溶菌酶检测，Kveim 试验，胸部 X 线检查，组织活体病理检查有助于诊断。

（四）鉴别诊断

1. Vogt－小柳原田病　是一种累及全身多系统的炎症性疾病，主要表现为双侧肉芽肿型全葡萄膜炎，可有渗出性视网膜脱离，病程长者眼底出现晚霞状改变，常有头痛、耳鸣、听力下降，脱发、毛发变白和脑脊液淋巴细胞增多。

2. Behcet 病　为双侧非肉芽肿型葡萄膜视网膜炎、复发性口腔溃疡、多形性皮肤损害、生殖器溃疡，但不引起肺门淋巴结病，不引起血清血管紧张素转化酶和溶菌酶水平增高。

3. 结核性葡萄膜炎　肉芽肿型或非肉芽肿型葡萄膜炎，起病隐匿，易于复发。常有眼外结核病变或病史，结核菌素皮试多呈强阳性。

4. 交感性眼炎　有眼球穿通伤或内眼手术史，可表现为肉芽肿型全葡萄膜炎，但脉络膜毛细血管受累、浆液性视网膜脱离少见，皮肤、毛发和听力的改变也少见。

5. 眼莱姆病　可表现为双侧肉芽肿型虹膜睫状体炎，也可发生中间葡萄膜炎，偶尔可引起双侧全葡萄膜炎伴有渗出性视网膜脱离、视神经盘水肿、环状脉络膜脱离、弥漫性或局限性脉络膜增厚。超声检查显示脉络膜高反射性增厚，眼球后面扁平，后巩膜和巩膜上组织增厚和水肿。

（五）治疗

（1）糖皮质激素：对于前葡萄膜炎，滴用糖皮质激素滴眼液。对于后葡萄膜炎，需全身应用糖皮质激素。

（2）滴用睫状肌麻痹剂。

十、术后眼内炎

（一）概述

葡萄膜和视网膜的化脓性炎症，称为眼内炎。眼内炎是眼内十分严重的感染，容易导致失明，后果十分严重。内眼手术后 1 日至数日内发生的眼内炎为急性感染。最常见的感染源为表皮葡萄球菌、金黄色葡萄球菌、链球菌，少见的有革兰阴性菌（假单胞菌、变形杆菌、流感嗜血杆菌、克雷伯菌属、埃希菌属、类杆菌属、肠杆菌属）和厌氧菌。如在术后 1 周至 1 个月甚至更长时间发生的眼内炎为迟发感染，常见的病原体有真菌、痤疮丙酸菌属等。

（二）临床表现

1. 急性感染

（1）突然发生的视力进行性下降。

（2）眼红、眼痛加重，有脓性分泌物。

（3）比所施行的眼内手术预想的眼内炎症更重，眼睑水肿，结膜水肿，角膜水肿，前房内重度闪辉和大量细胞，可有前房积脓，玻璃体内也有大量细胞，眼底红光反射消失。

2. 迟发感染

（1）缓慢视力下降，眼红和眼痛加重。

（2）前房和玻璃体内炎症，可有前房积脓，虹膜前表面和瞳孔缘有渗出的团块，玻璃体脓肿。

（3）角膜浸润和水肿。

（三）诊断

（1）根据内眼手术后视力下降，眼内炎症加重，可以诊断。

（2）血常规检查可了解外周血白细胞是否增加，眼超声检查可显示玻璃体混浊，有助于证实诊断。

（四）鉴别诊断

1. 内源性细菌性眼内炎　急性全身感染性疾病患者（如败血症患者）、免疫功能障碍者视力突然下降，前房和玻璃体内有炎症表现。但无内眼手术史或眼球穿通伤史。

2. Vogt－小柳原田病　是累及全身多系统的炎症性疾病，表现为双侧肉芽肿型全葡萄膜炎，可有渗出性视网膜脱离，眼底出现晚霞状改变。常有头痛、耳鸣、听力下降、脱发、毛发变白和脑脊液淋巴细胞增多。

3. Behcet 病　为双侧非肉芽肿型葡萄膜视网膜炎，常伴有复发性口腔溃疡、多形性皮肤损害、生殖器溃疡等。

4. 急性视网膜坏死综合征　是一种以视网膜坏死、视网膜动脉炎、玻璃体混浊和后期视网膜脱离为特征的疾病，可发生于任何年龄，多单眼受累。它可能是由疱疹病毒感染所引起的。

（五）治疗

1. 急性感染

（1）抗生素治疗

1）在行房水和玻璃体细菌涂片及培养的同时行玻璃体内注药，若是 G^- 菌，首选头孢他啶；若是 G^+ 菌，首选万古霉素；若是真菌，选择两性霉素 B。玻璃体腔注药剂量：万古霉素：1.0mg；头孢他啶：2.0mg；两性霉素 B：0.005～0.01mg，通常注入体积为 0.1ml。

2）结膜下注射抗生素：阿米卡星 10mg，万古霉素 25mg，头孢他啶 200mg。

3）眼部滴用抗生素滴眼液：如左氧氟沙星、妥布霉素等，每半小时或 1h 1 次。

4）全身应用抗生素。

（2）滴用睫状肌麻痹剂：如 1% 阿托品滴眼液。

（3）如果视力下降至光感，应立即行睫状体平部的玻璃体切除术，并联合注入抗生素和糖皮质激素。

2. 慢性感染

（1）早期治疗同急性术后眼内炎。

（2）如果在术后 6 周内，视力为光感或更差，应行睫状体平坦部玻璃体切除术。超过 6 周后疗效不确定。

（3）如果怀疑真菌感染，玻璃体切除术的同时玻璃体腔内注射两性霉素 B 5～10μg，然后局部和全身应用抗真菌药物，如 5% 纳他霉素（natamycin）滴眼液每小时 1 次。两性霉素 B 静脉滴注从少剂量开始，一般按 1、3、5、10mg 递增，逐渐增加剂量到 0.7mg/（kg·d）。开始剂量增加要慢，患者反应不明显时可适当加快增量速度。咪康唑 10mg/ml，结膜下注射。

（4）去除晶状体和囊膜残留物对于诊断和治疗痤疮丙酸菌是必需的，这种细菌对于玻璃体腔内注射克林霉素和万古霉素敏感。

（5）如果是表皮葡萄球菌的感染，单用万古霉素眼内注射可能就足以控制感染。

十一、内源性细菌性眼内炎

（一）概述

本病是指起自体内其他部位的化脓性病灶，如败血症、化脓性骨髓炎、脓疱疮、蜂窝织炎、产褥热和一些急性传染病，使毒性极强的细菌进入眼内血管，引起眼内组织，特别是葡萄膜和视网膜的化脓性炎症。常见的致病菌为链球菌、脑膜炎奈瑟菌、白色葡萄球菌、金黄色葡萄球菌、流感嗜血杆菌、蜡样芽孢杆菌等。由于眼球对感染的自然抵抗力差，眼内结构易受细菌所致的炎症损害，可导致患眼失明。

（二）临床表现

（1）起病急骤，患眼剧痛、畏光、流泪。

（2）眼睑、结膜水肿和充血，角膜水肿混浊，前房积脓。

（3）玻璃体混浊，眼内呈黄色反光。

（三）诊断

（1）根据临床表现，可以诊断。

（2）前房水或玻璃体等眼内液的细菌涂片和细菌培养，可确定诊断，并可确定病原体。

（四）鉴别诊断

1. 术后眼内炎　有内眼手术史。

2. 内源性真菌性眼内炎　玻璃体内可见绒状白色混浊，真菌涂片或培养阳性。

3. 眼弓形体病　是由弓形体感染引起的局灶性、坏死性视网膜脉络膜炎。通过人胎盘使胎儿感染引起先天性弓形体病。通过消化道、破损的皮肤黏膜、日常密切接触感染动物，以及输血或器官移植感染引起后天获得性弓形体病。患者有食生肉和与猫接触史。

4. 结节病　是一种累及多系统的非干酪样坏死性肉芽肿的疾病，可有前葡萄膜炎和后葡萄膜炎的表现，玻璃体内雪球样改变，沿视网膜静脉有蜡滴状病损，视网膜静脉旁常有白鞘，可导致周边小范围静脉阻塞，黄斑部出现囊样水肿。

（五）治疗

（1）积极治疗原发病，必要时请相关科室会诊，协助治疗原发病。

（2）眼局部治疗参见“术后眼内炎”的治疗。

十二、晶状体过敏性眼内炎

（一）概述

本病是对暴露的晶状体蛋白抗原的自身免疫反应，通常发生于一眼晶状体手术、外伤或囊膜破裂后1日至数周。但有时可诱发另侧白内障眼或健眼的炎症反应。正常情况下晶状体蛋白被完整的囊膜包裹，是一种隐蔽性抗原。一旦囊膜破裂，皮质溢出，与相应的免疫活性细胞接触，产生抗体或致敏淋巴细胞，引起免疫反应。如果所引起的炎症反应较轻，则为晶状体过敏性葡萄膜炎。如果引起的炎症较重，使整个眼内组织产生炎症，就称为晶状体过敏性眼内炎。

（二）临床表现

（1）患眼疼痛、畏光、眼红、视力下降。

（2）产生严重的前房反应，前房内较多的细胞和闪辉，可有前房积脓，羊脂状角膜后沉着物。前房内可见晶状体皮质的碎片。

（3）眼睑水肿、结膜水肿、虹膜后粘连。

（4）眼压升高。

（5）视网膜表面散在的黄白色沉着物及视网膜血管炎、视神经炎等。

（三）诊断

（1）根据成熟期或过熟期白内障或行白内障手术、外伤后发生眼内炎，则可以诊断。

（2）晶状体蛋白皮肤过敏试验及血清中抗晶状体蛋白抗体效价测定，可有助于诊断。

（四）鉴别诊断

1. 术后眼内炎　内眼手术后细菌或真菌感染所致的眼内炎。

2. 内源性细菌性眼内炎　是由体内其他部位的化脓性病灶引起的化脓性炎症。前房水和玻璃体的细菌涂片和细菌培养阳性。

（五）治疗

（1）眼部滴用糖皮质激素滴眼液，如1%醋酸泼尼松龙滴眼液，每1～2h 1次。

（2）球结膜下注射糖皮质激素，如地塞米松2～3mg。

（3）如果眼压升高，应用降眼压药物治疗。

（4）对于病情严重者，应全身应用糖皮质激素，如口服泼尼松1～1.2mg/（kg·d）。

（5）及时取出残留的晶状体皮质。

（孙亦文）

第二节　睫状体脉络膜脱离

除巩膜突、后极部和涡静脉外，葡萄膜和巩膜疏松相连，因此两者容易分离。睫状体和前部脉络膜的静脉较为丰富，而且粗大，只有一层内皮细胞，液体容易渗漏，因此容易发生睫状体脉络膜脱离

(cilio－choroidal detachment)。

脱离形态有三种，即环形、分叶状和扁平形。早期的脱离用三面镜检查才能发现，在锯齿缘附近有一个模糊的水肿带与角膜缘呈同心性排列的波状皱纹区域。脱离明显时表面无皱纹，呈暗褐色或灰棕色隆起。根据脱离的范围其形态各有不同。脉络膜前部和睫状体带的脱离，呈几个局限性隆起或呈环形围绕周边部；如果波及后极部则呈一个或几个半球形，在两个球形隆起之间，由于涡静脉附着于巩膜，呈一深谷，形成所谓分叶状脱离。脉络膜脱离多见于眼球的颞侧和鼻侧；严重者仅保留后极中心部。偶尔发生平脱离，表面有波纹，无论何种脱离，当它吸收时往往出现视网膜皱褶。如果在 8～14d 内脱离消失，眼底不发生其他改变；如果脱离时间长，则在病变区出现颗粒状和条状色素紊乱。

患者多无自觉症状，有时出现视野和屈光改变，当脱离波及黄斑时即发生视力障碍。本病应当与视网膜脱离和脉络膜肿瘤鉴别，与前者区别较易，脉络膜脱离色暗，表面光滑，视网膜血管正常，而视网膜脱离呈波浪状起伏；但与脉络膜黑色素瘤的区别则比较困难，要参考病史、巩膜透照、超声波、CT 等检查。

一、特发性脉络膜脱离

本病是 von Graefe（1858）首先报告的，Schepens（1963）明确了本病特点是伴有非孔源性视网膜脱离，视网膜下液体随体位移动呈泡状隆起，称为葡萄膜渗漏（uveal effusion）。

（一）病因和发病机制

本病原因不明，关于其发病机制有多种学说，主要认为巩膜先天异常增厚。近年来发现巩膜增厚主要是氨基多糖异常沉着，它具有高度吸水性，致使巩膜膨胀，压迫涡静脉，导致脉络膜循环障碍，引起葡萄膜水肿渗漏。因此认为本病可能是眼部黏多糖蓄积病的一种。真正小眼球巩膜异常增厚也易患本病。

（二）临床表现

患者多为中年男性，双眼先后发病，其间隔有数月或数年。疾病呈隐匿性进行性发展，出现进行性视力减退。常因上巩膜静脉压高而有上巩膜血管扩张。前节无明显炎症，偶有轻微房水闪光，玻璃体有轻度细胞浸润。临床分为 4 期。

1. 睫状体脉络膜脱离期　睫状体肿胀，引起调节障碍，视力疲劳，又因晶状体屈光度增加而出现近视症状。脉络膜脱离多位于赤道部和睫状突之间，有时呈分叶状，多数为典型环形脱离，呈棕色隆起。

2. 视网膜脱离期　周边部脉络膜长期脱离使脱离部位的玻璃膜和色素上皮受损，通透性增强，液体逐渐渗到视网膜下而引起脱离，为非孔源性脱离自下方开始向后进展；视网膜下液体多而清亮，使脱离的视网膜菲薄而透明，表面光滑无波纹，当患者改变体位时视网膜脱离的部位也随之移动，位于低位处；坐位时脱离在下方，严重者前方可达晶状体后囊，后方遮盖视盘，甚至视网膜全脱离。有时发生视盘水肿。

3. 视网膜脱离恢复期　病程数月至数年，有自然吸收倾向，视网膜自行复位。有时视网膜下液体长期潴留而浓缩形成白点状沉着物，并可出现视网膜色素紊乱，呈椒盐样眼底。

4. 晚期　如果病变反复发作，晚期发生视网膜变性，血管变细，脉络膜萎缩，视力丧失或因继发性青光眼而失明。

（三）诊断与鉴别诊断

1. 诊断　可根据临床表现，荧光眼底血管造影及超声波检查，不仅可了解周边部葡萄膜和视网膜脱离情况，并可证实有无眼球壁增厚；并可测量眼球前后径，确定有无眼球轴短的真性小眼球；脑脊检查可发现患者脑脊液蛋白升高。

2. 鉴别诊断

（1）大泡状视网膜脱离（bullous retinal detachment）：为多发性后极部浆液性视网膜色素上皮脱离，

伴无孔性视网膜脱离。又称为多发性后极部色素上皮病变（multifocal posterior pigment epitheliopathy, MPPE）。其前驱期常有反复性中心性浆液性视网膜脉络膜病变。突然发病，后极部出现1/2～1PD的圆形黄白色色素上皮脱离，以后发生无孔性视网膜脱离。很像葡萄膜渗漏。但后者无渗出斑，并常伴有周边部的脉络膜脱离，荧光造影以及中浆病史的有无可以区别。

（2）后巩膜炎：有的病例也可发生环状睫状体脉络膜脱离及渗出性视网膜脱离，视网膜下液体也随体位移动。但后巩膜炎患者多有眼痛、眼球运动痛，眼红；重者有复视，眼球运动障碍，甚至眼球突出。本病患者多有类风湿性关节炎，也可有前巩膜炎。

（3）Harada病：严重者伴有视网膜脱离，脱离部位不随体位改变而移动，而且前后节有明显炎症。皮质激素治疗有效。

（4）孔源性视网膜脱离并发脉络膜脱离：这是由于低眼压引起的睫状体脉络膜脱离，常伴有葡萄膜炎、眼痛、睫状充血，眼压极低。另外根据超声波检查要除外脉络膜黑色素瘤。

（四）治疗

本病对皮质激素和激光治疗以及一般视网膜脱离手术治疗多无效，少数缓解但易复发。Gass（1983）制作巩膜人工导出孔而使视网膜脱离复位。因而提出巩膜切除和巩膜切开手术（sclevectomy－sclerostomy）可获得良好效果。做的方法各有不同。一般局部麻醉，首先找出涡静脉，在四个象限，以赤道部前缘为中心或在角膜缘后7～12mm处做一5mm×7mm或5mm×5mm 1/2～1/3厚度的巩膜板层切除，在切除床中心做2mm切开或做丁字型切开。Ward（1988）仅做较大的8mm×10mm的巩膜板层切除，不做巩膜切开也取得同样效果。术前首先明确诊断，无外伤、手术或低眼压。如果患者视力良好，黄斑区无脱离，可继续观察，如果视力进行性下降，确定为本病则可考虑这种巩膜板层切除术。

二、手术后睫状体脉络膜脱离

睫状体脉络膜脱离多见于内眼手术如白内障、青光眼、视网膜脱离和角膜移植术后。多于术后当时或者1～4d后发生。术后数周发生者极少。脱离的原因是由于眼球切开后，眼压下降，血管扩张。液体漏出到脉络膜睫状体上腔；或因手术时前房角受损，使房水进入睫状体和脉络膜上腔。青光眼滤过手术后尤易发生。这是由于术后滤过太强，长期低眼压所致。临床表现为术后前房变浅或消失、低眼压以及脉络膜脱离。如果术眼前房浅或消失、眼压高者应注意术后恶性青光眼。

本眼病一般无需特殊治疗，包扎卧床可自愈。术后低眼压，前房浅者，则应检查手术切口，如有漏水现象，应及早修复；如伤口完好则应充分散瞳，应用皮质激素、高渗药物和乙酰唑胺等。经上述处理脱离仍不复位并有前房消失时，可考虑平坦部位作巩膜切开、放液，前房内注入空气，使前房形成，促使脱离的葡萄膜复位。

三、继发性脉络膜脱离

1. 炎症性渗出性脉络膜脱离

（1）后巩膜炎：常见的症状有眼痛、视力减退、眼充血，常伴有前巩膜炎。眼底在巩膜肿张区可见境界清楚的脉络膜隆起。

（2）葡萄膜炎：中间葡萄膜炎、交感性眼炎和VKH的严重病例由于炎症渗出可引起视网膜或脉络膜脱离。

2. 外伤性　眼球挫伤、直接或间接的头部或眼眶外伤，使葡萄膜血管急性充血而引起液体渗漏；外伤后的持续性低眼压也引起脉络膜脱离。

3. 伴有孔源性视网膜脱离的睫状体脉络膜脱离　本病原因可能是玻璃体经视网膜裂孔到视网膜下，刺激脉络膜使其血管扩张，通透性增强，以致睫状体脉络膜水肿，造成房水产生减少，眼压下降，而使脉络膜上腔有液体潴留，而发生睫状体脉络膜脱离。临床表现为突然发病，眼痛、睫状充血、房水闪光强阳性有浮游细胞但KP可见。按葡萄膜炎治疗消炎，早期手术封闭视网膜裂孔。一般可做巩膜板层或巩膜外垫压术，如果脉络膜脱离较高可先放出脉络膜上腔液体、再行电凝术。

4. 全身血管性疾病　如肾炎、高血压、结节性动脉炎以及影响眼静脉回流，涡静脉回流受阻者可引起脉络膜脱离。应针对病因治疗。

（孙亦文）

第三节　葡萄膜囊肿和肿瘤

一、虹膜囊肿

（一）概述

虹膜囊肿是少见的单眼病变，可分为原发性和继发性两类。原发性虹膜囊肿可发生于虹膜色素上皮层或基质层。继发性虹膜囊肿可因内眼手术、眼外伤、长期滴用缩瞳剂后、炎症渗出和寄生虫感染等原因所引起。

（二）临床表现

1. 原发性　一般为静止，无症状。发生于色素上皮的虹膜囊肿为深棕色、圆形或椭圆形囊样小体，透照试验阳性。它可位于瞳孔缘、虹膜中周部或虹膜周边部。发生于基质层的虹膜囊肿见于儿童，囊肿的前壁清晰，包含液体。

2. 继发性　发生于手术后和外伤后的虹膜囊肿包含液体，囊肿前壁清楚。囊肿常增大，可导致前葡萄膜炎和继发性青光眼。

3. 炎症渗出性和寄生虫性虹膜囊肿　可伴有前房炎症反应。

4. 囊肿膨出　如果囊肿向后房膨出，则经瞳孔区可见到虹膜后方黑色隆起团块。

（三）诊断

（1）根据虹膜改变的形态，可以诊断。

（2）超声及 UBM 扫描，有助于确诊。

（四）鉴别诊断

虹膜黑色素瘤：超声检查有助于鉴别诊断。

（五）治疗

（1）对于无症状或较小的虹膜囊肿，应密切观察。

（2）对于炎症渗出性虹膜囊肿，可给予糖皮质激素治疗。

（3）采用激光光凝治疗。

（4）手术治疗：尽可能彻底切除，以免复发。

二、脉络膜血管瘤

（一）概述

脉络膜血管瘤即是 Sturge - weber 综合征的眼底表现，是母斑病中的一种。它是在先天血管发育不良的基础上发展起来的一种良性肿瘤。可孤立地出现于眼底后极部，或弥漫地侵入大部分脉络膜。

（二）临床表现

1. 症状　眼前有黑影、视力减退、视物变小变形。随着病程进展，视力与视野不断恶化，最终失明。

2. 眼底所见

（1）多位于眼底后极部，邻近视神经盘或黄斑区，为杏黄色或橘红色、圆形或近似球形的隆起，表面可有色素沉着。

（2）后照法透红光：大多伴有不同程度的浆液性视网膜脱离。

（3）视网膜呈微囊样变性：视网膜血管细窄。甚至发生视网膜和视神经萎缩。

3. 荧光素眼底血管造影　视网膜动脉充盈前期出现似脉络膜血管形态的强荧光，渗漏迅速，融合扩大，出现浓密的强荧光，其间有更高的荧光亮点，持续至晚期不退。肿瘤表面及边缘处色素的增生，遮挡荧光或为低荧光纹或斑点，有时可见视网膜毛细血管扩张。

4. 超声检查　A 超表现为内反射强，波峰与波峰的间隔和高度相似，波谷与波谷的间隔和高度也相似，排列均匀。B 超显示扁平隆起的病灶，常伴有浆液性视网膜脱离。

5. 视野　由于肿瘤压迫血管，可出现视神经缺血的视野改变。长期视网膜下积液，亦导致视野相应缩窄。

（三）诊断

（1）根据眼底所见，可以诊断。

（2）荧光素眼底血管造影、超声扫描有助于诊断。

（四）鉴别诊断

1. 无色素性脉络膜黑色素瘤　甚少见，眼底表现为黄色隆起，边缘更为清楚。超声检查显示为实性低回声。荧光素眼底血管造影显示早期无荧光，动静脉期呈斑驳状荧光，并持续至晚期。

2. 脉络膜黑色素瘤　眼底表现为灰色或灰棕色肿物，后照法检查不透红光。荧光素眼底血管造影早期呈边界清楚的暗区，肿瘤表面血管呈迂曲不规则状，其背景仍为弱荧光，动静脉期肿瘤呈斑驳状强荧光，外围一圈强荧光。脉络膜血管瘤动脉早期开始即呈现布满浓密多叶状的高荧光斑，且持续至晚期不退。

3. 脉络膜转移癌　眼底表现为灰白或黄色、圆形或卵圆形隆起的肿物。荧光素眼底血管造影早期荧光不易被发现，有弱荧光的暗区。晚期出现斑驳状荧光，不如脉络膜血管瘤的荧光那样迅速、密集而满布全肿瘤。

4. 湿性年龄相关性黄斑变性　渗出与机化均可为隆起的病变，呈黄灰色。荧光素眼底血管造影可出现浆液性和（或）出血性视网膜神经上皮和（或）色素上皮脱离。有视网膜下新生血管膜者，可出现车轮状或花边状血管荧光。荧光素渗漏可将整个病变区着染。

5. 脉络膜骨瘤　病变较扁平，表面不平有棕褐色色素沉着，有时有出血，其边缘有伪足状表现。

6. 中心性浆液性脉络膜视网膜病变　脉络膜血管瘤位于黄斑区者，在早期时应与本病相鉴别。本病用眼底后照法及荧光素眼底血管造影均无脉络膜血管瘤的表现。荧光素眼底血管造影的表现完全不同。

（五）治疗

1. 激光光凝　采用氩激光或氪激光光凝，操作方便，定位准确，可直接封闭瘤体表面来自脉络膜的血管，使其不再渗漏。术后脱离的神经上皮与色素上皮粘连，促进黄斑部视网膜脱离复位。

2. 经瞳孔温热疗法　采用 810nm 红外激光大光斑 2mm 或 3mm，以 60 秒或更长时间照射，促使瘤体表面血管萎缩。可反复治疗，方便易行。

三、脉络膜痣

（一）概述

脉络膜痣常为先天性改变，由来自神经嵴的含不同色素不典型而又良性的黑色素细胞（痣细胞）组成。多数脉络膜痣局限于脉络膜毛细血管层以外的脉络膜组织内，但也累及脉络膜毛细血管层。

（二）临床表现

（1）好发于眼底后极部或赤道部：大小变异很大，直径为 0.5～10mm。可为单眼单个或多个，也可双眼同时发生。

（2）非黄斑区的脉络膜痣无主观症状：黄斑区附近的脉络膜痣可有渗出性视网膜神经上皮脱离，

引起视物模糊、小视症和视物变形等症状。

（3）眼底表现

1）为扁平圆形、石灰色、微隆起、表面光滑、边缘清楚但不太规则的病变。

2）肿物所含色素量不等，颜色深浅不一。有的痣部分有色素，部分无色素。偶有无色素的痣。

3）病变表面可有橙色的色素斑、玻璃膜疣。病变位于黄斑部时常有渗出性视网膜脱离。有时在痣的周围有一圈黄色或不规则的光晕，称为晕轮痣。

（4）荧光素眼底血管造影

1）根据痣内色素多寡、位于脉络膜组织的深浅、视网膜色素上皮改变情况，有不同的荧光表现。痣内色素少荧光就强，反之则呈弱荧光。

2）脉络膜痣位于脉络膜深层时，荧光素血管造影相对正常。如脉络膜痣较厚并侵占或替代脉络膜毛细血管时，则显示低荧光。

3）大而厚的脉络膜痣可使其表面视网膜色素上皮有改变，而呈斑驳状荧光，脉络膜背景荧光增强。

（5）视野检查有与脉络膜痣相对应的视野缺损。

（三）诊断

（1）根据病变的位置、大小、形态特征，及定期观察多年大小不变，可以诊断。

（2）荧光素眼底血管造影和超声扫描有助于诊断。

（四）鉴别诊断

1. 脉络膜黑色素瘤　如肿物直径 >5mm，高度≥2mm。应高度怀疑脉络膜黑色素瘤。

2. 视网膜色素上皮细胞增生　有外伤或炎症史，病损处呈黑色，边缘清楚，常并发胶质增生。

3. 先天性视网膜色素上皮肥大　呈圆形或扇贝形的病损。并发脱色素的晕轮边缘。

4. 视网膜下出血　位于视网膜下时呈暗红色，如位于视网膜色素上皮下时呈暗黑色。出血随时间延长而吸收，逐渐出现纤维组织增生及色素上皮的改变。

（五）治疗

无需治疗。

四、脉络膜黑色素瘤

（一）概述

脉络膜黑色素瘤是成人常见的眼内恶性肿瘤，在我国仅次于视网膜母细胞瘤，为第二位眼内恶性肿瘤。根据其在眼底的生长形态，可分为结节型和弥漫型。

（二）临床表现

（1）肿瘤位于黄斑区时，早期会有视物变形、小视或大视、色觉改变、相对性或绝对性视野缺损等表现。

（2）肿瘤位于眼底周边部时可无自觉症状。

（3）晚期可有眼压高、眼红、眼胀、头痛，甚至恶心、呕吐、眼痛及眼球突出等表现。

（4）眼底所见

1）结节型：多见，为高低不平的局限隆起，表面有黄白色玻璃膜疣及棕色色素颗粒。肿瘤生长顶端突破玻璃膜后，迅速向视网膜下增大，形成蘑菇状形态。视网膜呈现无孔性波浪状实体性脱离。

2）晚期因肿瘤高度坏死，瘤体血管或瘤体表面视网膜血管破裂而致玻璃体内大量出血。瘤细胞种植到虹膜和前房角，可发生继发性青光眼。虹膜有新生血管形成，导致新生血管性青光眼。有时并发眼内炎、全眼球炎和并发性白内障。

3）临床上结节型脉络膜黑色素瘤小于 7mm×7mm×2mm 者为较小的肿瘤，大于（7～10）mm×

（10～15）mm×（3～5）mm 者为中等大小的肿瘤，大于 15mm×15mm×3mm 者为大肿瘤。

4）弥漫型：少见，沿脉络膜平面发展，使脉络膜普遍增厚。眼底表现类似转移性脉络膜肿瘤，或为橘红色、稍发暗的广泛的浆液性视网膜脱离。

（5）荧光素眼底血管造影

1）造影早期，肿瘤部位为无荧光背景上出现斑驳状荧光。如果肿瘤表面视网膜有破坏，则出现迂曲回旋的异常血管形态，荧光素迅即渗漏，融合成片。

2）动静脉期，一些肿瘤血管与视网膜血管同时显示荧光，呈双循环现象。随荧光造影时间延长，出现更强的荧光点。在肿瘤边缘可见视网膜血管扩张。肿瘤全部呈现高、低荧光混杂的斑驳状态。

3）造影晚期，肿瘤部位表现为较弥漫性荧光，其外围有高荧光晕或弧。

（6）视野检查：有与肿瘤部位相对应的视野缺损。

（7）超声扫描：可显示：①蘑菇状或圆顶状。②低到中等的内反射。③内部结构较规则。④有血液循环。

（8）磁共振（MRI）：能较好地显示肿瘤与视网膜下的积液。T_1WI 显示肿瘤为中或高信号，T_2WI 像上显示肿瘤为低信号，视网膜下的积液为高信号。即使黑色素瘤很少，仅 1cm 厚度，MRI 便可显示。无色素性脉络膜黑色素瘤缺乏此特征。

（三）诊断

（1）根据症状和眼底改变，可以诊断。

（2）巩膜后透照检查、荧光素眼底血管造影、超声扫描、CT 和 MRI 检查，有助于确诊。

（四）鉴别诊断

1. 脉络膜痣　表现为圆形、扁平、石灰色、边界清楚的病变，表面光滑，隆起≤2mm，无渗出性视网膜脱离。荧光素眼底血管造影显示无荧光素渗漏。

2. 脉络膜血管瘤　为橘红色圆形隆起肿物，表面可有色素沉着，伴有浆液性视网膜脱离。后照法检查肿物透红光。荧光素眼底血管造影早期出现不规则的脉络膜血管形态，荧光素迅速渗漏并融合扩大，持续至晚期。

3. 脉络膜转移癌　表现为结节状、边界不整齐、灰黄或黄白色的浸润性肿物，渗出性视网膜脱离不显著。如患者有癌病史更可助诊断。

4. 湿性年龄相关性黄斑变性　黄斑区有浆液性和（或）出血性视网膜神经上皮盘状脱离。重者视网膜下血肿，病变处周围有出血、硬性渗出。荧光素眼底血管造影可见脉络膜新生血管膜，荧光素渗漏，出血处遮挡荧光。

5. 脉络膜出血　眼底检查时在后极部可见视网膜下有大片圆形或卵圆形、暗红色、稍隆起的出血。荧光素眼底血管造影显示与出血相似大小和形态的荧光遮挡区域。

（五）治疗

1. 定期观察　如果初诊患者的肿瘤较小或中等大小并生长缓慢，应每 3～4 个月定期随访。如无变化，每 6 个月复查一次。以后如病情无变化，可改为每 6 个月～1 年随访。

2. 光凝治疗　适应证为：①肿瘤高度＜5D，范围≤30°。②肿瘤表面无视网膜脱离。③肿瘤部位必须易被光凝包绕。④肿瘤不邻近视神经盘或在视网膜中央血管环内。⑤屈光间质清晰。⑥瞳孔能充分散大。⑦肿瘤表面没有大的视网膜血管经过。⑧能定期复查。

3. 放射治疗　行质子光束照射或氦离子放射，既可保持视力又不损伤患者的生存，也可用镥敷贴器、碘敷贴器及金敷贴器等治疗。

4. 局部切除　适应证：①经过观察，肿瘤确为生长活跃，肿瘤基底部尚未超过 4 个钟点的睫状突范围。②肿瘤确为逐渐长大，位于眼球后极而近赤道或赤道关，直径≤15mm。

5. 眼球摘除　适应证为：①就诊时肿瘤很大，且失明，放疗或局部切除手术均不可能施行。②已有视网膜全脱离或并发青光眼的患眼。③经过多次随访，证实小的或中等大的肿瘤继续长大，并侵及视神经实质。

6. 眶内容摘除术　适用于脉络膜黑色素瘤已向眼外伸展，或眼球摘除术后眶内有肿瘤复发，但尚无全身性黑色素瘤转移者。

五、脉络膜转移癌

（一）概述

脉络膜转移癌为其他部位的恶性肿瘤细胞经血运或淋巴系统转移到眼内组织。可为单眼或双眼先后发病。好发于中、老年患者。原发癌多为乳腺癌、肺癌，其次为消化道癌。

（二）临床表现

1. 症状　可无任何症状。80%的患者因肿瘤位于眼底后极部，可有视力减退并有闪光感、畏光及视物变形。少部分患者因癌肿压迫睫状神经，在早期就有眼痛及头痛。也有并发新生血管性青光眼的病例。

2. 眼底所见

（1）肿瘤呈奶黄色或灰黄色、鳞片状或圆形的扁平隆起。有时肿瘤在眼内为多结节状，生长较快。

（2）肿瘤上或旁可有黄白渗出或出血，有些肿瘤表现为圆顶状高度隆起，表面有色素上皮继发性的增生或游走。个别病例癌瘤穿破玻璃膜增长如蕈状。

（3）病程长者会发生继发性视网膜脱离，可局限于肿瘤附近黄斑区，或脱离广泛，视网膜下液体可随头位改变而移动，尤其肺癌转移时，还可有周边部脉络膜渗漏如葡萄膜渗漏综合征。

（4）如肿瘤向前至睫状区，上巩膜血管可被充盈迂曲，患眼疼痛。

（5）因肿瘤生长快，短期内眼底就有较大变化。

3. 荧光素眼底血管造影

（1）造影早期：瘤体表现为无脉络膜背景荧光的暗区，看不到任何血管形态。

（2）动静脉期：可见视网膜血管爬行其上，常伴有毛细血管扩张及血管瘤样改变。

（3）肿瘤区内逐渐出现斑点状荧光，常先出现于边缘部，有时可有轻度渗漏和融合，其间夹杂遮挡荧光斑片，使整个病变区成斑驳状。晚期仍然很强。

4. 视野　病变相应处视野缺损，如有视网膜脱离，视野缺损远较视网膜脱离范围为小。

5. 超声扫描　转移癌的内反射为中等到高度，内部结构不规则，少数表现为低反射。

（三）诊断

（1）根据视力减退、浮体漂动及闪光感，和眼底的特征性改变，可以诊断。

（2）荧光素眼底血管造影、超声扫描和视野检查有助于确诊。

（四）鉴别诊断

1. 脉络膜黑色素瘤　为棕色或黑灰色隆起的肿瘤，常呈蘑菇状或半球形生长。荧光素造影早期表现为无荧光，但随后出现一些异常粗大的血管形态，并有“双循环”现象。渗漏亦较转移癌明显。

2. 脉络膜血管瘤　中度隆起的圆形或椭圆形肿物，生长缓慢。荧光素眼底血管造影早期就显示瘤体本身血管形态，渗漏迅速出现浓密的强荧光点，并互相融合使病变区满布强荧光，晚期瘤体周围常见一低荧光环。

3. 脉络膜骨瘤　多发于眼底后极部，为黄白色扁平隆起，表面可有色素脱失或沉着，形状不规则，常有伪足样伸出，表面不平。荧光素造影早期显示透见荧光，晚期也呈斑驳状。CT 扫描显示病变区骨样密度。

4. 局限性脉络膜出血和出血性色素上皮脱离　眼底均表现为灰黑色近圆形隆起扁平，边缘划限。外围部常可发现红色或暗红色边。眼底荧光造影表现出与病变一致的荧光暗区，在造影过程中大小形态始终不变，视网膜血管爬行其上。

5. 中心性浆液性视网膜脉络膜病变　位于黄斑部的转移癌表面及附近可有黄白渗出或出血，易与中心性浆液性视网膜脉络膜病变混淆，荧光素眼底血管造影和超声检查均可鉴别。

（五）治疗

（1）尚未确诊眼内转移癌前，勿轻易使用糖皮质激素，避免癌细胞蔓延，恶化病情。

（2）极少数扁平生长不活跃的脉络膜转移癌，其表面有成堆的色素上皮，并没有视网膜脱离时，可以随诊观察。如果脉络膜转移癌呈弥漫发展，并有视网膜脱离者，应积极治疗原发癌，并每隔2～4个月定期复查眼底。

（3）对黄斑区受累者，放射治疗可使肿瘤变小，视网膜脱离消失，视力可有所提高。

（4）除患者因继发性青光眼，疼痛难忍外，不必摘除眼球。

六、脉络膜骨瘤

（一）概述

脉络膜骨瘤是一种骨性迷离瘤，好发于女性，双眼居多，可同时发生或间隔数年。患者一般无全身疾病或家族史。

（二）临床表现

1. 症状　视力下降，眼前出现旁中心暗点，或有复视、视物变形。可伴有同侧偏头痛，偶尔伴有恶心、喷射性呕吐等。

2. 眼底所见

（1）眼底后极部视神经盘黄斑区有黄白色、卵圆形或不规则如地图状或扇贝状的轻微隆起的肿物。多数脉络膜骨瘤邻近或绕视神经盘。

（2）病变周围呈橙红色，边界圆钝不整齐有如伪足状。肿瘤大小和隆起度不等，表面凹凸不平，有棕色素沉着，有时有出血。

（3）肿瘤表面可见由微小血管分支组成的血管丛。很多脉络膜骨瘤侵犯黄斑区，并可有新生血管膜出血、浆液性视网膜脱离。

3. 荧光素眼底血管造影　造影早期病变处为强荧光。造影过程中荧光逐渐加强。造影晚期呈斑驳状荧光染色。如有视网膜下新生血管，早期可有网状的荧光素渗漏，色素和出血会遮挡荧光。

4. 超声检查　显示超高的反射和极强的声影。

5. CT检查　眼底后极部有CT值增高与骨密度相同的病灶。

（三）诊断

（1）根据症状和眼底所见，可以诊断。

（2）荧光素眼底血管造影、超声检查和CT检查有助于确诊。

（四）鉴别诊断

1. 脉络膜血管瘤　眼底为杏黄色或橘黄色似球形隆起，后彻照透红光。荧光素眼底血管造影于动脉前期显示脉络膜血管形态的荧光，迅速荧光素渗漏，浓密的强荧光持续至晚期。B超检查显示脉络膜囊样高反射波。

2. 脉络膜转移癌　眼底为灰白色或黄色、圆形或卵圆形或散在的成片隆起的肿物，局限于脉络膜，不累及视网膜。荧光血管造影早期遮挡荧光，晚期有斑驳状强荧光。

3. 脉络膜黑色素瘤　眼底为一灰色或灰棕色肿物，后彻照检查不透红光。在荧光造影早期正常脉络膜荧光被肿物遮盖无荧光，动静脉期肿物呈斑驳状。B超检查显示低密度回声及脉络膜“挖空现象”。

（五）治疗

1. 激光光凝　可用不同波长封闭血管渗透点。

2. 经瞳孔温热疗法　促使肿瘤萎缩，即使病变侵犯黄斑区亦可采用。

（邹　倩）

第四节　葡萄膜退行性改变

一、虹膜角膜内皮综合征

Harm（1903）首先描述一种涉及虹膜萎缩和青光眼的疾病，称为原发性进行性虹膜萎缩。以后Chandler（1956）报道一种虹膜萎缩伴有角膜营养不良，临床表现有角膜水肿和青光眼称为Chandler综合征。Cogan－Reese（1969）又报道单眼青光眼患者虹膜上有很多结节样虹膜痣，认为与Chandler综合征很相似。Schield（1979）认为以上三种类型是同一性质疾病。因为有的病例开始是Chandler综合征，以后发生虹膜萎缩孔，并发现原发性进行性虹膜萎缩也可有虹膜结节。Yanoff（1979）明确提出将三者总称为虹膜角膜内皮综合征（iridocorneal endothelial syndrome，ICE）。

（一）概述

1. 炎症或血管学说　现已证明本病虹膜血管有不同程度闭塞，但其改变的原因不明，可能是先天性，也可能是由某种因素所致。

2. Campbell膜学说　Campbell（1978）根据临床观察和组织病理提出原发性虹膜萎缩是由角膜内皮细胞异常开始的，产生一层由单层内皮细胞和后弹力膜样组织的膜。这种膜伸展越过前房角到虹膜表面。由于膜的牵引可引起虹膜周边前粘连和瞳孔向粘连处移位变形，以及引起虹膜萎缩、虹膜孔形成。另外可能继发于虹膜缺血而引起溶解性孔（melting holes）。由于膜影响角膜内皮功能而引起角膜水肿；由于虹膜前粘连及膜的阻塞房角而引起青光眼。

（二）临床表现

1. 原发性进行性虹膜萎缩　多为单侧，好发于青年或成年女性。病变在不知不觉中进展，无自觉症状，直到数年后眼压高才被发现。开始瞳孔有偏中心改变，随着病情的进展，逐渐向周边部移位，萎缩加重，进而色素上皮松解消失，发生虹膜穿孔，形成假性多瞳症。裂孔变大或相融合而形成巨大裂孔，虹膜大部消失。严重者仅遗留实质层条索；轻者组织疏松，颜色变浅。大多数病例都有前粘连。初起时呈细小锥形，基底逐渐变大，向角膜边缘部进展。瞳孔常向虹膜前粘连处移位，有时虹膜被牵引向前，离开晶状体，这种牵引更促进虹膜孔的形成。

2. Chandler综合征　角膜后壁有特殊的细小斑点状、滴状改变，常伴有角膜水肿，异常的内皮细胞覆盖在角膜后面、小梁网和虹膜表面。裂隙灯下呈弥漫的角膜内皮点彩样（stippling）改变或呈细小金箔样斑点。角膜内皮镜下内皮畸形、多形态，并有无内皮细胞的暗区，有轻度虹膜萎缩，仅限于虹膜实质表层弥漫萎缩，不形成孔；也可有虹膜前粘连，程度不等，从针尖大到较宽的前粘连；中等眼压升高。本病对探讨单眼青光眼原因很重要：对每个单眼青光眼患者都应详细检查角膜后壁。

3. 虹膜痣（Cogan－Reese综合征）　Cogan（1969）首先报告单眼青光眼患者虹膜上有较多的结节样突起，角膜内皮营养不良和角膜水肿，有不同程度的虹膜萎缩，有时也有虹膜前粘连，但虹膜很少穿孔有虹膜色素性小结节或弥漫性色素病变，初起时表现为少量细小淡黑色或黄色结节，以后结节逐渐变大为棕黑色或暗棕色有蒂的结节。眼压正常或稍高。

（三）诊断与鉴别诊断

1. 诊断　根据临床表现。

2. 鉴别诊断

（1）角膜内皮异常的鉴别疾病

1）Fuchs角膜内皮营养不良症：多为双眼，角膜内皮异常，但无虹膜萎缩和虹膜前粘连。

2）角膜后多形性营养不良症：角膜后壁可见成串的小泡，有时在后弹力膜可见赘生物，但本病为双侧性，有家族史。

（2）虹膜萎缩的鉴别疾病

1）先天性虹膜实质发育不良：自幼房角发育不良，有青光眼和虹膜异常，瞳孔括约肌色浅，多不进展。常染色体显性遗传。

2）Rieger 综合征：有广泛的周边前粘连，瞳孔移位和虹膜孔。全身表现为先天性缺齿，上颌发育不良。有家族史。

（3）虹膜结节和色素性改变的鉴别疾病

1）神经纤维瘤：虹膜常有大小不同的结节和色素沉着，为双侧性。

2）虹膜恶性色素瘤：病变较大并多发。

（四）治疗

主要针对角膜水肿和继发性青光眼治疗。如药物不能控制眼压，需进行手术治疗，以滤过性手术为主，对严重角膜水肿可考虑穿透性角膜移植术。

二、回旋形脉络膜萎缩

（一）概述

回旋形脉络膜萎缩（gyrate atropy of choroid）为脉络膜、视网膜进行性萎缩性疾病，有遗传性，1/3患者有双亲血族联姻，多为常染色体隐性遗传，常伴有脑、肌肉异常改变。Kakki（1974）认为本病与高鸟氨酸血症（hyperomithinaemia）有关。这是由于鸟氨酸酮转氨酶（orthine ketoacid transminase，OKT）的活性不足或缺乏所致。又有研究提出牛眼视网膜之鸟氨酸转化为脯氨酸主要是由于 OKT 的作用。可能导致脉络膜视网膜内脯氨酸缺乏而引起眼底改变。眼部改变是全身代谢障碍的一部分。

（二）临床表现

多见于 20 ~ 30 岁，男女均可患病，病程缓慢，常一家族中累及数人。早期有夜盲，视力逐渐减退，视野收缩，当病变累及黄斑时，视力极度低下，甚至仅剩光感。ERG 低于正常，最后消失，EOC 异常。眼底表现颇为特殊：开始在赤道部有萎缩，常呈不规则圆形、多角形、扇贝形和各种奇形改变，在病变之间眼底正常。病变区的脉络膜毛细血管和色素上皮完全消失，可见脉络膜大血管和视网膜色素紊乱。随着病程进展，萎缩区由周边向后极扩展，常形成一环形带，因而出现环形暗点，极周边的眼底正常。随后萎缩区又进一步向视盘及周边部扩大，仅黄斑因有致密的脉络膜毛细血管丛得以长时间保持正常，但最后也发生萎缩，全眼底呈黄白色，散布有小色素斑，周边部更致密，有时呈天鹅绒样棕色色素增生，视网膜血管变细，视盘色变浅，常伴有白内障。

（三）治疗

随着本病的生物化学的研究，对以往认为无法治疗的本病提出下列治疗方案：

1. 增加剩余酶的活力　应用高水平的辅助因子。这种物质在酶的降解方面是一种辅助因子也是对 OKT 的辅助因子，是食物 $VitB_6$ 的活动型。因此提出以 $VitB_6$ 治疗以增加残余酶的活力，可以减少血内鸟氨酸，每日 $VitB_6$300 ~ 700mg，1 周内血浆鸟氨酸水平下降45% ~50%。

2. 限制鸟氨酸的先驱物　主要限制精氨酸，因为精氨酸是来自蛋白因而应采取低蛋白饮食。但这种方法也不是没有危险的。

3. 调整缺乏的物质　血浆内鸟氨酸升高，血浆中赖氨酸、谷氨酸和肌酸要减少，因此需要补充肌酸、赖氨酸。OKT 活性下降，视网膜脉络膜内脯氨酸缺乏，更应补给脯氨酸，每日服用 2 ~ 3g。也可用赖氨酸每日 2.5 ~ 5g，以降低血浆内的鸟氨酸。

三、原发性脉络膜硬化

（一）概述

原发性脉络膜硬化是一种在脉络膜发生的弥漫性或局限性变性改变并伴有视网膜变性和色素性改

变，有家族史和不同的遗传形式，多见于老年人，但不常伴有全身性动脉硬化和脉络膜血管硬化，而是眼底如同大脉络膜血管的硬化表现，这是由于血管周围组织、毛细血管消失和 RPE 变薄的萎缩背景下脉络膜大血管明显暴露出来。有三种类型。

（二）临床表现

1. 弥漫性脉络膜硬化　是少见类型，常侵及全眼底。往往为常染色体显性遗传，也有隐性或性连锁遗传者。近年来生化研究结果表明本病为光感受器的某些遗传生物学改变，主要异常改变为环磷酸腺苷（cAMP）浓度升高，光感受器间维生素 A 结合黏蛋白（IRBP）减少。本病发病较晚，一般中年期起病，但也有发生于青年者，到 40 岁时形成广泛脉络膜视网膜萎缩。有进行性视力减退、夜盲及视野收缩，可发生环形暗点，常呈管状。病种进展缓慢，最后视力可仅为手动。眼底早期有水肿和色素以及小的奶油状色素斑，随着年龄的增长，病变由视盘或黄斑附近开始，以后逐渐扩展，到 60 岁全眼底被侵犯，呈弥漫性萎缩豹斑状，后极部更明显。由于视网膜色素上皮萎缩，脉络膜毛细血管消失，透露出硬化的脉络膜大血管，其中有些已闭锁呈白色索条状；有的在灰白色血管中尚有细窄的血管柱，在血管明显硬化的脉络膜萎缩区往往露出白色巩膜。视盘呈蜡黄色，视网膜血管变细，眼底常伴有散在的色素斑。也可有色觉异常，ERG 低于正常，最后消失，EOC 明显异常，有不典型暗适应改变。

2. 视盘旁和中心性脉络膜硬化　多为常染色体隐性遗传。病变开始于视盘周围，相当于视盘附近的血管环的小分支受累，使视盘周围的脉络膜发生萎缩，病变区边界不清，病变扩展的程度不同，有时很广泛，可累及黄斑部和后极部；有时很轻微如同老年晕（halo senilis），暗适应受影响，但无完全性夜盲。

3. 中心性晕轮性脉络膜萎缩　本病仅限于黄斑部，多为双侧性，有家族史，最早可在 15 岁发病，黄斑部有渗出和水肿，到 20～30 岁眼底改变明显，50 岁以后黄斑部出现圆形、椭圆形，境界清楚 2～4PD 的局限性萎缩区，其中 RPE 和脉络膜毛细血管消失，仅有的脉络膜大血管也变细，偶有闭锁呈亮的白条状。荧光血管造影脉络膜大血管边缘部由于色素脱失表现为强荧光。视网膜血管正常。有绝对性中心暗点，周边视野正常，无夜盲。

（三）诊断与鉴别诊断

根据双眼对称性改变，有家族史以及眼底特殊性改变，多能做出诊断。病变广泛者如弥漫性萎缩应与视网膜色素变性和其他视网膜变性疾病区别；中心部的萎缩应与老年性黄斑变性和后极部炎症病变鉴别。本病无特殊疗法。

四、无脉络膜症

（一）概述

无脉络膜症（choroidermia）是遗传性进行性脉络膜视网膜变性，为一种中间性性连锁的遗传病。男性病变典型、严重且为进行性；女性病变轻且不进展，视力很少减退。疾病通过女性传递给后代，为一种进行性毯层脉络膜营养不良。

（二）临床表现

本病为双侧性。男性患者自觉症状明显，5～10 岁开始有夜盲，视力、视野逐渐有改变，晚期完全失明。眼底改变男性明显，多在儿童时期即出现周边部椒盐状视网膜色素上皮退行性改变，并有散在的色素斑点。病变进展，脉络膜血管及色素上皮萎缩，出现小区域的脉络膜大血管暴露。这种改变从周边部向后极部发展。随着年龄的增长脉络膜血管逐渐消失，一般在 50 岁之后几乎全部色素上皮被破坏，脉络膜萎缩，血管消失以至巩膜暴露，最后眼底为均匀一致的白色反光，仅在中央区有限界不清的淡棕红色或眼底周边有岛状淡红色区能残留一段时间。视网膜动脉变细，视神经盘晚期萎缩；玻璃体可发生液化，有点状、纤维状混浊或灰白胆固醇样结晶以及细小棕色素点。

女性携带者的眼底表现与男性患者年轻时的早期改变相似，眼底周边有椒盐状萎缩，也可见色素斑，但病变多不进展。男性患者有色盲，ERG、EOG 晚期都明显异常。女性视功能多为正常，偶尔有异常也比男性患者为轻。

（三）诊断与鉴别诊断

根据家族发病史、典型眼底改变以及电生理检查，可以做出诊断。应与视网膜色素变性相鉴别，特别是非典型病例与本病中期改变有相似之处，应当注意。另外应与严重的脉络膜硬化相区别。本病目前尚无特殊疗法。

（邹　倩）

第十章

晶状体病

第一节　先天性白内障

先天性白内障指影响视力的晶状体混浊出生时既已存在；或晶状体的混浊随年龄增长而加重，逐渐影响视力。先天性白内障的发病率约为4‰，约占新生盲的30%。

一、病因

各种原因造成的胎儿期晶状体纤维分化缺乏或晶状体发育异常。①遗传相关：染色体异常或突变，常与遗传代谢性疾病共存；②胚胎期晶状体发育异常：母亲期营养或代谢失调（维生素A缺乏、甲状旁腺功能障碍、钙质代谢异常）；妊娠早期病毒感染（风疹、麻疹、水痘、腮腺炎、巨大病毒等）；中毒、接受过量有害射线等。

风疹所致先天性白内障发病率较高。据统计如母体妊娠3个月时感染风疹病毒，其婴儿患先天性白内障的发病率是50%，而在妊娠两个月内感染风疹病毒，先天性白内障的发病率高达100%。目前，随着社会的发展，环境污染、电磁辐射、孕早期用药所引发的母婴疾病也日益引发人们的关注。

二、分类

先天性白内障因晶状体混浊与发育相关，形态具有特性。临床上分类主要依据两种思维方式（表10-1）：第一，依据晶状体的混浊是否进展性加重。第二，依据晶状体的混浊程度及部位。

表10-1　先天性白内障分类

	晶状体核	晶状体皮质	晶状体囊
板层白内障	+	+	+
极性白内障	-	-	+
全白内障	+	+	+ -
冠性白内障	-	+	-

虽然，先天性白内障晶状体的混浊程度及分布有一定的规律，但仍然具有不典型性。随着诊疗技术的发展，在临床上，医生更加关注晶状体混浊对患儿视力的影响，而并非诊断分类。因此，当先天性白内障的诊断确定后，首要问题是评估患儿的视功能，选择有利于视力正常发育的治疗手段，并尽早实施。

三、临床表现

1. 症状　先天性白内障多由患儿家长发现，主诉包括发现患儿眼斜视，瞳孔区发白，眼球不规则颤动，不能固视目标等。

因患儿幼小，不能自诉不适，对视力不好的表现形式各异，因此医生要注意听取家长的诉说，仔细询问相关病史，如出生时是否足月、足重，有否缺氧史，其他全身疾病史及相关家族史等。

2. 体征　先天性白内障常为双眼发病，有时为先天畸形的眼部表现，或伴有其他眼部发育异常，如先天性小眼球、小角膜、先天性虹膜和脉络膜缺损以及面部四肢畸形等影响视力的先天性白内障会出现感觉性眼球震颤、斜视及弱视。先天性白内障患儿晶状体混浊的形态具有一定的特征性，下面我们将临床常见、较有代表性的晶状体混浊，按其出现部位的不同分类描述。

（1）先天性中心性粉状白内障：晶状体胚胎核混浊呈灰白粉尘样，多为双眼对称性。

（2）板层白内障（又名绕核性或带状白内障 perinucleous or zonular cataract）：胎儿核至婴儿核混浊，多为双侧性，混浊多呈带状，绕核而行，可分几层呈同心性排列，层间隔以透明带，最外一层常有短弓形绕带骑在核的赤道部周围，被称作骑子（riders）。在高倍裂隙灯下可见这些带状混浊是由致密的混浊小点组成。一般愈靠近周边部愈致密，愈接近轴心部愈稀薄甚至于逐渐消失。这些混浊所在的部位和大小与胎生期发病的早晚和持续时间有关。即发病愈早愈偏向核心，持续愈久混浊愈浓厚。因此胎儿早期出现的混浊多在胎儿核附近，对视力可有一定的影响。有学者认为板层白内障与患儿先天营养不良，特别是与钙质缺乏有关。患儿常伴有佝偻病以及牙齿生长迟缓，指甲脆弱等上皮营养性发育不良体征。

疱疹病毒所致白内障的形式多样，可表现为完全性白内障，亦可表现为板层白内障，同时常常合并其他先天异常，如先天性小眼球、虹膜萎缩、视网膜色素性变性、青光眼以及智力低下、心血管异常和耳聋等。

（3）冠状白内障（coronary cataract）：多为双侧性，晶状体的中心区透明。混浊位于周边部皮质深层呈短棒状、哑铃状、圆形或椭圆形不等，呈整齐的放射状，形如花冠。

（4）蓝色点状白内障：带有蓝色的灰白混浊呈细小点状（间或见少许片状）散布在皮质深层（周边部多见）。

（5）珊瑚状白内障（coralliform cataract）：混浊位于晶状体前后极之间的中轴部及其附近。表现为以后极为中心向前方放射出许多杆状、管状混浊，且常伴有斑点状多彩的结晶。

（6）苔藓状白内障（dilacerated cataract）：晶状体成人核深层内细小、彩色反光的花边样混浊。有时并发冠状或点状白内障。

（7）缝性白内障（suture cataract）：晶状体前后沿 Y 字出现的各种形式的混浊，使 Y 字缝清晰显示。有时并发冠状或点状白内障。

（8）极性白内障

1）前极白内障（anterior polar cataract）：混浊居前囊下，多呈灰白色斑点。推测是在胚胎期晶状体泡未能全部干净地从表层外胚层脱下来的缘故。

前极性白内障应与金字塔形白内障（pyramidal cataract）相鉴别。金字塔形白内障是继发性白内障。由于角膜穿孔，晶状体前囊和角膜后壁发生一过性接触，导致晶状体上皮局限性增生形成一前囊下圆锥形混浊。随着晶状体的发育，这种混浊不断被新生的透明晶状体纤维覆盖，致使早期形成的金字塔样混浊病灶逐渐向晶状体深层移动，裂隙灯下可见金字塔形混浊与前囊间有透明皮质。

2）后极性白内障（posterior polar cataract）：位于晶状体后极偏鼻下方的圆形斑状混浊，周围常围绕有半环状灰色混浊环。

一般认为后极性白内障的发生与玻璃状体动脉残留或原始玻璃体残留有关。因为晶状体的圆形混浊相对应的玻璃体内，常有残存的玻璃体动脉。若有原始玻璃体残留，晶状体后极混浊范围较广泛，同时后极可能向玻璃体腔隆起。因后极白内障混浊所在位置邻近眼球内的屈光结点，对视网膜成像质量影响较大。

四、治疗

治疗先天性白内障，一定要结合患儿的视力发育尚未完成的特点，考虑选择安全、有效、远期疗效好的医疗干预方式。并要向患儿家长或监护人做详尽的说明、解释以求得他们的理解和合作、帮助。

（参考：新生儿出生后视觉反射逐渐建立，在注视发生后一个半月初步建立双眼共轭运动，2个月建立瞬目反射及注视反射，3个月可追随目标物，6个月建立集合反射，1岁建立时融合反射）。

首先，要明确先天性白内障的诊断，注意鉴别其他造成白瞳征的疾病，同时，全面的了解其他的伴随性发育障碍性疾病，以便医生制订最切合患儿的治疗方案。先天性白内障的治疗除考虑疾病外，还一定要针对患儿的个体情况，包括：

（1）患儿就诊时年龄。

（2）是否并发其他身心发育障碍。

（3）患儿的居住地医疗条件和随诊能力。

（4）患儿家长对治疗的支持能力（包括理解、配合程度）。

同时，接诊医生一定也要充分地评估自身医疗环境、医疗设备和技术所能提供的医疗干预质量。综合评估后，选择最有利手术/矫正视力方案，并同时提供长期追踪观察及视力训练的方案。

原则上，完全性先天性白内障和位于视轴上的白内障应在明确诊断后选择白内障摘除手术治疗。手术中尽量维持解剖结构的完整，并提供接近生理的屈光状态，如同期植入人工晶状体。

对需要白内障摘除的患儿，应尽早手术。不少文献报道眼震是白内障术后视力恢复好坏程度的标志。眼震出现以前术后视力恢复满意，出现眼震以后，术后视力一般难以恢复至正常甚至在0.1以下。单眼白内障弱视程度更严重。目前许多学者主张2个月以前做白内障手术，因为这个时期是注视反射发育的时期，延缓手术将导致眼震。

在治疗先天性白内障的同时，要考虑其伴随疾病对治疗效果的影响，如斜视、眼球震颤、屈光参差、弱视等。有些患儿的眼部伴随疾病在治疗白内障，恢复正常注视功能后，经过视力训练可以矫正；但也有些患儿需要摘除白内障外的其他手术治疗，如斜视矫正术、眼震矫正术。

随访是治疗先天性白内障的重要环节，随访时限应至少延续到患儿视力发育完成后。

（于　静）

第二节　后天性白内障

后天性白内障指生后全身或局部眼病、营养代谢异常、中毒变性及外伤等原因所致的晶状体混浊。其中最常见的是老年性白内障。

一、老年性白内障

老年性白内障（senile cataract）又称为年龄相关性白内障（age related cataract），是一种最多见的后天性原发性白内障。临床上，年龄相关性白内障诊断标准尚存在一些争论，至今仍无一完整准确的定义。当晶状体混浊导致视力下降，此时年龄相关性白内障的诊断才具有临床意义。在流行病学调查中，将晶状体混浊并且视力下降到0.7或以下作为诊断标准。

（一）病因及发病机制

老年性白内障是多因素疾病，其确切病因至今尚未完全清楚，与辐射损伤（如紫外线）、全身疾病（如糖尿病）、遗传因素、药物的应用（如糖皮质激素）以及晶状体的营养和代谢状况等有关。其中最具有普遍意义的环节，便是氧化损伤。许多实验都证明，晶状体的氧化损伤发生在晶状体混浊之前。晶状体上皮细胞是抗氧化损伤的活性中心，它通过两个途径发挥抗氧化作用。第一个途径是以还原型谷胱甘肽（GSH）、抗坏血酸和维生素E等抗氧化剂为代表的清除自由基机制，第二个抗氧化屏障是晶状体的抗氧化酶系统，主要是谷胱甘肽过氧化物酶（GSHpx-1）、过氧化氢酶（CAT）和超氧化物歧化酶（SOD）。各种理化因素均可通过不同途径导致晶状体自由基的聚积。自由基最先损害的靶目标是晶状体上皮细胞，其次是晶状体纤维。蛋白质和脂质过氧化，发生交联、变性，并聚积成大分子，引起晶状体混浊。

（二）分类

老年性白内障多见于50岁以上老年人，年龄愈大愈多见。偶见于40岁以前甚至于青年人名曰早老性或青年性白内障。但他们的临床表现并无多大差别，只是发病早晚不同。根据混浊部位的不同，临床上将老年性白内障分为3种类型，即皮质性、核性和囊膜下性白内障。事实上，各类型年龄相关性白内障之间无严格区分，仅仅是代表混浊以何部位为主导的实际情况。皮质性年龄相关性白内障最为常见，约占65% ~70%；其次为核性白内障，占25% ~35%；囊膜下性白内障相对比较少见，仅占5%。

（三）晶状体核硬度分级

在白内障发展过程中，定量监测其混浊变化规律，对揭示白内障病因及判断治疗效果均有重要意义。此外，对现代白内障手术而言，晶状体核硬度也是一个非常重要的概念。比如在超声乳化手术中，晶状体核越硬，需要破碎的超声能量越大，操作时间越长，发生相关手术并发症的可能性也愈大。对初学者来说，根据自己的技术水平，选择适当核硬度的白内障，以最大限度保证手术的安全性，是体现正确的学习曲线，由囊外白内障手术顺利过渡到超声乳化技术的重要保证。晶状体核硬度，主要是参照Emery及Little晶状体核硬度分级标准，根据裂隙灯检查结果，对其核颜色进行判断而进行分级（表10－2）。

表10－2　晶状体核硬度分级

分级	颜色	白内障类型举例	红光反射	乳化时间
Ⅰ（软核）	透明或灰白	皮质性或囊下混浊性	极明亮	极短
Ⅱ（软核）	灰或灰黄	后囊下混浊性	明亮	短
Ⅲ（中等硬度核）	黄或淡棕	未熟期皮质性白内障	略暗	中等
Ⅳ（硬核）	深黄或琥珀	核性白内障	差	长
Ⅴ（极硬核）	棕褐或黑	“迁延性”白内障	无	不适合

（四）临床表现

老年性白内障为双眼病，但两眼发病可有先后。患者自觉眼前有固定不动的黑影，呈渐进性、无痛性视力减退。视力障碍出现时间因混浊部位不同而异，可有单眼复视、多视和屈光改变等。

1. 皮质性白内障（cortical cataract）　特点是混浊自周边部浅层皮质开始，逐渐向中心部扩展，占据大部分皮质区。按其发展过程可分为四期：初发期、肿胀期、成熟期和过熟期。

（1）初发期（incipient stage）：最早期的改变是在靠周边部前后囊膜下皮质，出现辐轮状排列的透明水隙（water clefts）或水泡。水隙或水泡主要是由于晶状体上皮细胞泵转运系统失常导致液体在晶状体纤维间积聚所致。液体积聚可使晶状体纤维呈放射状或板层分离，晶状体形成典型的楔形（cuneiform）混浊，底边位于晶状体赤道部，尖端指向瞳孔区中央。散瞳检查在后照或直接弥散照射下，呈典型的辐轮状外观。这种辐轮状混浊，最初可位于皮质表浅部位，而后向深部扩展，各层次间可互相重叠掩映。此期混浊发展缓慢，晶状体大部分透明，一般不影响视力，可经数年才达下一期。

（2）肿胀期（intumescent stage）或称未熟期：晶状体纤维水肿和纤维间液体的不断增加，使晶状体发生膨胀，厚度增加，前房变浅。此时在有青光眼体质的患者，很容易诱发青光眼的急性发作。但并非所有皮质性白内障患者都要经历膨胀期发展过程，也不一定都会诱发青光眼发作。这一阶段患者主要症状为视力逐渐减退，有时伴有眩光感，偶有单眼复视。由于尚有一部分皮质是透明的，用斜照法检查时，光线透照侧的虹膜阴影透照在深层的混浊皮质上，在该侧瞳孔内出现新月形投影，称为虹膜新月影投照试验阳性，为此期特点。

（3）成熟期（mature stage）：晶状体纤维经历了水肿、变性等一系列病理过程，最终以晶状体纤维崩溃，失去正常形态为结局。组织学上，代表纤维基质变性的特征性改变，形成微小球状蛋白的所谓Morgagnian小体。这一阶段以晶状体全部混浊为其特点，此时虹膜新月影投照试验转为阴性，晶状体肿胀消退，前房深度恢复正常，眼底不能窥入。视力降至光感或手动，但光定位和色觉正常。

（4）过熟期（hypermature stage）：此期由于皮质大部分液化，使晶状体内容减少，前囊膜失去原有的张力而呈现松弛状态，前房加深，虹膜有震颤。有时可看到尚未液化的核心沉到囊袋下方，随眼球转动而晃动，称为 Morgagnian 白内障。在特殊情况下，因外伤或剧烈震动可使核心穿破囊膜而脱入前房或玻璃体腔，如伴有液化基质流失，患者会出现豁然开朗的“不治而愈”的结果。当囊膜变性或因外伤形成微细裂痕时，晶状体蛋白成分可溢入前房，诱发自身免疫反应，引起晶状体成分过敏性眼内炎（phacoanaphylactic endophthalmitis）。与一般性虹膜－睫状体炎不同，本病发病急骤，突然出现眼睑肿胀、角膜水肿；角膜后羊脂样后壁沉着物分布密集，广泛虹膜后粘连，甚至形成瞳孔膜闭。而组织碎片积聚于前房角，阻塞小梁网，则可产生继发性青光眼，即所谓晶状体溶解性青光眼（phacolytic glaucoma）。大多数情况下，药物治疗无效，手术摘除晶状体是唯一有效手段。

2. 核性白内障（nuclear cataract）　发病较早，一般 40 岁左右开始。最初，混浊出现在胚胎核，而后向外扩展，直到老年核。晶状体核的混浊开始呈灰黄色，以后逐渐加重而呈黄褐色、棕色或棕黑色，临床称棕色或黑色白内障。这一过程可持续数月、数年或更长。在临床上经常遇到患者主诉虽已到老花眼的年龄，却不需要戴“老花镜”即可近距离阅读。这是由于核性白内障患者随着晶状体核硬化，屈光指数逐渐增加，从而形成了近视“进行性增加”的特殊临床现象。如果核硬化仅仅局限于胚胎核，而成年核不受影响，其结果将会产生一种更为特殊的双屈光现象，即中心区为高度近视，而外周区为远视，结果产生单眼复视。

从手术角度出发，鉴别皮质性和核性白内障的意义在于，前者的晶状体核一般较小并且比较软，最适合于超声乳化白内障吸除术；而后者，在选择病例时，特别要考虑核硬度因素，这一点对初学者来说尤其重要。

3. 囊膜下性白内障（subcapsular cataract）　是指以囊膜下浅层皮质混浊为主要特点的白内障类型。混浊多位于后囊膜下，一般从视轴区开始，呈棕色微细颗粒状或浅杯形囊泡状盘状混浊，又称为盘状白内障。有时前囊膜下也可出现类似改变。由于病变距节点更近，因此即使病程早期，或病变范围很小很轻，也会引起严重视力障碍。临床上，常常发现视力同晶状体混浊程度不相符合的情况，仔细检查方可发现后囊膜下浅层皮质混浊是其主要原因。在皮质性白内障成熟期或过熟期，以晶状体全面陷入混浊为特点，其前囊膜下受累全然是一种并发现象，不应与此相混淆。

囊膜下性白内障，除后囊膜下浅层皮质受累外，其他部分的皮质和晶状体核均透明，因此属于软核性白内障类型。

（五）预防和治疗

白内障混浊的机制十分复杂，目前还不能有效地预防。减少白内障的危险因素，如预防辐射、预防和控制全身病、眼部和全身用药时考虑到诱发白内障的危险，可以减少白内障的发生。白内障的治疗尚无肯定的药物，仍以手术治疗为主。只有揭开晶状体混浊的奥秘，才能找出防止白内障发生和使混浊的晶状体恢复透明的方法。

二、外伤性白内障

机械性（眼球钝挫伤、穿通伤、球内异物）或非机械性（辐射性、电击性）损伤作用于晶状体，可使晶状体产生混浊性改变，称作外伤性白内障（traumatic cataract）。这一类白内障大多发生在青少年，由于伤情复杂，其形态学特点亦错综复杂。大多数病例可述及明显的外伤史，然而在婴幼儿，切不可忽视“否认外伤史”的外伤性白内障。辐射性白内障详见职业性眼病。

1. 挫伤所致白内障（contusive cataract）　当外力来自正前方，可将与瞳孔相对应的虹膜色素印记在晶状体前囊表面，谓之 Vossius 环。它是由虹膜脱落的色素颗粒组成，有时杂有少许红细胞。如果此时不伴有晶状体实质混浊，一般不影响视力。严重挫伤可致晶状体囊膜破裂，房水进入晶状体内而致混浊。有时钝挫伤后晶状体不一定立即出现混浊性变化，数月乃至数年后始形成典型的白内障改变，裂隙灯下并未观察到囊膜破裂。钝挫伤性白内障可单独发生，也可并发晶状体半脱位或全脱位。最早期改变是正对瞳孔区的后囊膜下混浊，进而形成类似于并发性白内障的星形外观或菊花状混浊。混浊可以长期保持稳定，也可缓慢向深部和广度扩展，最后发展成全白内障。在大多数情况下，钝挫伤性白内障可并发外伤性虹膜睫状体炎，瞳孔后粘连，在严重病例还可出现虹膜膨隆等继发性青光眼表现。

2. 眼球穿孔伤所致的白内障（penetrating cataract） 眼球穿通伤同时使晶状体囊膜破裂，晶状体皮质与房水接触，即发生晶状体混浊。如囊膜破裂较大，房水迅速引起晶状体纤维肿胀与混浊，乳糜样物质可很快充满前房，甚至从角膜创口挤出，阻塞房水流出通道，引起继发性青光眼。如囊膜破裂伤口很小，晶状体保持完整状态，仅出现局部混浊。介于以上两种情况之间，尚有一种自发性吸收的可能。即穿通伤后，从未经历皮质大量溢入前房的过程，但囊膜破损又不能通过修复而自愈，因而使晶状体皮质长期处于房水的“浸浴”之中，并持续地被吸收。当最终大部分皮质被吸收，则前后囊壁贴附，便形成所谓膜性白内障。

3. 晶状体铁锈、铜锈沉着症 眼球穿孔伤如并发眼球内异物，情况可能更为复杂。一方面是机械性急性损伤的直接后果；另一方面则是异物本身具有的理化特性对晶状体的慢性损伤。具有特殊意义的是易产生氧化反应的铜和铁在眼内的长期存留，产生所谓“晶状体铜锈沉着症”（chalcosis lentis）和“晶状体铁锈沉着症”（siderosislentis）。前者晶状体混浊形态多呈葵花样外观，铜绿色反光；后者作为整个眼组织变性的一部分，晶状体混浊呈黄色。

4. 电击性白内障（electric cataract） 触高压电或遭雷击，有时可以在双眼发生白内障，其形态与钝挫伤性白内障类似。多数病例混浊静止不发展，也有病例发展迅速，在数周甚至数天内晶状体全部混浊。

三、并发性白内障

并发性白内障是指眼内疾病引起的晶状体混浊。

（一）病因

由于晶状体附近的组织的炎症或退行性变产物的袭击，使晶状体营养或代谢发生障碍而导致混浊。常见于葡萄膜炎、视网膜色素变性、视网膜脱离、青光眼、眼内肿瘤、高度近视眼及低眼压，其中眼内炎症是并发性白内障最常见的病因。

（二）发病机制

角膜和虹膜的疾病以及青光眼均可造成并发性白内障。

角膜溃疡的毒性物质能损害晶状体，角膜溃疡穿孔后因角膜直接接触晶状体而使其损伤，或者渗出物在晶状体的前囊膜沉积而损伤晶状体。

虹膜睫状体炎的炎性白细胞沉积在晶状体囊膜可以影响囊膜的渗透性，从而诱发白内障。

此外虹膜异色性虹膜睫状体炎，多并发白内障，初期为点、线状混浊，后期则全部混浊。

最近研究葡萄膜炎引起并发性白内障是因为晶状体的渗透性改变，丢失钾，吸收钠和水分。

脉络膜视网膜炎、视网膜色素变性、陈旧性视网膜脱离并发的白内障都位于晶状体的后极部，这是因为眼内的有害物质容易穿通薄弱的晶状体后囊膜。

眼内肿瘤也能并发白内障，除了肿瘤的毒性作用外，当肿瘤直接接触晶状体后部及造成机械性损伤，从而发生晶状体混浊。

（三）临床表现

根据眼部原发病组织的位置，可以将并发性白内障分为两类：一类是由眼前段疾病如角膜、虹膜睫状体炎、青光眼等引起的白内障，多由晶状体前皮质及核开始混浊，急性虹膜睫状体炎可形成虹膜后粘连，长期慢性炎症过后可以在晶状体前皮质产生弥漫性混浊：另一类是由眼后段疾病如严重的脉络膜视网膜炎、视网膜色素变性、陈旧性视网膜脱离等引起者，先于晶状体后极部囊膜下皮质出现颗粒状灰黄色混浊，并有较多空泡形成，逐渐向晶状体核中心及周边部扩展，呈放射状，形成玫瑰花样混浊，继之向前皮质蔓延，逐渐晶状体全混浊。以后水分吸收，囊膜增厚，晶状体皱缩，并有钙化等变化。高度近视多并发核性白内障。

角膜溃疡和虹膜睫状体炎多导致局限性的晶状体混浊。发展成为全白内障的病程很慢。葡萄膜炎并发性白内障可由炎性及退行性变性产物侵袭所致，也可能与长期点用糖皮质激素有关，可分为两类。一种是由虹膜睫状体炎所致，炎症反复发作或转为慢性，造成房水成分改变，影响晶状体代谢，可引起白内障。晶状体混浊多位于囊下的中轴区域或中轴旁处。在中轴旁处者常位于虹膜后粘连处。根据虹膜睫状体炎的病情，混浊可以长期固定或逐渐发展。其进展方向多沿晶状体缝扩散，并向深处发展终至形成致密的白色珠母状全部晶状体混浊，其中也可能有钙化点或结晶。一种是由后葡萄膜炎所致，由后葡萄膜炎所致的所谓脉络膜性白内障，其发生可能由于炎性产物由晶状体后极侵入而造成。多起自后囊下，首先出现鲜艳的闪光点，呈现彩色的光泽，继而出现点状混浊，后皮质内也可出现多色光泽，并逐渐致密，可发展至团球状。其特点是囊膜肥厚有皱褶，或有钙化点，最后液化和皱缩。

Fuchs 虹膜异色性葡萄膜炎主要引起前葡萄膜炎，发病隐匿，活动性低，90% 可发生并发性白内障，是长期睫状体炎的后果。早期晶状体透明，发生较晚，始于后囊下，此种后囊下白内障与其他慢性葡萄膜炎所致的白内障在外观上并无不同，但其发展迅速，很快成熟。

小柳 - 原田病的葡萄膜炎特别是前葡萄膜炎往往反复发作，迁延不愈。易发生虹膜后粘连，引起瞳孔闭锁。并发性白内障是其常见并发症，其类型多为后囊下性白内障。

急性青光眼发作时，或在降眼压术后，在瞳孔区的晶状体囊膜下有白色圆点状或哑铃状混浊，称为青光眼斑。这是急性眼压升高导致的前囊下上皮局灶性坏死。这种混浊起初位于囊下，当新的纤维移行过来，这些混浊被推向晶状体深部皮质。青光眼斑的出现标志着患者曾经经历了急性眼压升高的过程。绝对期青光眼晚期可并发黄色或微带绿色的白内障，因此青光眼又有“绿内障”之称。

视网膜脱离、视网膜色素变性以及脉络膜视网膜炎等病均可引起白内障。眼后部疾病并发的白内障通常表现为后囊下皮质混浊。陈旧性视网膜脱离多见核性白内障。视网膜色素变性晚期在后极部的皮质内有星状混浊，虽然进展缓慢，但对视力的影响很明显。在裂隙灯下可见到后极部有点状或条纹状混浊，这些混浊还带有红、蓝、绿色影。以后混浊逐渐向皮质及核扩散，多形的混浊融合，同时出现空泡和白色的钙化点，晚期混浊逐渐形成玫瑰花样，成放射状，色彩消失。

永存原始玻璃体增生症（PHPV）的晶状体后囊下混浊与晶状体后异常的玻璃体血管分支形成有关。视网膜缺氧和前节坏死导致的白内障与晶状体营养供应异常有关。这将导致合成代谢减少，分解代谢增加，酸度和坏死也增加。

高度近视性白内障可能表现为不完全的后囊下混浊或核性混浊。

玻璃体切割联合硅油填充术后晶状体混浊难以避免，即使是短期填充。硅油眼内填充并发白内障的机制不十分明确，一般认为与硅油接触晶状体，妨碍其营养代谢有关，同时也与硅油注入眼均系复杂性视网膜脱离，多次手术损伤使血眼屏障破坏严重有关。

经过较长时间后，并发性白内障也能发展为完全性白内障。

（四）鉴别诊断

并发性白内障的治疗必须要结合原发病考虑，因此要对原有疾病做出正确的诊断。

对于并发性白内障的患者首先要仔细询问病史和治疗情况，必须仔细做裂隙灯检查并评估眼底情况，对于白内障严重，眼底无法窥视的患者，视觉诱发电位（VEP）和 B 型超声对于评估眼底和视神经的情况甚为重要。眼压测量也非常重要，低眼压预示早期眼球萎缩或视网膜脱离，高眼压则提示应除外眼内肿物或青光眼。对老年人应鉴别并发性白内障和老年性后囊下性白内障，后者多为棕黄色盘状混浊，盘的边缘不是很零乱，而且没有色彩的结晶，空泡比较少，常呈蜂窝状的外观，而前者在后极部的盘状混浊呈不均匀状，且边缘不整齐，常有色彩，空泡也多。外伤性白内障的患者多可询问出外伤史。

（五）治疗

治疗原发病。已影响工作和生活，如患眼光定位准确，红绿色觉正常，可行白内障手术。

角膜疾患并发白内障手术时，如果角膜混浊严重，影响操作和术后视功能，可以考虑角膜移植联合白内障摘除。

对于视力下降明显的葡萄膜炎并发性白内障，可考虑手术治疗。不同类型葡萄膜炎引起的白内障，对手术反应不同，应根据类型，在眼部炎症控制后，手术摘除白内障。手术时机的选择应考虑两个问题：一是虹膜睫状体炎的情况，一是眼压情况。一般来讲，活动期虹膜睫状体炎不宜手术，应采取有效措施加以很好控制。理想的情况是炎症完全消退3个月后再手术。如果炎症慢性而迁延，术前必须抗炎治疗，术后根据临床情况给予加强治疗。此外，如果患者同时并发青光眼，最好不要作三联手术，而是先作滤过手术，以后再行白内障手术，必要时在白内障手术时行玻璃体切除术。是否植入人工晶状体应慎重考虑；手术前后，局部或全身应用糖皮质激素的剂量要大些，时间长些。

玻璃体切割联合硅油充填术后白内障摘出的临床研究结果显示，实施超声乳化术比囊外摘除术更安全，硅油溢入前房的危险小。如果没有条件实施超声乳化术，则在囊外摘除术中尽量选择环形撕囊代替开罐式截囊法更为安全。

高度近视患者玻璃体液化，视网膜周边变性比例大，手术摘出晶状体后，玻璃体前移，对视网膜势必产生一定的牵拉。后房型人工晶状体的植入限制了玻璃体的前移，减小了视网膜脱离的危险，人工晶状体的植入还阻止了前列腺素向后扩散，减少由前列腺素导致的血－视网膜屏障的破坏，避免了黄斑囊样水肿的发生。虽然高度近视的患者植入的人工晶状体度数可以接近0度甚至是负度数，但是出于以上考虑，还是植入人工晶状体更为安全。

并发性白内障尤其是葡萄膜炎并发性白内障患者的术后炎症反应比较重，可见大量纤维素样成形渗出，并且持续时间较长。术后应全身及局部给予糖皮质激素治疗。除白内障术后的一般并发症以外，瞳孔区机化膜是这类患者术后晚期的常见并发症。该机化膜往往较致密，影响视力，需要处理。比较安全的方法是以YAG激光切开，以避免手术切膜激惹再次生成大量的成形渗出。此外，瞳孔区机化膜可引起继发性瞳孔阻滞性青光眼，因此术后必须密切观察眼压，及时处理高眼压情况。在除外眼底陈旧性病变的情况下，这类患者术眼眼前节炎症反应控制后，视力预后一般较好。

四、药物与中毒性白内障

晶状体的代谢依赖于眼球的健康程度，任何影响眼部氧和营养供应或产生毒性产物的药物或眼部疾病都会加速白内障的发病。许多药物和化学物质可以引起白内障。其中毒性物质有萘、二硝基酚、三硝基甲苯、铊、硒、芥子气、三乙烯亚胺三嗪以及一些金属如铜、铁、银、汞等经全身或局部进入眼内偶可出现白内障。可以诱发白内障的药物也有许多种，如皮质类固醇、缩瞳剂、氯丙嗪、别嘌醇、氯喹、胺碘酮。

1. 皮质类固醇　皮质类固醇与后囊下型晶状体混浊有关，发病机制不详，病变程度与应用皮质类固醇的剂量和用药时间有关，也与个体对皮质类固醇的敏感性有关。多途径给药都有报道可形成白内障，如全身用药，局部点眼，结膜下注射，喷鼻。例如，有报道眼睑皮炎局部应用皮质类固醇药引起白内障形成。用药剂量$<15mg/d$的比每天剂量$>15mg$的患者发生白内障的比例低。一项研究显示，角膜移植术后局部应用0.1%地塞米松平均每天2.4滴，10.5个月后50%患者出现白内障。

无论从组织病理还是从临床表现上看，由皮质类固醇形成的后囊下性白内障与老年性的晶状体后囊下混浊都不能区分。在一些儿童的皮质类固醇性白内障，停药后病变可逆。

2. 吩噻嗪　吩噻嗪是一类影响精神状态的药物，可以导致色素沉积在晶状体的前上皮细胞。此外，有些吩噻嗪类药物特别容易形成这种混浊，如氯丙嗪，硫利达嗪。吩噻嗪类药物产生的视力损害通常都不明显。

3. 缩瞳剂　抗胆碱酯酶药物可以导致白内障。据报道使用毛果芸香碱后55个月有20%的患者出现白内障，在使用phospholine iodide后有60%的患者出现白内障。通常，这种白内障首先表现为晶状体前囊、上皮细胞内或其后的微小空泡。这些空泡通过透照法最容易观察。白内障也可以发展为后皮质和核性的。长期应用或者频繁应用抗胆碱酯酶药物的患者更容易发生白内障。

虽然在局部应用抗胆碱酯酶药物的年长的患者更容易出现影响视力的白内障，但是在调节性内斜患儿使用乙膦硫胆碱后尚未见进展性白内障形成的报道。由缩瞳剂引起的白内障大多数不影响视力，停药后也可以逐渐消失。有时发现过晚，混浊偶可扩展到后部皮质，此时停止滴药虽混浊不易消失，但可停止发展。

4. 胺碘酮　胺碘酮是一种抗心律失常药，据报道可以形成前部晶状体星状轴性色素沉着。这种情况很少会影响视力。胺碘酮也会沉积在角膜上皮细胞，偶尔会导致视神经病变。

5. 碳酸酐酶抑制剂　长期口服治疗青光眼的碳酸酐酶抑制剂，也可以引起白内障。

6. 吸烟与饮酒　核性白内障与吸烟有关。吸烟一直是可以预防的危险因素之首。吸烟引起损害的精确机制还不清楚，可能是对晶状体的氧化损伤造成蛋白修饰，溶解性下降和细胞 DNA 损伤，最终导致蛋白变性，使晶状体透明性下降。酒精导致的白内障见于各种临床类型。

（于　静）

第三节　儿童白内障

由于感染及营养不良所致的失明显著减少，白内障已成为儿童致盲的主要原因，据报道，儿童白内障的发生率为 1/10 000 ~ 5/10 000，其中发展中国家的儿童白内障致盲率约为发达国家的 10 倍。早期诊断和治疗对于视力的提高具有相当重要的意义。由于儿童的眼球特点和发育等因素的影响，与成人手术相比，儿童的白内障手术存在着一系列复杂的问题，给手术预后带来较大的影响。随着近年来新的技术和设备不断出现，白内障手术方法随之不断获得新的进展，但在人工晶状体植入的时机和度数的选择等方面，目前仍然存在着较大的争议。

一、儿童眼的特点与白内障手术的关系

由于儿童的眼球特点，以及在术前检查时配合能力较差、眼部手术需要全身麻醉等因素，儿童的白内障手术不仅具有较大的危险性和操作难度，而且术后效果也不如成人手术效果满意。

影响白内障手术术后效果的，主要有以下几点。

（一）屈光状态

婴幼儿的眼轴长度明显短于成人眼。婴儿出生时眼轴长度约为 16mm，此时的屈光状态为 +30. 00 ~ +35. 00D。随着年龄的增长，眼轴长度和角膜的屈光度也随之改变。1 岁时，婴儿的眼轴长度和屈光度接近成人。因此，若打算在患儿 1 岁以前行人工晶状体植入术，选择人工晶状体的度数是一个关键的问题。

（二）眼球硬度

儿童眼球与成人眼的另一个重要区别在于眼组织的硬度不同。婴儿的角膜和巩膜相对成人而言较薄，角膜梯形切口较成人难做，术中眼球在房水流出后易发生塌陷，若切口为无缝线小切口，术后切口自闭功能较差。儿童眼的玻璃体弹性强，后房压力较成人眼高，术中前房难以形成，手术操作空间小，易发生玻璃体溢出。另外，儿童晶状体囊膜的脆性较大，在抽吸皮质和人工晶状体植入时容易发生囊膜撕裂，从而导致术后并发症的发生。

（三）术后易发生后囊混浊

小于 3 岁的儿童，不论是何种类型的白内障，在行单纯白内障囊外摘除手术以后，3 个月内几乎 100% 的患儿发生后发障；3 岁以上的儿童后发障的发生率也明显高于成人。这是由于儿童的晶状体上皮细胞的增殖活性明显比成人高。尽管一些手术者在摘除白内障的同时作了一期的后囊截开术，但仍然有患儿的晶状体上皮细胞利用玻璃体作为支架，继续增殖扩展，从而形成后发障。

（四）对手术和人工晶状体的反应高于成人

首先，儿童眼术后的纤维炎性渗出反应明显高于成人，大量的纤维渗出加速了虹膜和其他组织与人工晶状体的粘连，同时加速了晶状体上皮细胞的增殖；其次，人工晶状体和虹膜组织的摩擦所引起的反应也明显高于成人眼；再者，人工晶状体对眼的毒性作用对儿童眼也容易引起严重的反应。

二、儿童白内障的种类

儿童白内障可有先天性及外伤性等类型。先天性白内障是胎儿发育过程中晶状体发育障碍的结果。从形态学上分，先天性白内障可分为前极性、后极性、冠状、点状、板层、核性、全白内障和膜性白内障等类型。不同类型的白内障对视力的影响程度不同。如果晶状体混浊程度较轻，对视力无明显影响，可以对患者进行认真的随访，观察有无屈光不正并及时予以矫正，若视力障碍有明显进展，则须及时手术处理，谨防弱视的发生。

外伤性白内障是儿童单眼白内障的常见原因。对其处理，须依赖于后囊和悬韧带的损伤情况以及角膜、葡萄膜、房角、眼后段是否累及。若患儿晶状体损伤程度轻，视力较好，只需密切观察。但若损伤明显影响视力，或引起眼部并发症，则需手术治疗。

三、术前检查

如果一个先天性白内障的患儿未被发现全身其他系统有临床表现异常，则没有必要进行广泛详尽的实验室检查来评估其白内障的发生原因。但如果患儿同时存在有代谢性疾病、性传播疾病、子宫内感染或伴有发育畸形，术前最好由儿科医生协助检查，以找出先天性白内障的真正发病原因，并进行全身其他相关疾病的治疗。

当一个白内障患儿前来眼科就诊时，最首要的是进行详细的眼部检查。首先可在散瞳的情况下用直接检眼镜检查眼底的红光反射以粗略地判断患儿的眼底状况。其次是评估患儿的视功能，幼小的患儿无法配合视力的检查，可以通过询问其父母与患儿是否有目光的交流来帮助判断，同时检查患儿是否有固视和跟随物体运动的能力。如果大于 2 ~3 个月的婴幼儿出现明显的眼球震颤往往预示着视力预后较差。彻底地检查往往需要使用镇静剂或全身麻醉后进行，可以给患儿口服水合氯醛，待其熟睡后进行检查，也可以在手术开始前全身麻醉达成之后进行。在检查时不仅对患眼要进行散瞳后的眼前段和眼后段检查，对于单眼患者的对侧眼也必须进行散瞳后的详细检查，这是因为有些单眼白内障患者的对侧眼，即使没有形成白内障，常常也可以伴有其他的发育畸形。眼前段的检查除了常规的裂隙灯检查外，还包括角膜直径的测量、眼压的测量，眼后段的检查主要用检眼镜检查玻璃体和视网膜的状况。眼部检查还包括眼轴长度和角膜曲率的测量，用以计算所需植入的人工晶状体度数。

四、手术时机的选择

手术是治疗白内障的最重要而有效的方法。20 世纪 70 年代以前，对于儿童白内障曾采用非常保守的治疗方法，即用阿托品或托吡卡胺散瞳，或采用光学虹膜切除术，让患儿从混浊晶状体的周边视物。然而人们逐渐认识到光学虹膜切除术对于提高视力的作用不大，散瞳剂引起的调节麻痹也阻碍了视力的发育。因此现在公认的治疗原则是在视觉发育的关键时期及早进行白内障摘除术和无晶状体眼屈光不正的矫正，避免患儿出现不可逆的视觉剥夺性弱视。

要确定手术时机，首先必须正确判断晶状体混浊对视力的影响程度。3 ~4 岁以下的儿童很难查视力，通常只能通过检查白内障的形态、患儿的视觉固视反射、视觉电生理的检查以及患儿对外界环境的反应能力来综合判断视力，从而决定是否手术。许多学者认为混浊直径大于 3mm 的白内障应及时手术，混浊部位越接近后极对视力的损害就越大。70 年代的学者认为白内障手术应于患儿 3 ~6 个月时进行较为合适。目前认为在患儿身体条件允许的情况下应尽早手术，特别是单眼白内障的患者。国外一些学者认为对单眼先天性白内障而言，要获得术后好的视力只有在新生儿期手术才有可能实现；双眼白内障患者也应尽早手术。但 Elston 和 Timms 认为，生后 6 周是双眼视力发育的潜伏期，在此之前过早手术，并无太大必要。现在，有不少学者把出生后 8 周内进行先天性白内障手术作为最佳手术时间。第二只眼的手术应在第一只眼手术后 2d 至 1 周内完成，以防在手术后因单眼的遮盖而诱发形觉剥夺性弱视。

对于绕核性白内障或晶状体部分混浊的患儿，应注意观察其患眼是否具有良好的视功能。倘若患儿尚有较好的视功能，可密切随访观察晶状体混浊的发展状况和是否有弱视的发生，不当的过早手术若造成并发症反而可能会导致斜视、弱视并丧失双眼视功能。前极性白内障很少形成弱视，但应注意密切随访。

五、无晶状体眼的矫正

目前常用的对儿童无晶状体眼进行光学矫正的方法有 4 种：框架眼镜、角膜接触镜、人工晶状体和角膜表面镜。

（一）框架眼镜

它是古老而传统的光学矫正无晶状体眼的方法，对许多双眼患者既经济又安全。它配戴方便，价格便宜，镜片度数能够随患儿眼球的发育变化而及时更换，手术后可以立即配戴，无并发症，是矫正双侧无晶状体眼的重要方法。不足之处是先天性白内障术后屈光度高，镜片厚使得眼镜过重，配戴后存在影像歪曲、影像放大、视野缩小等缺点。此外，婴幼儿脸形扁平，鼻梁低，不易配戴，容易损坏，单侧无晶状体眼的患者无法耐受。

（二）角膜接触镜

为国外婴幼儿无晶状体眼最常用的光学矫正方法，国内目前应用还不普遍。它的优点同框架眼镜一样，可以随着患儿眼球的发育而改变屈光度，特别适合于单侧无晶状体眼患儿；除了屈光度外，接触镜还可以随时改变其他参数（如镜的曲率、大小和制作材料等）；同时，1 岁以内的婴儿可以很好地耐受角膜接触镜；此外，角膜接触镜是一种非创伤性的治疗方法，对眼部的损伤小，一些新型的接触镜显示出较好的耐受性，特别适合儿童配戴。

但是角膜接触镜也存在着一些缺点：儿童在 1～3 岁时，很难制成合适的角膜接触镜，而且单眼无晶状体眼也不易接受接触镜，使得治疗效果不理想；在此年龄，接触镜容易丢失，造成儿童有效矫正时间的缩短；同时，1 岁以后，儿童对角膜接触镜的耐受能力逐渐下降，即使使用接触镜也可能产生复视或因接触镜偏心而产生视力压抑；由于频繁装取接触镜，会对儿童带来心理上的伤害；高度数的接触镜制作困难，价格昂贵，有时需要全身麻醉下操作，种种因素使得许多患儿家长不能坚持治疗，即使继续治疗，也会因家长把大部分时间和注意力集中在接触镜上，而放松了健侧眼的遮盖治疗；另外，角膜接触镜的配戴还可能引起角膜新生血管与上皮下浸润、角膜溃疡、感染等并发症的发生。

接触镜度数的选择是用接触镜治疗儿童无晶状体眼的关键，不合适的度数仍然有可能导致弱视的发生。一般幼小婴儿要求有更好的视近物能力，随年龄增长，则远视力更加重要。每个患儿配戴接触镜的度数应根据散瞳验光结果来决定，另外加上过矫量，1 岁以内过矫 +1.5 ～ +3.5D，1～4 岁过矫 +0.5 ～ +1.5D，生后 18 个月时开始试戴双焦镜以便近距离注视。

（三）角膜表面镜

这种术式于 20 世纪 80 年代被提出。它的优点是该手术为眼外手术，而且可以重复进行，还可矫正儿童角膜瘢痕所引起的散光。但这一技术只适合于大于 1 岁的儿童，手术费用高，需要有供体角膜，矫正度数不能随眼轴的发育而改变，术后植片水肿时间较长，导致一段时期内患眼视力不能提高，少数患者植片失败，种种不足之处使其应用受到限制，目前临床上还未广泛开展使用。

（四）人工晶状体

对于成人无晶状体眼的矫正，人工晶状体植入术已被公认为是最安全有效的方法。但对于儿童而言，目前仍存在较大的争议。对于年龄较大的儿童，人工晶状体的植入是提供光学矫正的最好方法。它所产生的物像不等率最小，可最快速地提供术后视力重建，可提供全天的光学矫正，其性能与晶状体蛋白所形成的晶状体相似，不需摘换，即使对于配合差的儿童也可以提供合适的弱视治疗，已成为普遍采用的方法。目前，对于 2 岁以上的儿童，用人工晶状体植入术来矫正无晶状体眼的屈光不正已没有异议。但对于婴幼儿的应用尚存在许多争议。目前多数学者不主张为 1 岁以内的婴幼儿植入人工晶状体，主要原因有：①患眼术后炎症反应强烈，甚至难以控制。②患儿的眼轴长度及角膜曲率变化迅速，难以选择适宜的人工晶状体度数。出生后 1 年内，患儿的眼轴长度平均增长 4mm。若植入人工晶状体，眼轴及角膜曲率的变化随着年龄的增长可造成屈光不正、屈光参差和明显的影像不等，从而影响弱视的防治和视觉系统的发育，使手术失去了本来的意义。目前对于1岁以下的儿童，国外许多手术者认为接触镜不失为最佳的选择。除了安全、简便外，更重要的是可根据眼球发育所致的屈光状态变化调整接触镜的度数，同时又照顾到各个时期对远、近视力的不同需要。事实证明，幼小婴儿一般都能很好地耐受角膜接触镜。待患儿年龄较大时，眼球发育已基本完成，可选择适当时机进行二期人工晶状体的植入。

人工晶状体植入禁忌证包括眼球先天畸形如严重小眼球或小角膜、先天性青光眼、慢性葡萄膜炎、角膜内皮疾病、常规白内障禁忌证包括黄斑病变和视网膜脱离等。外伤性白内障一期手术时应注意外伤的情况是否构成人工晶状体植入的禁忌，同时还必须考虑到植入人工晶状体对恢复视力是否有意义。

六、手术方式的选择

（一）前部进入法

儿童的白内障手术多采用角巩缘隧道切口或巩膜隧道切口，这样可以避免虹膜前粘连的形成，切口位置一般位于上方12点钟位，也可以在颞侧。因为儿童的晶状体还没有形成核，所以用小切口结合单纯注吸就可以去除晶状体。儿童的前房通常比较狭窄，所以一般选择粘度较高的粘弹剂，这样可以更好地起到填充效果。

如果瞳孔比较小并且难以散大，用虹膜牵开器的效果非常好。

采用前囊的连续环形撕囊是保证人工晶状体的位置在囊袋内的关键。撕囊口应比人工晶状体的光学部直径略微小一些。

儿童的前囊膜比较厚、有弹性，因此也比较容易撕向赤道部。连续环形撕囊可以先用截囊针在囊膜中央穿刺后改用撕囊镊完成，也可以直接用撕囊镊一次完成。为避免撕向赤道部，很好地控制撕囊的方向，撕囊镊须重复抓捏在囊膜瓣不同的部位。撕囊过程中直径须控制在比预先设计的直径稍小一点的尺寸，由于内在弹性的关系，撕囊结束之后撕囊口的直径通常还会再自动扩大一些。如果白内障处于膨胀状态，在前囊膜穿刺完成以后白色的液体会进入前房。可以先吸除液化的皮质或用Healon 5粘弹剂注入前房，在晶状体前方起到填压液化皮质的作用。

在水分离以后，基本上用灌注、吸引的方式就可以彻底清除皮质和软核。彻底清除所有的晶状体物质能使术后的炎症反应降低到最小程度。

文献报道大于6岁的儿童术后眼内炎的发生率有所增加，所以对于这一年龄段的患儿我们倾向于保留后囊膜。即使发生后发障，患儿也可以较好地配合采用YAG激光的后囊膜截开术。对于6岁以下的儿童，后囊膜环形撕囊联合前段玻璃体切除术是保证术后产生一个清晰的视轴、减少二次手术的必要手段。清除晶状体物质以后，用高黏度的粘弹剂填充囊袋，将截囊针套在粘弹剂的注射器上完成囊膜切开，尽量勿使玻璃体涌出，做开口的方式最好用撕开、划开的方法而不是向后刺穿囊膜，在后囊开口处注入粘弹剂保持玻璃体不涌出，在囊膜瓣的后部注入粘弹剂，使瓣向前进入囊袋内，用撕囊镊抓住后囊瓣，完成连续的环形撕囊。

有作者用玻璃体切割器完成囊膜切除，发现比连续环形撕囊更容易控制。也有作者用粘弹剂填充囊袋之后，再做一个后囊的穿刺，将粘弹剂注入后囊膜和玻璃体之间，以堵住玻璃体的出口，避免玻璃体涌入前房。不过，如果有粘弹剂存在于后囊膜之后，较难获得预定大小的撕囊直径，手术结束时，存在于后囊膜之后的粘弹剂也较难以清除，容易导致术后人工晶状体向前拱起。后囊环形撕囊的直径须稍小于前囊撕囊口直径，最好为4.0mm，至少必须大于3.0mm，而且必须清除游离的后囊瓣，否则术后有自闭的可能。

用玻璃体切割器清除前段至少1/4～1/3的玻璃体。这一操作的目的是为了防止纤维上皮细胞沿玻璃体的前界膜长入，从而术后再次影响视轴的清晰。方法是在前房内和人工晶状体的前面注入高黏度的粘弹剂，在人工晶状体后面进行无灌注的玻璃体切除，即所谓的干切。首先，玻切器通过前囊撕囊口，越过人工晶状体光学部的边缘并且通过后囊的环形撕囊口，彻底清除残留在前房、囊袋内或后囊开口附近的玻璃体，然后切除前段玻璃体。

看清从后囊到后极部之间是否有永存性玻璃体动脉的存在，如果有的话应予一并切除。

在眼前段充满高黏度粘弹剂的情况下，干切是很安全的。玻切结束以后，注入缩瞳剂缩小瞳孔。为了检查切口处是否有机化条索形成，从边孔伸入粘弹剂针头，在虹膜表面扫一遍，如果看到虹膜被牵动则表示前房内还有玻璃体存在。

所有操作结束后必须彻底清除粘弹剂，以免引起术后眼压升高。关闭创口。11 岁以下的儿童的巩膜较软、有弹性，往往很难形成一个自闭的切口，需要用 10 - 0 尼龙缝线关闭切口。11 岁以上的儿童可以采用无缝线的自闭切口。

如果计划一期植入人工晶状体，可在术中直接将人工晶状体植入囊袋，这是减少术后后发障形成的重要措施，此外，囊膜还可以将人工晶状体与周围血管组织隔开，减少由此而产生的慢性炎症的可能性。植入的方法和成人手术相同。有些手术者提议将人工晶状体的光学部嵌顿在后囊的撕囊口内以减少后发障的发生率，具体方法是先作后囊的环形撕囊，直径比人工晶状体的直径小 1 ~ 1.5mm，然后抓住人工晶状体的光学部，在后囊的撕囊口处交替向相反方向移动，直到光学部进入到后囊撕囊口的后部。

这种方法有可能会造成前后囊的接触，引起囊袋的闭合，形成 Sommering 环，但由于后囊孔缘位于人工晶状体视区的前表面而不是玻璃体前界膜，而前者是不适合上皮细胞生长的，所以视轴区得以保持透明。而且，如果前囊膜的撕囊不完整的话，最好将人工晶状体嵌入后囊的撕囊口以避免将来可能发生的偏心，还可以成为房水 - 玻璃体很好的屏障。如果采用这项技术，则不需要进行前段玻璃体切除。但这项手术的一个潜在的危险是：如果发生屈光参差，手术置换人工晶状体的难度将会非常大。

如果计划将来二期植入人工晶状体，一般前、后囊膜的残余部分已经粘连、纤维化甚至形成瘢痕组织，无法行囊袋内植入。但由于纤维膜坚韧、稳定，可提供较好的支撑，所以可以将人工晶状体植入在睫状沟内。一般不考虑植入前房型人工晶状体（anterior chamber intraocular lens，AC - IOL）。没有行一期人工晶状体植入的患儿，白内障术后须立即接受配戴角膜接触镜或框架眼镜矫正无晶状体眼的屈光不正。

（二）后部进入法

后部进入法需在睫状体扁平部做 2 或 3 个切口。作眼内灌注后，用玻切器彻底清除后囊膜和晶状体组织，将中央前囊膜切开。如果计划一期植入人工晶状体，剩下的前囊膜部分可以起到支撑作用。这时关闭扁平部切口，行巩膜隧道切口或角巩膜隧道切口，将人工晶状体植入眼内睫状沟处。在关闭切口之前要确定没有玻璃体残留在前房内或切口处。这一方法与前部进入法相比，有可能将视网膜色素上皮细胞带入玻璃体，导致术后远期的视网膜脱离，而且人工晶状体位于睫状沟内不如位于囊袋内稳定和安全，所以一般不常规采用这种术式，多与玻璃体视网膜手术联合采用。

七、人工晶状体的度数和类型的选择

对于儿童无晶状体眼，在行人工晶状体植入术之前如何选择合适的屈光度数一直是争论和研究的焦点。首先，这一度数必须提供良好的屈光矫正，使患儿术后立即可以获得满意的视力以免弱视形成；其次，患眼发育以后不至于形成高度屈光不正。儿童的双眼通常处于远视状态，在继续发育的过程中，眼轴变长、角膜曲率逐渐变小，屈光状态不稳定。人工晶状体植入后与眼内组织粘连固定，很难依靠二次手术更换人工晶状体的度数。因此，理想的人工晶状体度数不仅要求能在术后近期获得较好的视力，在眼球发育完成、屈光状态稳定后，也能接近正视。在实际选择人工晶状体屈光度数时，应顾及这两个方面。有人主张为防止弱视的发生，要求术后能矫正到正视，但眼球的屈光度数随着年龄的增长会有相当大的改变，眼球会变成高度近视状态，需要在成年以后再行角膜激光手术或背驮式人工晶状体植入术矫正高度近视。也有作者主张为中和以后发育中可能出现的近视，应倾向于偏远视的矫正，术后再配戴角膜接触镜或框架眼镜矫正欠矫的这部分远视，以免由于远视造成的弱视。还有作者认为，儿童人工晶状体的植入度数应与成人的平均晶状体度数（+20.00D）一样，剩余的屈光不正度数通过戴镜来矫正。Kenneth 认为，对于 2 ~ 4 岁的患儿，可在矫正到相当于对侧眼屈光状态所需的度数上减去 1.25D，术后给予框架眼镜或角膜接触镜矫正；对于 4 ~ 10 岁的患儿，以矫正到对侧眼屈光状态所需的人工晶状体度数为标准；10 岁以上的患儿，则在避免造成双眼屈光参差的前提下尽量矫正到正视。这一标准同时考虑到了患儿年龄、眼球发育以及对侧眼的屈光状态。Dahan 建议，对于 2 ~ 8 岁的儿童可欠矫正视度数的 10%，对于小于 2 岁的儿童可欠矫 20%。Scott 等认为，对于双眼人工晶状体植入的儿童，第二术眼的屈光度数要根据第一术眼的结果来决定。对学龄儿童，第二术眼的屈光度数应较第一术眼低 2D，这样，当发育完全时，能有较好的视近和视远功能，有的甚至阅读时也无须戴镜。

人工晶状体材料的选择对于术后反应的大小是一个重要的影响因素。Lambert 和 Grossniklaus 建议选择较软的人工晶状体，以免过硬的襻通过囊袋对虹膜根部压迫造成组织坏死。目前人工晶状体材料的不断改进，对于术后反应发生率的下降也起了一定的作用。研究表明，表面覆盖肝素的 PMMA 材料的人工晶状体比起以往常用的 PMMA 人工晶状体，有更好的生物相容性，可以明显减少儿童白内障术后晶状体表面细胞的沉积。

术中尽量将晶状体植入在囊袋中，可以减小术后炎症反应的发生。但是使用这类人工晶状体的缺点是：在植入 PMMA 的人工晶状体时切口必须扩大，这样会增加术后潜在感染的可能性，并且加大手术引起的角膜散光。

使用直角边的人工晶状体可以减少术后在瞳孔区的后发障的发生率。折叠式人工晶状体通过小切口就可以植入，可减少术后散光。一般我们不推荐在儿童中使用无角度即平面襻的人工晶状体，因为会出现晶状体位置偏心、前囊混浊和囊膜收缩等一系列问题。

人工晶状体大小的选择也是一个重要因素。有动物实验表明，在新生兔眼中植入一个常规大小的人工晶状体虽然可以通过扩张囊袋及机械阻遏晶状体上皮细胞的增生移行来减少后发障的发生，但可以导致明显的术后并发症诸如眼球发育的迟缓和人工晶状体襻的断裂。通过植入较小尺寸的人工晶状体可以减少术后并发症的发生。在成年患者中，对于植入囊袋内的单片式 PMMA 人工晶状体，一般建议选择的直径为 12mm。Wilson 报道在 2 岁以上的儿童，这样一个大小的人工晶状体同样适用。在小于 2 岁的儿童，他推荐使用直径为 10mm 的人工晶状体，尽管在这一年龄组的儿童，测量囊袋直径所得到的结果是 7mm，但是儿童的囊袋具有较强的弹性，可以在一定程度上耐受直径稍大的人工晶状体。

八、术后常规处理

术后的眼内炎是最严重的并发症之一。最好在手术过程中预防性地使用抗生素。国外作者建议用 1mg 先锋霉素 V 溶于 0.1ml 的生理盐水中，在手术结束时注入前房，在新生儿则用 0.5mg 足够了。Buratto不建议在白内障手术过程中常规性地在灌注液中加入万古霉素，认为这样会增加患儿黄斑囊样水肿的发生率。但笔者将 4 000U 万古霉素加入 500ml 灌注液用于儿童白内障手术，并未发现上述并发症发生。

婴幼儿术后不宜常规使用保护性的眼罩，以免不可逆性弱视的发生。术后儿童的眼睛与成人相比更容易发炎，可立即开始局部应用可的松眼液，使用时间超过 1 个月，每天使用4 ~ 5 次，同时常规使用散瞳剂（1% 托吡卡胺）数周。

术后对患儿的密切随访要持续到起码 7 岁左右。在出生后 1 个月左右接受手术的患儿，随访时间更要延长，因为新生儿术后继发性青光眼的发生率相当高。如果是单眼弱视的患儿，而且屈光间质清晰，术后立即开始遮盖训练治疗弱视。对于双眼白内障的患儿，应在 1 周内进行另眼的手术。

九、术后并发症的治疗

除了和成人白内障术后相同的常见并发症外，儿童白内障术后更容易发生以下并发症。

（一）后发障

瞳孔区的混浊是婴幼儿患者最严重的术后并发症之一，因为这很快会引起不可逆的剥夺性弱视。混浊的原因主要是由于残存的晶状体上皮细胞、虹膜色素细胞和巨噬细胞受炎症介质刺激后增殖并发生成纤维细胞的化生，沿后囊表面延伸并收缩的结果。即使已经行了后囊环形撕囊术的患儿，在术后数月内也仍旧可以发现晶状体上皮细胞在玻璃体表面生长。

行后囊环形撕囊联合前段玻璃体切除手术可以较好地避免术后发生后发障。如果已有后发障形成，混浊程度较轻且患儿较配合的，可用 Nd：YAG 激光予以截开。如果在混浊形成数月之后才发现，此时后囊膜已经机化相当明显，用 YAG 激光往往难以截开，必须行全身麻醉下的后发障切除术。将高黏度的粘弹剂从角巩膜缘穿刺口注入前房后，从扁平部做切口，用穿刺刀从人工晶状体后方切开中央的混浊，用干切方式切除长在瞳孔区的晶状体上皮细胞。

（二）继发性青光眼

继发性青光眼在白内障患儿术后是一种很常见的并发症。其病理生理机制尚未完全明确。可能与葡萄膜炎、玻璃体物质进入前房以及残余的晶状体物质融合形成 Soemmering 环导致房角关闭有关。眼压升高可以导致新生儿角膜水肿、眼轴迅速增长和角膜直径的迅速增大，严重的一过性高眼压可造成不可逆的视功能损害。当进行性炎症引起瞳孔阻滞和虹膜膨隆时，会引起急性青光眼的发生。通常虹膜周边切除术足以解决。无晶状体眼的青光眼可以用联合丝裂霉素的小梁切除术来控制眼压。必须牢记的一点：如果患儿是在出生后 1 个月行的白内障手术，必须终生随访眼压。

（三）葡萄膜炎与膜形成

葡萄膜炎是人工晶状体植入术后最常见的并发症，儿童术后的炎症反应往往比成人明显，年龄越小，出现越早，越难以处理。炎症反应可表现为人工晶状体表面的细胞和色素沉积物，前房内纤维素样渗出，晶状体前后膜和虹膜后粘连等。瞳孔区机化膜和虹膜后粘连的形成不仅影响视力，还可导致继发性青光眼、人工晶状体移位、瞳孔夹持等并发症。外伤性白内障患儿术后渗出反应明显比先天性白内障患儿重而且持续时间长。

葡萄膜炎发生的机制是由植入的人工晶状体激发的免疫反应、残留的晶状体物质和上皮细胞、血 - 房水屏障的破坏和对侧眼有白内障手术史等多种因素引起。彻底清除前房内晶状体物质和玻璃体，将人工晶状体植入囊袋内，使用表面经过肝素处理的人工晶状体，手术者操作轻柔以及术前全身应用抗前列腺素类药物均可减轻炎症反应。术后反应可通过静脉滴注和局部频繁点用皮质激素来控制。对于人工晶状体表面不能吸收的机化膜，可使用 YAG 激光沿瞳孔缘将其击穿。

（四）瞳孔的偏心

白内障的创口有时会引起虹膜的前粘连从而继发性地引起瞳孔的偏心。如果视轴被虹膜遮盖了，则有必要尽快恢复瞳孔的位置或者用 Nd：YAG 激光或手术方式再造一个瞳孔。

（五）人工晶状体移位、偏心和夹持

后房型人工晶状体植入后偏心较多见，经常发生沟 - 袋综合征，即一个襻在囊袋中，另一个襻在睫状沟中。这种情况往往需要手术调整人工晶状体的位置。连续环形撕囊可以确保人工晶状体植入在囊袋内，从而减少移位、偏心和夹持。术后早期散瞳容易发生瞳孔夹持。一旦发生，应用强效散瞳剂拉开瞳孔缘与人工晶状体表面的粘连，夹持解除后随即仰卧位缩瞳，也可 YAG 激光打开虹膜粘连。

（六）迟发性眼内炎

感染性眼内炎是所有内眼手术中最严重的并发症，可带来破坏性的后果。植入人工晶状体引起眼内炎的病原体可能来自湿式灭菌，也可能与灌注液污染有关。在囊袋内的微生物，对体外实验敏感的抗生素可能不敏感。在治疗方面，应全身应用抗生素、皮质激素结合玻璃体腔内注射抗生素，必要时取出人工晶状体。

（于　静）

第四节　晶状体异位和脱位

一、概述

晶状体悬韧带部分或全部破裂或缺损，可使悬挂力减弱，导致晶状体位置异常。若出生时晶状体就

不在正常位置，称为晶状体异位。若出生后因先天因素、眼球钝挫伤，或一些疾病，马方（Marfan）综合征、马奇山尼（Marchesani）综合征、葡萄肿、牛眼均能使晶状体位置改变，称为晶状体脱位。

二、临床表现

1. 晶状体全脱位　晶状体悬韧带全部断裂，患眼的视力为无晶状体眼视力，前房加深，虹膜震颤。晶状体可脱位至：

（1）前房内：晶状体多沉下前房下方。晶状体透明时呈油滴状，混浊时则呈白色盘状物。虹膜被脱位的晶状体挤压，因而影响到前房角，房水外流受阻而致眼压急性升高。

（2）玻璃体腔内：呈一透明的球状物，脱位早期尚可活动，长期脱位后固定于下方，并与视网膜粘连。日久后晶状体变混浊。可导致晶状体过敏性葡萄膜炎和继发性青光眼。

（3）晶状体嵌于瞳孔区：晶状体一部分突于前房内，影响房水循环而致眼压急性升高。

（4）严重外伤时角巩膜缘破裂，晶状体可脱位至球结膜下，甚至眼外。

2. 晶状体半脱位

（1）瞳孔区可见部分晶状体，散瞳后可见部分晶状体赤道部，该区悬韧带断裂。Marfan 综合征的晶状体常向上移位，Marchesani 综合征和同型胱氨酸尿症的晶状体常向下移位。

（2）前房深浅不一致，虹膜震颤。

（3）如果半脱位的晶状体前后轴仍在视轴上，则仅出现由于悬韧带松弛、晶状体凸度增加而引起晶状体性近视。

（4）可产生单眼复视。眼底可见到双像。

三、诊断

根据病史、症状和裂隙灯下检查结果，可以做出诊断。

四、鉴别诊断

不同原因引起的晶状体脱位：根据体型、有无外伤史、晶状体脱位的状况，可对不同原因引起的晶状体脱位做出鉴别诊断。

五、治疗

1. 晶状体全脱位

（1）脱入前房内和嵌于瞳孔区的晶状体应立即手术摘除。

（2）脱入玻璃体腔者，如无症状可以随诊观察。如果发生并发症，如晶状体过敏性葡萄膜炎、继发性青光眼或视网膜脱离时需将晶状体取出。

（3）脱位于结膜下者，应手术取出晶状体并缝合角巩膜伤口。

2. 晶状体半脱位

（1）如晶状体透明，且无明显症状和并发症时，可不必手术。所引起的屈光不正可试用镜片矫正。

（2）如晶状体半脱位明显，诱发青光眼、有发生全脱位危险或所引起的屈光不正不能用镜片矫正时，可行手术摘除晶状体。

六、临床路径

1. 询问病史　有无眼部外伤史。

2. 体格检查　散瞳后以裂隙灯检查晶状体，特别注意晶状体位置。

3. 辅助检查　必须行眼部超声扫描。

4. 处理　晶状体全脱位时，应考虑手术治疗。对晶状体半脱位的患眼，可根据对视力影响程度而确定是否手术摘除白内障。

5. 预防　避免眼部外伤。

（詹江波）

第五节　晶状体先天异常

一、晶状体形成异常

（一）概述

晶状体形成异常包括先天性无晶状体、晶状体形成不全等，属晶状体先天性异常。常伴有眼其他组织异常。

（二）临床表现

1. 先天性无晶状体　胚胎早期未形成晶状体板，为原发性无晶状体，极罕见。当晶状体形成后发生退行性变，使其结构消失，仅遗留其痕迹者为继发性无晶状体，多见于小眼球和发育不良的眼球。

2. 晶状体形成不全　晶状体泡与表面外胚叶分离延迟时会发生角膜混浊和后部锥形角膜及晶状体前部圆锥畸形。晶状体纤维发育异常时可发生晶状体双核或无核或晶状体内异常裂隙。

（三）诊断

根据裂隙灯下晶状体的形态可做出诊断。

（四）鉴别诊断

无晶状体眼：一般为白内障囊内摘除术后。无先天性眼病史。

（五）治疗

无晶状体眼可佩戴眼镜。

（六）临床路径

1. 询问病史　有无自幼发生的眼病史。
2. 体格检查　散瞳后以裂隙灯检查瞳孔区及晶状体。
3. 辅助检查　必须行眼部超声扫描。
4. 处理　无晶状体眼可佩戴眼镜，预防弱视。
5. 预防　无有效措施预防发生。

二、晶状体形态异常

（一）概述

晶状体形态异常包括球形晶状体、圆锥形晶状体、晶状体缺损和晶状体脐状缺陷等，属晶状体先天性异常。

（二）临床表现

1. 球形晶状体

（1）多为双侧。

（2）晶状体呈球形，直径和体积小，前后径较长。

（3）晶状体悬韧带松弛，晶状体前移，易加重瞳孔阻滞。滴用缩瞳剂后可使睫状肌收缩，晶状体悬韧带更松弛，晶状体前移而加重瞳孔阻滞，可导致急性青光眼发作。

（4）球形晶状体屈折力增大可致高度近视。

（5）常发生晶状体不全脱位，有时可发生全脱位。

（6）由于晶状体悬韧带延长牵拉力减弱，因而无调节功能。

2. 圆锥形晶状体

（1）晶状体前面或后面突出呈圆锥形或球形，通常为皮质突出。

（2）为少见的晶状体先天异常，前圆锥更为少见。

（3）可伴有不同类型的先天性白内障。

（4）常有高度近视，视力相当差。

3. 晶状体缺损

（1）多为单眼，也可为双眼。

（2）晶状体下方偏内赤道部有切迹样缺损，形状大小不等。

（3）缺损处晶状体悬韧带减少或缺如。

（4）晶状体各方向屈光力不等，呈近视散光。

4. 晶状体脐状缺陷　极少见。在晶状体前表面或后表面有一小的陷凹。

（三）诊断

根据裂隙灯下晶状体的形态可做出诊断。

（四）鉴别诊断

无特殊眼病与其鉴别。

（五）治疗

（1）无症状和无并发症时一般不必治疗。

（2）并发晶状体脱位时，可行手术治疗。

（六）临床路径

1. 询问病史　有无自幼发生的眼病史。

2. 体格检查　散瞳后以裂隙灯检查瞳孔区及晶状体。

3. 辅助检查　必须行眼部超声扫描。

4. 处理　无症状和并发症时一般不必治疗。并发晶状体脱位时，可行手术治疗。

5. 预防　无有效措施预防发生。对于球形晶状体者应用睫状体麻痹剂使晶状体悬韧带拉紧，晶状体后移，解除瞳孔阻滞，预防青光眼发生。

（詹江波）

第十一章

玻璃体病

玻璃体是透明的胶状体，由纤细的胶原结构、亲水的黏多糖和透明质酸组成。它构成眼内最大容积，对视网膜具有支持作用。纤细的胶原纤维使玻璃体附着在视网膜的内界膜上，在锯齿缘、视盘和中心凹部玻璃体与视网膜附着紧密。

玻璃体的生理、生化特性伴有年龄性改变，随年龄增长发生玻璃体液化（vitreous liquefaction）、胶原纤维凝聚和玻璃体后脱离（posterior vitreous detachment，PVD）。玻璃体疾患有先天异常、原发变性，亦可继发于眼内其他组织病变。主要的病理生理改变有：

（1）透明度丧失。

（2）凝胶生理特性改变：液化、胶原纤维凝聚和玻璃体后脱离。

（3）玻璃体条带或膜形成，牵拉视网膜。

（4）玻璃体内细胞增殖，纤维增殖、新生血管长入。

（5）非增殖性细胞浸润，玻璃体感染、炎症和新生物。

（6）玻璃体脱入前房，造成继发性病变，如白内障术中玻璃体脱出，引起术后黄斑囊变性、视网膜脱离等并发症。

第一节　先天性玻璃体异常

一、Bergmeister 视盘

胚胎时期，神经纤维长入原始视盘上皮，来自视盘的细胞可以从视杯内层向玻璃体分离，这些神经外胚层细胞构成 Bergmeister 视盘（Bergmeister papilla），大约在妊娠第四个月时，Bergmeister 视盘胶质细胞增多，并产生胶质鞘包绕玻璃体内动脉。随后玻璃体动脉退化萎缩。如果退化不完全，在视盘上可残留胶质组织。

（一）临床表现

视盘表面存在薄厚不一的胶质残留（图 11－1）。可并发其他先天性异常，如视盘前血管环、玻璃体动脉残留、原始玻璃体增生症、牵牛花状视盘异常。

（二）诊断与鉴别诊断

诊断依据眼底表现。

鉴别诊断：牵牛花状综合征（momingglory syndrome），视盘先天畸形的一种。表现为大视盘、大陷凹伴血管放射状排列，可有增厚的神经胶质层，有视功能障碍。

（三）治疗

该病不影响视力，无需特殊治疗。

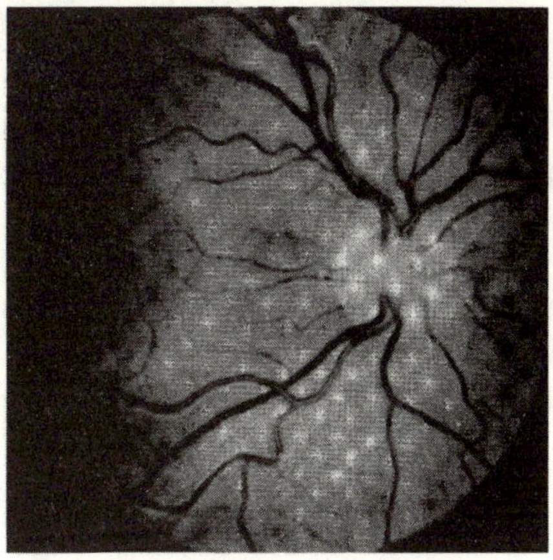

图 11－1 Bergmeister 视盘

视盘上有胶质残余物

二、玻璃体动脉残留

胚胎 6～7 周时，玻璃体动脉从视盘经玻璃体到达晶状体，11 周时开始退化，胚胎 8 个月时玻璃体动脉萎缩，卷缩于玻璃体管中，少数人或早产儿该动脉萎缩不全，形成残留。

（一）临床表现

1. 症状 患者可感觉眼前有条状黑影飘动。

2. 眼底检查 视盘前方有一灰白色半透明的条索状物向前伸向玻璃体，该条索随眼球运动而飘动，条索中有时可见到血细胞。

3. 裂隙灯检查 有时可在晶状体后囊看到一个小环，这是玻璃体动脉的附着部，称为 Mittendorf 圆点（mittendorf dot）。

（二）诊断与鉴别诊断

诊断依据眼底表现。

鉴别诊断：视盘前血管环（prepapillary vascularloops），这是血管从视盘先进入玻璃体腔，然后回到视盘，再开始向视网膜分支。血管环至少有一个上升支和一个下降支。80%～95% 为动脉起源。约 30% 血管环上包有白色的神经胶质鞘。而玻璃体动脉残留仅有一个单一条索状血管，不具有上升支和下降支。

（三）治疗和预后

一般不影响视力，无需治疗。

三、永存原始玻璃体增生症

永存原始玻璃体增生症（persistent hyperplastic primary vitreous，PHPV）为原始玻璃体纤维和血管残留物，存在于视神经表面与晶状体之间。视盘部明显的纤维胶质增殖，并发原始玻璃体增生时，可牵引视网膜最终导致视网膜脱离。该病单眼发生率为 90%。

（一）临床表现

1. 症状 视力减退，经矫正不能提高。并发青光眼时可失明。

2. 外眼检查 程度较轻的小眼球。

3. 裂隙灯检查 如下所述。

（1）浅前房，可导致继发性青光眼。

（2）晶状体小。

（3）散瞳后可见长的睫状突。

（4）许多病例晶状体后囊有小裂缝，可产生白内障，而致白瞳症。

（5）有些病例可观察到晶状体后囊 Mittendorf 圆点。

4. 眼底检查　可见视神经和晶状体之间存在胶质组织。严重病例在视盘周围可存在牵拉性视网膜脱离。

（二）诊断与鉴别诊断

诊断主要根据眼底原始玻璃体胶质组织的存在并发小眼球、浅前房、晶状体后囊裂、白内障或发生闭角型青光眼。

鉴别诊断：白瞳症，特别是视网膜母细胞瘤。该病常累及双侧，从不并发小眼球或白内障。超声波检查有助于鉴别，检查时应特别注意判断眼轴的长度。

（三）治疗与预后

晶状体完全混浊后可导致继发性青光眼，症状发生后不久，可通过角巩膜切口或扁平部切口行晶状体和前部玻璃体切割。手术成功则可以保留眼球，但不能改善弱视。

（邹　倩）

第二节　遗传性玻璃体视网膜病

一、遗传性视网膜劈裂症

遗传性视网膜劈裂症（X－linked retinoschisis）又名青年性视网膜劈裂症（juvenile retinoschisis），发生在男性，为性连锁隐性遗传，表现为玻璃体视网膜的变性。常为双眼发病。自然病程进展缓慢，部分病例可自行退化。

（一）临床表现

1. 症状　患者可无症状或仅有视力减退。

2. 眼底检查　如下所述。

（1）视网膜劈裂的内层隆起，通常在颞下象限，劈裂视网膜前界很少达锯齿缘，而后界可蔓延到视盘。常并发内层裂孔。如果视网膜内层和外层都出现裂孔，将会发生视网膜脱离。

（2）黄斑部出现典型的“辐轮样结构”（spoke－wheelconfiguration）（图 11－2），或称“射线样结构”。

（3）部分病例并发玻璃体出血。

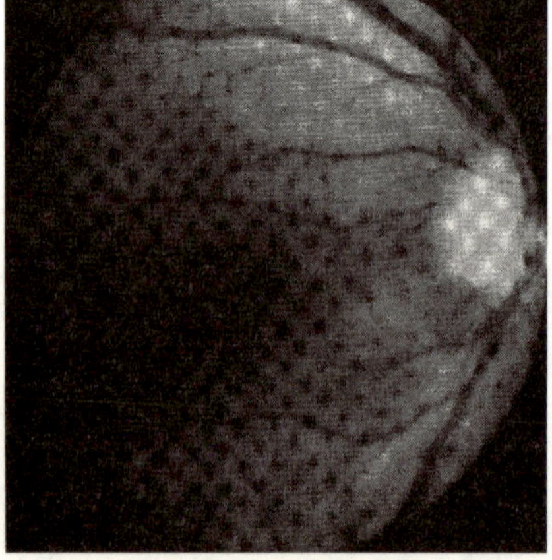

图 11－2　遗传性视网膜劈裂症的射线样黄斑

3. 电生理检查　视网膜电流图显示 a 波振幅正常，b 波振幅下降。

（二）鉴别诊断

1. 视网膜脱离　多为单眼发病，脱离范围常蔓延到锯齿缘。

2. 原始玻璃体后增生症（posterior hyperplastic primary vitreous）　大量玻璃体样残存物造成视盘和下方视网膜粘连，造成下方牵拉性视网膜脱离，可并发或不并发视网膜裂孔。一般单眼发病，无家族性。

二、Goldmann – Favre 玻璃体视网膜变性

Coldmann – Favre 玻璃体视网膜变性（Goldmann – Favre vitreoretinal degeneration），又称 Goldmann – Favre 综合征。如果周边部视网膜层间劈裂症发生在年轻的女孩，或者发生在常染色体隐性遗传的男孩，就叫作 Coldmann – Favre 综合征。该病可并发夜盲、白内障或视网膜色素变性。

治疗与预后　该病不并发视网膜脱离时，无手术指征。并发玻璃体出血时，最好采取保守治疗。当并发视网膜脱离时，应及时进行手术治疗。

本病发展缓慢，部分病例可自行消退。

三、Wagner 玻璃体视网膜变性和 Stickler 综合征

（一）病因

Wagner 玻璃体视网膜变性（Wagner vitreo – retinal degeneration）为玻璃体视网膜的遗传性变性。

（二）临床表现

1. 症状　一般无临床症状，当并发视网膜脱离时可有相应的症状。

2. 遗传特点　常染色体显性遗传。

3. 眼部体征　早年发生白内障。眼底特点包括：玻璃体液化致巨大的透明空腔；视网膜前玻璃体有致密的无血管膜牵引视网膜；平行于视网膜血管分布的视网膜色素；容易发生视网膜脱离。

Stickler 综合征又称 Stickler 关节病玻璃体视网膜变性综合征。为常染色体显性遗传病。眼部特点：视网膜前无血管膜，血管旁格子样变性，玻璃体液化形成空腔、近视、白内障，视网膜脱离的发生率高，伴多发裂孔（图 11 – 3）。

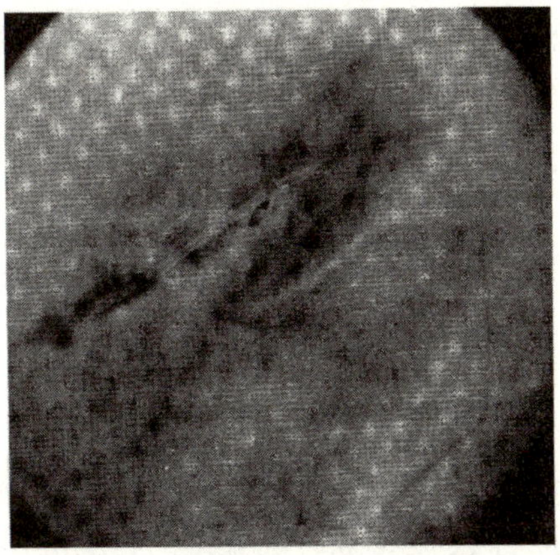

图 11 – 3　Stickler 综合征的视网膜
血管旁格子样变性

Wagner 玻璃体视网膜变性可归类到 Stickler 综合征。

4. 其他　视网膜电图检查正常。

（三）鉴别诊断

常染色体显性遗传性玻璃体视网膜病变（autosomal dominant vitreoretinopathy）：该病特点为玻璃体巨大透明空腔、高度近视、视网膜格子样变性，这些特点符合 Stickler 综合征。但该病还伴有视网膜前新生血管。

（四）治疗与预后

存在 Wagner 玻璃体视网膜变性和 Stickler 综合征的患者应警惕视网膜脱离。对患者应进行眼底追踪。发现视网膜裂孔或格子样变性应及时进行预防性激光治疗。并发视网膜脱离，应尽早进行手术治疗。

四、家族渗出性玻璃体视网膜病变

家族渗出性玻璃体视网膜病变（familial exudative vitreoretinopathy，FEV）是常染色体显性遗传病。

（一）临床特点

颞侧周边部视网膜存在无血管区和增殖病变（图 11 -4），新生儿期可看到牵拉性渗出性视网膜脱离。以后可发生晶状体后纤维增殖，视网膜毛细血管扩张，甚至有 Norrie 病变（先天性视网膜皱褶）。该病变双眼改变不对称，患者常无症状。

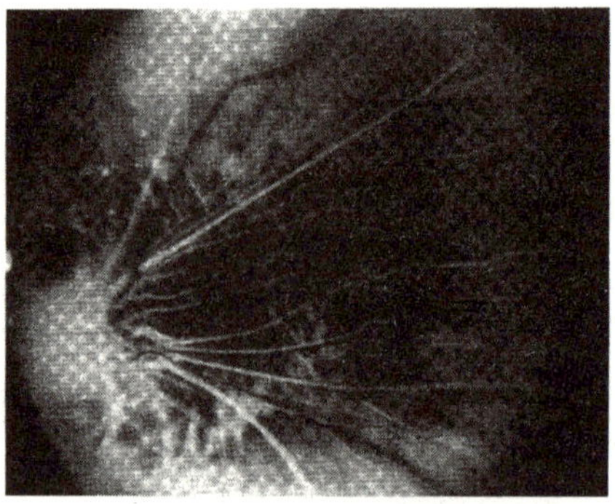

图 11 -4　家族渗出性玻璃体视网膜病变

（二）鉴别诊断

早产儿视网膜病变：发生在低体重的早产儿，常有大量吸氧史。眼底周边部血管分化不良致无血管区，最初发生增殖性病变在颞侧周边。FEV 常发生于无吸氧史的足月产儿。

（邹　倩）

第三节　退化玻璃体异常

一、原发家族性淀粉样变性

原发家族性淀粉样变性（primary familial amyloidosis）可以影响到眼部，据报告眼部受累率达 8.4%。淀粉样物质可沉积在眼的小梁网、脉络膜，而大量的物质沉积在玻璃体内。

淀粉样物质经电镜和免疫组化分析证实为两种蛋白质。这种沉积可引起脏器的功能障碍，组织损害和萎缩。

（一）临床表现

1. 症状　突然的、进行性的视力下降、畏光、眼睑痉挛。

2. 眼部体征　如下所述。

(1) 外眼和前段：眼外肌麻痹，双侧眼球突出，瞳孔不等大，对光反射迟钝。

（2）眼底：玻璃体充满无定形的白色或稍带黄色的物质。视网膜动脉旁可有渗出性出血，视网膜上有“棉絮”斑，可以存在周边部新生血管。

（3）全身体征：多发性骨髓瘤、巨球蛋白血症的改变，心脏受累时出现心律不齐、心力衰竭，还可能影响到肝、脾、肾、肾上腺、甲状腺等器官，出现相应的体征。

（二）诊断与鉴别诊断

1. 诊断依据　根据临床表现和活检。可进行诊断性玻璃体切割。

2. 鉴别诊断　星状玻璃体病变（asteroid hyalosis），玻璃体内混浊物为圆形、分散状，而原发家族性淀粉样变性玻璃体内混浊物形态无一定规则，有时伴有膜的形成。

（三）治疗与预后

全身系统病治疗，预后较差。

二、星状玻璃体病变

星状玻璃体病变（Asteroid hyalosis）又名“Benson disease”，常发生在老年人，发病率1/200，单眼患病占75%。糖尿病患者的该病发生率高于非糖尿病患者。混浊物的主要构成是脂肪酸和磷酸钙盐。

（一）临床表现

1. 症状　无明显症状，视力不受影响。

2. 眼底检查　玻璃体内散在白色，大小不等的卵圆形小体。星状小体小而分散（图11－5）。

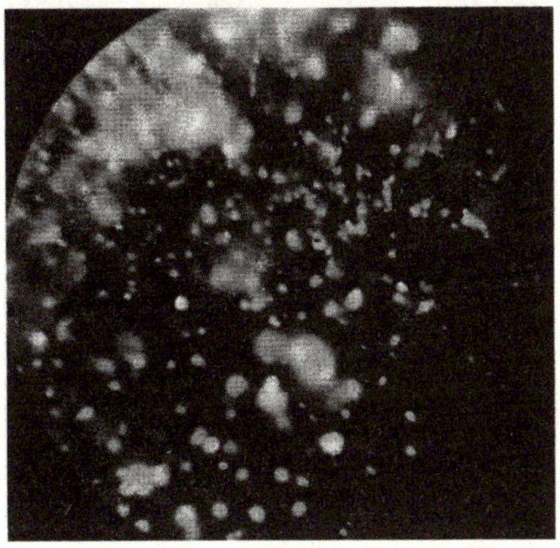

图11－5　星状玻璃体病变

（二）鉴别诊断

与闪光性玻璃体液化症的鉴别详见下文。

（三）治疗

一般无需治疗。

三、闪光性玻璃体液化

闪光性玻璃体液化（synchysis scintillans）又名“眼胆固醇结晶沉着症（cholesterolosis bulbi）”比星状玻璃体病变少见。多为双侧。显微镜和化学检查玻璃体内混浊物为胆固醇结晶。

病因不清，多发生在40岁以前，与玻璃体外伤性损害或炎症损害有关。

（一）临床表现

1. 症状　无明显症状，视力无明显改变。

2. 眼部检查　裂隙灯或眼底镜检查，混浊物为金黄色的结晶小体。眼球转动时，混浊物自由飘动在液化的玻璃体腔内，眼球静止时，混浊物沉于玻璃体下方。

（二）鉴别诊断

星状玻璃体病变，多为单眼发病；无玻璃体液化，当眼球突然停止转动时，白色小点轻微移动回到原位，而不沉于玻璃体下方。

（三）治疗

无需治疗。

四、玻璃体后脱离

玻璃体后脱离（posterior vitreous detachment，PVD）常随年龄增长而多发。好发于高度近视患者，也可继发于玻璃体内炎症、出血、手术后的无晶状体眼、视网膜色素变性等疾患。

（一）临床表现

1. 症状　闪光感，眼前有蜘蛛网样黑影飘动。

2. 眼部检查　眼底镜下可见一环形致密的混浊圈，为玻璃体和视盘附着部撕开所致。裂隙灯检查可见玻璃体后部有一巨大的透明空腔（图 11－6），眼球转动时玻璃体飘动度大。如果裂隙灯下见到玻璃体内烟灰状色素，应警惕视网膜裂孔和视网膜脱离的存在。

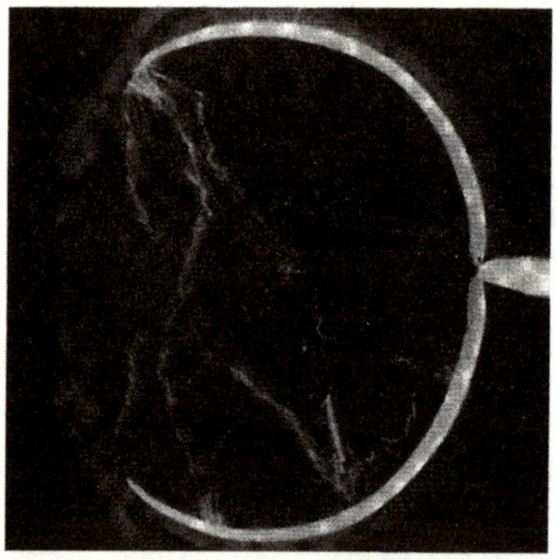

图 11－6　玻璃体后脱离

（二）治疗与预后

玻璃体后脱离容易形成视网膜裂孔和视网膜脱离。玻璃体后脱离无需特殊治疗，但应仔细检查眼底，以便早期发现视网膜裂孔或视网膜脱离，及时进行治疗。

（邹　倩）

第四节　玻璃体出血

（一）病因

玻璃体本身无血管，不发生出血。玻璃体出血（vitreous hemorrhage）多因内眼疾患和损伤引起，也可由全身性疾患引起。出血原因可分为以下几点：

（1）视网膜裂孔（retinal break）和视网膜脱离（retinaldetachment）。

（2）玻璃体后脱离（PVD）。

（3）视网膜血管性疾患伴缺血性改变

1）增生性糖尿病视网膜病变（PDR）。

2）视网膜中央静脉或分枝静脉阻塞（CRVO、BR－VO）。

3）视网膜静脉周围炎（Eale 病）。

4）镰状细胞病（sickle cell disease）。
5）早产儿视网膜病变（premature retinopathy）。
6）黏滞性过高综合征：慢性白血病（chronic leukemia）。
7）主动脉弓综合征（aortic arch syndrome）。
8）颈动脉闭塞病（carotid occlusive disease）。
（4）炎性疾患伴可能的缺血性改变
1）类肉瘤病（saroidosis）。
2）视网膜血管炎（retinal vasculitis）包括小动脉炎。
3）葡萄膜炎（uveitis）包括扁平部炎。
（5）其他引起周边视网膜产生新生血管疾患
1）家族渗出性玻璃体视网膜病变（FEV）。
2）Norrie 病。
（6）视网膜血管瘤（retinal angiomatosis）和视网膜毛细血管扩张（retinal telangiectasia）。
（7）性连锁视网膜劈裂症（X－linked retinoschisis）。
（8）Terson 综合征（Terson syndrome）：蛛网膜下隙出血、眼内出血综合征。

（二）临床表现

1. 症状　玻璃体出血量少时，患者可有飞蚊症感觉。出血量大时，视力可突然减退甚至仅有光感。
2. 眼底检查　检眼镜检查可见玻璃体中有血性浮游物，出血量大时整个眼底均不能窥见。

（三）诊断

依据症状和眼底检查进行诊断。双眼患者应进行双眼眼底检查，以寻找病因。眼底不能窥见时应进行超声波检查，排除视网膜脱离和眼内肿瘤。也可令患者头高位卧床休息两天以后，再行眼底检查。

（四）治疗与预后

（1）出血量少的不需特殊处理，可等待其自行吸收。
（2）怀疑存在视网膜裂孔时，令患者卧床休息，待血下沉后及时给予激光封孔或视网膜冷冻封孔。
（3）大量出血者吸收困难，未并发视网膜脱离的可以等候 6 个月，如玻璃体血仍不吸收时可进行玻璃体切割术，并发视网膜脱离或牵拉性视网膜脱离时，应及时进行玻璃体切割术。术后继续针对病因治疗。药物治疗效果不够满意。

玻璃体出血如果长期不吸收，可引起纤维增殖、机化，进而导致牵拉性视网膜脱离，可能并发或不并发裂孔，并引起白内障、继发青光眼等并发症。

（万道红）

第五节　玻璃体炎症

玻璃体是细菌、微生物极好的生长基，细菌等微生物进入玻璃体可导致眼内炎（endophthalmitis）。玻璃体炎症也可由寄生虫感染引起。

一、眼内炎

（一）病因

1. 内源性　病原微生物由血流或淋巴进入眼内或由于免疫功能抑制、免疫功能缺损而感染。如细菌性心内膜炎、肾盂肾炎等可引起玻璃体的细菌性感染。器官移植或肿瘤患者化疗后常发生真菌性感染，常见的致病菌为白色念珠菌。

2. 外源性　如下所述。

（1）手术后眼内炎：手术后眼内炎可发生在任何内眼手术以后，如白内障、青光眼、角膜移植、玻璃体切割和眼穿通伤修复等。最常见的致病菌为葡萄球菌。病原菌可存在于睑缘、睫毛、泪道内、手术缝线、人工晶状体等也可以成为感染源。

（2）眼球破裂伤和眼内异物。

（二）临床表现

1. 症状　内源性眼内炎症状为视力模糊；手术后细菌性眼内炎通常发生在术后1~7d，突然眼痛和视力丧失。真菌性感染常发生在手术三周后。

2. 体征　如下所述。

（1）内源性感染通常从眼后部开始，可同时存在视网膜炎症性疾患。病灶发白，边界清楚，开始是分散的，以后变大、蔓延到视网膜前，产生玻璃体混浊。也可发生前房积脓。

（2）手术后细菌感染常有眼睑红肿，球结膜混合充血，伤口有脓性渗出，前房积脓或玻璃体积脓，虹膜充血。不治疗视力会很快丧失。

（3）手术后真菌感染常侵犯前部玻璃体，前部玻璃体表面积脓或形成膜，治疗不及时感染可向后部玻璃体腔和前房蔓延。

（三）诊断

（1）内源性感染诊断依据病史，身体其他部位感染灶的存在、治疗史等，患者血和尿的细菌及真菌培养结果有助于诊断。必要时可进行诊断性玻璃体切割。

（2）手术后虹膜睫状体炎症反应是常见的，但疼痛较轻。如果存在前房积脓或玻璃体混浊，应考虑细菌性感染。可取房水或玻璃体进行细菌和真菌培养。取房水标本从角膜缘切口进针，抽0.1ml，取玻璃体标本可以从扁平部距角膜缘2.5mm处进针，抽0.4~0.5ml。

（四）治疗

1. 抗生素使用　原则上抗生素的使用取决于细菌培养和药物敏感测定的结果，但最初的给药可基于房水和玻璃体革兰染色结果。给药途径：

（1）结膜下抗生素注射：革兰阴性菌：庆大霉素2万单位。革兰阳性菌：头孢唑啉100mg/0.25ml。

（2）全身抗生素使用：庆大霉素1.5mg/kg（80mg/次）每8h一次肌内注射或静脉滴注。头孢唑啉0.5~1.0g每日3次，静脉滴注。

（3）局部点抗菌素眼药，对眼内炎的治疗作用，较前两种给药途径差。

（4）非真菌性感染治疗中，可并发使用激素，泼尼松60~100mg/d。

（5）玻璃体内注药：庆大霉素0.1~0.4mg，妥布霉素0.45mg，头孢唑啉2.25mg，克林霉素250~450μg，给药容量不超过0.2~0.3ml，多数医生不提倡重复注射。

2. 玻璃体切割术　玻璃体切割能排除玻璃体腔脓肿，清除致病菌，迅速恢复透明度，并且有利于前房内感染物质的排出。目前广泛用于眼内炎的治疗。手术开始时可先抽取玻璃体液进行染色和细菌培养，染色包括革兰染色、吉姆萨染色和特殊真菌染色，以便确定致病菌。

3. 抗真菌治疗　目前缺乏安全有效的抗真菌药物。全身用药有两性霉素B、酮康唑和氟胞嘧啶。但两性霉素B和氟胞嘧啶的全身不良反应大，眼内穿透性差，不能有效地对抗真菌。因此真菌性眼内炎的最好诊断和治疗方法是玻璃体切割术。抗真菌药物的使用剂量如下：

氟胞嘧啶：口服37.5mg/kg每6h一次。

两性霉素B：静滴，开始时小剂量（0.1~0.25）mg/kg，逐渐增至1mg/kg每日一次。玻璃体注药，5~10μg。眼药水：0.25%。

二、玻璃体寄生虫

玻璃体猪囊尾蚴病是我国北方地区引起眼内炎症的较常见病因。绦虫的卵和头节穿过小肠黏膜，亦可经血液进入眼内。

（一）临床表现

1. 症状　患者有时自己看到虫体变形和蠕动的阴影。并发眼内炎时视力下降。

2. 眼底检查　可见黄白色半透明圆形囊尾蚴（图 11 –7），大小约 1.5 ~6PD。强光照射可引起囊尾蚴的头部产生伸缩动作。头缩入囊内时可见有致密的黄白色圆点。玻璃体混浊、视网膜脱离。

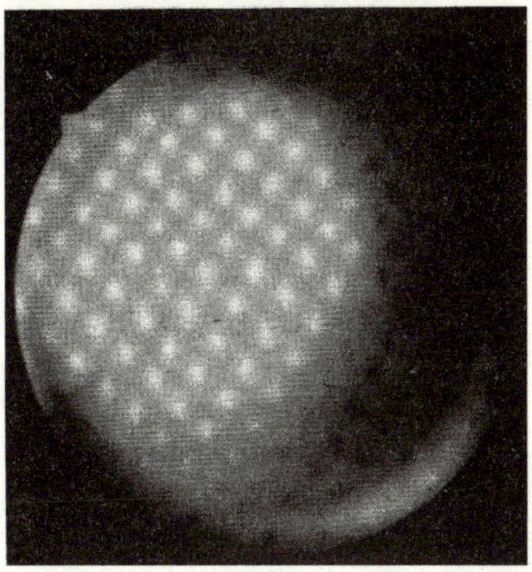

图 11 –7　玻璃体猪囊尾蚴并发视网膜脱离

（二）诊断

依据眼内虫体的存在或 ELISA 绦虫抗体检查。

（三）治疗

玻璃体切割术取出虫体和玻璃体内炎性物质，修复视网膜。

（詹江波）

第六节　增生性玻璃体视网膜病变

增生性玻璃体视网膜病变（proliferative vitreoretinopathy，PVR）是孔源性视网膜脱离的并发症。它曾被定义为“广泛性玻璃体收缩（massive vitreous retraction）”，“广泛性视网膜前收缩（massive preretinal retraction）”和“广泛性周边视网膜增生（massive penretinal proliferation）”。1983 年国际视网膜学会命名委员会提议命名为增生性玻璃体视网膜病变。

（一）病理过程

大多数人认为 PVR 的发生，起始于细胞的移行。主要是视网膜色素上皮细胞和神经胶质细胞。这些细胞移行到脱离的视网膜表面和下方，以及脱离的玻璃体后表面，然后增生形成膜。一般认为膜的收缩导致视网膜皱缩、固定皱褶及视网膜脱离。

（二）分类

根据 1983 年国际视网膜学会命名委员会提出的分类法，视网膜脱离并发 PVR 分为 A、B、C、D 四级（表 11 –1，图 11 –8，9）。

表 11-1 视网膜脱离并发 PVR 的分级

分级	程度	临床体征
A	轻度	玻璃体混浊有色素簇
B	中度	视网膜内表面皱缩，裂孔缘卷边，视网膜变硬，血管变形
C	重度	完全增厚的视网膜固定皱褶
C-1		达 1 个象限
C-2		达 2 个象限
C-3		达 3 个象限
D	超重度	固定皱褶达 4 个象限的视网膜全脱离
D-1		宽漏斗状
D-2		窄漏斗状
D-3		关闭的漏斗状（看不见视盘）

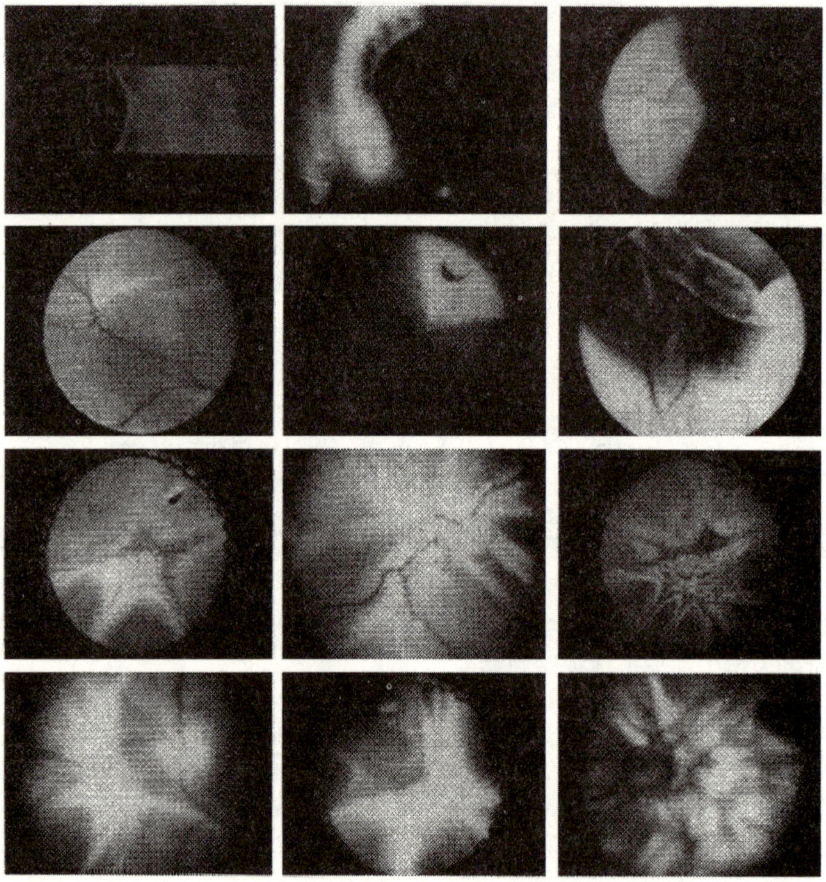

图 11-8 PVR 分类 A、B、C 期

第一行左图和中图：A 期，玻璃体内色素簇，右图：B 期，7 点位视网膜表面子午线方向皱缩；第二行左图：B 期，视网膜表面皱缩，中图：B 期，裂孔后缘卷边，右图：B 期，裂孔后缘卷边；第三行左图：C1 期，视网膜固定皱褶达一个象限，中图：C1 期，视网膜固定皱褶达一个象限，右图：C2 期，视网膜固定皱褶达两个象限；第四行左图：C2 期，视网膜固定皱褶达两个象限，中图：C3 期，视网膜固定皱褶达三个象限，右图：C3 期，视网膜固定皱褶达三个象限

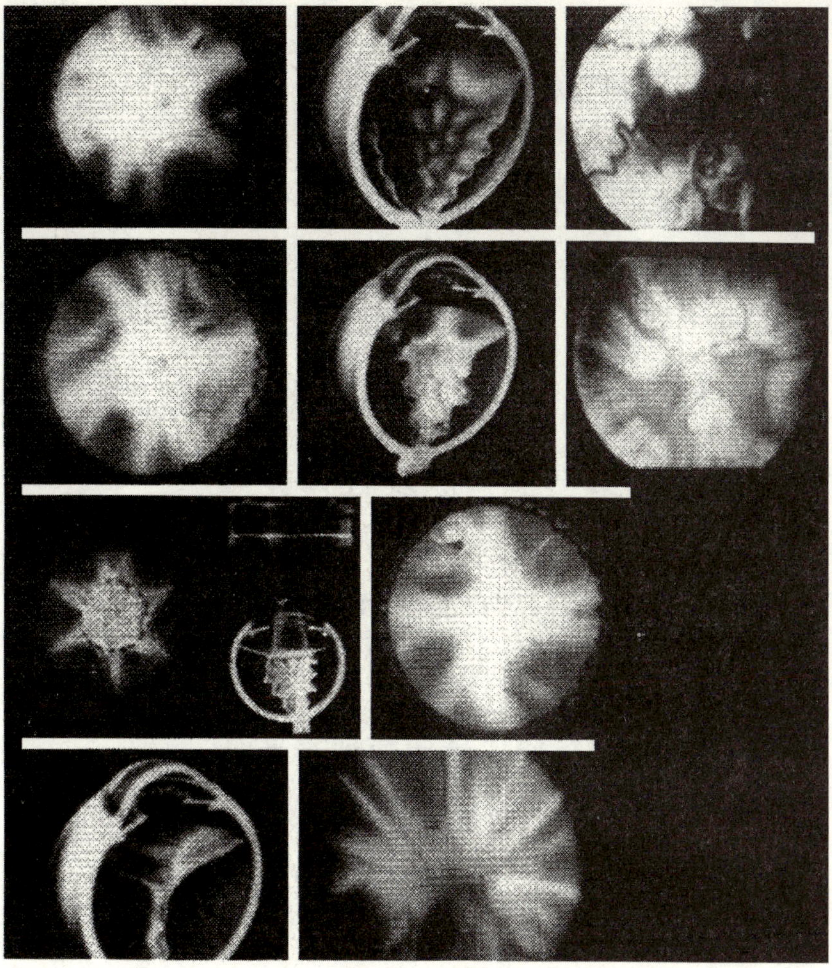

图 11－9 PVR 分类 D 期

第一行，PVR D1 期，视网膜固定皱褶达四个象限，呈宽漏斗状第二行，PVR D2 期，视网膜进一步收缩呈窄漏斗状第三行，左图：PVR D2 期，间接眼底镜下漏斗在 45°以内；右图：PVR D3 期，漏斗进一步变窄，看不到视神经盘第四行，PVR D3 期，漏斗关闭，看不到视盘

（三）治疗

玻璃体切割术中用膜剥离的方法祛除视网膜表面的膜，部分影响中心视力的条索状视网膜下膜可通过视网膜切开，取出视网膜下膜。

某些药物，如地塞米松、正定霉素、5－FU 等被认为能够抑制膜的形成，有关这些药物在玻璃体腔应用的实验正在进行中。

（詹江波）

第十二章

青光眼

第一节　原发性青光眼

原发性青光眼是主要的青光眼类型，一般系双侧性，但两眼可先后发病，严重程度也常不相同。依据前房角解剖结构的差异和发病机制不同，传统上将原发性青光眼分为闭角型青光眼和开角型青光眼两类，虽然最终都表现为典型的青光眼性视神经病变，但其临床表现过程、早期筛查及治疗原则明显不同。

一、原发性闭角型青光眼

（一）定义与概况

原发性闭角型青光眼（primary angle - closure glaucoma）是因原先就存在的虹膜构型而发生的前房角被周边虹膜组织机械性阻塞，导致房水流出受阻，造成眼压升高的一类青光眼。原发性闭角型青光眼的发病有地域、种族、性别、年龄上的差异：主要分布在亚洲地区，尤其是在我国；黄种人最多见，黑种人次之，白种人最少；女性多见，男女之比约为1 ∶ 3，与正常女性前房角的解剖结构较窄有关；多发生在40岁以上，50～70岁者最多，30岁以下很少发病。我国目前原发性闭角型青光眼的患病率为1.79%，40岁以上人群中为2.5%，是我国最常见的青光眼类型。

西方国家对原发性闭角型青光眼的认识与我国现有的概念不同，主要在于青光眼的诊断标准有差异。他们认为诊断青光眼必须有视神经和（或）视野的损害，将原发性闭角型青光眼急性大发作但通过药物及时控制而无视神经和视野损害的患眼称为急性房角关闭，将已有房角粘连而尚未发生视神经损害的称为慢性房角关闭，将临床前期眼称为有可能发生房角关闭眼，但如果没有视神经和（或）视野的损害，则均不属于青光眼。因此，西方国家流行病学资料中所得到的我国原发性闭角型青光眼患病率与国内资料有差异。2008年我国原发性青光眼诊断和治疗专家对原发性闭角型青光眼定义的共识是：原发性房角关闭所导致的急性或慢性眼压升高，伴有或不伴有青光眼性视盘改变和视野损害。

目前，我国尚未有青光眼的发病率资料，亟待开展这方面的流行病学研究。自20世纪60年代起我国就已对原发性闭角型青光眼的临床表现进行了系统的观察，总结了其临床病程的演变规律，归纳出原发性闭角型青光眼的临床分期，并提出根据不同分期进行不同方式的干预治疗。国内大量临床文献报道了遵照这些原则对临床前期和间歇缓解期的原发性急性闭角型青光眼进行的预防性虹膜周边切除（开）术，能有效地阻止青光眼的发作和视神经视野损害的发生。目前正进行全国多中心、随机对照的前瞻性临床研究来获取进一步的科学评价。

（二）病理生理与发病机制

瞳孔与晶状体的相对位置被称为“生理性瞳孔阻滞”。如果虹膜括约肌与晶状体前囊膜密切接触，有可能形成病理性瞳孔阻滞，使得房水从后房经由瞳孔流向前房的阻力增加，造成虹膜后面压力增高，在易感个体顶推相对组织薄弱的周边虹膜向前膨隆，关闭房角，阻塞小梁网，导致眼压升高。原发性闭角型青光眼的发生须具备两个因素：眼球解剖结构的异常以及促发机制的存在。

1. 眼球解剖结构的异常　原发性闭角型青光眼的眼球有着其特征性的解剖结构，即前房较浅（尤其是周边前房）、角膜（相对）较小、晶状体相对较大较厚（随着年龄的增长尤其明显），房角入口狭窄；加之眼球轴长较短，形成晶状体位置相对偏前，使得相对狭小的眼前段更为拥挤。晶状体的前表面与虹膜紧贴的面积增大，增加了瞳孔阻滞力，因此容易使已狭窄的房角发生关闭、堵塞。

此外，少数病例存在高褶虹膜、睫状突前旋、晶状体韧带松弛等因素（见特殊类型青光眼）。

2. 促发机制的存在　原发性闭角型青光眼的发生往往有内在的或外在的促发因素，包括眼局部的、全身性的、生理性的或病理性的。临床上最多见的是情绪波动，亦见于过度疲劳、近距离用眼过度、暗室环境、全身疾病等。可能机制是这些刺激直接或通过内分泌系统引起眼部自主神经功能的紊乱，交感-副交感系统失去平衡，使得瞳孔散大并加重瞳孔阻滞；或睫状肌调节痉挛，顶推根部虹膜向前；或因瞳孔大小变化使周边虹膜触碰、摩擦小梁组织，加之眼局部血管舒缩功能失调，共同导致了狭窄的房角关闭、堵塞，促使青光眼发病。

原发性闭角型青光眼的解剖结构因素已被越来越精确的众多研究手段如光学相干断层成像术（前节 OCT）、超声波、超声生物显微镜（UBM）等生物测量所证实；在促发因素方面，也有越来越多的关于神经血管调节功能、内分泌因子乃至精神心理因素的定量分析等研究。随着更广泛、深入的探索，其分子生物学的发病机制将会逐步被揭示。

（三）临床表现

原发性闭角型青光眼的临床表现比较复杂，分为急性和慢性两种临床表现型。

1. 急性闭角型青光眼（acute angle - closure glaucoma）　临床上多见于虹膜明显膨隆型的窄房角眼，相对性瞳孔阻滞较重，房角呈“全”或“无”的方式关闭，可伴有程度上的不同。由于房角突然关闭且范围较大，因此一般有眼压明显升高的表现。根据其临床发展规律，可分为四个阶段。

（1）临床前期：指具有闭角型青光眼的解剖结构特征：浅前房、窄房角等，但尚未发生青光眼的患眼。这里有两种情况：一种是具有明确的另一眼急性闭角型青光眼发作病史，而该眼却从来未发作过。临床资料表明两眼发作间隔多在 1～2 年，最长者可达数十年。另一种是没有闭角型青光眼发作史，但有明确的急性闭角型青光眼家族史，眼部检查显示具备一定的急性闭角型青光眼的解剖特征，暗室激发试验可呈阳性表现。这些眼，均被认为是处于临床前期，存在着急性发作的潜在危险。

（2）发作期：一旦周边虹膜堵塞了房角，房水不能外引流，眼压就立即上升，随之出现一系列临床症状，即为闭角型青光眼的发作。开始时，患者感到有些轻微的眼胀和头痛，或者恶心感，白天视物呈蒙雾状（雾视），夜晚看灯光则有虹视。根据发作的临床表现，可分为两类：

1）先兆期：亦称小发作、不典型发作。临床特点是患者自觉症状轻微，仅有轻度眼部酸胀、头痛。视力影响不明显，但有雾视、虹视现象。眼前部没有明显充血，角膜透明度稍有减退，只有在裂隙灯检查下，才可能看到轻度角膜上皮水肿。瞳孔形态正常，反应略显迟钝，虹膜则大多呈膨隆现象，前房较浅。眼底可见视盘正常，偶可见到视网膜中央动脉搏动。眼压一般在 30～50mmHg。发作时间短暂，经休息后可能自行缓解。

由于眼内组织，特别是虹膜没有因这种发作而发生明显的充血水肿，虹膜与小梁网组织虽然紧贴，但不会很快形成永久性的粘连，只要及时缩小瞳孔，房角仍可重新开放，眼压比较容易控制。但如不解除瞳孔阻滞因素，则再度发作仍难避免，而每次发作都可产生部分房角损伤和（或）永久性粘连。在大部分房角形成粘连以后，就进入了慢性进展期。

2）急性大发作：即所谓典型的大发作。起病急和明显的眼部体征表现是其特征。多为一眼，亦可双眼同时发作。由于房角突然大部分或全部关闭，眼压急剧上升，出现明显的眼痛、头痛，甚至恶心、呕吐等症状；视力可高度减退，可仅存光感。眼部检查可见球结膜水肿、睫状充血或混合充血，角膜水肿，呈雾状混浊，瞳孔散大，多呈竖椭圆形或偏向一侧，对光反射消失，前房很浅，以及眼部刺激征等，眼底则常因角膜水肿而难以窥见。眼球坚硬如石，测量眼压多在 50mmHg 以上，可超过 80mmHg。进一步的裂隙灯检查可见角膜上皮水肿，角膜后可有虹膜色素沉着（色素性 KP）、房水闪辉、虹膜水肿、隐窝消失。发病时间略久的青光眼，尚可见虹膜色素脱落和（或）扇形萎缩。晶状体前囊下可呈现灰白色斑点状、粥斑样的混浊，称为青光眼斑。这些征象一般出现在眼压急剧升高而持续时间较长的情况下，即使眼压下降后也不会消失，作为急性大发作的标志而遗留下来。

在药物控制眼压、角膜恢复透明后，应行房角检查。房角有可能重新开放，或有局部粘连，小梁网上有色素黏着，甚至纤维素性渗出等。如房角大部分已粘连，则眼压必将回升。角膜水肿消退后的眼底检查可见到静脉轻度充盈，视网膜上偶尔可见到出血斑点。如高眼压持续时间较短，则视盘可正常或略充血；如高眼压持续时间较长，可见视盘充血、视网膜轻度水肿（回流障碍）；如高眼压持续时间过久，则可出现视盘苍白（缺血）或视网膜中央静脉阻塞性出血。

急性发作如持续时间短、眼压控制及时，一般视力可以逐渐恢复，视野也保持正常。如未能及时得到控制，眼压水平过高时，可在短期甚至数日内导致失明。但多数患者可或多或少得到缓解，从而转入慢性进展期。

上述两种不同的临床表现与房角关闭的速度和范围、眼压升高的程度和持续时间，以及可能的个体易感性、血管神经反应性等因素有关。

（3）间歇缓解期：闭角型青光眼的发作，特别是小发作，如果通过及时治疗（亦有自行缓解的）使关闭的房角又重新开放，眼压下降，则病情可得到暂时的缓解或在一个相当长的时期内保持稳定，这个阶段称为间歇缓解期。此期的时间可长可短，长者可达 1 ~2 年或更长，短者 1 ~2 个月即可再次发作，个别甚至数日内再发作。反复的小发作，可以形成局部小范围的房角粘连，但并不影响其余大部分重新开放房角的房水引流功能，因而临床上眼压仍正常，房水流畅系数（C 值）亦正常。只是当这种粘连的范围逐渐扩展到一定程度时，才表现出眼压的升高，从而进入慢性进展期。但如果是药物控制的眼压下降而房水 C 值未改善，房角大部分仍粘连、关闭，不能算是间歇缓解期。

（4）慢性进展期：房角关闭过久，周边部虹膜与小梁网组织产生了永久性粘连，眼压就会持续升高，病程于是转入慢性期而继续发展，这种状况称为慢性进展期。

如果是发生在急性发作未能控制的基础上，则在早期仍保留着急性期的症状和体征，但程度减轻。到后期则仅留下虹膜、瞳孔以及晶状体方面的体征。如果是通过小发作而来，则除了房角大部分粘连或全部粘连外，亦可无其他症状或体征。另一种情况也可进入慢性进展期，即在一些间歇缓解期，甚至临床前期的患者，因不愿手术治疗而长期滴用缩瞳剂，虽然避免了急性的发作，但房角粘连却在逐步缓慢地进行着，当达到一定程度时则表现出眼压的持续升高。

慢性进展期的早期，眼压虽然持续升高，但视盘尚正常。到一定阶段时，视盘就逐渐凹陷和萎缩，视野也开始受损并逐渐缩小，最后完全失明（即绝对期）。确定病程已进入慢性进展期的主要依据是眼压升高、相应范围的房角粘连、房水 C 值低于正常。如果视盘已有凹陷、扩大，慢性进展期的诊断更可确定。

急性闭角型青光眼的慢性进展期与慢性闭角型青光眼是两个不同的概念，虽然在处理原则上基本相同，但有必要对其有所认识和区别。

2. 慢性闭角型青光眼（chronic angle - closure glaucoma）　这类青光眼的眼压升高，同样也是由于周边虹膜与小梁网发生粘连所致。但其房角粘连是由点到面逐步发展的，眼压水平也随着房角粘连范围的缓慢扩展而逐步上升。所以临床上没有眼压急剧升高的相应症状，眼前段组织也没有虹膜萎缩、瞳孔变形等急性闭角型青光眼的表现，而视盘则在高眼压的持续作用下，逐渐形成凹陷性萎缩，视野也随之发生进行性损害。往往不易引起患者的警觉，只是在做常规眼科检查时或于病程晚期患者感觉到有视野缺损时才被发现，因此更具有潜在的危害性。慢性闭角型青光眼多见于 50 岁左右的男性，临床表现类似于原发性开角型青光眼，但其周边前房浅，中央前房深度可以正常或接近正常，虹膜膨隆现象不明显，房角为中等狭窄，可呈多中心地发生点状周边虹膜前粘连。由于其病程的慢性特征，临床难以做出像急性闭角型青光眼那样的明确分期，通常分为早期、进展期和晚期。在病程的早期，尽管眼压、眼底和视野均正常，但存在房角狭窄，或可见到局限性的周边虹膜前粘连。随着房角粘连的扩展，眼压升高多为中等程度，可达 40 ~50mmHg。处于进展期、晚期的病例眼底有典型的青光眼性视盘损害征象，相应地伴有程度不等的青光眼性视野损害。

为什么慢性闭角型青光眼的表现与急性闭角型青光眼的表现不同？这是因为慢性闭角型青光眼的眼球虽然亦有前房较浅、房角较窄、晶状体较厚等解剖变异，但其眼轴不短，而且眼前段的解剖变异程度也比急性闭角型青光眼的要轻，所以瞳孔阻滞因素不明显。临床观察到其房角的粘连最早出现在虹膜周边部的表面突起处（称嵴突，crest），慢性闭角型青光眼的虹膜根部常可见到较多的嵴突，可能与该处较靠近小梁网，更容易与小梁网接触有关。粘连以点状开始，逐渐向两侧延伸、扩展，房角逐渐被损害，眼压也逐渐升高。在这样一个漫长的过程中，患者可以逐渐适应高眼压的病理状况，因此可以表现得非常“安静”而无自觉症状。导致周边虹膜逐步与小梁网发生粘连的因素可能是多方面的，但房角狭窄是最基本的条件。

（四）诊断与鉴别诊断

对急性闭角型青光眼发作时所表现出的典型症状，一般诊断并不困难。但如果症状不够典型，检查又不仔细，有时亦会将急性青光眼发作误诊为急性虹膜睫状体炎，尤其是伴有前房纤维素性渗出并且眼压已降低时，通过相反的扩瞳治疗而使病情恶化。这时的诊断检查有几点很重要：闭角型青光眼发作后瞳孔常常扩大，前房浅、房角窄，还可以从另一眼也存在的闭角型青光眼解剖特征来协助诊断；如原发病为急性虹膜睫状体炎，则瞳孔常是缩小的，前房深度和房角均正常，对侧眼的正常解剖结构也有利于鉴别诊断。此外，急性发作患者因剧烈的头痛、恶心、呕吐等全身症状而忽视了眼部的表现和检查，以致将青光眼误诊为脑血管意外、偏头痛、急性胃肠炎等疾病，甚至给予解痉药如山莨菪碱（654－2）、阿托品等治疗反而加剧病情的情况，也偶有发生。

慢性闭角型青光眼除了视物模糊、视野缺损外，常缺乏自觉症状，如果检查不细致，可能漏诊或被误诊为老年性白内障、开角型青光眼等而贻误治疗。强调细致认真的眼部检查，尤其是前房角的检查非常必要。

处在间歇缓解期的闭角型青光眼，诊断也较困难，主要依靠病史。凡是年龄在 40 岁以上，特别是女性患者具有浅前房、房角窄的解剖特点，并有发作性的虹视、雾视、头痛或鼻根部酸胀等病史，均应怀疑其可能，进行细致的检查和严密的随访，必要时可考虑进行激发试验以明确诊断。临床前期眼主要根据另一眼的发作史和房角狭窄的特征，以及激发试验的阳性来诊断。推荐临床应用暗室激发试验，该试验比较安全，阳性率约为 30%。方法是测量眼压后嘱患者在暗室内保持清醒不入睡且睁眼 1h，然后在暗室内弱光下再测眼压一次。若前后眼压相差 9mmHg 以上则为阳性。眼压升高的机制与瞳孔散大，加重瞳孔阻滞、引起房角关闭有关。改良的暗室激发试验是令患者俯卧或反坐在椅子上，将头低俯在椅背上 1h，利用体位加重瞳孔阻滞等促发房角关闭，可提高阳性率到 90%。激发试验是协助诊断的手段，但试验阴性结果并不一定就能排除闭角型青光眼的诊断。

对闭角型青光眼应详细询问病史，并进行全面细致的检查，尤其强调房角检查，才能做出准确的诊断和分期，以利于治疗。前房角的检查方法有坐位的前房角镜、前节 OCT 检查以及仰卧位的 UBM 检查。前房角镜检查是最基本的，也是最直观的，可以观察到房角内的各种细节如功能小梁网、小梁网色素沉着、Schlemm 管充血、周边虹膜前粘连的程度等，但技术要求高。前节 OCT 检查是非接触式光学扫描，患者易于配合，能够观察到扫描层面房角的宽窄和虹膜的形态、轮廓，但分辨不清小梁网等细节。UBM 检查具有与前节 OCT 检查同样的功用，而且还能够观察到虹膜后的后房、睫状体、晶状体甚至前部玻璃体，以及它们相互之间的关系，但操作要求较高且较麻烦。

（五）治疗

闭角型青光眼一旦确诊，就应根据其所处的不同阶段及时给予相应的治疗。

1. 临床前期眼　治疗目的是预防发作，主张及时做周边虹膜切除术（iridectomy）或激光周边虹膜切开术（iridotomy）解除瞳孔阻滞。对于暂时不愿手术者应给予预防性滴用缩瞳剂，常用的是 1% 的毛果芸香碱（pilocarpine,）2～3 次/天，并定期随访。

2. 急性发作眼　挽救视功能和保护房角功能是治疗的两个主要目的。应急诊全力抢救，以期在最短的时间内控制高眼压，减少视功能的损害并防止房角形成永久性粘连。挽救视功能方面，首先是降低眼压，常常是促进房水引流、减少房水生成和高渗脱水三种手段联合应用；其次是及时应用保护视神经的药物。保护房角功能方面，常用缩瞳剂和抗炎药物。对急性发作患者的处理，首先是眼局部频滴缩瞳剂，常用1%毛果芸香碱，可每15min一次，眼压下降后或瞳孔恢复正常大小时逐步减少用药次数，最后维持在3次/天。缩瞳剂能够拉开与房角接触的根部虹膜，开放房角，既促进了房水引流又保护了房角免于粘连、损坏。如果急性发作眼充血明显，甚至有前房纤维素性渗出，可局部或全身应用皮质类固醇制剂，一则有利于患眼炎症反应消退，二则减轻房角组织的炎症水肿，有利于房水引流和减少永久性粘连的发生。对于高眼压状况，同时合并应用高渗脱水剂和抑制房水生成的药物。高渗脱水剂有甘油、山梨醇、甘露醇等，常用20%甘露醇溶液，1.0～1.5g/（kg·d），快速静脉滴注。临床使用时应注意老年患者，尤其是有高血压和心功能不全、肾功能不全，以及电解质紊乱的患者的全身状况，以免发生意外。有时脱水太多可加重头痛症状，应引起注意。房水生成抑制剂有眼局部用和全身用两类。全身用药主要是碳酸酐酶抑制剂，如乙酰唑胺，250mg/次，或醋甲唑胺，25mg/次，2次/天口服，眼压控制后可停用。眼局部用药主要有碳酸酐酶抑制剂和β－肾上腺素受体（β－受体）阻滞剂，前者为2%多佐胺（杜塞酰胺）、1%布林佐胺滴眼液，3次/天，后者有0.5%噻吗洛尔、0.25%倍他洛尔、2%卡替洛尔、0.3%美替洛尔及0.5%左布诺洛尔等滴眼液，可选用一种，2次/天，能有效地协助高眼压的控制。

急性发作的患眼，如果采取上述治疗措施后3d内眼压仍持续在50～60mmHg，则应考虑及时手术治疗。这时由于房角多已粘连、丧失功能，只能做眼外引流术，但在眼部组织水肿、充血剧烈的情况下施行手术，组织炎症反应大，易发生手术并发症，滤过泡也容易纤维瘢痕化，往往效果较差。对于虹膜萎缩和瞳孔固定散大的急性发作眼，滤过性手术以虹膜嵌顿术（iridencleisis）为好。术前、术后加强皮质类固醇的应用，可减少手术的失败。如果药物治疗能控制眼压，则可参照小发作控制后的处理原则，选作眼内或眼外引流手术。

对于眼压升高的青光眼，尤其是急性发作的青光眼，及时给予全身应用自由基清除剂、抗氧化剂如维生素E、维生素C等，可对受损的视网膜视神经组织起到一定的保护作用。

闭角型青光眼的小发作，一般能较快控制，常联合应用缩瞳剂、β－受体阻滞剂、碳酸酐酶抑制剂。眼压下降后，可逐步减少至停用β－受体阻滞剂和碳酸酐酶抑制剂。如眼压不再升高，房角大部分开放或完全开放，则说明具备眼内引流条件，可做周边虹膜切除术/切开术。另一方面，如果眼压再度回升，则表示房角的房水引流功能明显受损，只能选做眼外引流手术，如小梁切除术（trabeculectomy）等滤过性手术。

3. 间歇缓解期眼　治疗目的是阻止病程进展。因房角完全开放或大部分开放，眼压正常，施行周边虹膜切除术/切开术，解除瞳孔阻滞，防止房角的再关闭。暂时不愿手术者，则应在滴用缩瞳剂的情况下加强随访。

4. 慢性进展期眼　治疗目的是控制眼压。因房角已大部分粘连或全部粘连，房水引流功能严重受损或已丧失，眼压升高，只能选择眼外引流术，通常选做小梁切除术或巩膜咬切术。眼外引流术术前眼压应尽可能用药物控制到正常范围，如果控制在30mmHg以下施行青光眼滤过性手术比较安全。

5. 慢性闭角型青光眼　早期病例及相对“正常”的眼，处理原则上同急性闭角型青光眼的间歇缓解期眼和临床前期眼。根据其特殊的房角解剖特征——较多嵴突，对这些患眼施行周边虹膜切除术/切开术的同时进行激光周边虹膜成形术（iridoplasty）可能效果更好。对于进展期和晚期的病例，因房角大多数失去正常房水引流功能，眼压已升高，则只适合于做小梁切除术等滤过性手术；同时因为已存在高眼压对视网膜视神经的损害，应给予神经保护治疗。

6. 伴有白内障的闭角型青光眼　原发性闭角型青光眼常因晶状体较大造成眼前部拥挤，伴有明显白内障的病例可行白内障摘除手术。在急性闭角型青光眼的临床前期眼、间歇缓解期眼以及慢性闭角型青光眼的早期眼仅仅需做白内障摘除术和人工晶状体植入术就可完全解除其病理解剖结构的异常，达到加深前房、开放房角的青光眼治疗效果。在慢性进展期的早期病例眼也可单独行白内障摘除术和人工晶状体植入术，并在术中施行房角周边虹膜前粘连机械分离术，以期开放房角。部分病例可以获得较为满意的效果，但对于房角粘连已久的病例术后往往需要加用局部降眼压药，或联合青光眼滤过性手术才能较好地控制眼压。

7. 绝对期青光眼　治疗目的仅在于解除症状，多需手术治疗，应尽量避免眼球摘除给患者带来的精神痛苦。如果仅仅是大泡性角膜病变引起的症状，佩戴软性角膜接触镜即可。

二、原发性开角型青光眼

（一）定义与概况

原发性开角型青光眼（primary open angle glaucoma），又称慢性开角型青光眼、慢性单纯性青光眼等。这一类青光眼有以下特征：①两眼中至少一只眼的眼压持续 > 21mmHg。②房角是开放的，具有正常外观。③眼底存在青光眼特征性视网膜视神经损害和（或）视野损害。④没有与眼压升高相关的病因性眼部或全身其他异常。这类青光眼的病程进展较为缓慢，而且多数没有明显症状，因此不易早期发现，具有更大的危险性。

目前，对原发性开角型青光眼的定义依然在发展之中。出于对病理性眼压的界定和发生视神经损害及视野缺损的考虑，原发性开角型青光眼包括了“正常眼压性青光眼”和“高眼压性青光眼”，可能是各自独立的病理生理过程的最后共同阶段。

同样地，由于对原发性开角型青光眼的定义和检查方法不同，因此存在对发病率估计的较大差异，大多数资料表明开角型青光眼的患病率为 1.5% ~2%。在我国的原发性青光眼中，开角型明显少于闭角型，但近年来临床上所占的比例有所上升，可能与我国代谢性疾病、近视眼等的发病增加，以及卫生保健和诊断水平的提高有关。年龄多分布在 20 ~60 岁，随着年龄增大，发病率增高。在美国，原发性开角型青光眼是最常见的类型，约占青光眼总数的 2/3。从种族上看，白种人患者较多，黑种人患者的视神经损害较重。具有家族倾向性，同胞比双亲或子女的发病率要高。糖尿病患者、甲状腺功能低下者、心血管疾病和血液流变学异常者、近视眼患者，以及视网膜静脉阻塞患者是原发性开角型青光眼的高危人群。

（二）病理生理与发病机制

不同于闭角型青光眼房水引流受阻于瞳孔和（或）小梁前的房角处［机械性相贴和（或）病理性粘连］，开角型青光眼的前房角外观正常并且是开放的，其眼压升高是小梁途径的房水外流排出系统发生病变、房水流出阻力增加所致。主要学说有：①小梁组织局部的病变：小梁内皮细胞活性改变，细胞密度降低，小梁束的胶原变性，小梁板片增厚、融合，小梁内间隙尤其是近小管组织的细胞外基质异常积蓄，Schlemm 管壁的内皮细胞吞饮泡减少。②小梁后阻滞：即房水流经小梁组织后的 Schlemm 管到集液管和房水静脉部位的病变，包括巩膜内集液管周围细胞外基质异常和表层巩膜静脉压升高等。③血管 - 神经 - 内分泌或大脑中枢对眼压的调节失控所引起。目前，大多数的临床和基础研究表明小梁组织，尤其是近 Schlemm 管区的组织（近小管部）是主要病变所在部位。分子生物学研究表明开角型青光眼具有多基因或多因素的基因致病倾向性，确切的发病机制尚未阐明。

（三）临床表现

1. 症状　开角型青光眼在早期几乎没有症状。只有在病变进展到一定程度时，患者方有视力模糊、眼胀和头痛等感觉。而眼压波动较大或眼压水平较高时，也可出现眼胀、鼻根部疼痛，甚至出现与闭角型青光眼类似的虹视和雾视。到了晚期，双眼视野都缩小时，则可有行动不便和夜盲等现象出现。多数病例中心视力在短期内可不受影响，甚至在晚期管状视野病例也可保持良好。部分患者的病史回顾存在早期进行性近视加深表现，常有视疲劳。

2. 眼部体征　早期病例眼前部可无任何改变。前房深度正常或较深，虹膜平坦，眼前部表现很“安静”，前房角开放，房角的形态并不会随着眼压的升降而有所改变。房角镜检查一般看不到房角结构包括小梁网的明显异常，有时可见较多的虹膜突（梳状韧带）、虹膜根部附着偏前、小梁网色素较多等，Schlemm 管血液充盈现象较少见。晚期病例眼压较高时可有角膜水肿，在患眼视神经损害较重时可有瞳孔轻度散大，对光反射迟钝（相对性传入性瞳孔反应缺陷）。

眼底特征性视神经损害是诊断开角型青光眼必需的指标。典型表现为视盘凹陷的进行性扩大和加深，这是所有青光眼发展到一定阶段后的共同特征。在开角型青光眼的早期，眼底特征性的形态改变有视网膜神经纤维层缺损（retinal nerve fiber layer defect，RNFLD），无赤光检眼镜检查或黑白眼底照相表现为尖端朝向或与视盘边缘接触的暗色楔形缺损、局限性的盘沿（rim）变窄以及视盘杯凹的切迹（notch，视杯内缘的局限性小缺损）。有些可表现为视盘表面或其附近小线状或片状的出血。病程的继续进展，视盘的杯凹逐步扩展，最终导致杯/盘比（cup/disc ratio，C/D 比）的增加。开角型青光眼的晚期，视盘呈盂状凹陷，整个视盘色泽淡白，凹陷直达视盘的边缘，视网膜中央血管在越过视盘边缘处呈屈膝状或爬坡状，类似“中断”。

3. 眼压　开角型青光眼的最早期表现为眼压的不稳定性，眼压波动幅度增大。眼压可有昼夜波动和季节波动，其规律性可以不同于生理性的眼压波动。季节中冬天的眼压比夏天的要高些。随着病程发展，眼压水平逐步稳定地升高，多在中等水平，少有超过 60mmHg 的。

4. 视功能　青光眼的视功能改变主要表现为视野损害和缺损。一般说来，视野改变与视盘的凹陷等体征的严重程度相对应，但目前临床上检测到功能的变化往往要迟于形态的变化。视野检测是评价青光眼病变的严重程度和治疗效果的重要指标。典型的青光眼视野损害如下：

（1）中心视野的损害：早期改变最常见的是旁中心暗点，出现率可高达 80%，在注视点周围 10°范围以内，以鼻上方为最多见，可单独或与其他早期损害伴存。鼻侧阶梯也是一种视野损害的早期表现，出现率可高达 70%，是指鼻侧视野水平分界线附近等视线的上、下错位或压陷。随着病程进展，旁中心暗点逐渐扩大，多个暗点相互融合形成典型的弓形暗点（Bjerrum 暗点）。这种视野损害可以延伸至鼻侧的中央水平分界线，形成大的鼻侧阶梯，如有上方和下方的弓形暗点相接则形成环形暗点。

（2）周边视野的损害：在中心视野出现暗点损害的同时或稍后，周边视野可开始出现变化。通常先是鼻侧周边缩小，且常在鼻上方开始，然后是鼻下方，最后是颞侧。颞侧视野的改变，可表现为周边部的楔形或扇形的等视线压陷缺损。随后，开始进行性缩小，与鼻侧缺损共同形成向心性缩小，最后可仅剩中央部 5°～10°的一小块视野，称管状视野。管状视野可保留较好的中心视力。视野损害在鼻侧进展速度较快，可最终在颞侧留下一小片岛状视野，称颞侧视岛。这些残存视野的进一步缩小或丧失，就导致完全失明。

早期视野损害的概念，随着视野检查手段的不断发展而改变。Goldmann 视野计动态视野检查完全正常的青光眼，其病理解剖学上已有 48% 的视神经纤维丧失。即使是电子计算机辅助的静态阈值视野检查，临床病理和实验证据显示其可检测到的最早视野缺损也相当于有 40% 的神经节细胞丢失。因此，真正意义上的早期视野损害是光阈值的增高，是发生在局部暗点出现之前的可逆性变化。临床上青光眼的视野检查策略是早期病例以做静态阈值视野为主，而晚期病例由于视功能损害严重，对静态光标不敏感，以做动态视野检测为好。

（四）诊断与鉴别诊断

具有眼压升高、视盘的青光眼性特征改变和相应的视野损害，加之房角开放，则开角型青光眼的诊断明确。但在疾病的早期往往特征不明显，诊断要基于上述指标综合分析、判断。

1. 眼压　开角型青光眼的早期眼压可呈波动性升高，随着病情的进展，眼压会逐渐地稳定上升。应根据具体情况进行细致的阶段性观察，必要时做 24h 眼压测量。如果最高眼压水平超过 30mmHg，波动又大于 10mmHg，则基本可以作出诊断。如果波动大于 6mmHg，最高水平略超过正常，则青光眼可疑，要定期随访观察，并结合其他指标来分析、判断。这里要区别高眼压症（ocularhypertension），即眼压超过正常水平，但长期随访观察并不出现视神经和视野的损害，通常眼压在 21～30mmHg。如果疑为高眼压症，应做中央角膜厚度测量，以明确是否为厚角膜造成的高眼压假象。当实际角膜厚度高于标准眼压测量的设定值 520μm 时，最多可高估眼压 7～10mmHg。亦有将高眼压症视为可疑青光眼的，尤其是在同时伴有青光眼高危因素时如青光眼家族史、高度近视眼、代谢性疾病等。长期随访（5 年）提示少部分（5% ~10%）高眼压症最终发展为开角型青光眼。

眼压的正常范围是95%的正常人生理眼压数值：11 ~21mmHg，不能机械地将超出这一统计学正常值的眼压都视作病理值，要综合分析、判断。此外，眼压测量方法上的差异，也会造成对实际眼压的偏差、错误，压陷式Schiotz眼压计、非接触眼压计（NCT）都不如Goldmann压平式眼压计准确、可靠，但后者技术操作要求较高。对可疑病例的眼压判断应该做Goldmann压平式眼压计测量。

过去比较强调眼压描记测定房水流畅系数（C值）以及压畅比（眼压和房水流畅系数的比值，P_0/C）来分析、判断小梁途径房水外流阻力的变化，辅助开角型青光眼的诊断。目前不再强调其作为临床诊断的指标，多用于基础研究。临床上没有公认的开角型青光眼激发试验，也不推荐以激发试验辅助诊断开角型青光眼。

2. 眼底　主要是视盘及其旁周的形态学改变。视盘的大小对于评价青光眼性视神经病变非常重要。视盘大小与视杯、盘沿大小相关：视盘越大，视杯和盘沿就越大。大的视杯伴有大视盘可以是正常的，而小的视杯伴有更小的视盘有可能是病理性的。正常眼底的杯/盘比值（C/D）大多不超过0.4，两眼的C/D差值也不超过0.2。注意盘沿的形态改变，正常视盘的盘沿宽度一般遵循“ISNT”规律，即下方（Inferior）最宽，上方（Superior）、鼻侧（Nasal）次之，颞侧（Temporal）最窄。定期随访，发现视盘盘沿选择性丢失更有早期诊断意义。在视盘凹陷明显改变之前，细致的检查如发现有视网膜神经纤维层缺损，相应处的视盘盘沿变窄，特别是颞上、颞下象限处，视杯凹陷也在相对应处出现切迹，均是青光眼视神经损害的特征。这些形态学的改变可以早于比较敏感的阈值视野检测出现异常之前，具有早期诊断价值。更早期的表现可以是视盘表面或其周围的小线状、片状出血灶。除了检眼镜下直接观察外，有条件者可以借助视盘立体照相或计算机辅助的眼底视盘影像分析仪器如偏振光或激光共焦扫描以及OCT等定量分析，判断细微的形态结构变化，更早期地作出正确诊断。

临床上，易于混淆的眼底体征是生理性大杯凹（图12－1）和近视眼性视盘改变。人群中视盘的生理性大杯凹比率为5% ~10%，约50%的患者可以有家族性的生理性大杯凹倾向。通常是两眼对称的，盘沿宽窄符合“ISNT”规律，没有视盘出血、杯凹切迹和视网膜神经纤维层缺损改变，其眼压和视野均正常，随访也无进行性改变，均有助于鉴别诊断。近视眼性眼底改变，尤其在高度近视/病理性近视，其视盘形态变异，色泽较淡，加之视盘周围的脉络膜萎缩斑，视野检查常伴有生理盲点扩大和（或）中心暗点（黄斑变性），易于误诊为青光眼。当高度近视眼伴有青光眼时，也易于被上述征象所掩盖，误为仅仅是近视眼的改变。临床上对高度近视眼发生青光眼的病例常常难以在早期作出较明确的判断。

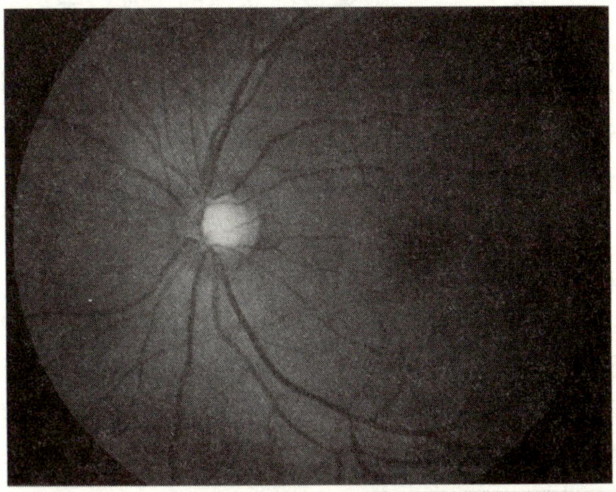

图12－1　符合“ISNT”规律的生理性大杯凹

3. 视功能　目前临床应用的各种视野检查（包括阈值定量检测）尚不够敏感，需视神经纤维受损达到一定程度后方能检测出。另外，视野检查属于一种主观检查，即心理物理学检查，反映了整个视觉通路和视觉认知的状况，可受多种因素的干扰，有时可靠性欠佳。因此，分析结果时应加以考虑，并综合眼压、眼底的状况来做出判断。视野损害也可见于其他眼病和神经系统疾病、血管系统疾病等。当一时难以判断视野损害时，可做定期的随访检查，对比分析视野变化。因此，不要单独依据一次视野检查就排除或确定早期青光眼的诊断。

青光眼除了视野损害以外，也有其他视功能的异常，包括：①空间/时间对比敏感度下降。②辨色力下降，尤其是蓝黄色受累较早、较重。③电生理中图像 ERG 振幅下降、图像 VEP 峰潜时延迟等。针对这些视功能的检测仪器、设备正逐步地开发，投入临床运用，如多焦电生理（mfERG 和 mfVEP），期望能够更早地发现特征性的青光眼性视功能损害。

4. 房角　开角型青光眼的房角大多较宽，当眼压升高时，房角仍开放，即使到了病程晚期，也无粘连。少部分病例，房角入口可以较窄，眼压升高时并不关闭，也不会发生房角粘连，这是一类窄角性的开角型青光眼。房角的宽窄和开放是两个不同的概念。开角型青光眼的前房角中可以见到残留的中胚叶组织（梳状韧带）附着在睫状带、巩膜突，甚至小梁网上，易将其误为虹膜周边前粘连，其特点是呈丝状突起，表面光滑、边界清晰。而真正的粘连则多是呈小片状前粘连，边界模糊、表面纹理不清，结合虹膜根部膨隆与否也有助于区别。与慢性闭角型青光眼鉴别的关键在于前房角镜检查是否有房角粘连、关闭。

开角型青光眼的诊断是一个综合眼压、眼底、视野、房角等多因素的分析、判断过程，有时还需要经过一段时间的随访观察对比，才能得出结论。原发性开角型青光眼的高危因素如青光眼阳性家族史、近视眼、代谢性疾病、视网膜静脉阻塞等，对其早期诊断也有一定的参考价值。

（五）治疗

治疗的目的是尽可能地阻止青光眼的病程进展，减少视网膜神经节细胞的丧失至正常年龄的相应水平，以保持视觉功能（视野）的生理需要。治疗策略的制定应以青光眼患者全面检查为基础，包括准确掌握眼压的高低波动的规律，视野的定量阈值变化、视盘形态的细致改变以及视网膜视神经血供状况的异常与否，并且结合全身心血管系统、呼吸系统等是否有疾病，患者的经济状况和期望寿命等因素来综合考虑、选择。治疗的手段为降低眼压达到靶眼压、改善视网膜视神经血液循环以及直接视网膜神经节细胞保护，主要方法有药物治疗、激光治疗和手术治疗，可以联合采用。对已有明显视神经和视野损害的病例多主张积极的手术治疗，并给予相应的神经保护治疗。

1. 药物降眼压治疗　若局部滴用 1 ~2 种药物即可使眼压控制在安全水平，视野和眼底改变不再进展，患者能耐受，并配合定期复查，则可长期选用药物治疗。

（1）眼局部应用的降眼压药物：目前应用的眼局部青光眼降眼压药物的作用机制有三方面：增加小梁网途径、葡萄膜巩膜途径的房水引流，以及减少睫状体的房水产生。

1）拟胆碱作用药物：常用毛果芸香碱，其降眼压机制是增加小梁途径的房水外流，多用于 β - 受体阻滞剂不能较好控制眼压时的一种联合用药。

2）β - 肾上腺素受体激动剂：常用肾上腺素及其前体药地匹福林（dipivifrin），利用其 β_2 - 肾上腺素受体兴奋作用使小梁网房水流出阻力降低以及增加葡萄膜巩膜途径的房水外流，可单独使用和联合用药。

3）β - 肾上腺素受体阻滞剂：是最常用的降眼压滴眼液，有噻吗洛尔（timolol）、倍他洛尔（betaxolol）、美替洛尔（metipranolol）、左布诺洛尔（levobunolol）、卡替洛尔（carteolol）等滴眼液，通过阻断位于睫状体非色素上皮细胞上的 β_2 - 受体来减少房水生成。主要有心血管系统和呼吸系统的不良反应，因此，对有较重心血管疾病如心力衰竭、窦性心动过缓、Ⅱ度或Ⅲ度房室传导阻滞，较重的呼吸系统疾病如支气管哮喘、严重阻塞性呼吸道疾病者，应避免使用。

4）碳酸酐酶抑制剂：通过抑制睫状体非色素上皮细胞内的碳酸酐酶来减少房水生成，有多佐胺（dorzolamide）和布林佐胺（brinzolamide），避免了全身应用碳酸酐酶抑制剂的众多不良反应。

5）α - 肾上腺素受体激动剂：常用选择性 α_2 - 受体激动剂溴莫尼定（brimonidine），其降眼压作用除了直接抑制房水生成外，还可能与其作用于球结膜和表层巩膜血流、静脉压，增加了葡萄膜巩膜途径的房水外流有关。

6）前列腺素衍生物：主要是通过增加葡萄膜巩膜途径房水引流降眼压，常用拉坦前列素（latanoprost)、曲伏前列素（travoprost）和比马前列素（bimatoprost），是目前最有效的眼局部降眼压药。

应用于开角型青光眼降眼压治疗最早的是增加小梁网途径房水引流药物如拟胆碱作用药、肾上腺素受体激动剂等，最广泛的是减少房水生成的药物如β－肾上腺素受体阻滞剂，最新的是增加葡萄膜巩膜途径房水引流药物如前列腺素衍生物。目前还有各种复方（两种不同的降眼压药）制剂，方便了临床的联合用药。

（2）全身应用的降眼压药：多作为局部用药不能良好控制眼压时的补充，或手术治疗前用药，剂量和时间均不宜过大或过长，以免引起全身更多的不良反应。目前主要有两大类。

1）碳酸酐酶抑制剂：以乙酰唑胺（acetazolamide）为代表，口服，每次125～250mg，每日1～3次。该药系磺胺类制剂，过敏者禁用。常见的不良反应有唇、面部及手指、脚趾麻木感，胃肠道刺激症状，尿液混浊等，如果长期服用，有诱发尿路结石、肾绞痛、代谢性酸中毒、低血钾等不良反应。因此，临床上常在服用乙酰唑胺的同时，给予氯化钾和碳酸氢钠，以减少不良反应的发生。对伴有肝、肾功能不全，呼吸性酸中毒者应谨慎使用，最好不用。个别病例服用该药后可产生再生障碍性贫血，认为是与剂量无关的特异性反应。醋甲唑胺（methazolamide）的不良反应较少。

2）高渗脱水剂：以甘露醇（mannitol）为代表，常用量为1g/（kg·d）。通过提高血浆渗透压来降低眼压，以每天20%甘露醇250ml（快速静脉滴注）为宜，降眼压作用起效快，但维持时间短（6h）。在高血压、心功能不全、肾功能不全的患者，要注意全身状况，以防意外。过多地应用或应用较长时间易引起全身脱水、电解质紊乱，颅内脱水严重时引起头痛，血液脱水严重时可引起血栓形成，尤其在儿童和老年人更应注意。

2. 激光降眼压治疗　目前推荐选择性激光小梁成形术（selective laser trabeculoplasty，SLT），是利用激光在房角小梁网上产生的生物效应改善房水流出易度，降低眼压。可以延缓手术时间和减少抗青光眼药物的使用。尤其是不适合或不能耐受药物治疗又不愿意手术治疗的患者，也可以作为手术后眼压控制不理想时的补充措施，在某些地区也有将SLT作为首选替代药物治疗的。

3. 手术降眼压治疗　最常用的手术方式是滤过性手术，包括小梁切除术、巩膜咬切术、非穿透性小梁手术等，即人为地开创一条滤过通道，将房水引流到巩膜瓣和结膜瓣下，以缓解升高的眼压。非穿透性小梁手术是眼球壁的手术，不进入前房，术中、术后并发症（主要是浅前房或前房消失）明显减少。年轻患者，为防止滤过通道的纤维瘢痕化，可在术中或术后恰当地应用抗代谢药，常选丝裂霉素（MMC）和氟尿嘧啶（5－FU），但要特别注意防止该类药物的毒性作用和可能的并发症。眼局部使用干扰素对减轻滤过泡的血管瘢痕化也有一定的作用，相对安全。对于多次滤过性手术失败的患眼，可以采用人工植入物引流术，常选青光眼减压阀（如Krupin或Ahmed valve）手术。

4. 视神经保护治疗　神经保护（neuroprotection）概念的提出，主要是基于对青光眼视神经损伤机制和病理生理过程的深入研究及认识。除了降眼压这一最有效的视神经保护措施外，目前强调更直接的神经保护治疗，尤其是针对原发性开角型青光眼。因为原发性开角型青光眼一旦明确诊断，就已经存在神经损害了。由于青光眼疾病的慢性、进行性临床特征，在组织病理上存在已经损失（死亡）、正在损害（受伤）和受到威胁（尚正常）的不同视神经（轴突）和（或）神经元（神经节细胞等）。对于已经死亡的神经，我们无能为力。但这种死亡的及濒临死亡的神经组织形成的病理微环境将对其周围受损的神经组织和正常的神经组织造成继续损害，唯有及时采取恰当的治疗措施，才能保护和拯救邻近的正常神经组织及受损神经组织。临床和基础研究的一些现象提示青光眼视神经损害的原发因素不仅仅是眼压，如前所述的神经营养因子缺乏、代谢障碍、毒性产物、自身免疫损伤等也可能直接或间接作用于视网膜视神经。因此，青光眼的神经保护治疗就显得更加重要。目前，临床上已应用的主要是钙离子通道阻滞剂如倍他洛尔、尼莫地平、硝苯地平，抗氧化剂如维生素C和维生素E，α_2－受体激动剂如溴莫尼定，植物药如银杏叶提取物，中药如葛根素、当归素、黄芩苷及灯盏细辛方剂等；正在研究的有兴奋毒性神经递质谷氨酸的NMDA受体拮抗剂、神经营养因子如BDNF、神经保护因子热休克蛋白、神经免疫Cop－1疫苗、神经干细胞移植及视神经再生等。上述神经保护治疗措施还需要随机、双盲、大样本、多中心、长期临床研究证据来加以证实。

完善的青光眼治疗应该是将达到靶眼压的降眼压治疗与阻止视网膜神经节细胞凋亡的神经保护治疗相结合，才能使更多的神经节细胞从受创的病理困境中解脱出来并得到恢复。

三、特殊类型青光眼

这类独特的青光眼仍属原发性的，但与前述的闭角型青光眼和开角型青光眼不同。

（一）高褶虹膜性青光眼

高褶虹膜（plateau iris）结构是指虹膜根部前插在睫状体上，虹膜周边部呈角状高褶向前再转向瞳孔区的解剖结构，其特征是形成的房角窄、浅，但虹膜平坦，前房并不浅。较少见，女性患者较多，常有闭角型青光眼家族史，发病年龄也较瞳孔阻滞性闭角型青光眼患者小，多在30～50岁。其房角可自发关闭，或瞳孔散大后关闭，尤其是周边虹膜切除术后瞳孔散大仍会发生房角关闭，有时呈急性闭角型青光眼样发作。说明相对瞳孔阻滞因素在发病（房角关闭）机制中所起的作用远较在虹膜膨隆型的浅前房闭角型青光眼中的要小。依据虹膜褶的高度可分完全性和不完全性两种。完全性即虹膜褶较高并且全周房角圆周均有，多为急性表现；不完全性的则虹膜褶较低并且不完整，多为慢性过程。

高褶虹膜引起的眼压升高，可用虹膜周边切除术后的暗室试验阳性结果来明确诊断，房角检查在暗光下呈关闭状，亮光下呈开放状。

高褶虹膜性青光眼的治疗需用缩瞳剂，也可施行激光周边虹膜成形术来拉平虹膜、加宽房角。如果已发生粘连，房角功能破坏，则只能进行滤过性手术治疗。

（二）恶性青光眼

闭角型青光眼药物治疗或手术治疗后眼压不但未下降反而升高，病情更重，称为恶性青光眼（malignant glaucoma），又称为睫状环阻滞性青光眼（ciliary－block glaucoma）、房水引流错向性青光眼（aqueous misdirection glaucoma）。这是一组多因素的难治性青光眼，可为原发性，也可以是继发性的。多见于眼前段手术（青光眼、白内障等）后，亦见于缩瞳剂治疗以及自发性的。好发于小眼球、短眼轴、大晶状体的闭角型青光眼患眼。其病理机制是睫状体的肿胀或肥大、前转，晶状体悬韧带松弛，导致晶状体虹膜隔前移，瞳孔缘被晶状体前部紧紧顶住，并且将虹膜整个推向小梁网和角膜，关闭房角，前房极浅或消失。房水在睫状突、晶状体赤道部和前玻璃体界面的附近向前流动受阻（睫状环阻滞），反流向后进入玻璃体腔或玻璃体后间隙积聚（房水引流错向），玻璃体内压力增高，又进一步顶推晶状体虹膜隔向前，产生恶性循环，形成其特殊的临床表现：前房消失，眼压不断升高。

需要与类似病理状况鉴别的主要有：①瞳孔阻滞性青光眼：可以通过周边虹膜切除（开）术后前房加深来加以区别。②脉络膜上腔出血：可发生在手术中或手术后数天内，如量多可造成浅前房和高眼压，眼底和B超检查可明确。③脉络膜脱离：一般为伴有低眼压的浅前房，易于识别，但如果恢复较慢，时间较长，眼外引流的滤过泡消失，瘢痕化后眼压可升高，应注意分析辨别。

恶性青光眼一旦确诊，应即采取积极措施，以恢复前房，降低眼压。

（1）药物治疗：主要有：①睫状肌麻痹剂：松弛睫状肌，加强晶状体悬韧带的张力，使晶状体后移。常选用1%～4%阿托品滴眼液，4～5次/天，夜间加用阿托品眼膏。②降眼压药物：用高渗脱水剂和减少房水生成药物，可以使玻璃体脱水浓缩，降低眼压。③皮质类固醇抗感染治疗：局部或全身应用，减少组织水肿和炎症反应，减轻组织细胞损伤，可以促进睫状环阻滞的解除。

（2）激光治疗：在无晶状体眼、人工晶状体眼可用Nd：YAG激光做晶状体后囊膜及玻璃体前界膜的切开治疗，有利于玻璃体内积液的向前引流。也可直视或经房角镜或经眼内镜作睫状突的氩激光光凝，使其皱缩而解除阻滞。

如上述治疗无效，则需施行手术治疗：①抽吸玻璃体积液术。②晶状体玻璃体切除术，需将晶状体后囊膜、玻璃体前部皮质以及前界膜完全切除，这是根治的方法。单纯的晶状体囊外摘出术往往无效。

（三）正常眼压性青光眼

具有与其他类型青光眼类似的视盘凹陷扩大和视野缺损但缺乏明显眼压升高的证据，一般认为与高眼压性开角型青光眼是属于同一类原发性青光眼的不同表现型，又称低压性青光眼，但眼压实际上是在统计学正常值范围内，所以用正常眼压性青光眼（normal tension glaucoma）更为确切。国外报道约占开角型青光眼的20% ~50%，尤以亚洲，特别是日本、韩国最多。流行病学调查以40 ~60 岁年龄组最多，女性患者明显多于男性患者。

临床特征：就诊主诉为视力减退和视野模糊、缺损，早期往往由于无症状和中心视力尚好而延误，主要是眼底视盘的改变。与高眼压性青光眼比较，正常眼压性青光眼的杯凹较浅、较陡，颞侧、颞下象限的盘沿更窄，视盘周围的晕轮（halos）和萎缩征较多，视盘出血发生率较高。视盘杯凹与视野损害不成比例，即同样的视野缺损，正常眼压性青光眼的C/D 比值较高眼压性青光眼的C/D 比值要大。正常眼压性青光眼的视野损害具有以下特征：视野缺损靠近固视点的比例较大，上半缺损较多，局限性缺损较多，且损害较深，边界较陡。虽然这类青光眼的眼压在正常范围内，但部分患者存在日夜波动，平均眼压偏于正常范围的高限一侧（18 ~20mmHg），说明这类青光眼的视神经损害阈值降低，不能承受相对“正常”的眼压。研究认为可能与视网膜和脉络膜血管自身调节异常所致缺血缺氧、视神经和视网膜神经节细胞的自身免疫损伤等有关。

正常眼压性青光眼的易患危险因素有：近视眼、血压异常（低血压或高血压）、血流动力学危象（如失血、休克）、血液流变学改变（如高血黏度等）、自身免疫疾病、心血管疾病尤其是周围血管痉挛（如雷诺征、偏头痛）等。

正常眼压性青光眼的诊断需综合眼部和全身检查以及完整细致的病史，一般认为峰值眼压不应超过21mmHg，但要除外因角膜较薄所致眼压较低的影响，可通过角膜厚度测量来识别。需与下列情况鉴别：①具有较大日夜眼压波动的高眼压性开角型青光眼，可进行24h 眼压监测，尤其是夜间眼压的监测。②已经缓解的高眼压性青光眼遗留有扩大的视盘杯凹和视野损害。③非青光眼性视神经病变，如各类视神经萎缩、缺血性视神经病变等。

正常眼压性青光眼一般进展较慢，视野损害常以年计，影响其预后的因素有：在正常范围内相对较高的眼压；较深的局部性视杯切迹；视盘出血；全身低血压和血液循环不足、血液流变学异常、自身免疫疾病等。治疗主要是降低眼压和改善循环，保护视神经。通常以降低原先基础眼压水平的1/3 幅度为目标，药物宜选择不影响血管收缩的降眼压药如碳酸酐酶抑制剂、α_2 - 受体激动剂、前列腺素类衍生物和有扩张血管作用的降眼压药。一般来说，药物难以控制眼压或病情仍在进展，才考虑手术治疗。可采用较薄（1/3 ~1/4 厚）的巩膜瓣的小梁切除术或非穿透小梁术来获得较低的眼压。在降眼压的基础上积极进行改善眼局部血供的治疗，常选用钙离子通道阻滞剂、5 - 羟色胺拮抗剂和活血化瘀的中药等，有利于病情的控制。同时应用视神经保护剂如抗自由基药物和阻断谷氨酸神经毒性药物，是较为理想的治疗，但这方面的有效药物尚待临床评价。

（四）色素性青光眼

以色素颗粒沉积于房角为特征的一种青光眼。有色素播散综合征（pigment dispersion syndrome）与色素性青光眼（pigmentary glaucoma）之分。色素播散综合征的发病机制是反向瞳孔阻滞：中周边部虹膜后凹，与晶状体悬韧带接触、摩擦，导致虹膜色素上皮的色素释放。色素性青光眼的小梁网房水外流受阻并非色素颗粒的单纯性阻塞，还与小梁内皮细胞吞噬功能异常等有关。

临床特征：色素性青光眼在西方国家约占青光眼的1% ~1.5%，我国少见。不伴有眼压升高的色素播散综合征占人群的2.45%（白种人），男女相同，而色素性青光眼多见于年轻男性，近视眼是危险因素。

裂隙灯下可见到Krukenberg 梭，位于角膜后中下部的角膜内皮上，呈垂直向梭形色素沉着，下端稍宽。虹膜的前表面也可有色素沉着，多在轮沟内，周边虹膜透光缺损早期较少，随着病程进展可逐步增加，呈整个环状的散在分布，有80 ~90 个，与后面的晶状体悬韧带数目一致。整个前房角，尤其是功能性小梁网有明显的深棕色、黑色色素沉着，小梁网色素沉着的程度通常为3 ~4 级（图12 -2）。色素播散过程有活动期（多与震动性运动有关）和静止期。如果眼压 <21mmHg，称色素播散综合征；如果眼压 >21mmHg，则称色素性青光眼，整个色素播散综合征中约1/3 发生青光眼。

临床上根据其特征性表现，易于作出诊断。用 UBM 可提供纵切面观察周边虹膜后凹的形态及其与晶状体悬韧带的关系，有助于诊断。需要与其他小梁网色素异常病理状况相鉴别。

色素性青光眼的治疗有：①药物治疗：降眼压选用 β－受体阻滞剂、碳酸酐酶抑制剂等，缩瞳剂作用尚待评价。②激光治疗：小梁成形术针对升高的眼压进行治疗。周边虹膜切开术同时做周边虹膜成形术可以解除其反向瞳孔阻滞。③手术治疗：周边虹膜切除术术后见到虹膜变得平坦，其效果需长期随访验证，滤过性手术适用于眼压不能控制且已有明显视神经或视功能损害的患眼。

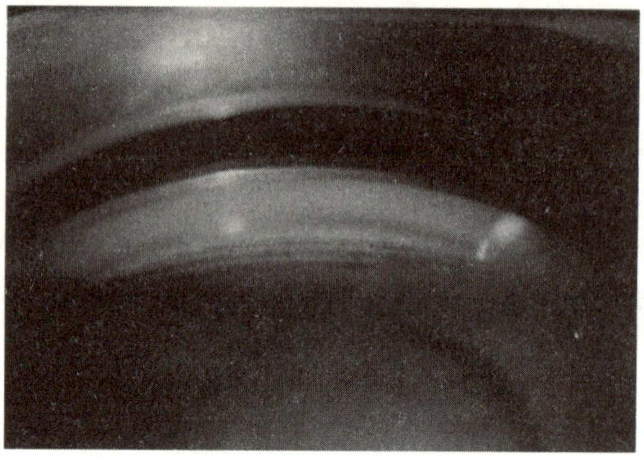

图 12－2　前房角小梁网明显色素沉着

（五）剥脱性青光眼

剥脱综合征（exfoliation syndrome）为一类常伴发青光眼的系统性、特发性疾病。在剥脱性青光眼（exfoliative glaucoma）患眼内见到灰色斑片样物质，曾有青光眼囊片（glaucoma capsulare）和假性剥脱（pseudoexfoliation）等名称。剥脱综合征多见于北欧、50 岁以上患者，我国新疆维吾尔族人较多见，无明显遗传性，发病率为 0.4%～38%，与白内障呈正相关。剥脱综合征患者中青光眼的发病率为 7%～63%。剥脱综合征男女比例为 1 ： 3，但男性患者发生青光眼的约比女性多一倍。欧洲地区多累及双眼，美洲地区多累及单眼。剥脱综合征的发生机制目前尚未明了，普遍认为是一种与细胞表面相关物质过多产生或异常破损相关的细胞外间质疾病。

临床特征：灰白色物质沉积在晶状体前表面是重要的诊断体征（图 12－3）。典型分三个区带：相对均质的中央盘区；周边的颗粒层带；分隔两者的洁净区。剥脱物质可呈现于虹膜、瞳孔缘、角膜内皮、前房角、晶状体悬韧带和睫状体，白内障摘除术后可见于晶状体后囊膜、人工晶状体、玻璃体前界面以及玻璃体条索上。此外，剥脱物质也存在于眼球外的眼部组织以及眶外组织器官中，主要局限在结缔组织或筋膜部分。晶状体表面的剥脱物质也引起虹膜色素上皮的破损和释放色素颗粒。

剥脱性青光眼典型地表现为开角型青光眼，系剥脱物质和色素颗粒共同阻塞小梁网，以及小梁网内皮细胞功能异常所致。25% 可呈急性眼压升高，部分病例可伴发闭角型青光眼。

需鉴别的有色素播散综合征和囊膜剥离疾病（capsular delamination，也称真性剥脱），后者见于高温作业者，伴白内障但很少有青光眼，系热源性白内障中卷起的透明膜。另外，虹膜睫状体炎或铜等异物等引起的毒性剥脱、外伤所致的损伤性剥脱，依据有关病史和体征可加以鉴别。

剥脱性青光眼平均眼压较高，视功能损害进展较快，对药物治疗的反应也差。药物治疗降眼压可选用 β－受体阻滞剂、碳酸酐酶抑制剂等。缩瞳剂能减少瞳孔运动，减少剥脱物质和色素播散，又能改善房水引流，但易于形成后粘连，有的病例可使病情加重。激光小梁成形术用于开角型青光眼，周边虹膜切开术适用于瞳孔阻滞的解除。如果上述治疗无效，则只能施行小梁切除术。

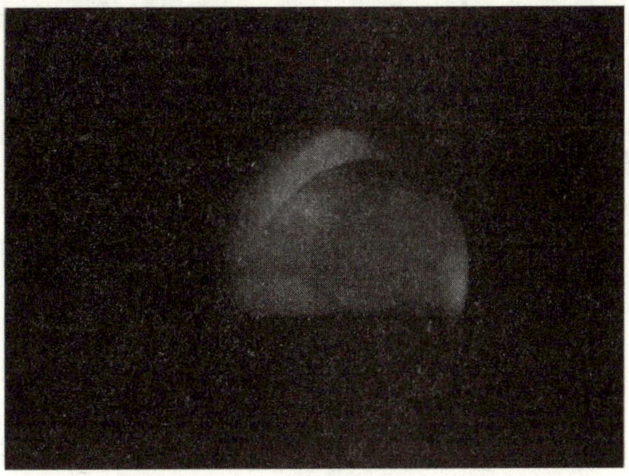

图 12－3 晶状体前表面剥脱物质

（田爱军）

第二节 继发性青光眼

继发性青光眼（secondary glaucoma）是由其他眼病所引起的，占全部青光眼的 20% ~40%，多为单眼。由于原发眼病的不同，临床表现亦各异。应针对原发病进行治疗，同时用药物控制眼压，必要时进行手术治疗。

一、继发于角膜病

角膜溃疡或角膜炎有时并发急性虹膜睫状体炎而继发青光眼。角膜粘连性白斑、虹膜周边前粘连及瞳孔后粘连等都能影响房水的排出而引起继发性青光眼。

二、继发于虹膜睫状体炎

（1）急性虹膜睫状体炎。

（2）虹膜异色性睫状体炎（heterochromic cyclitis）青光眼常在色素少的眼发生，有并发白内障时更易发生。其病理改变为小梁硬化及小梁间隙阻塞。临床过程则与单纯性青光眼相似。皮质激素治疗本病无效，可用药物控制眼压，必要时作滤过手术。并发白内障时，摘除晶状体可能控制眼压。

（3）青光眼睫状体炎综合征（glaucomatocyclitic crises），又名 Posner－Schlossmann 综合征为常见的继发性青光眼。

（一）临床表现

本病多发生于青壮年，常为单眼反复发作，偶有双眼者。发病急，多有闭角型青光眼症状，但前房不浅，房角开放，结膜有轻微睫状充血，角膜上皮水肿，有少量大小不等的灰白色沉着物，大的常呈油脂状，房水中偶见浮游物，闪光弱阳性，瞳孔轻度开大、对光反应仍存在，眼压中度升高。每次发作一般持续 3 ~5d，偶有延续数月者。常可自行缓解。由于每次发作持续时间不长，对视功能影响不大，视盘及视野一般不受侵犯。但有些病例长期反复发作后，也会产生视盘和视野损害。

（二）病因

目前尚不十分明了。近年来实验研究证明本病是由于房水生成增多和房水流畅系数下降所致。发作时房水中前列腺素的含量显著增加，使葡萄膜血管扩张，血－房水屏障的通透性增加，导致房水生成增加，同时由于前列腺素增加还可抑制交感神经末梢释放去甲肾上腺素或直接拮抗去甲肾上腺素的生物效应，而去甲肾上腺素是调节房水排出的重要介质，小梁失去正常的调节而导致房水流畅系数下降和眼压升高。

本病可同时并发双侧单纯性青光眼。在急性发作后，高眼压持续时间较长，药物治疗不易缓解。对于反复发作者，应于发作间歇期作排除原发性青光眼的检查，以免延误治疗。

（三）治疗

局部滴用或结膜下注射地塞米松或泼尼松龙，可抑制前列腺素的释放，降低血－房水屏障的通透性。滴1%肾上腺素液、0.25～0.5%噻吗洛尔或1%～2%美特朗、0.5%贝他根、0.25%倍他舒或1%普萘洛尔液可降低眼压。因缩瞳剂可使血管扩张增加血－房水屏障的通透性，应尽量少用或不用。

口服吲哚美辛（25～50mg，每日3次），或氟芬那酸（flufenamic acid，200～400mg，每日3次），可以抑制前列腺素的生物合成，后者并能直接拮抗前列腺素的生物效应。还可服用碳酸酐酶抑制剂降低眼压。

如并发原发性开角型青光眼，在急性发作时可集中使用皮质激素或非皮质激素类消炎药欧可芬以控制炎症，但用药时间不宜过长，前者可能引起眼压升高；病情缓解后，可用降压药物控制原发性青光眼。此病不宜手术，因术后仍有复发，但在药物不能控制并存的单纯性青光眼时，于发作缓解期作抗青光眼手术则可控制原发性青光眼。

三、继发于晶状体改变

1. 晶状体脱位（displacement of the lens）　晶状体半脱位压迫房角或刺激睫状体而使眼压升高。本病常伴有房角后退，眼压升高可能与此有关。一般可用药物治疗，必要时可摘出晶状体。晶状体完全脱入前房可使眼压骤升，应立即将其摘出。晶状体脱入玻璃状体很少引起青光眼，可暂不处理，但有可能引起晶状体溶解或过敏性葡萄膜炎。

2. 晶状体肿胀（intumescent lens）　白内障的肿胀期，晶状体肿胀、变厚可引起瞳孔阻滞而继发青光眼，尤其是易发生于小眼球浅前房的患者。摘除晶状体可解除瞳孔阻滞治愈青光眼。如果已有周边前粘连，则应做白内障和抗青光眼联合手术。

3. 晶状体溶解性青光眼（phacolytic glaucoma）　发生于过熟期白内障，由于晶状体囊皮变薄或自发破裂，液化的晶状体皮质漏到前房，被噬细胞吞噬，这些细胞和晶状体皮质堵塞小梁间隙而引起急性或亚急性青光眼。其特征为前房深，房角开敞，在角膜后壁、房水、房角、虹膜及晶状体表面有多量灰白色具有彩色反光的碎片，系含有蛋白颗粒的肿胀的噬细胞及晶状体皮质。最有效的疗法是用药物控制眼压后立即做晶状体摘除术。术后眼压一般可恢复正常，甚至术前光功能不确者，术后也可获得较好视力。

4. 晶状体颗粒性青光眼（lens particle glaucoma）　又称晶状体皮质残留性青光眼见于白内障囊外摘出或偶尔见于白内障肿胀期囊膜自发破裂后。前房内有松软或颗粒样晶状体皮质。常伴有不同程度虹膜炎症，故常有相应的虹膜后粘连或前粘连，房角开放有较多晶状体皮质或有周边前粘连。可用皮质激素和抗青光眼药物，不用缩瞳剂；如眼压不能控制，可做手术冲吸前房内晶状体皮质。

5. 晶状体过敏性眼内膜炎继发青光眼（glaucoma inendophthalmitis phacoanaphylactica）　这是由于对晶状体物质过敏而引起的眼内膜炎，可发生于晶状体囊皮完整或自发破裂以及囊外摘出后有晶状体皮质残留者。前房炎性反应明显，有多量白细胞渗出，角膜后壁有成团的沉着物。在急性反应时眼压多偏低，当小梁和房角发生损害后则产生青光眼，其治疗措施是摘除晶状体或取出残留皮质。

四、外伤性青光眼

1. 钝挫伤（contusion）　引起前房积血或房角后退时可导致继发性青光眼。前房少量积血，一般在数天内即可吸收；当出血量多，尤其是反复继发出血时，常引起继发性青光眼，可并发角膜血染（参阅角膜病）。房角后退继发青光眼早期发生者多在伤后数周内发病，由于小梁受损伤，使房水流出受阻，但伤后同时伴有房水分泌减少，所以眼压可不升高。当房水分泌正常后眼压即升高，常可持续数月至数年，但多在一年内外流管道修复，眼压亦恢复正常。晚期发生者可发生在伤后10年或更晚，是由于外伤后角膜内皮细胞形成玻璃样膜覆盖了房角，或继发了虹膜周边前粘连。这种晚期青光眼是顽固的。

房角后退或称前房角劈裂是睫状体表面的外伤性撕裂。为睫状体的环行肌和纵行肌之间发生撕裂和分离，因环行肌与虹膜相连，环行肌挛缩将引起虹膜根部后移，而纵行肌仍附着在原位的巩膜突，因而房角变深。Howard（1969）将房角后退分为浅、中、深三度：①浅层撕裂：为葡萄膜网部的破裂，睫状体带及巩膜突暴露，睫状体带较健眼明显加宽，巩膜突色较白，有时可有色素沉着。睫状体表面没有真正的外伤裂隙。②中层撕裂：睫状肌纤维间出现肯定裂隙，虹膜根部与睫状体前面后移，较健眼房角加宽而深，睫状体带的宽度可为正常眼的数倍，后退的范围常超过 180°。③深层撕裂：睫状体有深层裂隙，而裂隙的尖端前房角镜检查看不见，有时可有广泛的睫状体解离（睫状体解离是睫状体与巩膜突分离，使前房与睫状体上腔相通，眼压为降低）。

房角后退的患者对于局部激素试验多呈高度反应，说明具有青光眼遗传基因的人，在外伤后更容易发生继发性青光眼。治疗与开角型青光眼相同。

2. 穿通伤　由于眼内组织嵌入伤口，或由于晶状体囊膜破裂，皮质肿胀而引起。如眼内有异物存留，可由于炎症、铁锈或铜锈沉着使小梁发生改变而致眼压升高。

对眼球穿通伤，应妥善做好初步处理，使伤口内不嵌顿眼内组织。白内障所致的青光眼应摘出晶状体。总之应根据引起青光眼的病因酌情处理。

五、继发于血液异常、眼内出血和血管疾患

1. 血液异常继发性青光眼　巨球蛋白血症（macroglobulinemia）、高蛋白血症（hyperproteinemia）和红细胞增多症（polycythemia）等由于血清中有大分子量的球蛋白或增多的红细胞而使血液黏稠度增加、血流缓慢，容易形成血栓。视网膜中央静脉血栓形成患者中，约有 10% ~20% 可发生继发性青光眼。有时 Schlemm 管内也可有血栓形成而引起急性青光眼。房角是开放的，可用药物治疗，但效果差。

患急性白血病（acute leucemia）时，葡萄膜有白细胞浸润，常并发眼压升高。虹膜明显充血，纹理消失，表面有新生血管，常伴有前房积脓或积血。眼局部对放射治疗敏感。

2. 前房积血（hyphema）　眼压升高与积出量有关，出血超过前房 1/2 者易引起继发性青光眼。并发症为角膜血染和视神经损害，其发生与眼压升高有关，角膜血染是在前房积血持续时间较长，前房积血量大，眼压升高及直接附着在角膜内皮上的血液毒素，使角膜内皮功能失代偿，角膜内皮的渗透性发生改变，红细胞渗入角膜实质，引起角膜血染。早期血染在后部角膜基质中，表现为黄色颗粒状改变，或呈半透明红色，角膜透明度下降，此过程可迅速发展，有时在 24h 内整个角膜被血细胞浸润，随着血小板的降解作用，角膜逐渐显得发亮，呈不透明的绿色，可持续数年。角膜血染的消退过程是从角膜周边部开始逐渐向中央部变透明。在角膜内皮有损害时，眼压正常情况下也可致角膜血染。

无并发症的前房积血可采用非手术治疗，一般所有减少再出血或促进血液吸收的药物治疗效果不肯定。减少房水生成药物和高渗剂可预防角膜血染和视神经损害。如药物治疗不能控制眼压，可手术冲洗前房积血或取出血块。

3. 溶血性青光眼（hemolytic glaucoma）　眼内出血，尤其是玻璃体出血后，红细胞的破坏产物和含有血色素的巨噬细胞，有时可阻塞小梁引起急性眼压升高。其治疗与单纯性青光眼相同，但也可将红细胞碎屑冲出，使眼压下降。

4. 血影细胞性青光眼（ghost cell glaucoma）　各种原因所致玻璃体出血，红细胞发生变性，从红色、双凹、柔韧的细胞变为土黄色、圆形不柔韧的血影细胞，通过破损的玻璃体前界膜进入前房，进入前房的血影细胞可机械性阻塞小梁网，可引起急性眼压升高的开角型青光眼。患者症状取决于眼压的高度。角膜后壁可有土黄色细胞沉着，房水中有棕黄色细胞浮游，可有假性前房积脓，如有新鲜红细胞则位于土黄色血影细胞下方。前房角为开角，覆以薄层土黄色细胞，使小梁网呈棕黄色或完全遮盖房角结构，下方尤为明显。玻璃体呈典型土黄色，在前玻璃体中可见多数细小黄褐色颗粒。抽取房水或玻璃体用相差显微镜可直接查到血影细胞，或染色后用普通显微镜检查。

李志辉等认为用普通光学显微镜，能清晰准确地识别血影细胞。当血红蛋白发生不可逆性变性，形

成变性株蛋白小体而沉淀时，可用结晶紫将其细胞染色后进行观察。钟国庆报道用1%甲紫染色，在光学显微镜下检查血影细胞的胞膜呈紫红色斑点状，而正常红细胞不被甲紫染色。因甲紫是一种碱性染料，沉积在血影细胞膜上的变性株蛋白为酸性物质，故能使血影细胞着色。检查时如轻击载玻片，可见染色的不能变形的血影细胞在悬浮的标本内漂动。

血影细胞性青光眼为一过性；可持续数月，未有报告引起小梁永久性损害者。开始用抗青光眼药物治疗；如不能控制眼压则彻底冲洗前房，必要时可重复做，很少需做玻璃体切除。

5. 血铁质沉着性青光眼（hemosiderotic glaucoma）　为一种慢性继发性开角型青光眼，多有长期反复眼内出血史。小梁内皮细胞吞噬溶解变性的血红蛋白，血红蛋白的铁离子氧化成氧化铁，它与组织蛋白或含巯基类蛋白质结合成铁蛋白质化合物沉着于角膜、视网膜、小梁网等眼内组织，可使小梁变性、硬化和间隙闭塞而致眼压升高。可根据出血病史、眼组织的铁锈样沉着物、小梁网呈棕红色、房水中查不出粗影细胞等作出诊断。

治疗用抗青光眼药物控制眼压。

6. 新生血管性青光眼（neovascular glaucoma）　是指虹膜和小梁表面有新生的纤维血管膜，使虹膜与小梁和角膜后壁粘连所造成的青光眼。虹膜上的新生血管形成典型的虹膜新生血管丛或称虹膜红变（rubeosis iridis），使虹膜组织模糊不清，呈暗红色，瞳孔开大，对光反应消失，由于血管膜收缩而使瞳孔缘色素上皮外翻。因虹膜新生血管丛容易破裂，反复发生前房积血，故又名出血性青光眼（hemorrhagic glaucoma）。本病极顽固，患者异常疼痛，常导致失明。

虹膜新生血管丛易发生于一些引起视网膜缺氧的疾病，如视网膜中央静脉阻塞、糖尿病性视网膜病变、视网膜中央动脉阻塞、恶性黑色素瘤和视网膜脱离等，尤以前两种病比较多见。由糖尿病引起者常发生于有增殖性视网膜病变及反复出血者。由于视网膜缺氧而产生血管形成因子，引起虹膜表面和小梁网的纤维血管膜增殖。初期它们覆盖开敞的房角，后期纤维血管膜收缩形成房角周边前粘连，均可导致顽固的眼压升高。其临床过程可分为三期：

（1）青光眼前期：瞳孔缘周围虹膜有毛细血管丛扩张和细小新生血管，逐渐向虹膜根部进展。前房角正常或有少量新生血管。此期眼压正常。

（2）开角型青光眼期：虹膜新生血管融合，前房有炎症反应。房角开放但有多量新生血管，眼压突然升高。

（3）闭角型青光眼期：纤维血管膜收缩，虹膜变平，瞳孔开大，瞳孔缘色素层外翻，虹膜与晶状体间距离加大，房角广泛周边前粘连或完全关闭。眼压升高。

完全性视网膜中央静脉阻塞在发病后3个月内约有20%发生继发性青光眼，而单纯性青光眼又常容易发生视网膜中央静脉阻塞。这两种疾病常相继发生的机制目前尚不清楚。

视网膜中央动脉阻塞后发生继发性青光眼者仅占1%，眼压升高大多发生在动脉阻塞后5~9周，较静脉阻塞继发青光眼所间隔的时间要短得多。

对本病的治疗，分泌抑制剂或手术治疗效果均不满意。用缩瞳剂可使充血及疼痛加重。局部应用皮质激素和阿托品能缓解症状，但不能降低眼压。由于视网膜血管病变及继发性青光眼而已失明者，为解除痛苦可摘除眼球。如尚残存有用视力，可作引流阀置入术，效果较其他引流手术好，术前应降低眼压，术中穿刺前房时动作要慢，以尽可能减少前房积血。也可试行小梁切除术。强化的冷凝治疗可使虹膜血管暂时消退。

近年来应用全视网膜激光凝固治疗出血性青光眼取得了一定的疗效。全视网膜光凝可使视网膜萎缩，使其不至于缺氧，消除了产生血管新生的因素，并可使虹膜和房角的新生血管萎缩。此疗法适用于早期病例，在房角被纤维血管膜封闭以前，可使房角的血管消退，并能使部分粘连拉开。如同时加用药物，眼压可能被控制。

青光眼前期作全视网膜光凝是预防虹膜红变和新生血管性青光眼最有效的治疗方法。视网膜中央静脉阻塞，在虹膜红变前期，即视网膜有广泛毛细血管非灌注区或虹膜有异常血管荧光渗漏，也适于作预防性全视网膜光凝。屈光间质混浊时可做全视网膜冷凝或房角新生血管直接光凝。所有新生血管性青光眼病例，除做降眼压手术外，均应做全视网膜光凝或冷凝术，以解除其产生视网膜或虹膜新生血管的病因，可根据具体情况，选择在降眼压手术之前或手术后作。

7. 上巩膜静脉压升高引起的继发性青光眼　上腔静脉阻塞、纵隔肿物、颈动脉－海绵窦瘘、球后占位性病变和恶性突眼症等可使上巩膜静脉压升高，房水排出因而受阻而导致眼压升高。此时C值正常，房角也无异常，但Schlemm管内可有血液，常伴有球结膜水肿和血管迂曲扩张、眼球突出以及视盘水肿。卧位时眼压明显升高。在动静脉瘘的患者，偶尔并发新生血管性青光眼。应针对原发病治疗。

六、继发于眼部退行性变

1. 虹膜角膜内皮综合征（iridocorneal endothelial syndrome，ICE syndrome）　为一组原发性角膜内皮异常疾病，其特点是单侧角膜、虹膜、房角异常和继发性青光眼。多见于年轻成人和女性。临床改变可分以下三种类型：

（1）原发性进行性虹膜萎缩（progressive essential atrophy of iris）：本病是虹膜的慢性进行性萎缩，常可形成虹膜穿孔房角粘连，房角有内皮细胞增殖，从而导致青光眼。随着病程的进展，房角粘连范围也逐渐扩大，严重时可累及房角全周；当房角粘连达一定程度时即可引起眼压升高。在病变过程中并无炎症现象，不发生后粘连。病变进展缓慢，继发青光眼也较晚，最后常导致失明。

其治疗措施是用缩瞳剂、肾上腺素和碳酸酐酶抑制剂控制眼压。如前粘连有所发展，则应及早手术，但手术效果并不肯定。

（2）Chandler综合征：本病是上述疾病的一种变异，也是单侧发病。虹膜萎缩较轻且不形成穿孔，但伴有角膜内皮营养不良。继发青光眼时，其程度也较轻。当眼压轻度升高甚至正常时，即可引起角膜实质和上皮的水肿，甚至发生大泡性角膜炎。随着时间的进展，角膜内皮的耐受性下降，更易产生角膜水肿。角膜后壁无沉着物，前房闪光阴性。

治疗措施是用药物将眼压降至最低水平，以防止角膜发生永久性损害。必要时可做滤过手术，也可试用软接触镜治疗大泡性角膜炎。

（3）虹膜－痣综合征（iris－nevus syndrome）或Cogan Reese综合征：病因不明，其临床表现与Chandler综合征相似，有持续性角膜水肿，虹膜很少穿孔，但虹膜上有弥漫性结节，最初为细小黄色隆起，晚期形成暗棕色有蒂的结节。瞳孔缘色素外翻，眼压正常或稍高。

治疗与前者相同。

2. 剥脱综合征（exfoliation syndrome）　剥脱综合征是由于脱屑阻塞房角而引起的一种继发性青光眼，见于老年人。在瞳孔缘、虹膜两面、房角、晶状体囊膜及其悬韧带上均有蓝白色或灰色脱屑及少量色素沉着。在开大瞳孔时，可见云雾状的色素微粒经瞳孔流向前房，晶状体前碎屑的沉着分布成三个区域，中央为半透明的圆盘，周边部有散在的疏密不等的沉着物，二者之间为透明区。

关于这些碎屑的来源，目前的看法还不一致，以往误认为是由晶状体的囊膜剥脱而来，故称为囊膜性青光眼（glaucoma capsulare）；有人认为是碎屑沉着于晶状体之上，而不是由囊膜脱下来的，所以称为假性剥脱（pseudo exfoliation）。近年来用电镜观察，发现在晶状体囊内和囊下也有类似的沉着物，证明后一种看法是正确的。最近还发现在虹膜、结膜血管周围和小梁的基底膜上均有一种原纤维性物质（fibrillar material），因而认为这是一种广泛的眼基底膜疾患。因为剥脱物质广泛分布于眼的不同部位故称为剥脱综合征。

在有脱屑的患者中约30%～80%继发青光眼。剥脱综合征患者的对侧眼的青光眼发生率为15%，较原发性青光眼者明显少，这种病例的皮质激素高度反应者，也较原发性开角型青光眼者为少，这都说明此病是继发性的。既往认为我国此类患者较少，近年来随着对该病的认识，临床仔细观察及我国人口的老龄化，本病并不少见。

本病的临床过程及治疗原则与单纯性青光眼相同。晶状体摘出并不能使病变减轻或停止进展。

3. 色素播散综合征（pigment－dispersion syndrome）　是虹膜中周边部后面的色素脱失沉着在眼内各部分，如角膜后面、晶状体表面、晶状体韧带和小梁等处。色素播散综合征可合并或不合并色素性青光眼，而色素性青光眼几乎均有色素播散综合征的表现。

（1）临床表现

1）角膜后壁纺锤形色素沉着（Krukenberg spindle）：为 Krukenberg 于 1899 年首先描述。中央部角膜后壁有垂直的呈纺锤样的色素沉着，宽 0.5～3.0mm，长 2～6mm，中央部色素致密，周边部较稀疏，不典型者可偏于一侧或呈斜行。有些病例为散在性不规则色素沉着。

2）虹膜中周边部色素脱失：Campbell 认为是周边部虹膜与晶状体前小带经常摩擦而使虹膜色素脱失。用后部反光照射法检查可见斑片状虹膜色素缺失，病情重者可呈车辐状，该处可透见从眼底反射出的红光。

3）虹膜和晶状体表面、晶状体韧带、玻璃体前面及小梁网有色素沉着。前房角有大量色素沉着，自 Schwalbe 线至睫状体带全房角有色素沉着，对应 Schlemm 管处小梁网内色素最浓厚，呈环形色素带。房角处常有中胚叶组织残存。

4）色素性青光眼：多发生于年轻男性，常伴有近视，我国少见。房角为开角，症状与开角型青光眼相似，病因尚不清楚。有人认为是虹膜色素上皮层的色素不断脱落，阻塞房角而引起房水排出障碍。因小梁内皮有吞噬作用，可以吞噬及运走色素，所以本病有时可自发缓解；但有时色素突然增多，而使眼压骤然升高。有人发现原发性青光眼家族中有患色素性青光眼者：有纺锤状色素沉着者其皮质类固醇试验呈高度反应者也较多，这些似乎说明色素性青光眼与开角型青光眼之间有某种基因关系，可能是开角型青光眼的一种变异。

（2）治疗：与开角型青光眼相同，用药物控制眼压，但治疗较困难。有人用毛果芸香碱，加多次数以维持瞳孔不动以免与小带摩擦。如药物不能控制则作滤过手术。

4. 视网膜色素变性并发青光眼　本病少见。在视网膜色素变性中约 3% 并发青光眼，常发生于晚期。因视网膜色素变性患者的视野有环形暗点或向心性收缩，故不易由视野改变发现青光眼。治疗与单纯性青光眼相同，因并发白内障，缩瞳剂可使视力明显减退。

七、继发于眼内肿瘤

由于眼内肿瘤使眼内容量增加，或压迫、阻塞房角而引起青光眼。但是眼压升高的程度和青光眼发病的早晚，并不一定与肿瘤的大小和增长的速度一致，而是与肿瘤的部位有密切的关系。房角附近的肿物因直接侵犯房角，或肿物反复出血、机化而破坏了房角结构，可在早期就并发青光眼；眼球赤道部的肿物容易压迫涡静脉，影响脉络膜血液的回流，因此比位于后极部的肿物容易引起青光眼。有时肿物虽然很大，但伴有继发性视网膜脱离，眼压反可正常或较低，而不并发青光眼。

治疗时应针对肿物的不同性质选择手术方式。

八、医源性青光眼

1. 糖皮质激素青光眼（corticosteroid glaucoma，简称激素性青光眼）　局部或全身长期应用皮质激素可引起眼压升高。正常人局部滴皮质激素后可引起低度、中度及高度眼压反应（其升高幅度分别为：≤5mmHg、6～15mmHg 和≥16mmHg）。正常人的子女中三种不同反应百分比的分布情况与遗传规律所应出现的百分比完全一致，说明皮质激素所引起的眼压升高幅度是由遗传基因决定的。开角型青光眼患者局部滴皮质激素后所引起的高度及中度眼压反应较正常人明显增多。

皮质激素引起的眼压升高是可逆的，停药后可恢复正常，约 20% 可出现青光眼性视野改变，停药后可消失。地塞米松、倍他米松、泼尼松龙局部应用较易引起眼压升高，而可的松则较少发生。四氢氟羟泼尼松龙（tetrahydrotriamcinolone）和羟甲基孕酮（medrysone）等较少引起眼压升高。局部用药较全身用药引起反应的多见。单眼用药眼压升高明显者，其不用药的对侧眼也可有轻度眼压升高。开角型青光眼患者在用降眼压药物的同时如果应用皮质激素仍可引起眼压升高，其幅度与是否应用降压药物无关。

糖皮质激素试验呈明显高眼压反应者，将来发展为开角型青光眼的可能性较大，可利用皮质激素试验作为一种激发试验。

糖皮质激素引起的高眼压如被忽视而造成永久性的视盘和视野损害，则称为糖皮质激素性青光眼。其临床表现与开角型青光眼相似，但有自愈倾向。

糖皮质激素性青光眼的诊断要点为：有明确的眼局部或全身使用糖皮质激素的历史；眼压升高时间、幅度及视功能损害程度和糖皮质激素用量一致；停用糖皮质激素后数天或数周眼压恢复正常；眼局部可出现糖皮质激素所致的其他损害如后囊下型白内障；排除了其他继发性开角型青光眼，如葡萄膜炎性继发性青光眼等。

糖皮质激素性青光眼停用糖皮质激素后，眼压可恢复正常，有些眼压下降但未达正常水平，有些眼压不下降，应进一步鉴别是否并发有原发性开角型青光眼，并对其进行治疗。

防治：首先应注意勿滥用皮质激素。必要时应密切观察眼压，如眼压升高，应及时停药或改用仅有抗炎作用而引起眼压升高作用轻的糖皮质激素如 hydroxymesterone。

经药物控制满意的开角型青光眼，在使用皮质激素的过程中而眼压升高时，切勿轻易决定手术，应考虑到皮质激素的作用，首先停用皮质激素，调整和增加抗青光眼药物，一般多能控制眼压。

2. α 糜蛋白酶引起的青光眼（alphachymotrypsin induced glaucoma） 有些患者在用 α 糜蛋白酶做白内障摘出术后 1 周内发生一过性急性眼压升高。电镜扫描检查发现是由于晶状体韧带的碎屑阻塞了小梁间隙。动物试验也可产生同样改变。若仅用 1ml 低浓度的 α 糜蛋白酶（1 ∶ 10 000），只注射到后房，并在 1min 后冲洗，可不产生继发性青光眼。

3. 散瞳剂诱发的青光眼（mydriatic glaucoma） 窄房角眼或高褶虹膜者，周身或局部应用阿托品类药物后，可能引起青光眼。可用毒扁豆碱液缩瞳，同时用碳酸酐酶抑制剂及高渗剂治疗。

4. 缩瞳剂所致青光眼（miotic glaucoma） 有些病例在用强缩瞳剂（如碘依可酯）一段时间后，前房进行性变浅，房角变窄，眼压升高。这是由于晶状体韧带松弛、瞳孔阻滞增加，以及睫状体充血水肿使虹膜根部与小梁相贴而引起的。这种情况易发生于晶状体较厚，尤其是球形晶状体的患者。用散瞳剂可使眼压下降，故又称为逆药性青光眼（inverse glaucoma）。

九、继发于视网膜脱离

视网膜脱离并发青光眼的发生率大约为 12% ~17%，可由于以下几种情况引起：巩膜缩短术后眼球容积变小，使虹膜晶状体隔前移，或因巩膜缩短部位太靠前而引起房角闭塞。视网膜长期脱离患者的巩膜和睫状体发生水肿，使房角关闭。此病常伴有慢性睫状体炎，其炎性产物可阻塞小梁间隙，但由于房水分泌减少而眼压偏低，当视网膜复位后，房水分泌恢复正常，遂发生急性青光眼。有破孔的视网膜脱离，视网膜色素上皮脱落下来的色素经破孔沉积于小梁网上而引起眼压升高，封闭破孔有助于控制眼压。

（田爱军）

第十三章

视网膜病

第一节 视网膜血管病

一、视网膜中央动脉阻塞

视网膜中央动脉阻塞（central retinal artery occlusion）多为老年人常见的急性致盲眼病之一。视网膜中央动脉供应视网膜内层，睫状后动脉分支形成脉络膜毛细血管供应视网膜外层并有分支形成睫状视网膜动脉。视网膜中央动脉为终末动脉，其阻塞则引起视网膜急性缺血，视力下降，是致盲的急症之一。

本病单眼多见，发病率约为1/5 000。

（一）病因

1. 血管栓塞　有胆固醇栓子、血小板纤维蛋白栓子、钙化栓子等。

2. 血管痉挛　见于早期高血压、血管无器质性改变但血管舒张功能不稳定的青年人。

3. 血管壁　血管壁的改变及血管外部受压包括动脉硬化、血管炎症及眼压、眶压增高的疾病。可为单因素致病，亦可为上述多因素综合致病。

（二）诊断

1. 部分患者　有“一过性黑矇”先兆症状，数分钟后视力恢复正常，反复数次，视力突然消失。

2. 视力减退　视力突然下降或无光感，瞳孔散大，直接对光反应消失，间接对光反应存在。如有分支阻塞，则在相应区域产生视野缺损。

3. 眼底检查

（1）视神经盘色略淡或苍白，边缘欠清。

（2）视网膜动脉管径狭细。

（3）视网膜弥漫性水肿，呈乳白色。

（4）黄斑区樱桃红斑（以上可简称为细、白、红视网膜三联征）。

（5）如分支阻塞，则在其供血区出现视网膜灰白色水肿。

4. 荧光素眼底血管造影　示视网膜动脉无灌注或迟缓充盈。

5. 视觉电生理检查　OPs波及b波降低或消失。

（三）治疗

因视网膜对缺血、缺氧极为敏感，治疗愈早，疗效愈好。治疗原则：扩血管，降眼压，改善微循环，增加营养。

（1）视网膜中央动脉痉挛或阻塞发生时，应立即用血管扩张药，如亚硝酸异戊酯（每安瓿0.2ml）吸入。硝酸甘油片0.3～0.6mg舌下含服，每日2～3次。妥拉唑林12.5～25mg球后注射，每日1次。烟酸片0.1mg，每日2～3次。

（2）降低眼压以提高眼内的灌注压，如按摩眼球或前房穿刺，也可口服乙酰唑胺。

（3）高压氧疗法 90% O_2 +10% CO_2 扩张血管并增加血氧含量。

（4）溶解血栓可用尿激酶 1 万 ~2 万 U 静脉滴注或用纤溶酶之激活剂溶解血栓。

（5）有炎症者，可使用抗炎药类固醇和吲哚美辛等，并加用营养视神经药物，如维生素 B_1、B_{12} 及 ATP 等药物。其他药物可用口服阿司匹林及双嘧达莫等血小板抑制剂和活血化瘀中药。如有全身疾病应按内科治疗，以除去病因。

（6）复方樟柳碱患侧颞浅动脉旁皮下注射或球后（球旁）注射：2ml，每日 1 次，14d 为一疗程，可用 2 ~4 个疗程。复方樟柳碱注射液的主要成分为樟柳碱和普鲁卡因，樟柳碱是从茄科植物唐左特山莨菪分离出的一种生物碱，有缓解平滑肌痉挛、散瞳、抑制唾液分泌等抗胆碱作用，其中枢作用强。这两种成分通过注射部位颞浅动脉旁皮下的自主神经末梢，调整脉络膜血管的自主神经活动，使脉络膜血管活性物质稳定在正常范围，从而改善脉络膜血管运动功能，解除脉络膜因缺血而致的血管痉挛，恢复正常血管舒缩功能，促进侧支循环的建立，增加眼血流量，改善眼部供血状况，使缺血病变局限，水肿消除，视力提高。

（四）疗效及预后

视网膜中央动脉阻塞，如在发病后一个半小时内经积极抢救，视力恢复尚佳。耽误治疗时机，则视力恢复无望。如患眼有睫状视网膜动脉者，可保留部分视力。

二、视网膜中央静脉阻塞

视网膜中央静脉阻塞（central retinal vein occlusion）是一种常见的眼底疾病。阻塞部分多位于视神经盘筛板区或筛板后区的视网膜中央静脉的主干。视网膜中央静脉阻塞较中央动脉阻塞多见，其比率约为 7 ：1，男性多于女性，常单眼发病，是老年人视力减退的常见病因。

（一）病因

视网膜静脉阻塞的病因较复杂，系多因素致病，与以下因素有关。

1. 血管壁的改变　由于动脉硬化使筛板处中央静脉受压，血流阻滞；或因静脉血管炎症致管壁增厚，管腔狭窄，血流变缓，血栓形成。

2. 血液流变学的改变　因某些疾病导致血液成分的改变，血液黏滞度增高，血小板聚集性增强，血液凝固性增加，致血栓易于形成。

3. 血流动力学的改变　因眼压增高或灌注不良，致静脉回流受阻，血流淤滞，促进血栓形成。

（二）诊断

1. 视力突然减退　眼前出现暗点或部分视野缺损。病变累及黄斑时，则中心视力明显下降。

2. 眼底检查　①视神经盘水肿，边缘欠清，表面有浅层或深层出血斑。②视网膜水肿，以视神经盘为中心沿阻塞静脉分布区呈放射状或火焰状广泛出血斑。③视网膜静脉迂曲怒张，时隐时现走行于视网膜内，呈腊肠状。动脉狭细。④视网膜偶见棉絮状斑。⑤黄斑正常或有囊样水肿。⑥出血者则可形成视网膜前舟状出血斑，更重者则穿破内界膜成为玻璃体积血。⑦晚期纤维增生可致牵拉性视网膜脱离。⑧可发生新生血管性青光眼。

以上检查，前五项病变程度较轻者多为轻型（即非缺血型），视力可部分恢复。若前五项病变程度重，则多为重型（即缺血型），视力严重障碍，且常伴有后三项改变。少数轻型可恶化转变为重型。荧光眼底血管造影是区分非缺血型和缺血型（视网膜无灌注区大于 5 ~7PD）的重要依据。

3. 视网膜电流图检查　b 波降低，重者明显下降，如熄灭，则示预后不良。

4. 眼底荧光血管造影　视网膜血管迟缓充盈，视神经盘及静脉有荧光渗漏，血管迂曲扩张，静脉管壁着染，微血管瘤呈点状弱荧光，出血区大片荧光遮蔽，黄斑为花瓣状或蜂窝状渗漏。晚期，周边视网膜有大片无灌注区，视神经盘面有侧支血管或扩张的毛细血管，后者可见荧光渗漏。

以上为中央静脉阻塞的各项检查。如为分支静脉阻塞，则在血管受累支相应范围内有以上改变，虽病变较轻，预后亦较好，但部分患者仍可发生视网膜新生血管，故对此类患者仍应随诊观察两年，并在半年至一年行眼底荧光血管造影检查。

（三）治疗

治疗原则：病因治疗，防治血栓形成。如降低血压和眼压，降低血液黏稠度，减轻血栓形成和组织水肿，促进出血吸收。

1. 纤溶剂治疗前查纤维蛋白原及凝血酶原时间，低于正常值，则不宜用

（1）尿激酶：1 万 ~2 万 U 溶于 5% ~10% 葡萄糖液或生理盐水 250ml 静脉滴注，每日 1 次，5 ~10 次为一疗程。可用球旁或结膜下注射：100 ~500U，溶于 0.5 ~1ml 生理盐水，每日或隔日 1 次，5 ~10 日为一疗程。

（2）去纤酶（即腹蛇抗栓酶）：主要为抗凝药，先行皮试，阴性后，用 40U（即 2 安瓿，4ml）溶于 250 ~500ml 生理盐水或 5% 葡萄糖溶液中，静脉滴注，4 ~5h 滴完，3 次为一疗程。

2. 抗血小板聚集剂　阿司匹林 0.3g，口服，每日 1 次，双嘧达莫：25 ~50mg，口服，每日 1 次。

3. 血液稀释疗法　主要为降低血细胞比容，降低血液黏稠度，改善微循环。抽静脉血 500ml 加 75ml 枸橼酸钠抗凝，高速离心后，去除血细胞后将血浆输回患者。

4. 皮质类固醇　对炎症所致的老年患者有黄斑囊样水肿者用此药以减轻水肿，改善循环。

5. 改善微循环　大剂量曲克芦丁（维脑路通）应用，可静脉应用或口服，每日可用至 1.2g。

6. 激光治疗　主要减少毛细血管渗漏，封闭无灌注区，预防新生血管形成，封闭新生血管，以减少和防止玻璃体积血。

7. 其他　使用活血化瘀中药，扩血管并改善微循环。另外，用降眼压药及内科用降血压药，或用碘剂，促进出血吸收。

三、视网膜静脉周围炎

视网膜静脉周围炎（retinal periphlebitis）于 1882 年首次被 Eales 描述，又称“Eales 病”。多发生于男性青壮年，病程中有反复的玻璃体积血的特征，故称为“青年性复发性玻璃体积血”。双眼发病，可同时或先后不一。

（一）病因

目前病因仍不十分清楚。据报告病因多种多样，其中免疫复合物引起的血管病变可能是主要原因。结核性变态反应所引起的血管炎比较多见，因此视为是一种特发性自身免疫性疾病。

（二）诊断

临床表现

（1）青壮年男性多见。双眼反复发生视网膜及玻璃体积血。

（2）视网膜出血时，眼前有黑影或红色影飘动，视力随之下降或仅有光感。随眼内出血渐行吸收视力也有好转。

（3）眼底检查：视网膜周边静脉受累，颞侧多见。静脉扩张迂曲，管径两侧有白色渗出物，形成血管旁白鞘；血管可闭塞如白线，其附近视网膜有出血斑及渗出斑。如伴玻璃体积血，瞳孔区仅见红光反射，眼底模糊，细节辨不清。

（4）长期反复炎症发作，导致广泛血管闭塞，视网膜缺氧诱导新生血管形成，致使玻璃体反复出血、机化，血管结缔组织增生产生血管性增生性玻璃体视网膜病变，牵拉性视网膜脱离，最终失明。

（5）眼底荧光血管造影可显示病变区血管荧光渗漏、毛细血管扩张以及无灌注区或新生血管。

2. 诊断标准　青年男性，一眼因出血而失明，另眼散瞳查眼底，见周边视网膜有散片状出血及静脉血管旁有白鞘，即可诊断本病。

（三）治疗

1. 病因治疗　抗结核治疗及去除耳、牙及鼻窦炎等感染性疾患。出血期间，应用止血药并加强

休息。

2. 皮质激素治疗　控制和减轻血管炎症反应。仅近期有效。如长期使用则致病情迁延而疗效更差。

3. 激光治疗　封闭病变区和毛细血管无灌注区以及新生血管，预防再出血。

4. 手术治疗　玻璃体积血3~6个月仍不吸收，或发生牵拉性视网膜脱离，应行玻璃体切割术。

5. 其他辅助治疗　加强营养，补充维生素类。口服止血及活血中药。

（四）预后

（1）病变早期，积极治疗，延长复发间歇时间，以保持一定程度的有用视力。

（2）病变晚期，经多种治疗也难以奏效，视网膜发生严重的增生性玻璃体视网膜病变且并发视网膜全脱离者，则视力丧失而失明。

四、Coats病

外层渗出性视网膜病变（external exudative retinopathy）又称Coats病，多发生于儿童和青少年，男性多见，绝大多数为单眼发病。

（一）病因

不明。可能为先天性视网膜血管异常的表现之一。

（二）病理

主要为视网膜外层毛细血管内皮细胞变性，致毛细血管扩张、畸形，血管壁变性及小血管破裂致视网膜出血及渗出并可继发视网膜脱离。因此，目前认为血管改变是Coats病的发病基础。

（三）诊断

1. 临床表现

（1）早期无自觉症状，待病程进展导致视力下降或瞳孔区呈白色并伴眼球失用性外斜时，方引起注意而就诊。

（2）眼部改变主要为视网膜深层渗出和血管异常。早期视神经盘及黄斑可正常，颞侧视网膜有程度不等的黄白色渗出斑，可融合成地图样；视网膜毛细血管异常，呈梭形、球形扩张，或呈粟粒状瘤样及扭结状；血管周围有深、浅层出血及成簇的胆固醇结晶。病变区多在颞侧，后极及鼻侧则少见。晚期因增生性病变导致牵引性视网膜脱离、并发性白内障或继发性青光眼而失明。

（3）眼底荧光血管造影的典型表现为血管异常，病变区小动、静脉扩张迂曲，部分呈囊样扩张及串珠样粟粒样动脉瘤状，为圆点状弱荧光。毛细血管闭塞区为岛状荧光无灌注区，片状出血区为荧光遮蔽影像，黄斑部可见蜂房样荧光渗漏。

2. 鉴别诊断

（1）视网膜母细胞瘤多在3岁以前发病，超声波检查为实质性肿瘤波形。

（2）早产儿视网膜病变晚期出现白瞳症时需与Coats病鉴别。但本病多为早产儿且曾接受氧气治疗，并为双眼发病。

（3）转移性眼内炎多继发于小儿全身急性感染病。眼前段有不同炎症表现，如角膜后沉着物，前房闪辉阳性，瞳孔缩小等葡萄膜炎体征。

（四）治疗

（1）光凝疗法治疗视网膜血管病变区，可使异常血管闭塞，渗出减少，终致视网膜脉络膜瘢痕形成，尚可保持部分视力。

（2）冷冻疗法：可单独使用或与光凝并用，以治疗病变区。

（3）透热凝固术：用巩膜表面透热凝固术治疗病变区，部分病例有效。

（4）对继发性青光眼及白内障，可按相应疾病手术治疗。

五、高血压视网膜病变

高血压视网膜病变（hypertensive retinopathy）是指高血压对视网膜的损害。人眼的视网膜、脉络膜和视神经组织由不同的血管系统供应，因而对高血压的反应各不相同，故对高血压视网膜病变应分为高血压脉络膜病变，高血压视网膜病变及高血压视神经病变。

（一）诊断

1. 高血压脉络膜病变　眼底改变为视网膜深层有呈小叶性分布的浅白色或淡红色斑。视网膜后极部有局灶性浆液性视网膜脱离，黄斑区有星芒状斑。经相应内科治疗后，上述病变渐复原。

2. 高血压性视网膜病变

（1）视网膜动脉血管狭窄。

（2）动静脉交叉处有压迹。

（3）动脉硬化轻者有管壁反光增强，中度为铜丝样改变，重者为银丝样改变。

（4）动脉大分支处，由锐角变成钝角。

（5）视网膜出血斑及渗出斑。视网膜可有浅层线状、火焰状出血斑及深层圆点状出血斑。并有黄白色硬性渗出如环状或星芒状。浅层有棉絮状灰白斑（为视网膜缺血改变）。

（6）视网膜动脉硬化可并发中央动脉、分支动脉（或静脉）阻塞，视网膜血管瘤，黄斑囊样水肿，视网膜前膜，致视力不同程度损害。

3. 高血压视神经病变

（1）视神经盘水肿，边缘模糊，视杯充盈和视网膜充血，可伴有（或不伴）高血压脑病及颅内压升高。

（2）视神经盘苍白萎缩及视野缺损。

（二）治疗

内科（综合）治疗原发性高血压。

六、早产儿视网膜病变

早产儿视网膜病变（retinopathy of prematurity，ROP）是未成熟或低体重出生婴儿的增生性视网膜病变。以往曾称为“晶状体后纤维增生症”。此名仅为本病晚期改变，尚不能概括疾病的实质，故现在称之为早产儿视网膜病变。

（一）发病机制

本病发生于孕期短（小于36周），而出生时体重较轻（低于2 000g）的早产儿，尤以与出生时合并呼吸障碍综合征而有大量吸氧有关。当吸氧时，氧张力高，致视网膜血管收缩和闭塞。停氧时，氧张力降低，视网膜血管缺血致新生血管形成。视网膜周边血管尚未抵达锯齿缘即已终止发育，形成了平行于锯齿缘的一分界线。在此界线与锯齿缘间则形成元血管的透明条带区。继之因视网膜血管增生变宽加厚形成视网膜内嵴，为灰白色环形条带区。嵴前后的新生血管生成并伸入玻璃体内。

（二）诊断

1. 临床表现　依据本病的发展而将临床表现分以下三期。

（1）急性活动期：新生血管形成伴纤维组织增生。可导致渗出性或牵拉性黄斑视网膜脱离。按国际分期和分类法，对急性活动性早产儿视网膜病发病部位、范围和严重程度分类如下。

1）部位：①Ⅰ区，以视神经盘为中心60°圆周范围内的后部视网膜。②Ⅱ区，自Ⅰ区圆周外缘向前至鼻侧锯齿缘内的范围。③Ⅲ区，在Ⅱ区以外的颞侧周边视网膜区域。

2）范围：受累范围的钟点数。

3）严重程度：①1期，境界线期，在血管化与非血管化视网膜之间，有一条清楚的分界线。②2期，嵴期，分界线增宽、增高，形成嵴样隆起。③3期，增殖期，嵴伴有视网膜外纤维血管增生（依增生组织的量，可分为轻、中、重三型）。④4 期，次全视网膜脱离。A. 中心凹不累及。B. 包括中心凹的视网膜脱离。⑤5 期，完全视网膜脱离。

（2）退行期：大多数婴儿随年龄增大，病变自然停止而进入退行期。此期可见分界线的颜色由灰白变成粉红色，视网膜由混浊渐变为透明。但仍有少数（20% ~25%）患儿因病情继续而进入瘢痕期。

（3）瘢痕期：轻者可致近视，周边视网膜有机化膜及格子样变性及裂孔；重者广泛结缔组织增生和机化膜形成，视网膜向颞侧移位，使视网膜全脱离致仅存光感或完全失明。

2. 诊断标准

（1）早产儿，体重轻和有吸氧史及缺氧史。

（2）眼部的特殊性改变：视网膜缺氧，新生血管形成锯齿缘后带状视网膜内嵴及增生性视网膜病变。

3. 鉴别诊断

（1）视网膜母细胞瘤：超声波见有强度高的肿瘤回声波，而早产儿多为双侧性视网膜脱离回声波。

（2）外层渗出性视网膜病变（Coats 病）：单眼发病，青少年、男性多见，超声波检查为无数点状回声波。

此外，应与陈旧性玻璃体积血、转移性眼内炎和先天性视网膜皱襞相鉴别。

（三）治疗与预防

主要为预防本病发生。在低体重早产儿，应尽量短期给氧，控制用氧时间，出生后给维生素 E 服用，以减少本病发生。一旦发生本病则应对症治疗。在视网膜病变区行冷凝及光凝。有视网膜脱离者，则行环扎术或玻璃体切割术，使视网膜复位。如有斜视，可择期行矫正术（若因瘢痕牵引视网膜，黄斑向颞侧移位而使眼位呈偏斜外观的斜视，则不宜手术）。

（王长亮）

第二节 黄斑部疾病

一、中心性浆液性脉络膜视网膜病变

中心性浆液性脉络膜视网膜病变（central serous chorioreti - nopathy）简称中浆病，是由于视网膜色素上皮层功能障碍，引起黄斑部视网膜神经上皮局限性浆液性脱离的一种黄斑疾病。发病率较高，是一种自限性疾病，预后较为良好。多见于 25 ~50 岁的男性青壮年。多单眼发病。

（一）病因

确切病因不清。精神紧张和过度劳累可诱发。眼底血管荧光造影证实，基本病理改变在视网膜色素上皮，色素上皮的屏障功能受损是导致本病的原因。脉络膜毛细血管通透性增加，使富含蛋白质的液体漏出，通过受损的色素上皮层进入神经上皮层下，形成后极部的神经上皮层盘状扁平脱离。

（二）诊断

1. 临床表现

（1）中心视力障碍：一般视力下降至 0.4 ~0.8，很少低于 0.2。常可出现 +0.50 ~ +2.50D 的暂时性远视。

（2）中心暗点：用小视标或色（蓝色）视标可以较容易地查出与后极部病灶大小、形态大致相当的圆形或椭圆形中心暗点。

（3）小视症和视物变形：由于浆液性脱离引起视细胞排列不规则或间隔加宽所致。应用 Amsler 方格表可较容易地查出。

（4）色觉障碍：以蓝色最为显著。有些患者可有视物发暗变黄的表现。

（5）眼底所见

1）检眼镜检查：典型病例可见黄斑部有约 1 ~3PD 大小、边界清楚的盘状视网膜隆起。隆起区色较暗，周围有反光晕，中心凹反光消失。数周后，盘状隆起区可见多个黄白色渗出点。恢复期中心凹反光可恢复，但残留有光泽的陈旧性黄白色小点和轻度色素紊乱。

轻症病例仅见后极部视网膜呈闪烁不定的反光，中心凹光反射略为弥散。

大多数复发病例或隐匿进行的患者，仅表现为黄斑部色素紊乱，或中心凹反射异常，需通过眼底荧光血管造影检查了解病情是复发活跃还是萎缩稳定。

2）裂隙灯显微镜加前置镜或接触镜检查：以窄光带观察后极部显示神经上皮层与色素上皮层分离，两层之间因浆液性积蓄呈现一个光学空间。在神经上皮层后表面还可见到较多的黄白色小点状沉着物附着。如脱离区内液体较为明亮，边缘呈暗红色环状光晕，形似灯笼现象。

2. 特殊检查

（1）荧光素眼底血管造影：荧光素血管造影检查是诊断中浆病最准确的方法，有其独特的表现。

1）初发病例：从造影早期到后期，因色素上皮层损害所致的渗漏点逐渐扩大增强，形成两种表现，①墨渍样渗漏（扩散型渗漏）是最常见的表现形式。②烟囱样渗漏（喷出型渗漏）较少见，约7%～20%病例见到这种渗漏，主要发生在病程短的新鲜病例。渗漏点的部位大多在黄斑周围。

2）慢性迁延期：主要表现为在造影后期有着色点（荧光点无扩大）及微漏点（荧光点边缘变模糊且境界稍有增大）存在，称之为色素上皮代偿失调（RPED）。

3）复发病例：可发生色素上皮失代偿，表现为原活动处的渗漏液极少，因慢性渗出使细小局限性色素上皮荧光染色，形成亮度增加、大小不变的荧光着色点。

4）陈旧性病变：当有色素上皮色素脱失时，可透见荧光，并随脉络膜背景荧光的强弱而变化。其大小、形态在造影过程中始终不变。

（2）吲哚菁绿脉络膜血管造影（indocyanine green choroidalangiography，ICGCA）：是20世纪70年代开始应用于临床的一种能直接观察脉络膜血循环的动态方法。吲哚菁绿也称靛青绿或福氏绿（Fox green），在血中98%与血浆白蛋白结合，故其几乎不从脉络膜毛细血管渗出。能快速从肝中清除。最大吸收光谱795nm，最大激发波长835nm，均在近红外光谱范围内。在一些发达国家应用较普遍。其不良反应较荧光素轻。

所有中浆病的患者均见吲哚菁绿从脉络膜毛细血管通过缺损的色素上皮漏入视网膜下间隙。早期在黄斑区可见弱荧光，晚期则有明显的强荧光并包绕渗漏点或在渗漏点附近。

3. 诊断　根据临床表现和荧光血管造影所见即可确诊。

4. 鉴别诊断

（1）中心性渗出性脉络膜视网膜：病变视力损害严重，一般低于0.2，黄斑部有渗出、出血等炎性病灶。荧光血管造影可见视网膜下新生血管。

（2）视网膜脱离：视网膜脱离在小瞳孔下检查时，易误诊为中浆病。因此，对有中浆病眼底表现者，应散瞳检查眼底以鉴别之。

（3）黄斑囊样水肿：此病荧光素眼底血管造影显示典型的花瓣状荧光积存，并有内眼术后低眼压、眼内炎症及脉络膜肿瘤等原发病的体征。

（4）老年黄斑变性：发病年龄较大，早期视网膜下新生血管不典型时，荧光血管造影表现与中浆病类似，但常不伴有色素上皮脱离。后期神经上皮脱离、出血和渗出时，则易于鉴别。

（三）治疗

1. 保守治疗

（1）本病有很大的自限性，80%～90%患者在其自然病程（数月）中都能恢复较好，不需任何药物。

（2）降低毛细血管通透性的药物，如维生素C和E、维生素P（路丁）等对疾病恢复有益。

（3）中医中药治疗可选择。

（4）镇静药对精神紧张和休息不好者，可给予口服。

（5）禁用皮质类固醇药物和烟酸。

2. 光凝治疗　光凝是目前治疗中浆病唯一有效的方法。

（1）目的缩短病程。但不能阻止复发。

（2）适应证渗漏点距黄斑中心凹 250μm 以外。

1）病程大于 6 个月仍未自愈者。

2）病情反复发作或病期迁延不愈者。

3）患者急需缩短病程以应付工作需要。

（3）选用氩绿激光或氪红激光，光斑大小 100～200μm，曝光时间 0.1s，起始能量 75mW，逐渐增加能量直到在色素上皮层产生Ⅰ级光斑反应（极淡灰色斑）。

（4）并发症光凝治疗有诱发视网膜下新生血管膜的可能，导致严重的永久性视力下降。因此，应严格掌握适应证及光斑反应强度。

（四）预后

本病具有自限性和复发性。初发病例一般预后较好，但反复发作者，色素上皮可发生继发性改变，导致永久性视力减退。

二、中心性渗出性脉络膜视网膜病变

中心性渗出性脉络膜视网膜病变（central exudative chori－oretinopathy）简称中渗病，是发生于黄斑部孤立的渗出性脉络膜视网膜病变，伴有视网膜下新生血管和出血。多见于 20～50 岁健康人，无明显性别差异。多单眼发病。自然病程数月至数年不等。

（一）病因

病因不明。多数学者认为与结核或病毒等感染所致的肉芽肿性炎症有关。

（二）发病机制

本病发生、发展的根源是视网膜下来自脉络膜的新生血管。在某些原因如炎症等的作用下，正常的脉络膜和视网膜之间的屏障（脉络膜毛细血管层－Bruch 膜－视网膜色素上皮）受到损害，导致视网膜浆液性脱离和水肿、缺氧等代谢性障碍，从而诱发脉络膜发生新生血管，通过损害的 Bruch 膜进入视网膜色素上皮下，或进一步通过损害的色素上皮进入到神经上皮下。新生血管发生出血、渗出病变，晚期则形成瘢痕机化，造成永久性视力障碍。

（三）诊断

1. 临床表现

（1）中心视力障碍：一般视力下降明显，常低于 0.2。有中心或旁中心暗点，伴视物变形。

（2）眼底所见及病程分期：病变局限于黄斑区。根据症状和眼底表现将病程分为以下三期。

1）活动期（进行期）：此期可数月至 2 年不等，视力变动较大。

检眼镜检查：典型病例初期为黄斑区孤立的圆形或椭圆形深层浸润或渗出灶，大小为 1/4～1 个视神经盘直径（PD），黄白色或黄灰色，边界清楚，微隆起。不久出现视网膜下渗出形成的神经上皮盘状脱离区（2PD）。以后可表现为病灶边缘视网膜下新月形或轮状出血，其周围可伴有少量黄白色点状硬性脂类渗出或色素沉着。病灶表面浅层视网膜也可发生小出血点。出血可反复发生。玻璃体可因细胞浸润出现微尘状混浊。

荧光素眼底血管造影检查：动脉早期，在相当于黄斑病变区可见来自脉络膜的视网膜下新生血管的斑点状强荧光渗漏，呈网眼状、车轮状、扇形或颗粒状等，并随时间延长而扩大、增强；在造影晚期形成浓密强荧光。病灶周围的出血可部分荧光遮盖。

2）恢复期（退行期）：此期患者视力较稳定。

检眼镜检查：黄斑出血吸收，盘状脱离减轻或消失，边界欠清，渗出灶有所变小。脉络膜新生血管部分萎缩。

荧光血管造影检查：病灶内及周围脱色素区出现透见荧光，荧光渗漏减少，不扩散。

3）瘢痕期（静止期）：患眼病情呈间歇性发作，持续数年后进入此期，此时患眼视力已有不可逆损害。

检眼镜检查：黄斑区渗出灶吸收，形成不规则机化瘢痕，周围有脉络膜萎缩带和色素堆积。

荧光血管造影检查：动脉早期病变区有渐增强的荧光，但无渗漏，不扩大；瘢痕和色素可部分遮挡荧光。晚期可见荧光着染。

2. 诊断标准

（1）典型的临床表现。

（2）荧光素眼底血管造影检查：对本病的诊断具有重要意义，也是筛选适合激光光凝治疗患者的唯一方法，以便早期处理，延缓中心视力的丧失。

3. 鉴别诊断

（1）中浆病：无黄白色渗出斑，无视网膜下新生血管及出血；有其典型的荧光素眼底血管造影表现。

（2）老年黄斑变性：渗出型老年黄斑变性（黄斑盘状变性）发病年龄较大（50 岁以上）；黄斑区病灶多大于 1 个视神经盘直径；病灶周围及另眼有玻璃膜疣及色素改变；常累及双眼（可一先一后）。

（四）治疗

1. 激光光凝治疗　这是目前治疗本病唯一有效的方法。

（1）目的：直接凝固新生血管组织，促其发生萎缩，从而减少出血、渗出，早日形成瘢痕，缩短病程。

（2）适应证：位于中心凹外的新生血管。

（3）术前准备：在清晰度良好，放大倍数较高的荧光血管造影片上分清新生血管的范围、大小、位置及其与中心凹、毛细血管拱环的关系。

（4）激光种类的选择

1）氩绿激光：适于中心凹无血管区 200 ~ 2 500μm 范围内、非乳头黄斑束间的新生血管光凝。光斑大小 50 ~ 200μm，时间 0. 2 ~ 0. 5s。

2）氪红激光或染料红激光：可用于中心凹无血管区 1 ~ 199μm 范围内的新生血管。

2. 药物治疗　效果不确切。

（1）一般支持疗法：口服多种维生素、吸氧等可改善视网膜代谢障碍。

（2）前列腺素抑制剂：吲哚美辛可能抑制视网膜下新生血管。

（3）皮质类固醇药物：炎症反应明显时，可全身应用激素，同时应用抗生素。球后注射对减轻水肿和渗出可能有所帮助，但对病程无影响。

（4）怀疑结核可进行试验性抗结核治疗链霉素肌内注射，每日 1g，每日口服异烟肼 300mg，3 周为 1 疗程。见效者（视力改善，病灶缩小）继续用药 3 个月至半年，不见效者则停用药物。怀疑弓形虫感染者，可试用乙胺嘧啶和磺胺嘧啶治疗，3 周为 1 疗程。

（5）中药治疗：可选用活血化瘀、清热解毒或利尿渗湿等方剂。

（五）预后

本病自然病程最终视力均较差。光凝治疗后 75% 的患者视力提高或不变。

三、老年黄斑变性

老年黄斑变性（senile macular degeneration，SMD）又称年龄相关性黄斑变性（age - related macular degeneration，AMD），是一种随年龄增加而发病率增高并导致中心视力下降的黄斑区视网膜组织退行性病变，其病变包括黄斑区脉络膜玻璃膜疣（drusen）、视网膜色素上皮区域性萎缩、黄斑区脉络膜新生血管（choroidal neovascular membranes，CNVM）、视网膜色素上皮细胞脱离、黄斑区盘状退行性变或盘状瘢痕等。发病年龄一般在 45 岁以后，随年龄增高其发病率可从 1. 7% 上升到 44% 。多双眼发病。男女性别无明显差异。白种人发病率高于黑种人。目前本病是西方国家60岁以上老年人低视力和盲目的首要原因，在我国发病率也有逐渐增高的趋势。

（一）病因

病因不明，可能与年龄的增加、遗传、先天性缺损、光的慢性损害（可见光中尤其是蓝光）、营养不良、中毒、药物作用、免疫异常、呼吸系统疾病、慢性高血压性血管病及饮食因素（高维生素A、低维生素C、维生素E和胡萝卜素）等有关。总之，本病可能是以上多种因素复合作用的结果。

（二）发病机制

确切机制不清。多数认为与视网膜色素上皮的代谢功能衰退密切相关。随着年龄增长，色素上皮细胞吞噬感光细胞外节盘膜后消化不全，不断形成残余物（脂褐质颗粒）排泄至Bruch膜（玻璃膜）处，形成弥漫性的基底膜线状沉积，使Bruch膜增厚，或局限性堆积在Bruch膜形成玻璃膜疣等征候。在可能的多种原因作用下，视网膜色素上皮的以上变化更为明显，其基底膜及Bruch膜增生和增厚，液体和代谢物交换障碍，Bruch膜和色素上皮变性，发生一系列病理变化，进而累及相应的感光细胞并刺激脉络膜新生血管侵入视网膜下，继发邻近组织的损害和萎缩，出现老年黄斑变性。

（三）诊断

1. 临床表现　临床上根据眼底的表现将本病分为萎缩型（又称干性或非渗出性）和渗出型（又称湿性或盘状）两种。

（1）萎缩性老年黄斑变性（atrophic senile macular degeneration）其特点是进行性视网膜色素上皮萎缩，导致感光细胞的变性，引起中心视力减退。双眼先后发病。视力下降缓慢，可达数月。一般无视物变形，除非发生色素上皮脱离或色素上皮下新生血管。早期常无自觉症状。萎缩型可转变为渗出型。此型分为两期。

1）萎缩前期：即第一期。此期中心视力正常或下降。眼底以黄斑部视网膜色素上皮退变为主，以出现多量硬性玻璃膜疣为特征。

检眼镜检查：黄斑色素紊乱，呈现色素脱失的浅色斑点和色素沉着小点，似椒盐状外观，并有散在的、不断增多的、大小不等而彼此融合的黄白色视网膜色素上皮玻璃膜疣，以硬性玻璃膜疣为主，伴部分软性玻璃膜疣。中心凹反光可以消失。损害区以中心凹为中心，渐向外延伸并消失，使该期的眼底病变范围界限不太清楚。

硬性玻璃膜疣为分散的、小的圆点状、淡黄色的磷脂沉积物，位于视网膜深层，界限较清楚，可伴有覆盖于其表面的视网膜色素上皮的缺乏和（或）周围视网膜色素上皮的肥大。

软性玻璃膜疣也称弥漫性或融合性或浆液性玻璃膜疣，为形状不规则的、色暗的黄色中性脂肪沉积物，较大，大小不均，边界模糊，位于视网膜深层，常趋于融合。

有时病变发展还会出现色素上皮浆液性脱离，常超过一个视神经盘直径，圆形或椭圆形，常为单一性。表面有色素颗粒，但色素上皮下无新生血管。脱离区内的液体逐渐吸收，留下界限清楚的视网膜色素上皮萎缩区。

裂隙灯后部照明法和检影镜检查：玻璃膜疣位于视网膜色素上皮下，微微隆起，其周围有暗红色光晕（灯笼现象），表明色素上皮有浅脱离。局部视网膜色素上皮常萎缩变薄，可有色素脱失。视网膜厚度正常。

3）荧光血管造影检查：造影早期可见视网膜色素上皮“窗样”缺损，显示为在玻璃膜疣和色素上皮脱色素斑相应处多发的强荧光点，其形态、大小在整个造影过程中保持不变，其强度在静脉期以后随背景荧光而消长。在色素沉着处可出现荧光遮蔽。少数病例，在背景荧光消退后仍可见到荧光斑点，为玻璃膜疣的染色。

有色素上皮脱离的病例造影早期即可出现类圆形荧光斑，在造影过程中不扩大，说明色素上皮层下无新生血管，或虽有但较纤细而不足以显影（隐蔽的新生血管）。

2）萎缩期：即第二期。此期中心视力下降明显，有很浓的中心暗点。眼底以视网膜色素上皮萎缩为主。

检眼镜检查：黄斑部及其周围可见边界清楚的灰绿色区，其中有散在椒盐小点，或有金箔样反光，系密集融合的玻璃膜疣（呈分散的或不规则的地图形）或大片的视网膜色素上皮脱离区（呈整齐的圆形或椭圆形）内的液体吸收后留下的萎缩区，称为地图状色素上皮萎缩。病程持久后，色素上皮萎缩区内出现继发性脉络膜毛细血管的萎缩、闭塞。

荧光血管造影检查：造影早期即可见萎缩区强的透见荧光，边界清楚。此荧光斑在整个造影过程中不扩大，并随背景荧光消长。在有脉络膜毛细血管萎缩和闭塞的病例，萎缩区内同时出现强荧光和弱荧光斑，在弱荧光区内可见残余的粗大脉络膜血管。

（2）渗出性老年黄斑变性（exudative senile macular degeneration）又称黄斑盘状变性或 Junius - Kuhnt 病。

此型的最大特点是除了色素上皮细胞退变以外，还加上脉络膜新生血管进入视网膜色素上皮下，从而引起一系列的渗出、出血改变。双眼先后发病，视力急剧下降（数日）。此型分为三期。

1）渗出前期：即第一期。视网膜色素上皮下有隐蔽的脉络膜新生血管存在。眼底以多量软性玻璃膜疣为特征。若患者除视力障碍以外还有轻度的视物变形，提示深部有渗液，可能来自隐蔽的新生血管。凡是具有前期征候的可疑患者，应严密随诊，经常用 Amsler 方格表自行检查，一旦出现视物变形即应做进一步检查。

检眼镜检查：玻璃膜疣状物堆积，以软性为主。色素上皮改变显现色素脱失和沉着，中心凹反光可消失。玻璃膜疣将视网膜色素上皮与玻璃膜的紧密连接分开，脉络膜的新生血管可通过玻璃膜进入视网膜色素上皮下。此时的新生血管多微小而静止，临床上查不到，荧光也不显影，只在病理上可见。因此，Gass（1984）称之为隐蔽的新生血管。

荧光素眼底血管造影检查：造影早期在玻璃膜疣和色素上皮脱色素区可见透见荧光，其大小和形态在造影过程中保持不变，并随背景荧光消长。较大的渗出性玻璃膜疣可显示出更浓的荧光。少数病例因新生血管有荧光素外渗，在背景荧光消退时仍可呈现出增强的荧光区。荧光血管造影对隐蔽的脉络膜新生血管检出率为 30%。

吲哚青绿血管造影：与荧光血管造影同时使用可使隐蔽的新生血管检出率从 30% 上升到 37%。

2）渗出期：即第二期。若渗出前期的视网膜色素上皮下的新生血管不断增大发展，并有液体渗出或出血，即进入渗出期。此期典型征候是黄斑部由于脉络膜新生血管的大量渗出液造成视网膜色素上皮脱离或出血，视力严重下降。

检眼镜检查：病变区色素上皮脱离的隆起形态不规则或呈肾形或哑铃形，灰黄色，周围可有散在或大片的出血，后极部有较多的软性玻璃膜疣。液体若进入视网膜神经上皮下则引起神经上皮下盘状脱离。新生血管破裂出血可引起出血性脱离。严重病例出血可进入玻璃体内。

荧光素眼底血管造影检查：造影早期新生血管呈颗粒状、花边状或车轮状的强荧光并不断渗漏扩大。脱离腔中荧光强弱不均，近新生血管处强烈。脱离区呈边缘有切迹的各种形态，新生血管常位于切迹内，此处呈强荧光。在新生血管部分机化、部分活跃的病例，活跃的部分隐没在脱离腔中，机化的部分则在一侧的切迹处呈强烈的透见荧光而无染料渗漏。在出血性脱离的造影上，脱离腔呈境界清楚的一片暗区，此时脂质渗出、视网膜内的出血点及出血遮蔽区中个别的荧光点（热点）等均可提示新生血管的存在。

吲哚青绿血管造影检查：与荧光血管造影同时使用可使边界清楚的和边界模糊的新生血管检出率分别从 50% 和 20% 上升到 60% 和 23%。

3）结瘢期：即第三期。此期以色素上皮下和（或）神经上皮下的渗液和出血逐渐被吞噬细胞（视网膜色素上皮细胞化生而来）搬运吸收并由成纤维细胞所修复，形成机化瘢痕为特征。此时多数患者病情停止发展。部分病眼（16%）可在原来的瘢痕边缘又出现新的新生血管，重新经历渗出、出血、吸收结瘢的过程。因此，对此期患者必须追踪观察。

检眼镜检查：黄斑病变区的灰白色瘢痕形态不规则，瘢痕中散布着不规则的色素团块。

荧光素眼底血管造影检查：在瘢痕形成前，早期即可见染色不规则的荧光并逐渐扩大加深，到晚期仍有荧光。瘢痕形成后，早期呈不规则的荧光，色素增生处呈弱荧光。在有新生血管处呈花边状等不规则荧光。

2. 视功能检查

（1）视力检查：视力的损害主要与脉络膜新生血管的部位有关。多数脉络膜新生血管位于中心凹以外，并向中心凹生长。因此，早期患者视力虽然正常，也应进行追踪观察和视功能检查。

萎缩性老年黄斑变性：早期视力可正常或轻度下降，晚期中心视力明显损害。

渗出性老年黄斑变性：早期视力明显下降，中期视力急剧下降，甚至仅见手动，晚期视力进一步损害。

（2）视野检查

1）Amsler 方格表：可辅助早期发现绝对性中心暗点和视物变形，从而早期发现脉络膜新生血管。在视力正常和检眼镜检查正常时，Amsler 表也可显示异常。

2）中心视野：早期可检出相应的暗点。

3）黄斑阈值：为敏感的早期诊断指标。黄斑部轻度的视网膜色素上皮损害即有光敏度降低，并随病情的严重性而增加。

（3）对比敏感度：早期即有降低。视力正常者对比敏感度也有异常。

（4）色觉检查：本病的色觉损害为蓝色觉异常。色调分辨力和颜色明度敏感性在早期就有降低。

（5）视觉电生理检查：有助于早期诊断、病情观察和对临床分型的研究。本病早期，PERG 表现为振幅降低和峰时延迟，LERG 表现为振幅降低，而与峰时关系不大；晚期则均表现为异常。EOG 检查多正常，部分表现为光峰电位降低。PVEP 早期多正常，当视力明显下降时，其振幅显著降低，峰时延迟。

（6）光觉检查：本病早期视功能损害并不限制在黄斑区，视网膜周边也可能发生改变。视杆、视锥细胞的敏感度都有降低。中心 20°暗适应绝对阈值均增高。采用 FP100－色调试验常可查出异常的色调分辨力。

3. 光学相干断层扫描术（optic coherence tomography，OCT） OCT 是近年来检查本病的一种新技术，能定量测出视网膜及神经纤维的厚度，显示本病的黄斑裂孔、黄斑囊样水肿、色素上皮脱离、视神经盘水肿及视网膜内脂质沉着等光分辨的光学切面，图像非常清晰。

4. 诊断标准 根据 1986 年我国眼科学会眼底病学组制定的《老年黄斑变性临床诊断标准》。

（1）萎缩性老年黄斑变性

1）45 岁以上，双眼发生，视力下降缓慢。

2）眼底检查：早期黄斑区色素脱失，中心凹反光不清或消失，多为散在玻璃膜疣。晚期病变加重，可有金箔样外观，地图状色素上皮萎缩，囊样变性或板层裂孔。

3）荧光血管造影：黄斑区有透见荧光或弱荧光，无荧光素渗漏。

（2）渗出型老年黄斑变性

1）45 岁以上，双眼先后发病，视力下降较急。

2）眼底检查：早期黄斑区色素脱失，中心凹反射不清或消失，多为融合玻璃膜疣。中期黄斑区出现浆液性或出血性盘状脱离，重者视网膜下血肿，视网膜内出血，玻璃体积血。晚期瘢痕形成。

3）荧光素眼底血管造影：黄斑区有脉络膜新生血管，荧光素渗漏。出血病例有荧光遮蔽。

（3）附注

1）有早期眼底改变但视力正常为可疑患者，应定期观察。

2）注意病史，排除其他黄斑病变。

3）视力下降者应排除屈光不正和屈光间质混浊。

5. 鉴别诊断

（1）老年性黄斑改变及老年性玻璃膜疣：正常的老年性玻璃膜疣不影响视力，数量较少，经年不变，边缘常有深色镶边，境界清楚，反光较强，其间没有脱色素斑和色素斑，也不融合。而当玻璃膜疣数目不断增加、融合增大、色素增加时，则发生老年黄斑变性的危险性增加，应进行全面检查。

（2）中心性渗出性脉络膜视网膜病变：此病患眼和另眼无玻璃膜疣，病变范围较小，约1/4～1/2PD，后部玻璃体中可见炎症细胞性混浊以资鉴别。

（3）中心性浆液性脉络膜视网膜病变（参照本章“中浆病”）：青壮年，多单眼发病，眼底仅渗出性改变，没有出血，也没有玻璃膜疣。多数患者另眼正常。

（4）脉络膜黑色素瘤：当老年黄斑变性的脉络膜新生血管破裂出血，进入视网膜色素上皮下，形成视网膜下血肿时，呈青灰色，常误诊为脉络膜黑色素瘤。可用荧光血管造影进行鉴别，出血在造影片上呈一片暗区，暗区内可见新生血管渗漏点，且起病急。而肿瘤因瘤体血管不断渗漏荧光素而呈强荧光区。出血进入神经上皮下时多呈暗红色，必要时可做彩色多普勒检查。

（四）治疗

1. 药物治疗

（1）萎缩型老年黄斑变性目前无特殊的治疗方法

1）微量元素：葡萄糖酸锌50mg，每日两次。

2）抗氧化剂：维生素C和维生素E。

3）肝素：静脉注射用药。

4）中医中药：早期，滋补肝肾，补肾明目，气血双补。晚期，有浆液性脱离者，健脾兼以祛湿化痰。大量瘢痕者，健脾兼以滋补肝肾，软坚散结。

（2）渗出型老年黄斑变性及新生血管

1）糖皮质激素：包括曲安奈德和醋酸阿奈可他，通过玻璃体腔注射可抑制血管内皮细胞移行发挥作用。

2）抗VEGF药物：主要用于眼科的有贝伐单抗（bevaci－zumab）和兰尼单抗（ranibizumab）。VEGF是血管生成的关键成分，玻璃体腔内注入抗VEGF药物抑制了新生血管继续形成和渗漏。对于患有高危心血管病患者慎用，避免心血管不良反应。

2. 激光治疗　荧光血管造影证实有脉络膜新生血管者早期采用激光治疗，封闭新生血管，可阻止其进一步发展。

氩绿激光：治疗黄斑中心凹200μm以外的新生血管。

氪红激光：治疗黄斑中心凹无血管区的新生血管。

任何光凝都会对组织起破坏作用，因此侵犯中心凹的新生血管的光凝效果较中心凹以外的要差得多。光凝过分本身也可诱发脉络膜新生血管的形成。光凝过分靠近视神经可能损伤神经纤维，且光凝不能防止结瘢区外新生血管的再次发生。

3. 光动力疗法（photodynamic therapy，PDT）　其原理是静脉注入与脉络膜新生血管特异结合的光敏剂（photosensitizer）后，光敏剂主要积存在靶组织新生血管内，应用特殊波长（690nm）的半导体激光照射病变部位83s，激活光敏剂，释放出生态氧，破坏新生血管内皮，改变内皮细胞电荷，形成血栓，闭塞血管，使渗漏停止。主要用于治疗典型性CNV。此疗法效果明显，但不能阻止新生血管的复发，且治疗费用昂贵。

4. 经瞳孔温热疗法（transpupillary thermotherapy，TTT）　经瞳孔温热疗法（transpupillary thenno-therapy，TTT）是根据红外光穿透力强、选择性损伤等特点，将810nm红外激光通过瞳孔投照到眼底深层病变区，在病变区产生比基础体温高4～9℃的阈下视网膜光凝技术。它在视网膜色素上皮细胞、视网膜、脉络膜及在不正常的脉络膜新生组织中产生一个长时间的（60秒）、温和的温度升高。低升温可导致细胞凋亡而破坏靶细胞，而长脉冲激光照射可引起血管栓塞。该疗法首先（1995年）应用于脉络膜黑色素瘤外敷贴放疗的补充治疗。目前有些学者将此方法用于治疗黄斑区视网膜下新生血管，尤其是隐匿性新生血管，多数患者视力稳定。近期疗效与光凝相当，远期疗效需进一步观察。该疗法操作简单，无明显不良反应，不影响眼的正常结构，可重复治疗，且费用低，但不能阻止新生血管的复发，且激光能量的选择较困难，需个体化，不能过强，以不可见或刚隐见光斑反应为宜。

5. 玻璃体视网膜手术

（1）玻璃体积血的治疗当视网膜下出血进入玻璃体形成大量玻璃体积血时，可采用玻璃体切割治疗。

（2）视网膜下出血及新生血管膜的治疗应用玻璃体切割技术，行视网膜切开，取出新生血管膜。

（3）黄斑转位行视网膜180°或360°切开，将黄斑向上或向下旋转一定的角度，使黄斑移位至正常的视网膜色素上皮区，并需行相应的眼外肌手术以避免黄斑转位后带来的复像。此方法有一定的效果，但要求高超的手术技术，且可能出现较多的并发症（增殖性玻璃体视网膜病变、低眼压、视网膜脱离等）。

（4）瘢痕期的视网膜移植是近年来的研究工作，已开始用于临床。其方法是将黄斑视网膜下的瘢痕和视网膜色素上皮组织切除后，将自体或同种异体黄斑外及周围的视网膜色素上皮连同Bruch膜移植在黄斑下。此方法为本病的治疗带来希望。

6. 低视力助视器　可帮助患者最大限度地使用残余视力，但并不能恢复中心视力。

（五）预后

本病的治疗至今还是一个相当棘手的问题。激光治疗仅对黄斑中心凹200μm以外的新生血管有一定的效果。光动力疗法和抗VEGF药物虽对中心凹下的新生血管效果较好，但复发和昂贵的治疗费用使许多患者无法接受，多数患者仍面临着低视力甚至盲目的威胁。

四、特发性息肉样脉络膜血管病变

特发性息肉样脉络膜血管病变（idiopathic polypoidchoroidal vasculopathy，IPCV）又称复发性出血性色素上皮脱离。临床上以患者眼底出现出血性色素上皮脱离，ICG检查病灶区脉络膜血管网末端呈息肉样膨大为特征。

（一）病因及流行病学

有研究者发现，患者脉络膜内层具有较多呈囊样扩张的小动脉和小静脉，以静脉扩张更为明显，因此认为息肉样病灶是脉络膜自身的小静脉扩张所致。也有人推测息肉样扩张的脉络膜血管为另一种类型的脉络膜新生血管，但其发生、发展和转归与其他类型CNV存在明显差异，有着较好的预后。男女均可发病，亚裔人群以男性多见。发病年龄20～85岁，平均发病年龄>50岁。双眼或单眼均可患病。

（二）诊断

1. 临床表现

（1）症状：如病变不位于黄斑部，可无明显症状。如黄斑区发生血浆渗出，可有明显视力下降或视物变形。如发生玻璃体积血，视力可突然严重下降。

（2）眼底检查：黄斑区及视神经盘周围有一处或数处出血性或浆液性色素上皮脱离，并可见多灶黄白色渗出，血管性病变表现为单个或多个橘红色球性病灶。伴或不伴玻璃体积血。

（3）眼底荧光素血管造影（FFA）：结果缺乏特异性。

（4）吲哚青绿血管造影（ICGA）：对确诊本病具有重要价值。典型表现为眼底病灶区发现脉络膜异常分支血管网，可呈扇形或放射状，并常查见滋养血管；异常血管网的末端有单个或多个呈血管瘤样扩张的息肉样结构；息肉样病灶边缘常伴有浆液性或出血性视网膜色素上皮脱离。

2. 诊断

（1）眼底检查发现橘红色息肉样病灶及多灶浆液性或出血性色素上皮脱离。

（2）ICGA检查显示异常脉络膜分支血管网和血管瘤样扩张的息肉状病变。

3. 鉴别诊断

（1）老年黄斑变性：眼底大多可查见硬性或软性玻璃疣，不见橘红色息肉样病灶，可资鉴别。

（2）中心性浆液性脉络膜视网膜病变：年轻人多见，眼底无出血，造影检查无脉络膜息肉状的强荧光病灶。

（三）治疗

1. 激光光凝　若息肉样病灶位于黄斑中心凹 500μm 以外，可选择氪红激光光凝，以Ⅲ～Ⅳ级光斑为宜。

2. 光动力治疗（PDT）　若息肉样病灶位于黄斑中心凹下或距黄斑中心凹 500μm 以内，可采用 PDT 治疗。

3. 手术治疗　对于并发有大量玻璃体积血和黄斑下出血的患者，可行玻璃体切割术和视网膜切开术以清除玻璃体腔积血和视网膜下积血。

五、黄斑囊样水肿

黄斑囊样水肿（cystoid macular edema，CME 或 CMO）是指黄斑部视网膜神经层内细胞间隙的液体积聚在外丛状层中，尤其在厚而疏松的中心凹周围的 Henle 纤维，当液体量多时，将纤维束推开，形成一个个囊腔，故称为囊样水肿。

（一）病因

1. 视网膜血管疾病　糖尿病性视网膜病变，视网膜静脉阻塞等。

2. 毛细血管扩张症　中心凹旁毛细血管扩张症、Coats 病、Leber 多发性粟粒状动脉瘤病以及反应性毛细血管扩张（继发于视网膜大动脉瘤、视网膜血管瘤等）。

3. 内眼手术后　尤多见于白内障术后（又称为 lrvine－Gass 综合征）。其他内眼手术也可发生，但较少见。

4. 各种类型　色素膜炎（葡萄膜炎）及眼内炎症、Behcet 病、视网膜血管炎（Eales 病）。

5. 其他　包括视网膜色素上皮变性、脉络膜肿瘤、视网膜下新生血管、黄斑部视网膜前膜。某些药物（烟酸、肾上腺素等）偶尔也可诱发。

6. 特发性临床上查不出任何局部和全身有关因素　极少见。

（二）发病机制

视网膜内屏障（视网膜毛细血管内皮细胞）和外屏障（视网膜色素上皮）在上述原因下受到破坏，加上黄斑部特殊的解剖生理特点，渗出的液体容易在黄斑部视网膜积聚，形成囊样水肿。

（三）诊断

1. 临床表现

（1）症状：不同程度的视力下降，视物变形，中心暗点，发病时可出现虹视。

（2）眼底所见除原发病变的体征外，尚有以下特征。

1）检眼镜检查黄斑区反光增强，中心凹反射消失，黄斑区呈暗红色，伴有黄色深层渗出点。

2）裂隙灯接触镜检查：黄斑部视网膜增厚，并可见到黄斑囊样结构，呈蜂窝状（后部反光照射）。

3）荧光素眼底血管造影检查：是确诊黄斑囊样水肿最可靠的方法。造影早期水肿区的脉络膜背景荧光有不同程度的荧光遮蔽。晚期（10～30min 后）形成典型的花瓣状外观。根据渗漏的严重程度分为三型。

Ⅰ型（轻型）：渗漏较轻，多为细点状单层半环或环状。

Ⅱ型（中型）：渗漏液体较Ⅰ型为多，囊样结构逐渐形成多层环花瓣样外观。

Ⅲ型（重型）：渗漏液体量多，密集的渗漏点融合，形成以中心凹为中心、由多数囊样结构组成、越向中央囊越大、有黑色星状条纹的花瓣状外观。

（3）并发症

1）黄斑囊样变性：当水肿迁延时，可导致神经纤维、视细胞的破坏，色素上皮细胞进行性萎缩，形成黄斑囊样变性，视功能永久性损害。

2）黄斑板层裂孔和裂孔：若囊样水肿的囊内壁破裂，外壁完整，则形成板层裂孔，视力损害不可逆。有的囊外壁也发生破裂，则形成真正的黄斑裂孔。

2. 诊断标准

（1）在上述眼病的病程中视力恢复不佳，有以上临床表现者。

（2）荧光素眼底血管造影可确诊。

3. 鉴别诊断

（1）中浆病：参见本章“中浆病”。

（2）视网膜中央动脉阻塞。

（四）治疗

1. 药物治疗

（1）碳酸酐酶抑制药全身应用：用于白内障术后、中间型葡萄膜炎、某些色素性视网膜炎、慢性葡萄膜炎等引起的黄斑囊样水肿。

（2）激素全身或球周注射：白内障术后，中间型葡萄膜炎引发的黄斑囊样水肿。

（3）前列腺素抑制剂：无晶状体性黄斑囊样水肿。常用者有吲哚美辛、阿司匹林、保泰松等，且吲哚美辛局部应用较全身应用效果好，不良反应少，还能预防黄斑囊样水肿，术前、术后应用对某些病例有益。滴眼液常用0.5%～1%，每日3次；口服25mg，每日3次。

（4）导升明（doxium）：可改善毛细血管通透性。

2. 激光

（1）糖尿病性黄斑囊样水肿宜早治疗，用黄斑格栅样光凝。

（2）视网膜静脉阻塞性黄斑囊样水肿采用降低黄斑区供养小动脉的灌注区的光凝方法。

（3）无晶状体性黄斑囊样水肿YAG激光切断玻璃体牵引条索。

3. 玻璃体切割手术　适用于玻璃体牵拉综合征伴严重黄斑囊样水肿。

4. 高压氧治疗　有报道此疗法对黄斑囊样水肿有效，但治疗后有可能复发或加重。

六、特发性黄斑裂孔（idiopatluc macular hole）

好发于老年女性，95%以上患者发病在50岁以上，占黄斑裂孔的大多数。双眼发病为3%～20%，屈光度一般不超过4.00D。

（一）病因

（1）玻璃体牵拉。

（2）黄斑囊肿和变薄：在黄斑区视网膜组织进行性变薄和囊样变性的基础上，玻璃体内存在的牵拉因素可导致黄斑裂孔的发生。

（二）诊断

1. 临床表现

（1）症状主要为视力逐渐下降，多在0.05～0.3。其次是视物变形和中心暗点。

（2）玻璃体检查：在黄斑裂孔发生中，玻璃体对黄斑部的牵引起着重要的作用，此牵拉与玻璃体后脱离和玻璃体液化有关。

（3）眼底所见

1）检眼镜检查：黄斑区视网膜缺损呈圆形或椭圆形，约1/3PD大小，呈红色，有凿孔样边缘；裂隙光束在此完全中断；孔周有一圈视网膜下积液围绕，称液套；裂孔底部色素上皮层可有大小不一的黄色点状沉着物（由吞噬噬曙红质堆积而成）。50%～80%患者可检查出盖膜存在。

2）荧光血管造影检查：典型表现为裂孔区呈透见荧光，显示边界清楚的荧光斑，类圆形。少数患者伴有渗漏。裂孔底部粗大的黄白色点状物可在透见荧光区呈点状荧光遮蔽。

2. 其他检查　可用OCT和视网膜厚度分析仪对黄斑裂孔进行逐层检查分析；用氦氖激光光源裂隙

灯检查，可以鉴别黄斑裂孔和黄斑囊肿。

3. 鉴别诊断

（1）板层黄斑裂孔：指视网膜组织的内层缺损而外层仍保持完好。裂孔呈圆形或椭圆形，周围没有视网膜下积液；边缘不如全层裂孔锐利，底部无黄色点状沉着。荧光血管造影一般无异常影像。

（2）黄斑囊样变性：黄斑区呈蜂窝状，裂隙灯窄光带切面下囊肿的前壁轻度向前凸出，光带连续不中断并随光束移动而光带变形。当构成前壁的成分进行性萎缩消失或破裂后，则形成板层裂孔或全层裂孔。

（3）黄斑部视网膜前膜和假性黄斑裂孔：视网膜表面不规则的粗糙反光区，放射状的视网膜内界膜皱褶，小血管迂曲。明显的增生膜可见条索状牵引，黄斑区可见类似裂孔样，但边缘不规则，形状不一，无明显凹陷感，无黄色点状渗出物，周围无晕轮，裂隙光带无中断。荧光血管造影无透见荧光。

（4）黄斑出血：形态不甚规则，无凹陷感，裂隙光带无中断。荧光血管造影显示荧光遮蔽。

（三）治疗

（1）由于特发性裂孔很少发生视网膜脱离，且多数患者视力稳定，故一般不需治疗，仅随诊观察。

（2）预防性光凝可加重视功能障碍而不主张采用。

（3）玻璃体切割手术：应用玻璃体切割手术联合视网膜内界膜剥除、生物辅助剂（β_2－转移生长因子，自体血小板等）注入或气体填充治疗Ⅱ～Ⅳ期特发黄斑裂孔，提高视力或改善视物变形，取得一定疗效。但确切效果尚需临床长期验证。

（四）预后

黄斑裂孔患者的视力相对稳定，特发性裂孔极少发生视网膜脱离。最常见的并发症为视网膜前膜形成。少数患者特发性裂孔可自行消失。

七、高度近视眼黄斑裂孔

高度近视眼黄斑裂孔（high myopic macular hole）是由于黄斑区视网膜组织变性、萎缩或发生囊样变性所致。女性明显多于男性（7 ：1）。近视＞－8.00D时，裂孔发生率显著增高。

（一）发病机制

高度近视常有后巩膜葡萄肿，导致黄斑区视网膜、脉络膜变薄，脉络膜毛细血管减少或消失，组织供氧差，从而加重了黄斑区视网膜退行性变或囊样变性。而近视眼易发生玻璃体液化、变性和后脱离，形成对视网膜的牵引，产生黄斑裂孔。裂孔一旦形成，液化的玻璃体可通过裂孔进入视网膜下，导致视网膜脱离。

（二）诊断

1. 临床表现

（1）视力障碍是主要症状。但由于高度近视本身视力就差，故患者不易察觉视力的变化，常在进行其他检查时，发现黄斑裂孔已存在。

（2）眼底所见

1）检眼镜检查：近视性黄斑裂孔呈圆形或椭圆形，萎缩而形成的裂孔边缘光滑，一般无盖膜；囊样变性牵引所致的裂孔，边缘呈锯齿状，常有盖膜。当有明显的视网膜、脉络膜组织萎缩时，裂孔失去正常红色而呈灰白色或黄色，此称为“白孔”。

2）玻璃体检查：玻璃体液化、变性，后脱离。

3）荧光素眼底血管造影检查：裂孔区呈典型的透见荧光，伴有不同程度脉络膜萎缩等高度近视表现。

2. 鉴别诊断

（1）其他部位视网膜裂孔引起的视网膜脱离累及黄斑部时，因中心凹区域组织透明，非常薄，或有囊样变性而使该处看上去似黄斑裂孔，可通过 Watzke 征进行鉴别。具体操作方法如下：在裂隙灯间接镜或三面镜下检查，将裂隙窄光带通过可疑黄斑裂孔处，让患者描述所见光带，若所见光带中断，可考虑裂孔发生（板层裂孔或全层裂孔），如光带仅变形、变窄或增粗但无中断，则为黄斑囊样变性。此方法不能区分裂孔是板层裂孔抑或全层裂孔。

（2）周边裂孔视网膜脱离累及黄斑区继发引起黄斑裂孔：周边部裂孔引起的脱离首先发生在裂孔周围，后累及黄斑后极部，脱离的视网膜可从周边赤道部延续至后极部，患者有相应部位的视野缺损。而黄斑裂孔引起的视网膜脱离多局限于赤道后部，很少延伸至锯齿缘。因两者处理原则不同，故应仔细检查鉴别。

（三）治疗

可行预防性激光封孔，以预防视网膜脱离的发生，但视力损害较大。目前较多学者认为，高度近视黄斑裂孔不宜激光，以观察为主，若发生视网膜脱离，再行单纯玻璃体腔注气或玻璃体切割联合气体或硅油填充。

八、外伤性黄斑裂孔

外伤性黄斑裂孔（traumatic macular hole）多见于男性青壮年，占整个黄斑裂孔的10%。眼球钝挫伤、穿通伤、眶骨挫伤、面部及头部创伤均可引起黄斑裂孔，而以眼球钝挫伤最易发生，发生率为5%~22%。

（一）发病机制

眼球钝挫伤后，脉络膜血管舒缩紊乱，产生浆液性渗出，积存于外丛状层及内颗粒层的组织间隙内，形成水肿，加之黄斑有众多的Henle纤维，极易吸收大量液体，而产生黄斑囊样水肿。当囊壁内层或内、外层萎缩变性消失时，则会出现黄斑板层裂孔或全层裂孔。另外，黄斑受到冲击而产生玻璃体对黄斑部视网膜的牵拉形成黄斑穿孔。穿孔可在眼外伤开始就产生，亦可在伤后一定时间内发生。

（二）诊断

临床表现与特发性黄斑裂孔基本相同。

（三）治疗

（1）黄斑穿孔后继发视网膜脱离的可能性小，故不需手术治疗。

（2）黄斑穿孔并发视网膜脱离，少量视网膜下液，但无玻璃体视网膜变性改变，可行玻璃体内注气或玻璃体内注气联合黄斑部巩膜外垫压或兜带术。

（3）黄斑穿孔并发无晶状体眼、高度近视、玻璃体后脱离、玻璃体液化及浓缩等视网膜脱离的危险因素时，应密切观察，必要时手术治疗。

（4）黄斑穿孔并发视网膜脱离及玻璃体内机化条索牵引时，应行玻璃体切割联合气体或硅油填充。

（5）黄斑穿孔并发视网膜出血和视网膜水肿时，应进行相应治疗。

（四）预后

黄斑裂孔的恢复程度与裂孔大小、视网膜脱离的严重程度及玻璃体视网膜的机化条索密切相关。

九、日食光引起的黄斑裂孔

日食光引起的黄斑裂孔（solar macular hole）是强烈的太阳光线对视网膜组织造成的严重损伤，多见于无防护下观察日食或直接凝视太阳或水面以及雪地等日光反射。视网膜水肿时可给予激素、血管扩张药、能量合剂等。黄斑裂孔本身无特殊治疗。

十、激光意外引起的黄斑裂孔

眼组织对多种波长的激光能有效地吸收，且对激光损伤的阈值较其他器官低，黄斑部更为敏感。严重的激光意外损伤可导致黄斑裂孔的发生，称为激光意外引起的黄斑裂孔（laser accident macular hole）。

Q开关 Nd：YAG激光是最常见引起视力损害的激光源。

早期可用激素治疗。裂孔本身无需治疗。

十一、黄斑部视网膜前膜

黄斑部视网膜前膜（macular epiretinal membrane）也称为黄斑前膜，是黄斑区及其附近的视网膜内表面上细胞增生所形成的无血管性纤维组织膜，被认为是增生性玻璃体视网膜病变在黄斑的局部表现。仅引起视网膜内层变形的较薄的视网膜前膜，称为表面皱缩性视网膜病变或玻璃纸样黄斑病变。对引起视网膜全层明显变形的厚膜称为黄斑皱褶，分为原发性黄斑前膜或继发性黄斑前膜两种类型。

（一）原发性黄斑前膜

原发性黄斑前膜（primary epiretinal membrane）又称黄斑前纤维增生或Jaffe综合征等，是指发生在一般正常的、没有任何已知的其他眼病或玻璃体视网膜病变眼中的黄斑前膜。在普通人群中发病率为2%~6%，其中90%以上为50岁以上的老年人。无性别差异。双眼发病率为10%~20%，常先后发病。病因不详，一般认为是黄斑变性的特殊表现。

1. 发病机制　原发性黄斑前膜的形成主要与玻璃体后脱离和来自视网膜的细胞向黄斑区迁移积聚有关。近年来对手术剥除的膜标本的病理检查表明，视网膜前膜中含有五种细胞：①神经胶质细胞。②视网膜色素上皮细胞。③巨噬细胞。④肌纤维母细胞。⑤纤维细胞。以上细胞通过细胞外基质（来于血浆或由色素上皮合成）相互连接并形成纤维性膜组织。

2. 诊断

（1）症状：起病缓慢，常在体检时发现。视力多>0.5，若<0.1则多有视网膜皱褶或水肿，甚至裂孔。多有视物变形，可有复视。视力障碍常导致阅读困难。红绿色觉异常及VEP异常。

（2）眼底所见

1）检眼镜检查及分级：病变位于以黄斑区为主的后极部眼底。可分为三级（Gass，1977年）。

0级：黄斑区视网膜表面呈箔状反光，组织结构正常。

1级：表面可见薄膜，视网膜浅表面细小皱纹，血管略扩张迂曲。由于膜沿切线方向收缩，可出现游离缘或膜部分与其下的视网膜分开。

2级：表面出现半透明膜（灰白色），视网膜出现全层皱褶，血管明显弯曲变形。

当黄斑前膜收缩时，可有小血管扩张，出现点状出血、微血管瘤及硬性渗出。当增厚的前膜向心性收缩时，中心部位可形成环形隆起（缩窄环），中央内陷而形成假性视网膜裂孔。还可有视网膜下新生血管形成。

2）荧光素眼底血管造影检查：该检查是诊断黄斑前膜的主要依据。表现为：①颞侧上下血管弓靠拢，黄斑无血管区垂直直径缩小、移位。②黄斑附近的血管扭曲扩张，并向前膜收缩中心移位。严重者可有荧光渗漏，形态不规则，不对称，与前膜的遮盖区一致。膜收缩中心可有无灌注区。③严重者造影后期可出现黄斑囊样水肿。

前膜的形态和边界易在蓝光单色眼底照片上显影。

3）玻璃体改变：80%~95%的患者早期即可出现玻璃体后脱离。可完全性后脱离（可见视神经盘前环）或部分后脱离（可看到玻璃体与黄斑、玻璃体与视神经盘之间的粘连）。

3. 治疗

（1）多数原发性黄斑前膜的患者不需治疗，随诊观察。

（2）手术治疗原发性黄斑前膜几乎100%可剥除。

（二）继发性黄斑前膜（secondary macular former film）

1. 病因　该病继发于许多眼部病变。

（1）发生于有视网膜裂孔或视网膜脱离术后，发生率可高达50%。膜的组成以视网膜色素上皮细胞为主。此种膜多致密而厚，黄斑皱褶主要指这种类型。凡术前视网膜条件差、玻璃体有出血、术中手术范围过大、患者年龄较大等均可使发病的危险增加。

（2）发生于眼外伤或手术及激光、冷凝术后。

（3）伴有其他各种眼病，包括视网膜血管病变、各种类型的眼内炎症、各类血管瘤或其他肿瘤以及其他病变（如视网膜色素变性、玻璃体积血、毛细血管扩张症等）。

2. 诊断

（1）症状：患者对黄斑前膜所引起的视力障碍由于原发眼病的存在而不敏感。在原发性视网膜脱离者，成功的复位手术后视力改善复又减退，常提示黄斑前膜形成。

（2）眼底所见：继发性黄斑前膜的检眼镜检查和荧光血管造影表现较原发者更明显。可清楚见到黄斑部灰白色膜状物及视网膜皱褶和血管扭曲移位。

3. 治疗

（1）手术治疗：需待原发眼病已治愈或稳定，黄斑前膜是引起视力差和视物变形的主要原因时，才考虑手术。

（2）药物治疗：药物对黄斑前膜的防治还有许多问题需进一步研究，且只能辅以在术中减轻手术难度和术后减少黄斑前膜复发。

1）皮质激素可减轻组织坏死水肿，控制炎症反应，抑制巨噬细胞迁移附着。对眼外伤、眼内炎、玻璃体积血、眼球内异物等引起血 - 视网膜屏障破坏的眼病，应常规酌情应用皮质激素。

2）非类固醇类抗炎药物作用机制可能与抑制蛋白质和核酸合成有关。如吲哚美辛、阿司匹林。

3）其他青霉胺、米诺地尔（长压定）等可抑制胶原纤维交叉连接，氟尿嘧啶、柔红霉素、高三尖杉酯碱等可抑制细胞的增生。

十二、黄斑部视网膜下新生血管

黄斑部视网膜下新生血管（subretinal neovascularization inmacula）也称黄斑下脉络膜新生血管膜（submacular choroidal neovascularization，SCNV），是由多种病因所致的脉络膜新生血管穿越 Bruch 膜并在视网膜色素上皮下或上增生形成的纤维血管组织。常伴有视网膜下浆液性渗出和（或）出血，为多种眼底疾病导致视力丧失的最主要原因。

（一）病因

1. 变性疾病　如老年黄斑变性、结节状和弥漫性玻璃疣、病理性高度近视眼、血管样条纹、成骨不全、视网膜脉络膜缺损、Best 病、伴有明显渗出的视网膜色素变性、Sorsby 眼底营养不良、成年中心凹黄斑营养不良等。

2. 炎症或感染性疾病　如眼拟组织胞浆菌病综合征、弓形虫视网膜脉络膜炎、类肉瘤病、风疹、Vogt - Koyanagi - Harada 病、鸟枪弹样视网膜脉络膜病变、Behcet 病、慢性葡萄膜炎、中心性渗出性脉络膜视网膜炎等。

3. 肿瘤　如脉络膜痣、脉络膜恶性黑色素瘤、脉络膜血管瘤、脉络膜骨瘤等。

4. 外伤　如脉络膜破裂、激光治疗后、引流视网膜下液的复杂操作、视网膜冷凝损伤等。

5. 其他　如匐行性或地图状脉络膜炎、特发于黄斑中心性浆液性视网膜病变样病变、眼底黄色斑点症、内层点状脉络膜病变、长期视网膜脱离、特发性黄斑部裂孔等。

（二）发病机制

视网膜下新生血管发生的确切机制不清。一般认为，Bruch 膜破裂是产生新生血管膜的先决条件，局部组织新生血管刺激因子（血管内皮生长因子，酸性、碱性成纤维细胞生长因子，白细胞介素 -8，类胰岛素样生长因子，肝细胞生长因子）和抑制因子［转化生长因子和凝血敏感蛋白（thrombospondin）］动态平衡的失调是产生新生血管膜的关键。

（三）诊断

1. 临床表现

（1）症状：可有视力下降、视物变形、中心暗点、闪光幻觉（60%为白光）和幻视。

（2）眼底改变：早期新生血管膜呈灰蓝或淡黄斑块，晚期因纤维组织增生呈灰白色。周围常有出血。晚期可有视网膜水肿或渗出、继发性视网膜色素上皮或视网膜神经上皮浆液性或出血性脱离。

（3）眼底血管造影：这是发现视网膜下新生血管存在和定位的可靠方法。

1）荧光素眼底血管造影：早期出现海团扇状或车轮状荧光；晚期荧光素渗漏到视网膜下间隙，海团扇状或车轮状荧光消失。对新生血管膜上的出血、渗出或视网膜色素上皮脱离难以显现。

2）吲哚青绿血管造影：能显示新生血管膜上的出血、渗出或视网膜色素上皮脱离，对诊断隐匿性新生血管膜或复发性新生血管膜更有优势。早期出现扇形、梳状或点状强荧光；晚期渗漏荧光。

2. 鉴别诊断

（1）视网膜表层的新生血管通过眼底造影区别。

（2）脉络膜恶性黑色素瘤：当有视网膜下血肿时，应与脉络膜黑色素瘤鉴别。荧光血管造影视网膜下血肿显示荧光遮蔽，遮蔽区内可见新生血管的渗漏点；而脉络膜黑色素瘤则由于瘤体不断渗漏显示强荧光。

（四）治疗

1. 病因治疗　对症治疗。

2. 非病因治疗

（1）药物：玻璃体腔注入抗VEGF药物，如贝伐单抗（bevacizumab）和兰尼单抗（ranibizumab）。

（2）激光：激光是治疗新生血管膜，预防严重视力丧失的有效方法。可采用氩、氪或二极管激光，对黄斑中心凹外，近中心凹、中心凹下或复发性新生血管膜均有效，但并不是最佳治疗方法，因为除了可引起视力下降以外，还不能避免新生血管膜复发或残留。

（3）光动力学疗法（PDT）对治疗黄斑中心凹下新生血管效果显著，有组织损伤小、可重复治疗等优点，但不能避免新生血管膜的复发且治疗费用昂贵。

（4）经瞳孔温热疗法（TTT）见老年黄斑变性章节。

（5）手术可有三种方法

1）单纯新生血管膜切除。

2）新生血管膜与脉络膜离断但不取出。

3）新生血管膜切除同时行视网膜色素上皮瓣转移或同种异体视网膜色素上皮细胞移植。

（五）预后

（1）黄斑新生血管膜自然预后差。

（2）激光治疗复发率较高。

（3）手术治疗对绝大多数患者并不能提高视力，部分患者只是对比敏感度提高、视物变形改善、中心暗点缩小、阅读速度提高。

十三、Stargardt病

Stargardt病是一遗传性眼底病，临床上常见为单独的黄斑部萎缩性变性，亦有并发眼底黄色斑点者。

（一）病因

多为常染色体隐性遗传，常见近亲联姻的后代，同胞中数人可发病。少数为显性遗传或散发病例。一般6~20岁发病，男女均有，且为双眼对称性病变。

（二）病理

视网膜深层的黄色斑点是视网膜色素上皮细胞内黏多糖及大量暗褐质的沉积物。

（三）诊断

1. 临床表现

（1）进行性视力下降（0.1 以下）。

（2）有相对性及绝对性中心暗点。

（3）轻度色觉障碍。

（4）眼底检查疾病初期，视力虽下降而眼底尚无改变。病情进展，中心凹消失，色素紊乱。继之黄斑变性呈椭圆或圆形脱色素区，边清，有金箔样反光，病灶周围有黄色斑点并多加扩展。晚期，后极部神经上皮、色素上皮及脉络膜毛细血管萎缩，仅见脉络膜大血管及白色巩膜。

（5）电生理检查：EOG 异常。

（6）暗适应：部分人减退。

（7）荧光素眼底血管造影：早期为荧光遮蔽点与透见荧光点先后出现。有时可见到脉络膜背景荧光减弱，而视网膜毛细血管相对性荧光清晰，则为所见的“脉络膜淹没”荧光图像。

2. 诊断标准　依据病史、视功能检查、眼底表现及荧光素眼底血管造影特征，对本病可做出诊断。

3. 鉴别诊断

（1）中心性晕轮状视网膜脉络膜萎缩。

（2）视锥细胞营养不良。

（四）治疗及预后

本病无特殊治疗。晚期患者中心视力永久性丧失。视力低下者，可戴助视器。

十四、卵黄状黄斑变性

卵黄状黄斑变性（vitelliforrn macular degeneration），1905 年由 Best 首次报告，故本病又称 Best 病，因其形态变化大，又称多形黄斑变性，亦称卵黄样黄斑营养不良。通常为儿童期发病，黄斑出现卵黄样病变伴 EOG 异常，但视力改变与病变极不相称。

（一）病因

常染色体显性遗传。

（二）发病机制

将病变中卵黄物质通过光镜及电镜检查，发现是色素上皮中异常暗褐质颗粒的积聚。有人认为是一种不能由溶解酶分解和不完全分解的非特异性代谢产物。

（三）诊断

（1）青少年期发病，双眼多为对称性病变，大多为体检时发现。

（2）早期视力正常，以后可有中心暗点，重者则中心视力显著下降。

（3）黄斑部有典型的卵黄样改变，进而破碎终至色素沉着及萎缩病变。

（4）ERG 正常，EOG 异常，暗适应正常，色觉轻度异常。

（5）荧光素眼底血管造影卵黄完整时，黄斑荧光遮蔽；卵黄破碎期，可见透见及荧光遮蔽混杂现象；萎缩期，透见荧光及斑状荧光遮蔽；晚期病例并发脉络膜毛细血管闭塞，则弱荧光中可见粗大的脉络膜血管。

（四）治疗

无特殊疗法。如有视网膜下新生血管形成，可试用激光封闭，但对中心视力的恢复尚无帮助。

（王长亮）

第三节　视网膜脱离

视网膜脱离（retinal detachment）是指视网膜神经上皮层与色素上皮层的分离。临床上可分为孔源性、渗出性以及牵拉性三大类型。以孔源性视网膜脱离最为常见。老年人、高度近视、无晶体眼、人工晶体眼、眼外伤等易发生孔源性视网膜脱离。

一、病因

1. 孔源性视网膜脱离　视网膜变性、外伤或玻璃体的牵拉使视网膜神经上皮层发生裂孔，液化玻璃体经此裂孔进入视网膜神经上皮层与色素上皮层之间，发生视网膜脱离。

2. 渗出性视网膜脱离　该病是由于其他眼病产生渗出液并积聚于视网膜下引起，常见原发病为葡萄膜炎、Coats 病等。

3. 牵拉性视网膜脱离　该病是因增生性玻璃体视网膜病变的增生条带牵引而引起的没有裂孔的视网膜脱离。

二、诊断

（一）孔源性视网膜脱离

（1）多数病例突然发病，视力下降，也有一些病例有飞蚊症和闪光感等前驱症状。

（2）视网膜脱离的相应处有视野缺损。

（3）眼底改变：视网膜灰白色或暗灰色星球状或波浪状隆起，可随眼球转动而略有飘动，爬行其上的血管迂回曲折。在脱离的视网膜上有裂孔。

（4）眼压一般较低。若眼压过低，则引起虹膜血管性反应，出现 KP 及 Tyndall 现象，有时伴有脉络膜脱离。

（二）渗出性视网膜脱离

存在原发眼病的眼部表现，眼底无视网膜裂孔，经药物（如激素）治疗，视网膜下积液可减少甚至消失。

（三）牵拉性视网膜脱离

可有玻璃体视网膜出血、炎症、外伤或手术史。玻璃体混浊机化，视网膜脱离处存在明显的玻璃体牵拉，脱离后的视网膜活动度差，伴有或不伴有裂孔。

三、治疗

治疗以手术为主。术前应反复寻找裂孔，手术的关键是封闭裂孔。可采用激光光凝、透热电凝或冷凝，使裂孔周围产生无菌性的脉络膜视网膜炎症以封闭裂孔。再根据视网膜脱离的具体情况选择放出视网膜下积液、巩膜外硅胶块垫压、巩膜环扎、玻璃体切除或玻璃体内气体或硅油注入等，使视网膜与脉络膜相贴，网膜复位。渗出性视网膜脱离一般不宜手术，以治疗原发病为主。

四、预后

视网膜脱离病例大约 90% 的患者可以一次手术成功，再次手术的成功率为 6% 。术后视力的恢复程度取决于黄斑区脱离情况。巨大裂孔及玻璃体视网膜增生病变严重者手术成功率低，预后差。

（乔金丽）

第四节　视网膜变性

一、视网膜色素变性

视网膜色素变性（retinitis pigmentosa）为进行性遗传性营养不良性视网膜退行性疾病，以夜盲、进行性视野缺损和眼底色素性视网膜病变为其特征，为常染色体显性遗传、隐性遗传并伴性遗传。

（一）病因病理

本病为视网膜色素上皮细胞和光感受器细胞的变性。可能与视网膜色素上皮酶系统发育缺陷，铜、锌及牛磺酸缺乏等有关。还有认为本病可能为自身的免疫性疾病。

早期在视网膜中，有视杆细胞进行性的退行病变，周边有色素细胞增生并聚集在视网膜面及血管旁，视网膜动静脉血管内膜增生变厚致管腔狭小；晚期视网膜层由外向内各层组织不同程度萎缩。视神经盘上胶质增生形成膜状致视神经盘为蜡黄外观。

（二）诊断

1. 临床表现

（1）双眼发病，男性多于女性，儿童期起病。

（2）早期有夜盲，暗适应功能下降。

（3）视野进行性变小。可有环状暗点，进展呈管状视野，而中心视力尚好（中心视野尚存5°～10°）。

（4）眼部检查：视网膜血管狭细，赤道部网膜色素上皮细胞变性萎缩及不均匀增生，如骨细胞样的色素沉着。继之色素向后极部发展，脉络膜亦萎缩。动脉更细，静脉旁有白鞘，视网膜呈青灰色。黄斑粗糙或有囊样水肿。视神经盘呈蜡黄色。临床上还见无色素型视网膜色素变性者，除视网膜看不到色素沉着外，其他表现均如前述。

（5）眼电生理检查：早期 EOG 波形消失；ERC 波形降低至熄灭。

（6）荧光素眼底血管造影：视网膜血管迟缓充盈；视网膜透见荧光及荧光渗漏；视网膜表层血管扩张及渗漏，脉络膜血管无灌注或延迟灌注。

（7）暗适应：早期视网膜视锥细胞功能正常，视杆细胞曲线终末阈值升高。晚期视杆细胞功能丧失而视锥细胞阈值亦升高，形成高位单向曲线（仅代表视锥细胞功能的曲线）。

（8）色觉：早期色觉正常，晚期色觉障碍（蓝色盲）。

2. 鉴别诊断

（1）梅毒性脉络膜视网膜炎：其视网膜色素沉着斑小，以后极部为多，胡椒盐状改变。夜盲不明显。视野无环形暗点。乳头色略淡，而不是蜡黄色。ERG 可有振幅降低。梅毒血清反应阳性。

（2）妊娠期麻疹致胎儿视网膜病变：由孕妇在妊娠第 3 个月时患麻疹所致。患儿生后眼底病变渐进发展，可见视网膜面散在斑点状色素沉着，以后渐有骨细胞样改变。此病少见。

（3）病毒性热疹后视网膜色素变性：多在病初一周后双眼视力下降，视野向心性缩小，以后眼底周边出现色素，类似典型视网膜色素变性改变。

（三）治疗

（1）已诊断视网膜色素变性者，应每年定期复诊，查眼底、视野及眼电生理检查。

（2）视力下降至 0.2 时，或有管状视野者，可试用助视镜。

（3）有并发白内障者，需行手术治疗，摘除白内障并植入人工晶状体。

（4）目前尚无特殊药物治疗。可试用扩血管药及小剂量维生素 B、C、E 以及锌剂。

（5）如并发屈光不正，可用镜片矫正。

二、结晶样视网膜变性

结晶样视网膜变性（crystalline retinal degeneration）为少见的视网膜退行性变性眼病。

本病双眼受累，为常染色体隐性遗传性疾病。

（一）病因

尚不明确，视网膜面出现黄白色结晶样闪光亮点，其具体成分不明，推测与色素上皮－感光细胞复合体代谢紊乱有关。

（二）诊断

1. 临床表现

（1）视力下降或伴夜盲。

（2）早期眼底视神经盘血管大致正常。晚期视神经盘色淡，视网膜动脉细窄，眼底背景略呈青灰色。视网膜面前后有多个黄白色闪光亮点，以后在极部密集而周边部稀疏。黄斑中心凹不易分辨。病变区有暗褐色大小不一形态不规则的斑块，少有类似骨细胞样改变。

（3）视野改变：有中心或旁中心暗点、部分或全部环形暗点，周边视野向心性缩小。

（4）暗适应检查：暗适应中度异常，病程长者重度夜盲。

（5）视觉电生理检查：ERG 早期正常，晚期 B 波下降，EOG 异常，表示色素上皮受损广泛且严重。

2. 鉴别诊断　原发性视网膜色素变性与本病的鉴别为：较早出现视网膜周边有骨细胞样色素沉着，散在无光泽的结晶样黄白色亮点，视神经盘蜡黄及视网膜血管细窄。

（三）治疗

本病尚无特殊疗法。

三、白点状视网膜变性

白点状视网膜变性（retinitis punctata albescens）为罕见的家族遗传性视网膜退行变性。其视网膜广泛散布白色斑点。为静止性夜盲症，因白色斑点及视网膜色素再生缓慢，一般无进行性恶化倾向。

（一）诊断

（1）幼年发病，可有睛点及视野缩小，中心视力尚好。

（2）视网膜遍布小圆形或卵圆形、大小均匀的白点，后极部较密，周边稀疏，偶见有融合成小哑铃形，一般不连接成片状。

（3）荧光素眼底血管造影术多见透见荧光，晚期为荧光渗漏。

（4）暗适应时间延缓。

（5）视觉电生理检查 ERG 正常或降低。EOG 异常。

（二）治疗

因其发病机制不明，无特殊疗法。

四、玻璃膜疣

玻璃膜疣（drusen）为黄白色透明的胶样物沉积于脉络膜的玻璃膜。有家族遗传性趋向。多见中年以后，60 岁以上老年人更为常见。

（一）病理

本病的视网膜组织病理检查，发现色素上皮广泛受累，黑色素颗粒在胞质内由密集分布变成分散分布，并有纤维性物质积聚，导致色素上皮细胞受推挤而引起邻近感光细胞变性。因此认为玻璃膜疣为色素上皮细胞不正常的分泌活动。也有人认为疣可能是变性的色素细胞转变而来，因而这些细胞内的透明物质可能是老年的色素上皮细胞，其中含有未消化的感光细胞外节。

（二）诊断

1. 视力障碍　早期黄斑部多有玻璃膜疣侵犯，其视力尚可正常。有时有视物变形及中心视力下降。

2. 眼底检查　玻璃膜疣为小的黄白色发亮圆点，边缘有轻微色素环绕。位于视网膜后，略向前凸，散在或成群分布，亦可融合成大片圆形或地图形的外观，病变区色素变淡或脱失。其边缘有色素增生。脉络膜毛细血管萎缩而露出大而硬化的脉络膜血管。赤道部玻璃膜疣较黄斑部为多。随年龄增大而疣亦增多，呈正相关改变。

3. 荧光素眼底血管造影　荧光增强及透见荧光。

4. ERG　一般正常或低于正常。EOG 低于正常。

（三）治疗

因疣的病变过程缓慢，目前尚无有效疗法。

如发现玻璃膜疣区色素增生及视力下降而有黄斑变化的可能性时，可用维生素 C 及维生素 E，以增强视网膜对光损害的保护作用。可用硫酸锌制剂，可增强视网膜代谢作用。

五、近视性视网膜脉络膜病变

近视性视网膜脉络膜病变（juxtapapillary retinochoroiditis）。单纯性近视，眼底改变不明显，视力矫正良好。高度近视，多伴有眼底改变，一般矫正视力欠佳。

（一）诊断

1. 视力障碍　①远视力差，近视力正常，近点距离近。②进行性视力减退，随屈光度增加而加重。

2. 视物变形及中心暗点　为黄斑出血、机化瘢痕所致。

3. 眼前黑影飘动　因玻璃体变性、液化、混浊所致，暗适应差。

4. 眼底改变　①豹纹状眼底。②近视性弧形斑（视神经盘颞侧有弧形白色斑或呈环状萎缩斑）。③黄斑有萎缩、出血或灰褐色斑，即 Fuchs 斑。④后巩膜葡萄肿。⑤赤道部及锯齿缘部囊样变性。⑥玻璃体变性液化混浊后脱离。⑦可并发视网膜裂孔及视网膜脱离。

（二）治疗

（1）对脉络膜新生血管，可行抗 VEGF 药物治疗或 PDT 治疗。

（2）黄斑裂孔，不伴视网膜脱离者可观察；如伴视网膜脱离者，手术治疗。

六、视锥细胞营养不良

视锥细胞营养不良（cone clystrophy）是一种极少见的遗传性黄斑部变性疾病之一。

本病主要损害视网膜视锥细胞，也伴有不同程度的视杆细胞损害。因此，早期黄斑受累，辨色力障碍；晚期致视网膜色素上皮变性而致色盲。故又有中心型视网膜色素变性之称。

（一）病因

本病为遗传性疾病，亦常见散发病例。遗传方式为常染色体显性或隐性遗传。

（二）诊断

1. 临床表现

（1）眼底改变

1）静止型视锥细胞营养不良：主要表现为色觉障碍，视力正常或轻度下降。其中可能有弱视，严重者伴眼球震颤、畏光，黄斑多正常。

2）进展型视锥细胞营养不良：有进行性色觉障碍及视力减退，晚期有夜盲。病情进展，双眼黄斑有对称性金箔样反光，显示色素上皮萎缩区如靶心状。亦有的为胡椒盐状改变（为色素小点和色素脱失）。晚期病例，见视神经盘颞侧苍白，动脉变细。除上述病变外，尚有病例见到周边视网膜为弥漫性色素上皮萎缩及骨细胞状色素沉着，此则应归入锥 - 杆营养不良之列。

（2）视野检查有相对性或绝对性中心暗点，亦可有环形暗点。

（3）色觉检查：早期红绿色盲，晚期全色盲。

（4）荧光素眼底血管造影：黄斑区有强荧光背景，如靶心状改变，围绕一弱荧光中心。

（5）视网膜电图：明视反应降低或消失，暗视反直正常或降低。

（6）暗适应检查：视锥细胞阈值明显升高，视杆细胞阈值正常或升高。

2. 诊断标准　诊断本病依据为：进行性视力减退，畏光并喜暗光下活动，后天获得性眼球震颤，色觉障碍。眼底检查黄斑区有靶心状色素上皮细胞脱失，则可诊断。

3. 鉴别诊断

（1）Stargardt 病及中心晕轮状视网膜脉络膜萎缩性黄斑变性：由荧光血管造影检查可分辨。前者黄斑区椭圆形无背景荧光（脉络膜淹没征），后者病灶边缘为脱色素强荧光环，中央为脉络膜大血管显影。而视锥细胞变性则黄斑部为靶心状透见荧光改变。

（2）氯喹性视网膜病变：眼底改变及荧光素眼底血管造影与视锥细胞变性相似，但有服用氯喹病史可以鉴别。

（三）治疗

本病为遗传性黄斑变性疾病，无特殊疗法，视力下降随年龄增加而进行性加重，可试用助视器。

七、中心性晕轮状视网膜脉络膜萎缩

中心性晕轮状视网膜脉络膜萎缩（central halo - like retinal choroidal atrophy）是原发性视网膜脉络膜萎缩的一种特殊类型。本病少见，有家族史。

（一）病因

本病为家族遗传性疾病，常染色体显性或隐性遗传，为双眼对称性疾病，男女均可发病。

（二）病理

黄斑区脉络膜毛细血管为一界限清晰的萎缩斑，病灶内视网膜色素上皮及神经上皮细胞均有萎缩及纤维化，脉络膜血管无硬化现象。

（三）诊断

1. 临床表现

（1）少年起病，视力为缓进性减退；中年期视力明显降低；近老年期中心视力更差。无夜盲，有中心暗点。

（2）眼底检查：早期黄斑部有色素脱失及色素沉着斑，中心凹反射弥散或消失，如金箔样反光。晚期，双眼黄斑部出现对称性环形、卵圆形、边界清晰的病变区，该灶区内色素上皮及脉络膜毛细血管消失，大血管裸露膜上，边缘清晰。

（3）荧光素眼底血管造影：早期为黄斑部透见荧光，晚期为病灶中央弱荧光及脉络膜血管显影和其边缘色素脱失后的弱荧光环。

2. 诊断标准　本病仅局限于黄斑区或后极部，边界清楚的黄斑部色素紊乱，中心凹反光消失，有典型的荧光素眼底血管造影图像，临床易于诊断。

3. 鉴别诊断

（1）Stargardt 病：多在 6 ~ 20 岁发病，双眼黄斑部可见对称性横椭圆形、边界清晰的色素上皮萎缩区，晚期病变区内脉络膜血管萎缩，病灶周围有多个黄色斑点。

（2）视锥细胞变性：本病为黄斑部色素上皮轻度萎缩，边界不清，脉络膜无进行性萎缩，患者有典型的畏光及中心视力下降。色觉障碍及全视野 ERG 以及暗适应检查显示视锥细胞功能下降。

（3）老年性黄斑变性：多在 45 ~ 60 岁发病，无家族史。黄斑病变区边界不清，眼底有散在玻璃膜疣及视网膜下新生血管。

（四）治疗及预后

本病为遗传性疾病。病因不明，目前尚无有效疗法，中心视力呈永久性下降。

（张　剑）

第五节 视网膜先天异常

一、视网膜有髓神经纤维

视网膜有髓神经纤维（medullated nerve fibers of retina）为出生后的发育异常。此异常约占眼病患者的0.3%～0.6%，男性多于女性，单眼多见，约20%为双侧性。大多无遗传倾向。

（一）诊断

临床表现如下所述：

1. 眼底改变 与视神经盘边缘相连的白色斑块，斑块的边缘呈羽毛状外观，视网膜血管可部分或全部被其遮盖。偶见此白斑不与视神经盘相连者。罕见此羽毛状白斑从视神经盘上、下缘部起始，与颞侧上、下支血管伴行呈弓状排列，并包绕黄斑区在其外侧缘处终止，犹如彗星之状。黄斑部受累者罕见。

2. 视力一般不受影响 如黄斑区受累，则视力下降。

3. 视野改变 髓鞘斑块位于视神经盘旁，则生理盲点扩大。若髓鞘纤维较厚，在视网膜病变区相应视野处可产生暗点。如黄斑区受累可有中心暗点。

4. 其他 受累眼少数可伴有高度近视或并发其他眼部及颅面部发育畸形。

（二）治疗

本病为先天异常，无特殊疗法。

二、先天性视网膜皱襞

先天性视网膜皱襞（congenital retinal fold）是起自视神经盘向周边伸延并直达锯齿缘部或晶状体后囊的视网膜皱襞。

（一）病因及发病机制

先天性视网膜皱襞是由于视胚结构和分化上的缺陷，致原始玻璃体与视网膜局部持久性接触而妨碍第二玻璃体的正常形成，其玻璃体的残存物脱离正常位置将视网膜拉起形成皱襞。

该病是遗传性疾病，为性连锁隐性遗传。

（二）诊断

临床表现如下所述：

1. 眼底改变 双眼呈对称性改变。

（1）视网膜皱襞从视神经盘出发，走向周边，明显高出视网膜平面。检眼镜（眼底镜）需用＋10D可看清。

（2）视网膜血管在皱襞表面走行，有时并发帐篷样视网膜脱离。以颞下象限多见。

（3）玻璃体血管的主干或分支永存胚胎血管囊可黏附视网膜皱襞表面。

2. 视力障碍

（1）视网膜皱襞横跨黄斑部，视力仅为光感或手动。

（2）皱襞位于黄斑以外的部位，患者可残存部分视力。

（3）皱襞位于颞下方者，则黄斑部视网膜发生牵拉变形移位，视力下降。

（三）治疗

如不引起继发性视网膜脱离无需治疗。

三、白化症

白化症（ocular albinism）是指人体黑色素缺乏的先天异常。眼为本病经常受累的组织，并伴有弱视和眼球震颤。白化症按色素缺乏的程度不同分为两类，周身毛发、皮肤和眼全部受累者称完全性白化症。单纯眼部病变的称眼部白化症。

眼部白化症的程度，主要决定于视网膜色素上皮中色素缺少的程度，此为本病症状的基础。

（一）病因

完全性白化症，主要缺乏酪氨酸酶而不能将蛋白质代谢的中间产物多巴转化为黑色素。此酶缺乏，则色素细胞颗粒不能形成色素沉着。部分白化症，可能为此酶系统的功能不足所致。完全性白化症以男性为多，为常染色体隐性遗传病。单纯的眼部白化病患者，主要为性连锁隐性遗传，少数为常染色体显性遗传。

（二）诊断

（1）白色眉毛及睫毛，虹膜发育不良，薄而透光，呈浅灰白色。

（2）瞳孔区为红色反光。

（3）眼底为鲜橙红色。视网膜及脉络膜血管在白色巩膜背景下明显可见。黄斑及中心凹看不清。

（4）视神经盘的红色形态因视神经盘周围视网膜色鲜红而不易分辨。

（5）并发高度近视或散光。

（6）眼球水平或轮旋性震颤。

（7）畏光及目眩。

（三）治疗

对于白化症，尚无针对病因的有效治疗。可矫正屈光不正，以改善视力状况。亦可戴用有色眼镜或着色的角膜隐形镜以减轻畏光、目眩的症状。

（李　玫）

第六节　视网膜肿瘤

一、视网膜血管瘤病

视网膜血管瘤病（hemangioma of the retinal angiomatosis）又称 von Hippel 病或 von Hippel – Lindau 病，属先天性血管异常，可伴皮肤及脑毛细血管瘤。

（一）病因

本病为常染色体显性遗传。也可伴其他部位的错构瘤（指受累器官或组织本身正常就存在的细胞构成的肿瘤）或称母斑病（其含义为母亲留下的斑点或胎记）。

（二）诊断

（1）发病年龄多为 20 ~ 30 岁。

（2）眼底检查：视网膜可见迂曲扩张的滋养动脉和引流静脉与粉红色或黄白色瘤体相连，血管渗漏而有硬性渗出，视网膜出血及渗出性视网膜脱离，视力明显下降。

（三）治疗

1. 氩激光治疗　可分次凝固，先封闭滋养动脉及瘤体周围，继之再次凝固，以达到瘤体萎缩的目的。

2. 冷凝治疗　瘤体大者，可试行本疗法补充治疗。

二、视网膜母细胞瘤

视网膜母细胞瘤（retinoblastoma，RB）是最常见的婴幼儿眼部恶性肿瘤，约占儿童恶性肿瘤的 2%，其中 25% 与遗传因素有关。

（一）病因

约40%病例为常染色体显性遗传，60%病例为患者本人的视网膜母细胞发生突变所致。少数患者本病发生与位于第13号染色体长臂上第1区4带中间缺失（$13q14^-$）有关。现认为RB的发生是RB基因的缺失或失活而导致细胞恶变的结果。

（二）病理

肉眼观察肿瘤生长的部位分内生型（肿瘤向玻璃体内生长）和外生型（肿瘤沿视网膜下间隙向脉络膜方向生长）两类。前者检眼镜下可见而后者不易早期发现。光镜下检查可分为未分化型和分化型。前者瘤细胞呈多形性，细胞排列不规则，分裂象多，呈假菊花状，恶性程度高。后者瘤细胞分裂象少，细胞排列呈菊花状，恶性度低。电镜及免疫组化检查均证明瘤组织具有未分化的瘤细胞及有光感受器分化成分的瘤细胞（即视网膜母细胞）。

（三）诊断

1. 临床表现

RB发展的临床过程分为以下四期。

（1）眼内生长期：早期症状不明显，肿瘤侵犯后极部，则瞳孔区有白色反光（即黑性猫眼）。有时出现斜视。

（2）眼压增高期：肿瘤不断增大，眼压增高，眼球红痛，小儿哭闹不安，眼球膨大，则为青光眼期。

（3）眼外扩展期：肿瘤穿破角膜或向后穿出入眶，则眼球外突于睑裂之外。

（4）全身转移期：肿瘤经视神经鞘向颅内转移；经血循环向骨髓、肝、脾、肾转移；经淋巴管向淋巴结、软组织转移。

2. 特殊检查

（1）超声波检查早期为实质性肿瘤回声，晚期可有瘤组织坏死，而形成囊性型回波。

（2）X线摄片可显示眶壁破坏、视神经孔增大及瘤组织钙化。

（3）CT扫描可见瘤组织大小形状、眶内包块及颅内转移情况。

3. 鉴别诊断

（1）转移性眼内炎：由小儿急性发热性传染病后致眼部感染，玻璃体积脓，呈现黄白色瞳孔，病史及超声波检查可鉴别。

（2）Coats病：多为6岁以上男童，单眼。超声波无实质性肿块回声。

（3）早产儿视网膜病变：早产，出生时体重低。有高浓度吸氧史，眼底检查有纤维血管增生。超声波检查，无肿块回声。

（4）永存原始玻璃体增生症：本病是小儿先天异常，单眼发病，为胎儿期永存玻璃体动脉（玻璃体动脉残留）并增殖，晶状体后面呈红色结缔组织及新生血管膜，出生时即有“红瞳症”，且伴小眼球、小角膜及视网膜皱襞等。

（四）治疗

1. 手术治疗　如肿瘤属球内，则宜行眼球摘除术。一旦肿瘤侵犯眶内，则行眶内容摘除术。

2. 放射治疗　适用于眼球摘除术后，视神经残端经病理检查有肿瘤浸润者。对于眶内有肿瘤组织残存之可疑者，亦适用于放射治疗。另外，有不摘眼球者，在浅层巩膜上贴敷60Co、^{125}I的放射疗法，置1~6d，以使肿瘤坏死萎缩。

3. 光凝治疗　仅适用于视网膜的局限性小肿瘤。

4. 光化学疗法　本方法为近年提出的一种治疗肿瘤的新方法，为静脉注射光敏剂血卟啉衍生物，再用特定光谱的激光照射肿瘤，称之为激光-血卟啉疗法，为视网膜母细胞瘤提供了新的治疗手段。

5. 冷冻治疗　适用于较小的位于赤道部以前的周边肿瘤。温度为-110~-90℃。

6. 化学疗法　与前述2、3、5项可联合应用，治疗小肿瘤。亦用于眶内容摘除术后的晚期病例或已有转移的病例。用本疗法应注意其严重的不良反应。

（五）预后

1. 生命预后　近百年来，由于治疗技术的改进，死亡率从100%已下降到10%以下。因此与肿瘤轻重程度及诊断迟早和治疗措施合理与否有重要关系。约有50%死于肿瘤的眼外转移，20%死于第二恶性肿瘤的发生。

2. 视力预后　单眼RB患者，健眼视力良好，但应定期检查。双眼RB患者的视力情况取决于病变范围及治疗效果。如肿瘤侵犯视神经盘及黄斑中心凹，则视力预后不佳。黄斑区未受侵犯则视力良好。

（六）随诊

目前对RB尚无有效的预防措施。对已治疗患者及具遗传高风险的家族应定期随访观察，同时开展遗传咨询，以减少患儿的出生。

三、髓上皮瘤

髓上皮瘤（medulloepithelioma）是一种先天性睫状体上皮瘤，是睫状体部的分化不良呈特殊网状排列的神经上皮细胞组成的肿瘤，故称之为儿童髓上皮细胞瘤，多见于3～6岁。

（一）病理

肿瘤在睫状体部位的灰黑色或粉红色肿物，亦可位于虹膜根部或脉络膜周边部。晚期，肿瘤坏死，可向眼球内外蔓延。光镜下可将瘤组织病理学形态分成以下两型。

1. 非畸胎型　髓上皮细胞瘤分化不良，如囊腺状排列。

2. 畸胎型　髓上皮细胞瘤细胞呈不同程度的多形性增生，有软骨、横纹肌及未分化的中胚叶组织，与肉瘤类似，并有神经胶质细胞。临床上难以鉴别其良恶性，而组织病理学则易分辨。

（二）诊断

1. 临床表现　散瞳后用裂隙灯显微镜及三面镜检查。间接眼底镜检查发现在睫状体部灰黑色隆起肿物，大则隆起于前房。因肿物增大可继发青光眼及并发白内障。

2. 鉴别诊断　需与视网膜母细胞瘤及形成白瞳症的眼病相鉴别。

（三）治疗

早期发现后应及时诊断，属恶性者应尽早做眼球摘除术。

（四）预后

病死率不高，血液及淋巴转移很少。

（詹江波）

参考文献

[1] 高占国．眼眶病临床实践与思考．北京：人民卫生出版社，2014.
[2] 庞秀琴．同仁眼外伤手术治疗学．北京：科学技术出版社，2016.
[3] 何守志．晶状体病学．北京：人民卫生出版社，2014.
[4] 赵堪兴，杨培增，姚克．眼科学．北京：人民卫生出版社，2013.
[5] 北京协和医院．眼科诊疗常规．北京：人民卫生出版社，2013.
[6] 王宁利．眼科疾病临床诊疗思维．北京：人民卫生出版社，2011.
[7] 黎晓新．现代眼科手册．北京：人民卫生出版社，2014.
[8] 曾继红，何为民．眼科护理手册．北京：科学出版社，2015.
[9] 王家伟，唐细兰．眼科常用治疗药物手册．北京：人民卫生出版社，2016.
[10] 王宁利．整合眼科学．北京：人民卫生出版社，2014.
[11] 周历，毕晓达．眼科急症处理指南．北京：化学工业出版社，2017.
[12] 白玉星．眼科疾病临床诊疗技术．北京：中国医药科技出版社，2017.
[13] 李凤鸣．中华眼科学．北京：人民卫生出版社，2014.
[14] 段俊国．中医眼科学．北京：人民卫生出版社，2016.
[15] 刘家琦，李凤鸣．实用眼科学．北京：人民卫生出版社，2012.
[16] 董方田．眼科诊疗常规．北京：人民卫生出版社，2013.
[17] 黄叔仁，张晓峰．眼底病诊断与治疗．北京：人民卫生出版社，2013.
[18] 施殿雄．实用眼科诊断．上海：上海科学技术出版社，2015.
[19] 孟淑芳．眼球摘除病因分析．中华现代眼科学杂志，2011，2：266.
[20] 徐建峰，王雨生．我国大陆地区眼外伤的流行病学．国际眼科杂志，2012，6：2328－2329.